U0388605

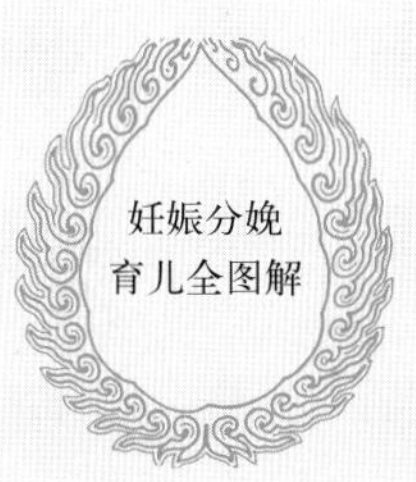
妊娠分娩
育儿全图解

妊娠分娩育儿全图解

《健康大讲堂》编委会　主编

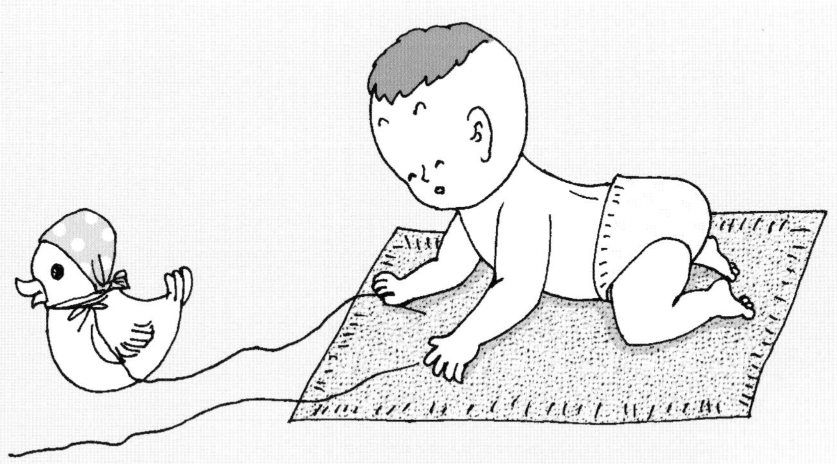

黑龙江出版集团
黑龙江科学技术出版社

图书在版编目（CIP）数据

妊娠分娩育儿全图解/《健康大讲堂》编委会主编
.—哈尔滨:黑龙江科学技术出版社,2014.7
ISBN 978-7-5388-7981-0

Ⅰ.①妊… Ⅱ.①健… Ⅲ.①妊娠期－妇幼保健－图解 ②分娩－图解 ③婴幼儿－哺育－图解 Ⅳ.①R715.3-64 ②R714.3-64 ③TS976.31-64

中国版本图书馆CIP数据核字(2014)第162718号

妊娠分娩育儿全图解

RENSHEN FENMIAN YU'ER QUANTUJIE

主　　编　《健康大讲堂》编委会
责任编辑　杨晓杰　孙　鹏
封面设计　吴展新
出　　版　黑龙江科学技术出版社
　　　　　地址：哈尔滨市南岗区建设街41号　邮编：150001
　　　　　电话：(0451)53642106　传真：(0451)53642143
　　　　　网址：www.lkcbs.cn　www.lkpub.cn
发　　行　全国新华书店
印　　刷　深圳市雅佳图印刷有限公司
开　　本　711mm ×1016 mm　1/16
印　　张　25
字　　数　228千字
版　　次　2015年1月第1版　2015年1月第1次印刷
书　　号　ISBN 978-7-5388-7981-0/R・2369
定　　价　49.80元

前言

一个民族文明的发展，离不开一代代人的传承；一个家庭的繁荣，离不开子孙后代的发扬。所以，在当今社会，一个家庭最开心的时刻，莫过于迎接新一代到来。

有人说，一个人一生只经历三件事——出生、孕育后代、死亡。其中，孕育后代是人生一大事，这就如承前启后的过程，正因为这一代代的繁衍，人类文明才得以发展至今。孕育一个健康的宝宝，关系着一个家庭的安定和幸福。不仅如此，对于女人来讲，没有经历过怀胎、分娩的人生，就是不完整的人生。

孕育小生命的过程，是既痛苦又幸福的过程。在当代作家池莉看来，无论社会多么发达，科技多么进步，都无法消除女人生孩子的痛苦。将一个小生命从无到有“创造”出来，从一无所知再到养育成一个独立自主有社会能力的人，绝不像演电影那样，一个镜头十年二十年就过去了。孕育宝宝的痛苦、分娩时刻的幸福、养育过程的辛苦，点点滴滴中都凝聚着父母亲的呵护和关爱，生命就是这样一点点积累来的。

社会的发展也在推动着人们思想观念的变化。如今，孕育后代的意义，不仅仅是完成祖先赋予的使命，更是为了经历一种完满的人生。如何才能孕育出一个既健康又聪明的宝宝，现在已经成为每一个家庭关注的焦点问题。随着生活水平的提高，优生优育已经有了一个新的发展，科学育儿已成为当代社会不可回避的话题。这本书，就以科学育儿为着眼点，全面介绍一个生命从无到有的过程，以及在这个过程中所要经历的启蒙教育。

本书包含了孕前准备、孕期保健、胎教、分娩、产后保健及养育等方面的内容，共二十六章一百余节。在这本书中，编者就年轻夫妻所关心的各类问题做了详细的介绍，不管是对于孕妇自身，还是发生在宝宝以及爸爸身上的各类难题，都有涵盖，并一一给予解答。

在孕前准备方面，小夫妻可以了解到优生常识，掌握优育技巧，为孕育健康聪明的宝宝做好准备工作。

在孕期保健方面，父母可以深切体味一个生命从无到有的过程。本节从一无所知的孕一月介绍到分娩时刻，翔实细致。在这个漫长的过程中，胎儿在母体中一天天长大，每天都会带给准父母们不一样的感动。母体的营养和健康是这个时期的关键，不管是在身体上，还是心理上，准妈妈都要学会自我调节，给宝宝创造一个健康的孕育环境。准爸爸在这个时期也至关重要，要主动负担起丈夫和爸爸的双重责任。

关于胎教，这是一个至关重要的问题。不论是胎教的内容、时间，还是胎教的环境，准父母都需要制订一个严格的计划，为科学育儿做积淀。胎教并不是准妈妈一个人的事情，准爸爸也要参与进来，配合好妻子，在稳定妻子情绪的同时，带给妻子和宝宝安全感。

在分娩和产后保健方面，本书全面介绍了临产注意事项、分娩的方式及如何应对意外等问题。这个时期是母体和胎儿最脆弱的阶段，除了医护人员的正常护理外，还需要爸爸的关心，以帮助他们母子度过这个艰难的时刻。

在养育宝宝的阶段，夫妻将充分了解“养儿难”的真谛，这个过程需要父母双方的参与。在面对自己生命的传承者时，多数的细节问题都需要从头开始学习。比如说宝宝的日常生活如何打理、如何给宝宝喂奶、如何进行早期教育等。这些都是有技巧的，除了从老一辈人那里得来的经验，还需要年轻父母自己进行“实战”。

不管处在哪一个阶段，每一个想要孕育新生命的家庭，都需要做好万全的准备，这样才能减少这漫长过程中可能会出现的问题。希望此书对您有所帮助！

孩子是上天赐给每对夫妻最珍贵的宝贝，祝愿天下所有的夫妇都有一个健康、聪明的宝宝，也祝愿每一个宝宝都能在父母的呵护下快乐地成长！

第1章　优生优育

孕前知识储备

孕前生活准备

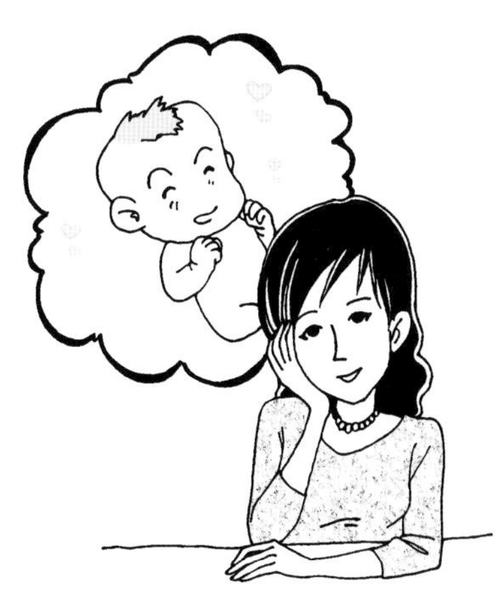

第2章　怀孕一个月（0～4周）

孕1月母婴基本指标及营养要求

孕1月体检

孕1月保健要点

孕1月注意事项

第3章　怀孕二个月（5～8周）

孕2月母婴基本指标及营养要求

孕2月体检

孕2月保健要点

孕2月注意事项

第4章　怀孕三个月（9～12周）

孕3月母婴基本指标及营养要求

孕3月体检

孕3月保健要点

孕3月注意事项

第5章　怀孕四个月（13～16周）

孕4月母婴基本指标及营养要求

孕4月体检

孕4月保健要点

第7章 怀孕六个月（21～24周）

孕6月母婴基本指标及营养要求

孕6月体检

孕6月保健要点

孕6月注意事项

第8章 怀孕七个月（25～28周）

孕7月母婴基本指标及营养要求

孕7月体检

孕7月保健要点

孕7月注意事项

第9章　怀孕八个月（29～32周）

孕8月母婴基本指标及营养要求

孕8月体检

孕8月保健要点

孕8月注意事项

第10章　怀孕九个月（33～36周）

孕9月母婴基本指标及营养要求

孕9月体检

孕9月保健要点

孕9月注意事项

第11章　怀孕十个月（37～40周）

孕10月母婴基本指标及营养要求

孕10月体检

孕10月保健要点

孕10月注意事项

第12章　胎　教

胎教准备

丈夫的角色

胎教方式

与胎儿交流

第13章　分娩指导

产前身心准备

分娩方式选择

分娩过程

异常分娩的防治

第14章 产褥期保健

产妇身体特征

饮食保健

生活起居细则

产后恢复运动

常见产后病的预防

第15章　新生儿发育状况与保健

新生儿发育特征

新生儿喂养

起居护理

早期简单教育

新生儿常见疾病预防

第16章 二个月宝宝

饮食健康

起居护理

早期教育

第17章　三个月宝宝

饮食健康

起居护理

早期教育

第18章　四个月宝宝

饮食健康

起居护理

早期教育

第19章　五个月宝宝

饮食健康

起居护理

早期教育

第20章　六个月宝宝

饮食健康

起居护理

早期教育

第21章　七个月宝宝

饮食健康

起居护理

早期教育

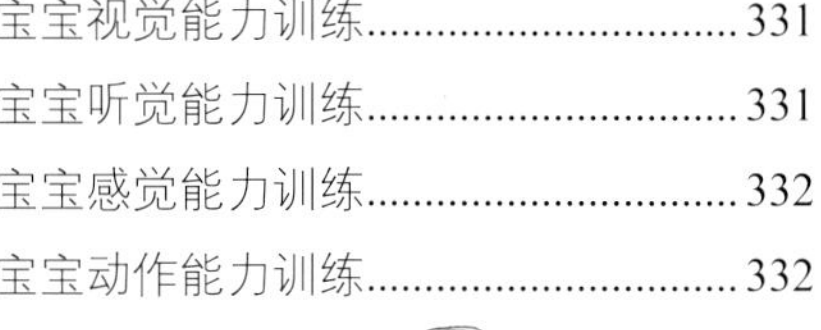

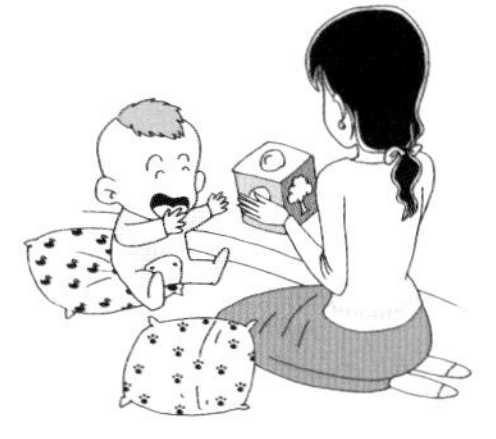

第22章　八个月宝宝

饮食健康

起居护理

早期教育

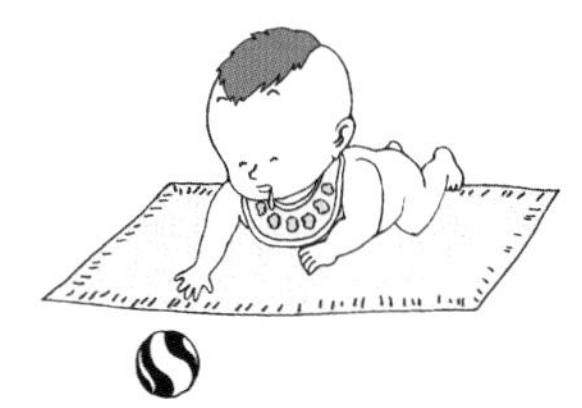

第23章　九个月宝宝

饮食健康

起居护理

早期教育

第24章　十个月宝宝

饮食健康

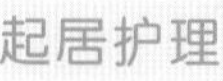

起居护理

早期教育

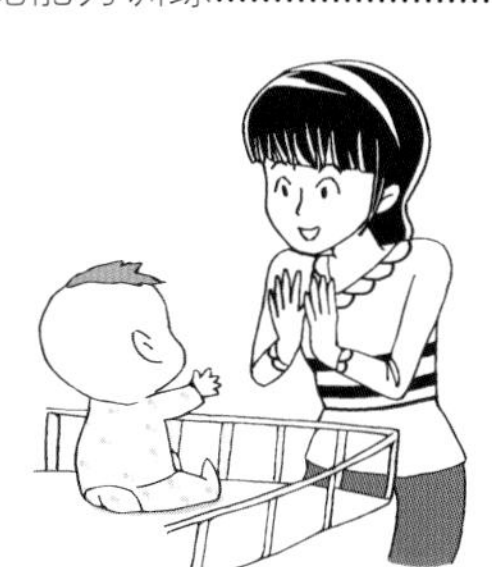

第25章　十一个月宝宝

饮食健康

起居护理

早期教育

第26章　周岁宝宝

饮食健康

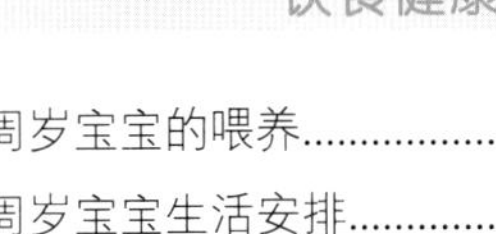

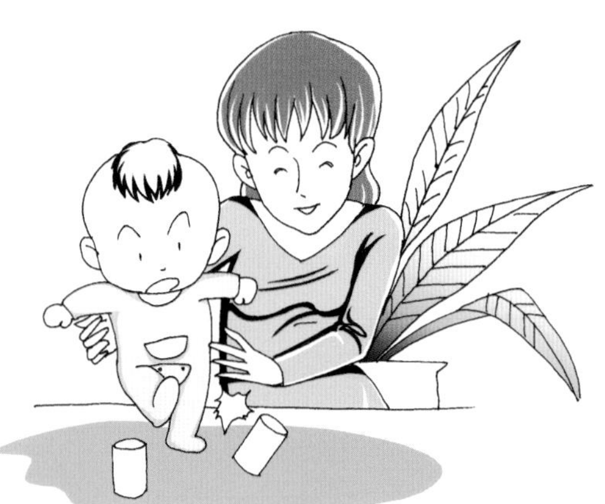

早期教育

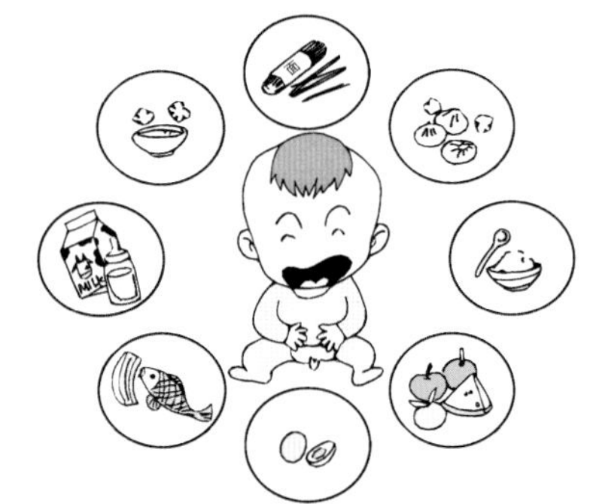

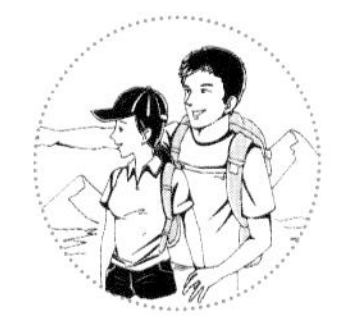

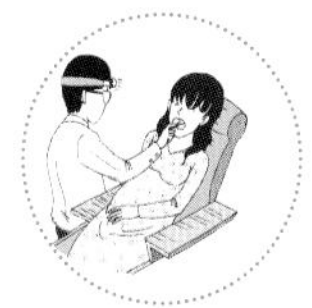

第1章 优生优育

DI-YI ZHANG

本章看点

准父母最开心的事，莫过于注视着宝宝平安健康地来到这个世界上。了解优生常识，掌握优育技巧，做好孕前准备，是准父母送给孩子的第一份重礼。

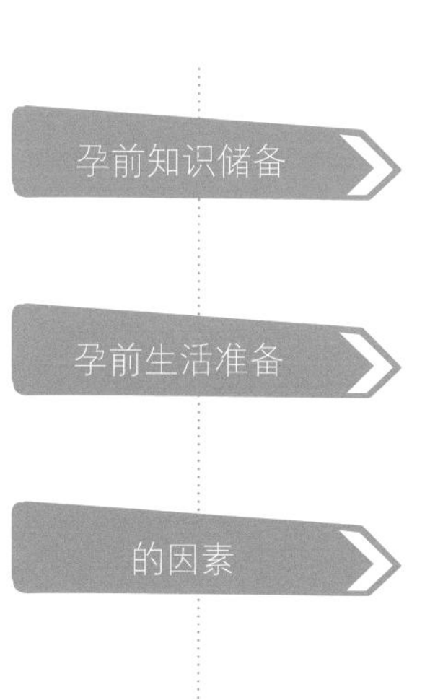

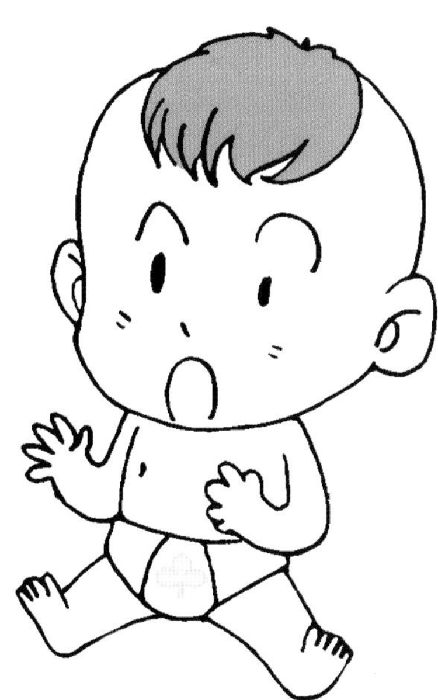

孕前知识储备

本节主要就准父母最关心的问题给予解答，如，怎样生出聪明宝宝？怎样让宝宝遗传自己的优点？准爸爸需要准备哪些工作？什么样的性爱姿势容易生出健康宝宝等，为优生优育做好知识储备。

做好优生准备

Point 1 进行婚前检查和孕前检查

对男女双方进行询问、身体检查等，包括实验室和其他各种理化检查，以便及时发现不能结婚、生育的疾病，或其他生殖器畸形等。

Point 2 选择最佳生育年龄和受孕时机

可为胎儿各方面的发育创造人为的“天时”“地利”等条件。

Point 3 遗传咨询

要根据详细病史、家谱分析通过体检及化验等明确遗传疾病再现的可能性有多大。

Point 4 进行产前诊断

在妊娠期间，用各种方法了解胎儿的情况，预测胎儿是否正常或有哪些遗传病。

Point 5 避免有害环境

如大气、饮水、电磁辐射以及其他化学物理因素对胎儿的危害和影响。

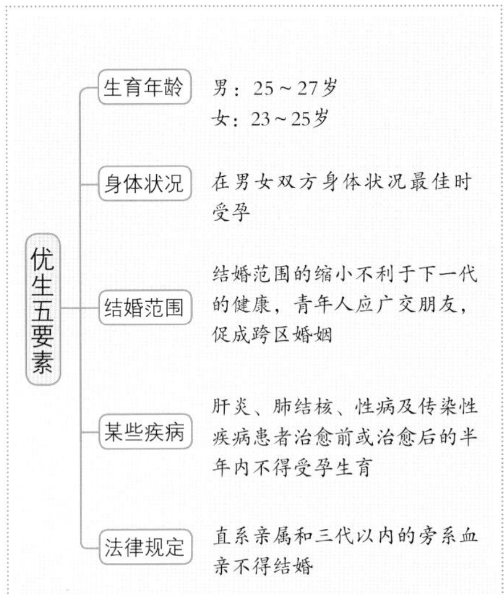

需进行优生遗传咨询的情况

- ★近亲结婚夫妇
- ★有遗传病或先天性智力低下者
- ★反复自然流产及闭经不孕妇女
- ★有先天缺陷儿或遗传病儿生育史及确诊为染色体畸变患儿病史者
- ★染色体平衡异位及遗传病基因携带者
- ★性器官发育异常者
- ★妊娠早期有高热、服药、接受过X线照射、患风疹对胎儿不利者
- ★曾发生不明原因死胎、死产的妇女

女性最佳生育年龄

女性最佳生育年龄在24 ~ 30岁，最好不要超过35岁。

女人此时全身已完全发育成熟，卵子质量高，妊娠并发症少，胎儿发育好，早产、畸形、痴呆儿的发生率最低，且分娩顺利。如果女性年龄过小，胎儿会同仍在发育中的母亲争夺营养，对母亲的健康和胎儿的发育都不利。如果女性过晚婚育，卵子的年龄越大，卵子受环境污染的影响也就越多，容易发生染色体老化，胎儿畸形、痴呆的可能性随之增高。同时，高龄产妇的产道弹性降低，分娩时容易发生产程延长，也会在一定程度上影响胎儿的健康。

男子最佳生育年龄为25 ~ 31岁。

男子越年轻精子质量越差，30 ~ 35时精子质量最高，可将最好的基因传给下一代。但男子生育年龄过大，所生孩子中畸形和遗传病的发病率也会增高。

胎儿的健康与育龄密切相关

	母亲年龄	发病率
伸舌样痴呆病	25 ~ 29岁	1/l500
	30 ~ 34岁	1/800
	35 ~ 39岁	1/250
	40 ~ 44岁	1/100
	45岁以上	1/60 ~ 1/12

最佳生育季节

女性的最佳受孕时机为7 ~ 8月份。

7 ~ 8月份受孕，怀孕3个月时，正值凉爽的秋季，经过孕早期的不适阶段后，此时孕妇食欲开始增加，睡眠也有所改善，而且秋天瓜果蔬菜新鲜上市，鸡、鱼、肉、蛋供应充足，有利于孕妇营养补充，对孕妇和胎儿都十分有利。

7 ~ 8月份受孕，还可以避开流行病多发的冬末春初季节，从而有效减少了各种病毒性传染病如风疹、流感等对孕妇的侵害，降低胎儿畸形的发生率。

7 ~ 8月份受孕，孩子在次年的5 ~ 6月份出生，正是春末夏初时节，气候适宜，避免了夏季的酷热和冬季的寒冷，有利于产妇的护理和康复，对婴儿的护理更为有利，婴儿又可得到多一些的户外活动，有利于婴儿身体和智力等方面的发育。

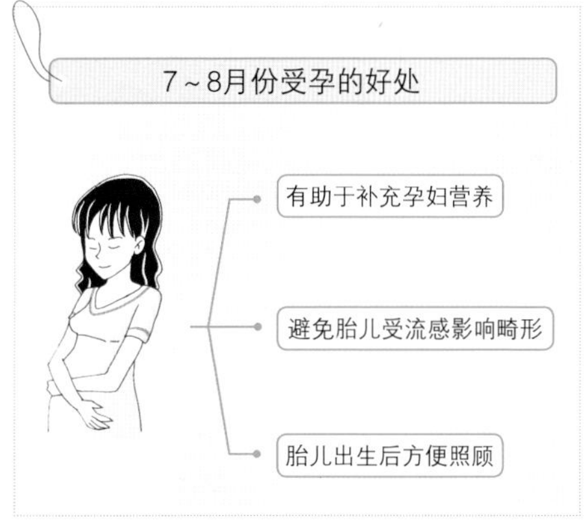

最佳怀孕时间

最佳怀孕时间应选择在夫妻双方工作不太紧张、精力充沛、情绪稳定、没有疾病的时期，而且必须选择在女方的排卵日。

女性每月仅排1次卵，而且一般仅排出1个卵子，卵子存活时间一般为24小时。性交后，精子在女性生殖道内存活时间为3天左右，最长不超过5天。所以，错过了排卵时间，则不可能受孕。

丈夫也要做好准备：在准备的4周内不宜洗热水浴，高温会使精子的活性和数量下降；不要穿窄、厚牛仔裤，以免阴囊温度上升影响精子的数量与质量；避免接触烟、酒、药物。

体温法测定排卵日

- 排卵前 → 体温一般为36.2～36.5℃
- ↓
- 从低体温段向高体温段移动的几日，视为排卵日 → 同房易受孕
- ↓
- 排卵后 → 体温一般为36.8℃左右

性高潮时更易受孕

女性在达到性高潮时，阴道的分泌物增多，分泌物中的营养物质如氨基酸和糖含量增加，这使阴道中精子的运动能力增强。同时，阴道充血，阴道口变紧，阴道深部褶皱伸展变宽，便于储存黏液。平时坚硬闭锁的子宫锁门也松弛张开，宫颈口黏液栓变得稀薄，使精子容易进入，性快感与性高潮又可以促进子宫收缩及输卵管蠕动，有助于精子上行，从而达到受精的目的。

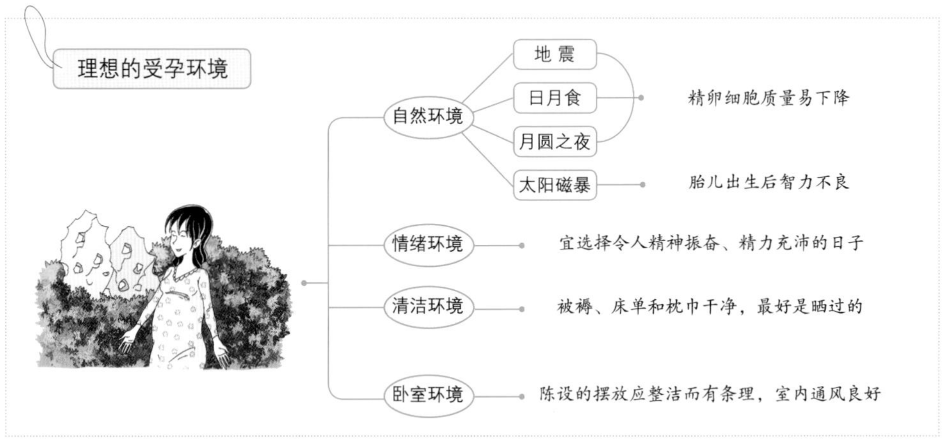

调整好排卵期的精神状态

女子排卵不单纯是局部的生理过程，还受全身身心状态的影响，而且身心状态也进一步影响排卵及卵子的质量，所以它还是个互动的过程。

当确认并准备在排卵期怀孕的时候，夫妻双方应提前做好准备，如共同操持家务，不采取避孕措施，注意休息，保持体力充沛，加强营养，多进食优质蛋白质，如鱼、肉、鸡、蛋、奶等，戒烟戒酒，夫妇在和谐的气氛中共进温馨的晚餐；饭后，夫妻双方边听音乐边交流感情，连续几天晚间进行性生活等。

而且同房时，双方宜在情绪非常愉悦、情感分外投入的情况下，怀着美好的憧憬，在极大限度地发挥各自潜能的情况下进行性生活，夫妻双方尽量都能达到性高潮，获得性快感，那么在这种情况下才容易产生高质量的胎儿

孕前精神准备

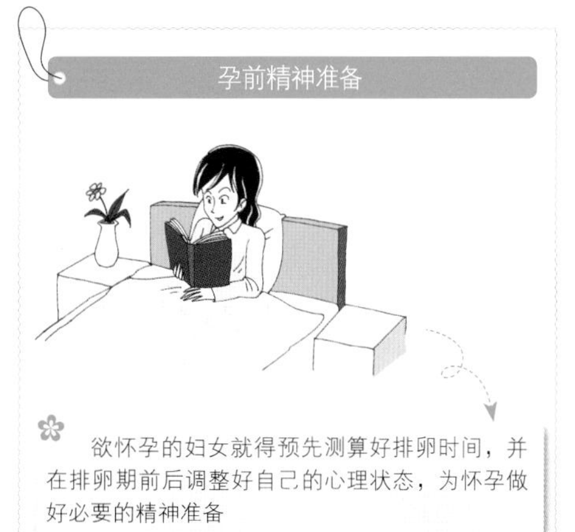

欲怀孕的妇女就得预先测算好排卵时间，并在排卵期前后调整好自己的心理状态，为怀孕做好必要的精神准备

利用好生物节律

人的情绪、智力和体力在每个月都有高潮和低潮。高潮期，人情绪高涨、体力充沛、智力很高，如果夫妻双方都处在高潮期怀孕，就能孕育出特别健康聪明的宝宝。这种具有一定规律的现象，称作人体生物节律或人体生物钟。

制约人情绪的生物钟周期是28天，制约人体力的生物钟周期是23天，制约人智力的生物钟周期是33天。人的这三种生物钟，是互相影响、密切关联的。当人的三种生物钟都处在周期线上，人就会情绪高昂、体力充沛、智力很高，呈现出最理想的状态。

生物钟的计算方法

1. 首先计算从出生到打算怀孕那个月第1天的总天数（注意把闰年的天数计算正确）。
2. 分别用23，28和33来除总天数，可以得到3个余数，就是情绪钟、体力钟、智力钟，表示新开始的一个周期中生物钟运行到的天数。
3. 运用药物提前或推后女性的排卵日，使排卵日的3条曲线与丈夫的3条曲线协调，做到智力和体力钟都基本同步，3项都在高峰最理想。

不良环境对准爸爸的影响

为了宝宝的健康，准爸爸要自觉避开一些不利于优生的不良环境，最好先从自己的不良习惯入手，戒烟、戒酒。

香烟中的尼古丁会增加精子畸形的可能性，同时使精子活动力下降。另外，丈夫吸烟，妻子在无形中被动吸烟，也会影响卵子的质量。两方面的因素加在一起，受精卵的质量就很难保证了。

同样，酗酒会使精子畸形的比例达到70%，美国曾经有过一批非常著名的“星期天婴儿”，他们都是在父母周末狂欢、抽烟喝酒后怀孕出生的，结果畸形率非常高，这已经成为优生问题上的“反面典型”，准父母们应该引以为戒。

准爸爸还要避开不良的物理和化学环境，高温、辐射、噪声、汽油等都是容易使精子畸形的环境因素。挥发性物质像盐酸、二甲苯等也很危险，最好避免接触。

备孕3个月戒烟酒

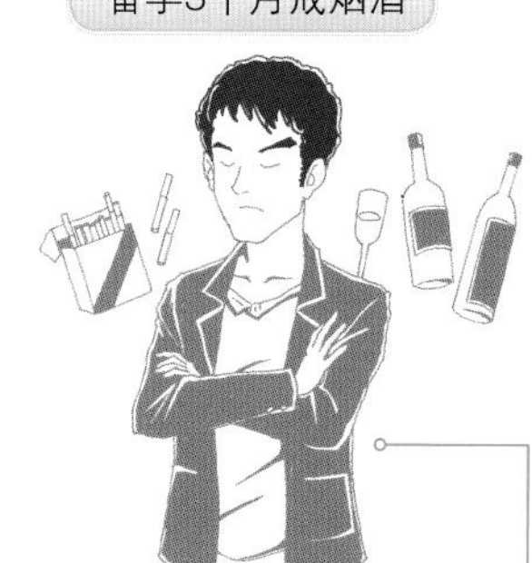

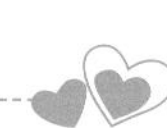

吸烟1年以上的男子，畸形精子的比例超过20%，而酒后怀孕所生的孩子，智力低下

让宝宝继承你的聪明才智

遗传对智力的作用是客观存在的。父母的智商高，孩子的智商往往也高；父母智力平常，孩子智力也常常一般；父母智力有缺陷，孩子有可能智力发育不全。

智力还受主观努力和社会环境的影响，后天的教育及营养等因素也能起到相当大的作用。家庭是智力发展最基本的环境因素，家庭提供了定向教育培养的优势条件。智力的家族聚集性现象恰恰说明了先天和后天因素对智力发展的作用。

由此可见，遗传是智力的基础，后天因素影响其发展。因此，要想使后代智力超群，就必须在优生和优育上下工夫，使孩子的智能得到充分发挥。

可见，对孩子的智力来说，环境因素也是不可忽略的。只有遗传与环境二者兼顾，相辅相成，才能“外因通过内因而起作用”，使孩子的智能潜力得到最为充分的发挥。

有害刺激也影响胎儿智力

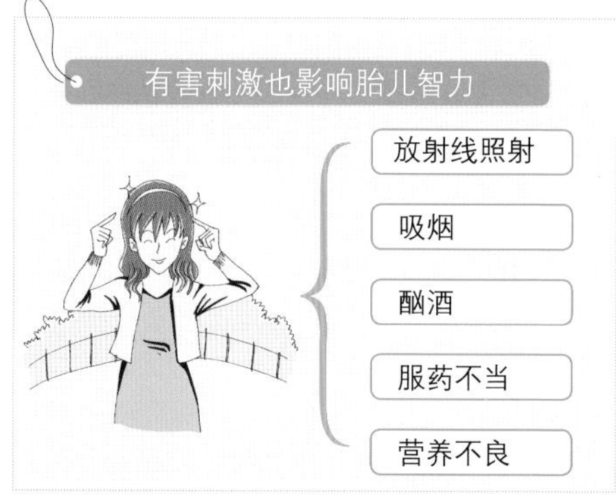

母子血型与优生

血型与黄疸是有一定联系的。在临床上常可遇到新生儿出现黄疸症状，这是由于母亲的血型是 O 型血或 Rh 阴性血型造成的。

母亲在怀孕期间，其血液和胎儿的血液有个循环物质交换的过程，从而供给胎儿氧气和营养物质。如胎儿与母体血型不合，先由母体产生一种抗体，这种抗体再随母亲的血液循环至胎盘，侵入到胎儿血液中，会引起胎儿血液的红细胞和该抗体发生抗原抗体反应，使红细胞遭到破坏，胎儿就会出现严重的黄疸和贫血症状，这就是溶血的过程。

因此，夫妻在孕前最好了解男女双方的血型，在医生的指导下减轻和避免黄疸等症。

血型不合的两种情况

母亲Rh阴性血型
胎儿Rh阳性
} Rh血型不合→致病率很高

母亲O型血
父亲A型、B型或AB型
} 易导致母婴ABO血型不合

ABO血型不合发病率低得多，目前医学完全可预防此病造成的危害

怎样避免产生畸形儿

胎儿畸形是一个十分复杂的问题，原因也是多方面的。据调查和研究发现，怪胎的发生是内因与外因共同作用的结果，其中因遗传造成的占 10%，妊娠期特别是头 3 个月内受外界环境因素作用造成的占 10%，遗传和环境因素共同作用引起的占 80%。

产生畸形儿的原因有下面几种。

生物因素：先天性遗传，近亲结婚，35 岁以上怀孕生育，孕期细菌、病毒感染，孕妇糖尿病、癫痫或妊娠高血压综合征。

化学因素：夫妻双方营养不良，滥用药物，吸烟、喝酒或长期接触有毒化学物质。

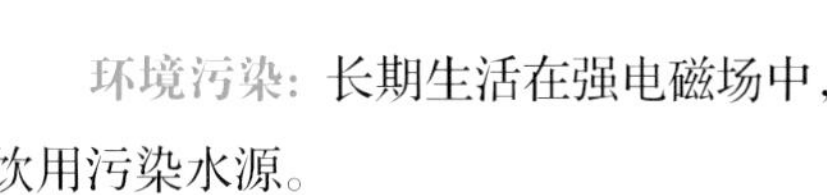

环境污染：长期生活在强电磁场中，饮用污染水源。

物理因素：孕前或孕中受过 X 线照射，缺氧或分娩损伤等。

怎样减少畸形儿

- 避免高龄（35岁以上）怀孕
- 夫妻双方中任何一方身体健康状况欠佳时要避免怀孕
- 妇女直接接触过放射线，最好间隔4周后再怀孕
- 长期服用药物者，停药3个月后再怀孕
- 夫妻双方最好在戒掉烟、酒2~3个月后再怀孕

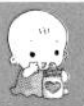

高龄孕妇怎样才能生出健康宝宝

高龄孕妇（通常指35岁以上）通过孕前检查可及早发现问题，及早处理。35岁以上产妇最多见的高血压和糖尿病，都可在孕前得到控制。

在计划怀孕前3个月（至少1个月）至孕后3个月，每天应补充0.4～0.8毫克的叶酸，则可防止有神经管缺陷的婴儿出生（如以前生产过神经管缺陷的婴儿则每日须补充4毫克的叶酸）。

产前遗传咨询及诊断可以减少畸形儿出生率，达到优生的目的。产前遗传诊断方法很多，包括羊膜穿刺术、绒毛取样术及脐血取样术等。随着产妇年龄的增长，流产会很多见，生双胞胎的概率也明显增加。因此，到正规医院进行常规的产前检查会保证给产妇一个安全的孕期。另外，在医生的指导下，平衡的膳食、适当的运动、避免烟酒将对产妇有益。

高龄产妇须谨慎

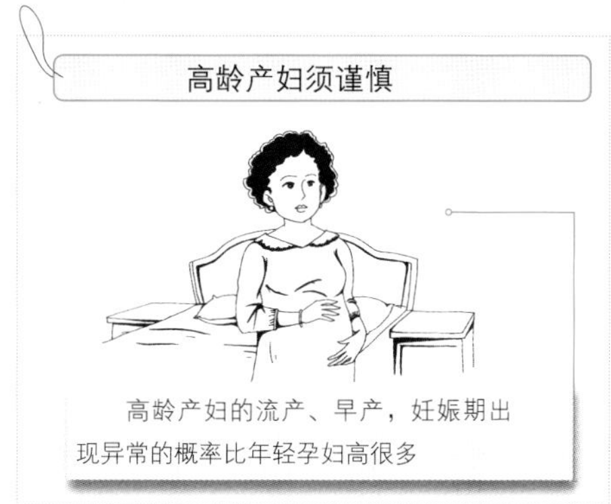

高龄产妇的流产、早产，妊娠期出现异常的概率比年轻孕妇高很多

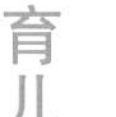

婚后不宜立即怀孕

婚后立即怀孕弊多利少，不是最佳受孕时机。其原因如下。

1. 在结婚前后，夫妻双方都为婚事尽力操劳，休息不好、吃不好，精力消耗也很大，会觉得精疲力竭。若此时怀孕，胎儿大都不健康。

2. 在新婚期间宾朋相聚，此时新郎因烟酒过度，所产生的精子大都畸形，可造成胎儿畸形或发育不良，还可出现早产、流产或胎死腹中及孩子出生后智力低下等。

3. 新婚之际，性生活比较频繁，精子和卵子质量不高，不利于优生。

4. 婚后立即怀孕对妇女本身也不利，婚后疲惫还未恢复，很快怀孕，身体会更差。

旅游结婚的过程中也不宜怀孕

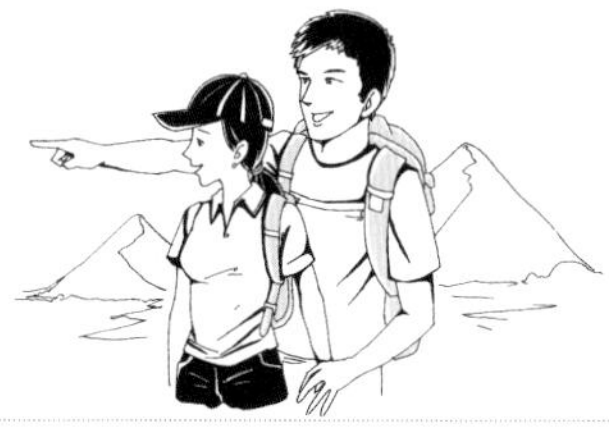

- 旅游时，各地气候差别大，极易受凉感冒
- 旅游时舟车劳顿，人群混杂，会诱发各种疾病
- 旅游中难免缺乏良好的洗漱、淋浴设备，性器官易污染
- 旅游中卫生条件不能保证，易发生呼吸道或消化道感染
- 旅游中身体疲劳，机体抵抗力下降，精子和卵子质量不高

身体疲劳时不宜怀孕

社会在快速发展，与此同时，疲劳也在悄悄地侵袭着人类。经专家研究证明：现代生活方式大大恶化了男子的生殖能力。与20世纪60年代时相比，男子的精子质量已呈下降趋势，原因与生活疲劳有关。

因此，要想优生，上述诸项可导致疲劳的现代生活方式要有一定节制，尤其是那些与男子密切相关的生活活动。身体在疲劳时，精子质量一定很低，对后代有严重影响。因此，应当避免在身体疲劳时怀孕。

引起疲劳的现代生活因素很多，比较明确的有10种。

引起身体疲劳的因素

- ★ 连续的夜班
- ★ 长途旅行
- ★ 沉迷于夜生活
- ★ 过度的体力运动
- ★ 远途而紧张的旅行结婚
- ★ 操办或参加旧式婚嫁礼仪
- ★ 激烈地争吵或生气
- ★ 过于集中并持久的脑力劳动
- ★ 久卧病床
- ★ 频繁性交

春节期间不宜怀孕

每逢春节，一般都是老少亲朋欢聚一堂，热闹非凡。然而，这段时间却是不宜怀孕的，因为这个时期一些不利因素对受孕及受精卵都有影响。俗话说，“酒后不入室”，是有一定道理的。酒精对生殖细胞有不良影响，使受精卵质量下降，生下的孩子体力弱、智力低下。

再者，精子的质与量，不仅关系到能否受孕，也影响受精卵的发育，甚至影响胎儿的健康成长。新春佳节之际，夫妻都忙忙碌碌，睡眠少、疲乏时多，若酒后同房，一旦受孕，胎儿容易畸形或智力低下。若女方也饮酒则更为可怕，孕妇酗酒是产生先天性畸形、先天智力低下胎儿的原因之一。

触目惊心的科学调查提醒人们，春节期间，因饮酒频繁，切莫怀孕。

春节不宜怀孕

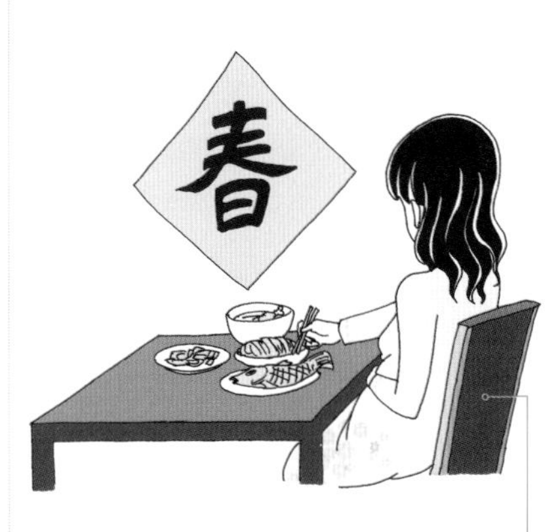

准父母在春节期间身心易疲劳，精卵细胞质量不高，且易受到烟酒的侵害

避孕期间不宜怀孕

妇女口服避孕药避孕失败后所生的孩子与停止服药后短期内怀孕所生的孩子，其先天畸形发生率都较高，即便未出现畸形，其婴儿成熟度、体重、生长速度等各方面比未用药妇女所生的孩子都有很大差别。

在用金属节育环避孕期间也不宜怀孕。如果用环选择不当或带环时间选择不当，都有可能使节育环自行脱落，或者环在宫腔内的位置改变，从而造成带环怀孕。带环怀孕后，自然流产、早产、死胎、死产和胎儿发育异常的概率都比正常妊娠发生的概率高。

外用避孕药膜是一种强力杀灭精子的药物，但若不小心造成避孕失败，如药膜未放入阴道深处，以致未完全溶解，使部分精子存活而导致意外怀孕，药物就会对受精卵生长发育产生负面影响。

避孕后怎样备孕

服避孕药者 →	停药后须经6个月后才能备孕	在此期间可采取男用避孕套进行避孕
用避孕环避孕者 →	去掉避孕环后过2～3次正常月经后再怀孕	

早产及流产后不宜立即再孕

出现过早产及流产的妇女，机体某些器官的平衡被打破，易出现功能紊乱现象，子宫等器官一时不能恢复正常，尤其是经过人工刮宫的妇女更是如此。

如果早产或流产后不久就怀孕，由于子宫等器官的功能不健全，对胎儿十分不利，也不利于妇女身体的恢复。

因此，为了使子宫等各器官得到充分休息，恢复应有的功能，为妊娠提供良好的条件，早产及流产的妇女最好过半年后再怀孕较为合适。

剖宫产手术的妇女，如欲再次怀孕，最好过两年以后，给子宫一个充分的愈合时期。

妇女不要多次做人工流产手术，如果妇女在短期内多次做人工流产手术，容易造成宫颈或宫腔粘连。由于反复吸刮宫腔，损伤宫颈管内膜及子宫内膜基底层，愈后过程中容易发生宫颈或宫腔黏连，这对以后怀孕不利。

人流的危害

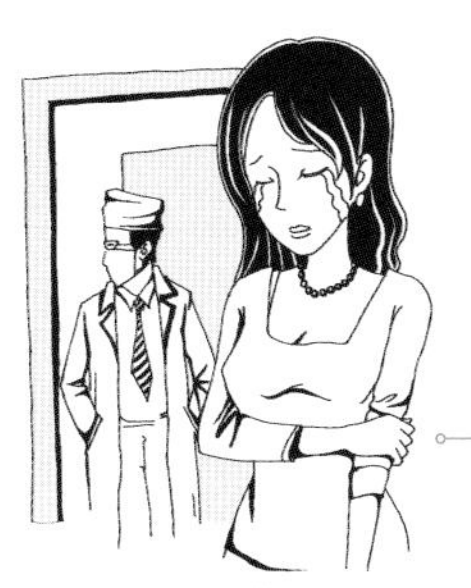

多次做人工流产手术，子宫内膜基底反复受到伤害，就会失去再生能力，不来月经，并难以治愈

长期服用药物的妇女不宜立即怀孕

有些妇女身体患病，需要长时间服用某些药物。激素、某些抗生素、止吐药、抗癌药、治疗精神病药物等都会不同程度地对生殖细胞产生影响。卵细胞发育成成熟卵子约需要14天，在此期间卵子最易受药物的影响。

因此，长期服药的妇女不宜急于怀孕。一般来说，妇女在停用药物20天后受孕，就不会影响下一代。当然，有些药物影响的时间可能更长些，最好在准备怀孕时向医生咨询，请医生确定怀孕时间。

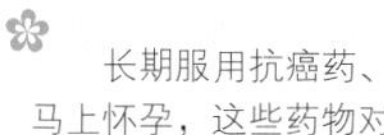

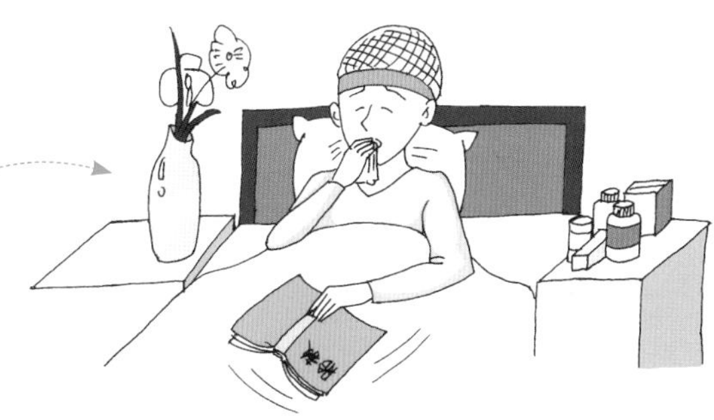

长期服用抗癌药、抗癫痫药等，不宜马上怀孕，这些药物对胎儿可产生致畸或不良影响

不久前受过X线照射的妇女不宜立即怀孕

妇女在怀孕前一段时间内最好不要受X线照射。如果在怀孕前4周内受X线照射，也会发生问题。

医用X线的照射虽然很少，但它却能杀伤人体内的生殖细胞。因此，为避免X线对下一代的影响，接受X线透视的妇女，尤其是腹部透视者，过4周后怀孕较为安全。

调查表明，在1000个儿童中，发现有三色色盲的儿童的母亲腹部大多都曾接受过X线照射。如果工作环境中充满了X线射线，可戴一种特别的胶片式射线计量器，来监测你受到的辐射量。

X线对胎儿的影响

胎儿受到高于5拉德照射 →	增加宝宝智力迟钝、眼部畸形的风险
胎儿受到超过6000毫伦的照射 →	发生先天性白内障的概率增加

第1章·优生优育

孕前生活准备

开始备孕了，在日常衣食住行中要注意哪些事情呢？准妈妈、准爸爸又需要准备些什么呢？学习完本节，您就学会了为宝宝创造一个良好的生活环境。

制订孕前计划

怀孕前应该做好充分准备，想拥有一个健康又聪明的宝宝，在怀孕前3个月就应该进行下述的孕前准备。

受孕前半年要完全停止服用避孕药。因为避孕药是由小剂量的雌激素和孕激素合成的，对胎儿有一定的危害。因此，最好等到有三次正常月经周期后再怀孕。

确定你的工作是否对胎儿有危害。如放射线、噪声等，应适当调换工作岗位。

确定你是否进行过风疹疫苗的预防注射。孕妇一旦感染风疹病毒，此病毒可通过胎盘和血液进入胎儿体内，有可能导致胎儿器官发育受阻、畸形，严重者可发生早产、死产。

开始服用叶酸等维生素。孕妇缺乏叶酸可引起贫血，导致胎儿发生神经管缺陷畸形，因此要及早补充叶酸。孕前3个月，每日补充0.4 ~ 1.0毫克的叶酸。

身体状态。锻炼身体，使身体、情绪处于最佳状态。

假如你长期患某种疾病。如糖尿病或癫痫等，在你打算怀孕之前应该咨询医生，医生可能要对你是否适宜怀孕、是否需要更换治疗所用的药物等作出综合评价。

戒除不良习惯。怀孕之前应戒除吸烟、饮酒、吸毒等不良习惯。

孕前须考虑的情况

经济条件	如果经济条件不允许，就不要急于生孩子，以免给家庭带来经济负担
身体状况	身体健康状况不理想时，待身体健康状况好转再要孩子
家庭状况	什么时候生孩子好，生几个孩子好，是否有益家庭的生活改善和夫妻的工作、学习
工作事业	如果自己年龄还小，参加工作不久，或正在学习文化知识和技术，就可晚些生孩子

怀孕前还须进行口腔保健

要看一次牙科医生，提前避免孕期可能发生的口腔疾患

孕前的衣食住行

在穿着方面，男性不宜经常穿紧身裤，否则会使睾丸受压迫增温，以致造成生精功能减退。女性在衣着方面宜宽松，使乳房及腹部能够保持自然松弛状态，以利于生理功能的协调。

饮食方面，男女双方均应禁忌强烈刺激性的食物，尤其应戒酒、戒烟；最好不要听从传闻的“生育性别食谱”而偏食碱性或酸性食物，破坏身体酸碱性的平衡；孕前饮食一定要均衡，同时注意补充钙和叶酸；多喝牛奶和果汁，多吃柑橘类水果、深绿色蔬菜、坚果、豆类、带皮的谷物、强化面包等。

居住环境应尽量避免噪声污染，应尽量躲避有害生育的放射源的危害。

在行的方面应避免过分剧烈的运动，比如参加赛车活动等。因为过于激烈的运动和竞技心理状态，往往会影响生理功能的平衡，如果必须参与时，应适当推迟孕期，以期获得尽可能完美的优生效果。

准爸妈的准备

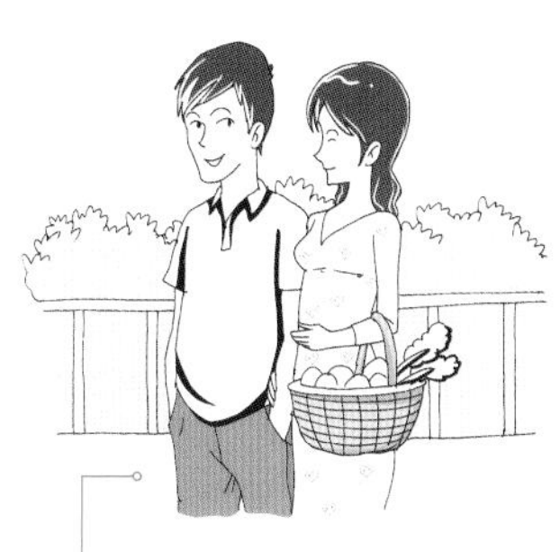

丈夫最好陪妻子做不少于15～30分钟家务活动，且一般适于在清晨进行

做孕前检查的时机

随着优生意识的加强，越来越多的夫妇在准备为人父母之前，会想到去医院的妇产科或妇产专科医院进行相应的孕前检查，这是很有必要的。

想要生个健康宝宝，第一步就是在怀孕前要做一个最全面的体格检查，无论是准爸爸还是准妈妈都要参加。孕前检查除了要排除有遗传病家族史之外，还要排除传染病，特别是梅毒、艾滋病等，虽然这些病的病毒对精子的影响现在还不明确，但是这些病毒可能通过爸爸传给妈妈，再传给肚子里的宝宝，使其出现先天性的缺陷。

另外，爸爸要接受很详细的询问，比如自己的直系、旁系亲属中，有没有人出现过习惯性流产或是生过畸形儿的现象，知道这些状况对于医生判断染色体出现平衡易位有很大帮助，有助于减少生出不正常宝宝的可能性。

孕检时机

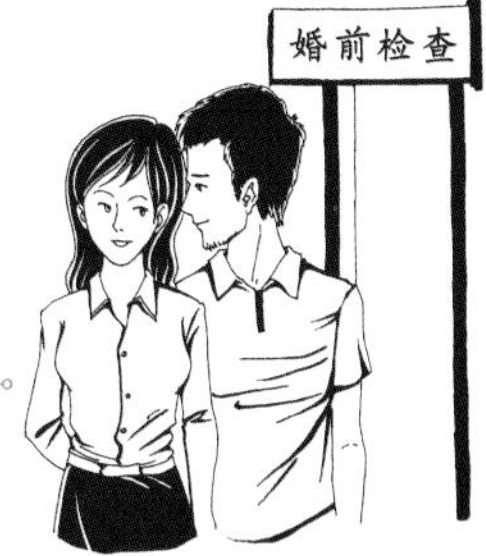

一般建议孕前3～6个月开始做检查，这样夫妻双方无论从营养方面，还是接种疫苗以及补充叶酸方面，都有相应的准备时间

孕前应补充的营养

妇女孕前补充营养很重要，一是营养不良可导致不孕；二是营养不良可导致孕后胎儿缺乏营养，准备怀孕的妇女注意多摄入含优质蛋白质、脂肪、矿物质、维生素丰富的食品。

蛋白质。蛋白质是构成人体内脏与肌肉以及健脑的基本营养素。如果妇女在孕前摄取蛋白质不足，就不容易怀孕，或者怀孕后由于蛋白质供给不足，胚胎不但发育迟缓，而且容易流产，或者发育不良，造成先天性疾病及畸形。

钙。钙是形成骨骼与牙齿的主要成分，是胎儿发育过程中不可缺少而且用量较多的一种主要成分，可以加强母体血液的凝固性，可以安定精神，防止疲劳，对将来的哺乳也有利。因此，怀孕女性必须摄取比平常多两倍的钙质，虽然孕期开始对钙的需求并不那么重要。

铁。人体如果缺铁，就会产生贫血，容易倦怠。妇女在怀孕中期之后，胎儿成长迅速，每天都要吸收约 5 毫克的铁质，母体容易缺铁。

维生素。维生素是维持人体正常生理功能所必需的一类化合物，妇女缺乏维生素受孕概率就会低很多。如果缺少了维生素，即使其他营养素进入体内，也无法充分发挥作用，如人体对钙的吸收就少不了维生素 D 的作用。

锌。锌是人体内一系列生物化学反应所必需的多种酶的重要组成部分，因此，缺锌不但可以使人体生长发育迟缓、身体矮小，且可致女性乳房不发育、没有月经，造成女性不孕，也可使男性精子减少或无精。

富含蛋白质的食物

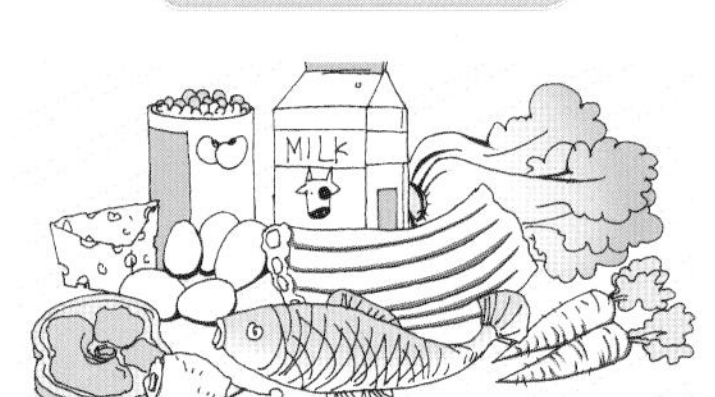

含有丰富蛋白质的食物有牛肉、猪肉、鸡肉、肝类、鱼、蛋、牛奶、乳酪等；植物性食物有豆腐、黄豆粉等豆类及豆制品

各营养素来源

富含钙的食物	鱼类、牛奶、乳酪、海藻类及绿色蔬菜等
富含铁的食物	猪肝、猪血、牛肉、鸡蛋、大豆、海藻类、芝麻、黑木耳、香菇、绿色蔬菜等
富含维生素的食物	绿色蔬菜、动物肝脏、肉、蛋、牛奶及橘子、草莓等水果
富含锌的食物	豆类、小米、萝卜、大白菜、牡蛎、牛肉、羊排、鸡、鲟鱼、茶叶等

补充叶酸

叶酸是一种水溶性维生素，孕前、孕中多吃动物肝脏、多叶绿色蔬菜、豆类、谷物、花生等食物可补充叶酸。

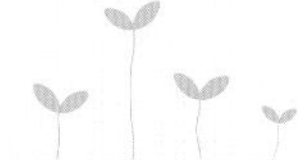

肥胖者的孕前营养

合理安排饮食。膳食营养平衡的原则是低能量、低脂肪。适宜优质蛋白（如鱼、鸡蛋、豆制品、鸡肉、牛奶等）和复杂碳水化合物，以减少脂肪（如肥肉、内脏、蛋黄、坚果、植物油等）为主。

运动和锻炼。以中等或低强度运动为宜，因为机体氧耗增加，运动后数小时耗氧量仍比安静时大，而且比剧烈运动容易坚持，如快步走、慢跑、打羽毛球、跳舞、游泳等，活动 30 分钟即可耗能 420 ~ 840 千焦。

健康饮食。每餐不过饱，七八分饱即可；不暴饮暴食；细嚼慢咽，延长进食时间；特别要注意挑选低脂食品；用小餐具进食，增加满足感；按进食计划把每餐计划好，少量多餐完成日计划，可减少饥饿感，妊娠后不主张减肥。

准妈妈不宜过度减肥

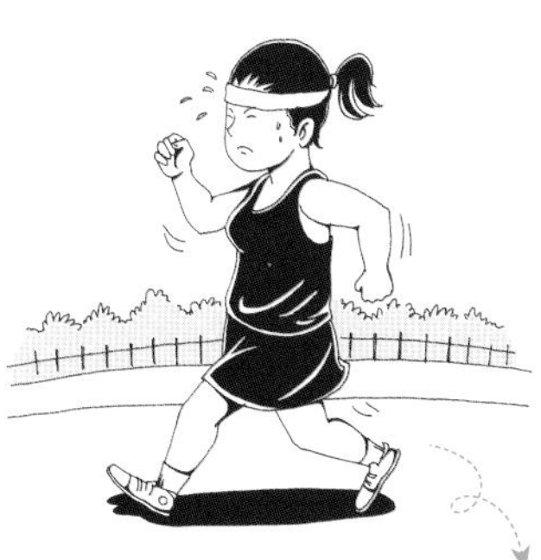

需要注意的是，肥胖者过度减肥也会影响怀孕，准备孕育宝宝的女性，切忌为了身材苗条而失去做妈妈的机会。

体重过轻妇女的孕前饮食

成年女性的脂肪过度减少会造成排卵停止或症状明显的闭经；脂肪含量少还影响雌性激素水平，关系到这些雌性激素是否会呈现出活力。身体过瘦时，体内的“性激素失效球蛋白”的含量就越高，而这种蛋白能令雌性激素失效，从而导致女性失去怀孕能力。

因此，准妈妈要纠正厌食、挑食、偏食习惯，少吃零食；停止药物减肥；检查潜在疾病造成的营养不良，如血液病、心血管病、肾脏病、糖尿病、结核病等；检查有无营养不良性疾病，如贫血、缺钙、缺碘、维生素缺乏等，如有则需治疗，如无明显缺乏，孕前 3 个月补充各类营养素，在体重达到理想标准后再怀孕。

体重过轻者的孕前每日饮食标准	
谷类500～600克	畜、禽肉类50～100克
蔬菜类400～500克	豆类及豆制品50克
水果类100～200克	奶油及奶制品100克
鱼虾类50克	油脂类25克
蛋类25～50克	

孕前的心理准备

稳定良好的心理状态能保证机体各器官的功能处于最佳水平，神经内分泌调节保持在最好的水平，使男女双方的生殖生理功能得以很好地发挥。因此，夫妻要在心理状态良好的情况下完成受孕。

首先应当消除忧虑感。凡是双方或一方受到劣性精神刺激，如心绪不佳、忧郁、苦闷或夫妻之间关系紧张时，都不宜受孕，应该等到双方关系融洽、心情愉快时再完成受孕。在心理状态不佳时受孕会对胎儿产生有害的影响。

怀孕后的妇女，许多活动和娱乐都将受到限制，对此应有充分的思想准备。如果平时工作比较忙，怀孕和分娩会对此带来一定程度的不便，可能会影响工作，对此要有充分的认识，要做好相应的准备，实现高质量的受孕。

夫妻双方应该快乐多一点儿，高兴多一些，为了让将来的宝宝更健康、更聪明，请让自己以最好的心情迎接怀孕的那一刻。

孕前心里准备

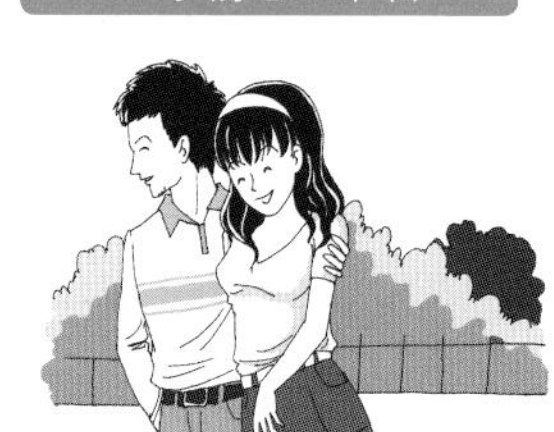

- 以迎接节日的心情迎接妊娠
- 经常接受与妊娠有关的良好祝愿和关心
- 安排一些带有纪念性的活动迎接宝宝

孕前要戒烟

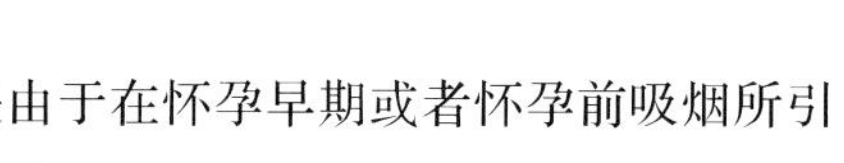

夫妻双方或任何一方吸烟，对受孕和胎儿都会产生巨大影响。烟雾中的尼古丁及其代谢产物可破坏受精卵的着床过程。尼古丁还能提高妊娠子宫的紧张度，增加子宫的收缩力，从而造成自发性流产。

吸烟还与不孕症有很大关系。香烟在燃烧过程中所产生的有毒化学物质有致细胞突变的作用，对生殖细胞有损害，卵子和精子在遗传因子方面的突变会导致胎儿畸形和智力低下。

妇女在怀孕 20 周以前如果减少或停止吸烟，婴儿的出生重量可接近于非吸烟者的婴儿，但仍有先天性异常的危险，这是由于在怀孕早期或者怀孕前吸烟所引起的。

另外，二手烟同样会影响胎儿。妻子和吸烟的丈夫在一起，她会吸入飘浮在空气中的焦油和尼古丁，同本人吸烟一样有危害。

准父母都要戒烟

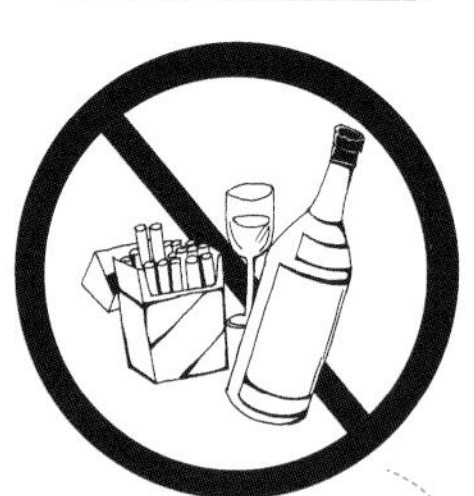

妇女想怀孕，应在1年前停止吸烟为宜，并同时让丈夫也戒烟

孕前须戒酒

大量事实证明，嗜酒会影响后代健康，因为酒的主要成分是酒精，酒精在体内达到一定浓度时，对大脑、心脏、肝脏、生殖系统都有危害。

孕妇饮酒会造成流产、早产、死胎，且发生率较常人明显升高，因为酒精是生殖细胞的毒害因子。受酒精毒害的卵子很难迅速恢复健康，酒精还可使受精卵不健全。酒后受孕可造成胎儿发育迟缓，据统计有32%的此类婴儿先天性智力低下。中国自古也有“酒后不入室”的说法，意思是说酒后不要同房。

因此，如果受孕前有饮酒的情况，就应等这种中毒的卵细胞排出、新的健康卵细胞成熟后，才考虑受孕。酒精代谢物一般在戒酒后 2 ~ 3 天即可排泄出去，但一个卵细胞成熟至少要 14 天以上。所以，在孕前戒酒一个月后方可受孕，而且孕后也一定要戒酒。

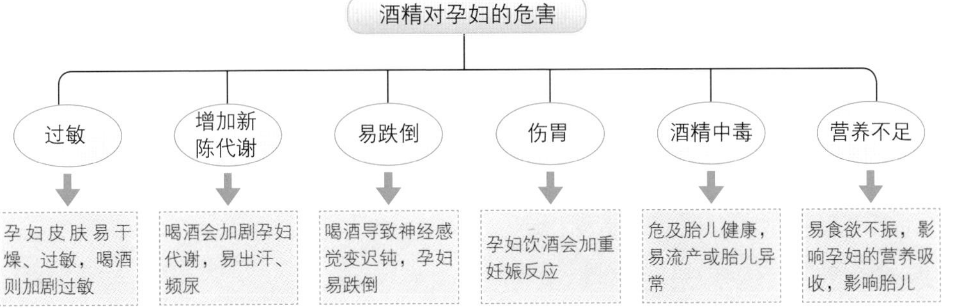

孕前要谨慎用药

孕前需要服药时要特别注意，因为一些药在体内停留和发生作用的时间比较长，可能对胎儿产生不良影响。还有一些妇女怀孕之后身体变化不明显，也没有妊娠反应出现，因此就认为自己没有怀孕，于是完全不考虑所服的药品是否会对胎儿产生影响，结果无意之中伤害了非常脆弱的胎儿，留下了终身遗憾。

因此，为了防止上述情况的出现，妇女在计划怀孕前 3 个月就应当慎重地用药。用药前要了解某些药物在体内影响和停留的时间以及是否会对数月后的怀孕、胎儿的形成及发育带来的影响，另外，抗组胺剂、起解热镇痛作用的阿司匹林等都不宜长期服用。为治疗贫血而服用铁剂时，在准备怀孕前，要同医生商量，了解是否会对胎儿产生影响。

排除各种不利干扰因素

如果夫妻俩计划在某月怀孕，那么在怀孕月的前6个月就应首先停服避孕药品

孕前应做的防疫方案

女性在怀孕前最好能接种两种疫苗：一种是风疹疫苗，另一种是乙肝疫苗。因为准妈妈一旦感染上这两种疾病，病毒会直接传播给胎儿，造成不良的甚至是严重的后果。

● 风疹疫苗

风疹病毒可以通过呼吸道传播，如果准妈妈感染上风疹，有25%的早孕期风疹患者会出现先兆流产、流产、胎死宫内等严重状况，也可能会导致胎儿出生后出现先天性畸形，例如，先天性心脏病、先天性耳聋等。因此，最好的预防办法就是在怀孕前注射风疹疫苗。

目前国内使用最多的是风疹、麻疹、腮腺炎三项疫苗，称为麻腮风疫苗，即注射一次疫苗可同时预防这三种疾病，疫苗注射有效率在98%左右，可以达到终身免疫效果。如果准妈妈对风疹病毒已经具有自然免疫力，则无须接种风疹疫苗。

● 乙肝疫苗

我国是乙型肝炎高发地区，被乙肝病毒感染的人群高达10%左右。母婴垂直传播是乙型肝炎的重要传播途径之一。如果一旦传染给孩子，他们中85%～90%的人会发展成慢性乙肝病毒携带者，其中25%的人在成年后会患有肝硬化或肝癌，因此应及早预防。

防疫方案应及时咨询医生

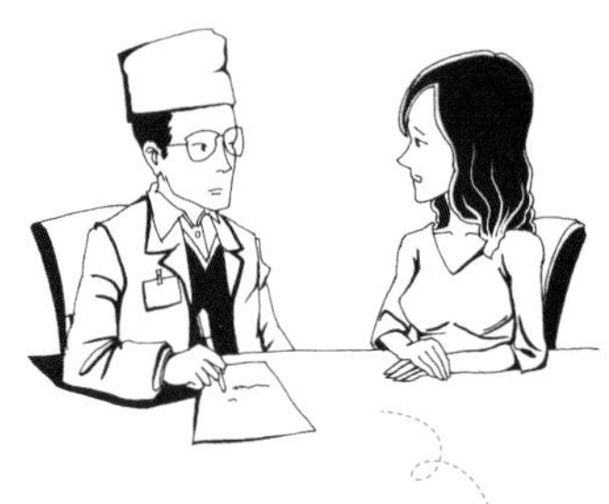

甲肝疫苗、水痘疫苗、流感疫苗、狂犬病疫苗等疫苗，可根据自己的需求咨询医生

乙肝疫苗应按照0，1，6的程序注射。注射乙肝疫苗后，免疫率可达95%以上，免疫有效期在7年以上。如果有必要，可在注射疫苗后五六年时注射一次加强针。一般3针注射需要4支疫苗，高危人群（身边有乙肝患者）可加大注射量，一般需要6支疫苗。

风疹疫苗的注射方式

风疹疫苗 ➡ 至少在孕前3个月进行注射，因为注射后大约需要3个月的时间人体才会产生抗体

乙肝疫苗的注射方式

➡ 加上注射后产生抗体的时间，至少应该在孕前9个月注射。

第一针 → 1个月时第二针 → 6个月时第三针

孕前应调换的工作

某些特殊工种。接触铅、镉、汞等金属，会增加妊娠妇女流产和死胎的概率；甲基汞可致畸胎；铅可引起婴儿智力低下；二硫化碳、二甲苯、苯、汽油等物质，可使流产率增高；氯乙烯可使婴儿先天痴呆率增高。

高温作业、震动作业和噪声过大的工种。此类工作环境可对胎儿的生长发育造成不良影响。

接触电离辐射的工种。电离辐射可严重损害胎儿发育，甚至会造成畸胎、先天愚型和死胎。

医务工作者。尤其是某些科室的临床医生、护士，这类人员在传染病流行期间，经常与患各种病毒感染的患者密切接触，而这些病毒（主要是风疹病毒、流感病毒、巨细胞病毒等）会对胎儿造成严重危害。

密切接触化学农药的工种。农业生产离不开农药，已证实许多农药可危害妇女及胎儿健康，引起流产、早产、胎儿畸形等。

要考虑工作环境对胎儿的影响

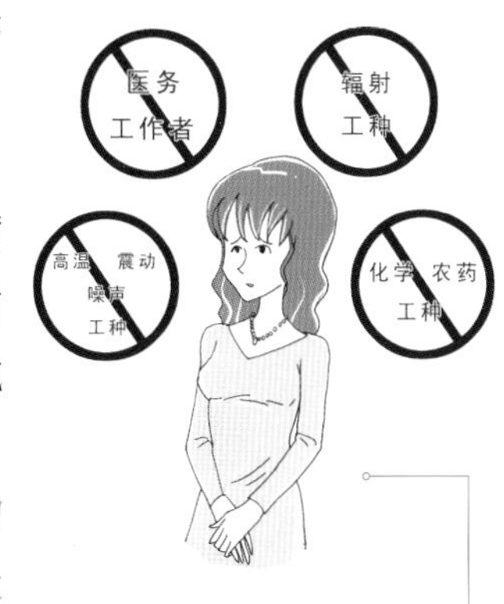

有些岗位的妇女应在考虑受孕时暂时调换工作岗位

学会记录妊娠日记

十月怀胎是否正常，一朝分娩能否顺利，关系到日后小生命和母亲的安全与健康。因此，在整个妊娠期间，如能将有关事项及时记载下来，则会是一份宝贵的档案资料。

写妊娠日记可以帮助孕妇掌握孕期活动及变化，帮助医务人员了解孕妇在妊娠期间的生理及病理状态，为及时处理异常情况提供依据，可以减少因记忆错误而造成病史叙述不当及医务人员处置失误等情况的发生。

外出旅行、孕妇体重、饮食、工作、外伤、精神刺激等各种情况，孕妇都要一一记录在案。文字要简洁，内容要有侧重，有时一句话即可，有时应详细记录。入院检查时，要随身带着日记，供医生做参考。

妊娠日记的内容

- 末次月经日期
- 早孕反应何时开始、何时消失以及反应程度
- 第一次胎动日期与每日胎动次数
- 记录孕期出血量和持续时间
- 若孕期患病，应加以记录，包括疾病的起始日期、主要症状和用药品种、剂量、天数、反应等内容
- 有无接触有毒有害物质及放射线
- 重要化验及特殊检查结果，如血尿常规、血型、肝功能、B超等
- 如曾经有过情绪激烈变化或性生活，也应加以记录
- 产前检查的日期、胎位情况

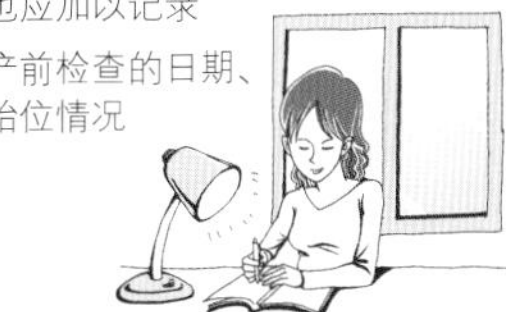

准爸爸的孕前准备

精子的数量和质量对能否生育一个健康聪明的宝宝至关重要，准爸爸至少应在3个月之前开始注意以下几点：

治疗生殖系统疾病。男性生殖器官任何一个部位出现问题，都会影响精子的产生和运输，例如梅毒、淋病等性病会影响精子的生成、发育和活动能力，须进行早期治疗。

防热。睾丸的温度应低于身体其他部位的温度，这样才能产出正常的精子。温度过高可以杀死精子，或不利于精子生长，甚至会使精子活力下降过多而导致不育。因此，尽量避免导致睾丸温度升高的因素，如长时间骑车、久坐不动、穿紧身牛仔裤、洗桑拿、用过热的水洗澡等。

适当的性生活。性生活频繁必然使精液稀少，精子的数量和质量也会相应减少和降低。一般2～3天一次即可。

避免接触有害物质。许多物理、化学、生物因素会使精子畸形或染色体异常，如铅、苯、二甲苯、汽油、氯乙烯、X线及其他放射性物质、农药、除草剂、麻醉药等均可致胎儿畸形。准爸爸接触后6个月至1年才能基本消除，在此期间也不宜受孕。

准爸爸应戒除不良嗜好

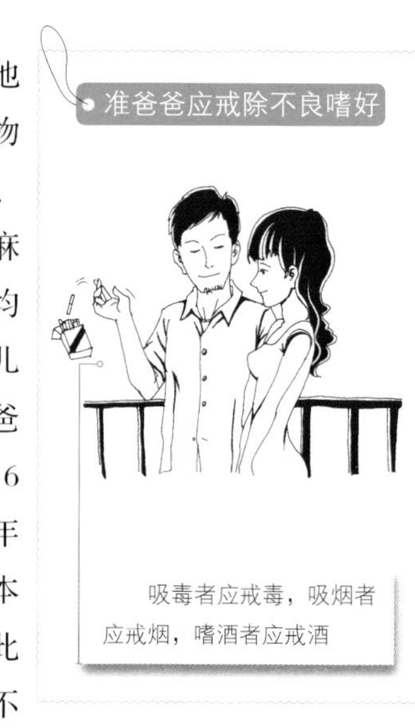

吸毒者应戒毒，吸烟者应戒烟，嗜酒者应戒酒

不能偏食。精子的生存需要优质蛋白质和钙和锌等矿物质及多种维生素等，如果偏食，精子的生成会受到影响，或许会产生一些“低质”精子。

保持良好的情绪。如果经常忧郁、烦恼或脾气暴躁，会使大脑皮质功能紊乱，造成睾丸生精功能以及性功能不稳定，影响精子的产生和质量。

准爸爸不能滥用的药物

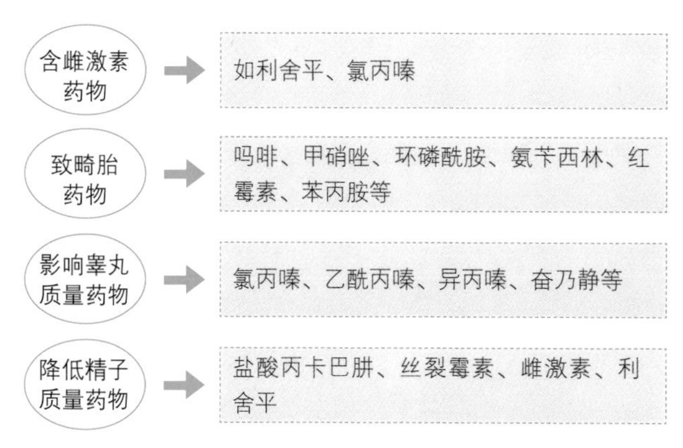

提高精子质量的食物

孕前丈夫要多吃牡蛎、甲鱼、鳝鱼、河鳗、墨鱼等富含锌、精氨酸等有利于优质精子形成的食物。

第2章

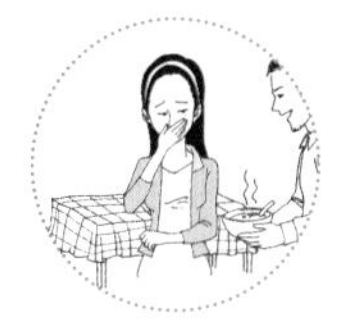
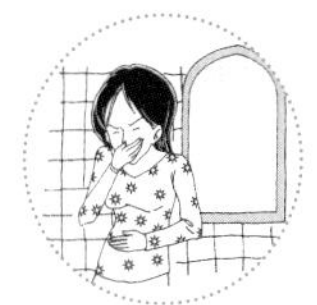

怀孕一个月（0～4周）

DI-ER ZHANG

本章看点

研究表明，70%的母亲在怀孕初期会忽视自身状况，尤其是怀孕第一个月，很多准妈妈甚至不知道自己怀孕了。因此，每个准妈妈都要了解孕1月有关情况，避免迎接宝宝太过仓促。

- 孕1月母婴基本指标及营养要求
- 孕1月体检
- 孕1月保健要点
- 孕1月注意事项

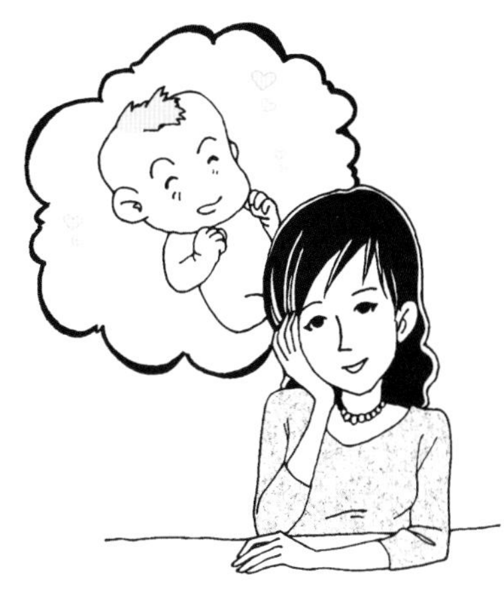

孕1月母婴基本指标及营养要求

怀孕第一个月，没有任何反应，怎么知道自己是否怀孕了呢？掌握孕1个月的宝宝和妈妈的各项身体指标，对准父母有极大的帮助。

胎儿的成长

胚胎学认为，0.2毫米左右的受精卵在受精后7～10日，从输卵管游走到子宫，在子宫内着床，并从母体中吸收养分，开始发育。在前8周时，还不成人形，还不能称之为胎儿，应该称之为胚胎。

胚胎在怀孕第三周后期长0.5～1.0厘米，体重不到1克，但肉眼已能看出其外形。从外表看，胚胎尚无法明显地区分头部和身体，并且长有腮和尾巴，这和其他动物的胚胎发育并无两样。

此时，胚胎表面覆盖着绒毛组织，原始的胎盘开始成形，胎膜亦于此时形成。脑、脊髓等神经系统以及血液等循环器官的基础组织几乎都已出现。

孕1月胎儿特征

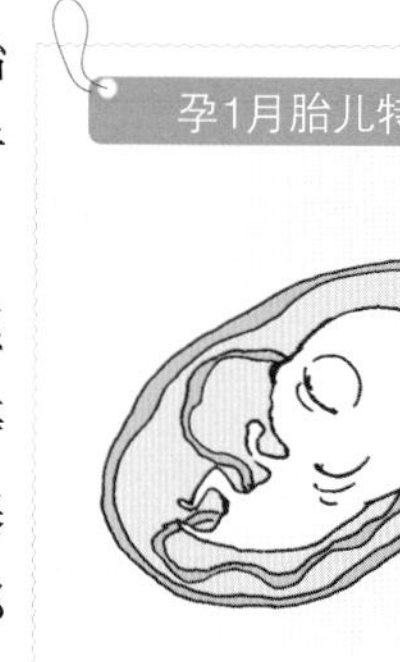

★ 受精卵着床

★ 大脑发育已经开始

孕妈妈身体特征

从末次月经第一天算起，28天为妊娠1个月。实际上，受精卵形成后的一周之内还不能称为怀孕。孕妇开始呈现怀孕迹象，通常在两周以后，因此这时期尚未有任何症状。

这时期因为胚胎太小，母体的激素水平较低，因此一般不会有不舒服的感觉，较敏感的人身体可能会有畏寒、低热、慵懒、困倦及嗜睡的症状，粗心的孕妇往往还误以为是患了感冒。这时子宫的大小与未怀孕时基本相同，还没有增大的现象。

孕1月孕妇特征

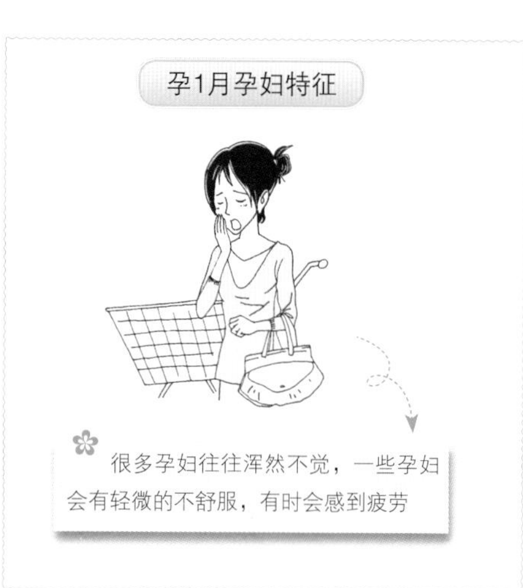

很多孕妇往往浑然不觉，一些孕妇会有轻微的不舒服，有时会感到疲劳

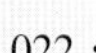

营养搭配要求

怀孕头一个月由于妊娠呕吐或胃口不好容易引起食欲不振，从而造成营养不足，影响到受精卵的正常发育。

这个月孕妇营养食谱主要应以开胃同时富含蛋白质、维生素和矿物质的食品为主，少吃大鱼大肉等荤腻食品或大补之物，饮食应以清淡可口的食品为佳。

一般来讲，可遵循以下食谱来安排一天的饮食。

● **早餐**

主食：二米枣粥1碗，奶油馒头两个（50克1个）。

副食：葡萄或草莓100克。

● **午餐**

主食：米饭2小碗（生米约100克），或挂面1碗（干面条约150克）。

副食：酸辣炝菜（小白菜150克、胡萝卜50克、青椒50克），煎焖刀鱼（新鲜刀鱼约200克、葱头50克），牛奶鲫鱼汤两小碗，苹果1个（约150克）。

● **晚餐**

主食：米饭2小碗（量与早餐相同），或小花卷2个（量与早餐相同）。

副食：鸡蛋菠菜汤2碗，香蕉2个，清炖牛腩（牛肉约150克，土豆、胡萝卜各100克），酱香菜心（菜心200克）。

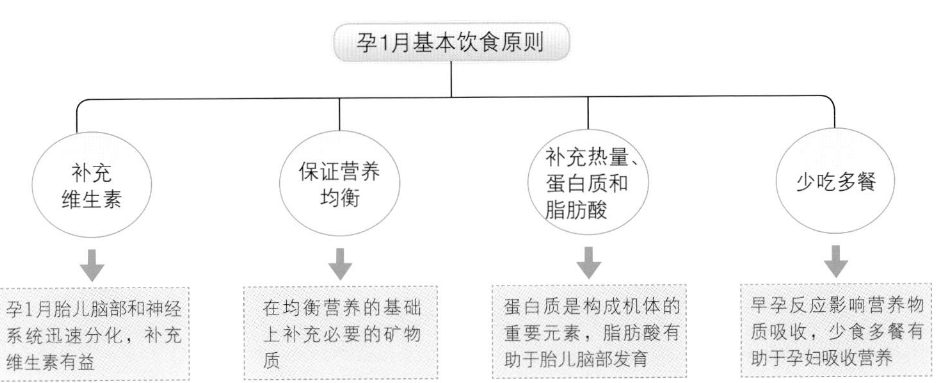

适合孕1月的食物	
新鲜蔬菜	生菜、油菜、小白菜等蔬菜含有丰富的叶酸
水果	水果中的维生素有助于细胞的合成
海鱼	含钙、碘、铁等有助于胎儿大脑发育的物质
核桃	核桃可补脑益智，有利于胎儿脑部发育

补充体液

孕1月孕妇要养成多喝水的习惯，建议每天吸收1000~1500毫升水分，可用水果、汤菜，牛奶、淡茶、酸梅汤、柠檬汁等来补充

孕1月体检

孕1月也需要做体检吗？一般来说，很多人做不到。但准妈妈若了解此月的身体状况，可有效防止不必要的麻烦，如避免畸形儿。

怎么知道自己怀孕了

及早了解自己是否已经怀孕，可较早对胎儿加以保护，避免有害因素影响，可从以下一些方面来判断自己是不是已经怀孕了。

Point 1 月经一直有规律，一旦超过7天以上不来，应首先想到可能是怀孕。这是怀孕的最早信号，过期时间越长，妊娠的可能性就越大。

Point 2 停经后出现一些不适现象，如畏冷、疲乏、嗜睡、食欲不振、挑食、喜酸、怕闻油腻味、早起恶心甚至呕吐等。

Point 3 怀孕后子宫增大，会压迫膀胱而使小便次数增多，这种现象多在夜间出现。

Point 4 怀孕后乳房增大，有胀满感，乳头有刺痛感，乳晕颜色变深，皮肤下出现一些结节等变化。

Point 5 通过早孕试纸测试尿液，最好是早上的第一次尿液，如出现两条红线，就预示着可能怀孕了。

Point 6 将1滴尿液滴入装有特殊化学物的试管里，等1小时后再看结果。若透明箱中的反射影子没有形成环，便表示可能是怀孕了。

Point 7 将抗HCG抗体和其他动物红细胞与尿液混合，若看到红圈时，便可判断为阳性，即已怀孕。

Point 8 受孕两星期时做阴道检查的准确性达100%。

检查是否怀孕的方法

- ★ 月经停止 ★
- ★ 早孕反应 ★
- ★ 尿频 ★
- ★ 乳房变化 ★
- ★ 早孕试纸 ★
- ★ 家用验孕器 ★
- ★ 尿液试验 ★
- ★ 阴道检查 ★

孕早期即去咨询医生

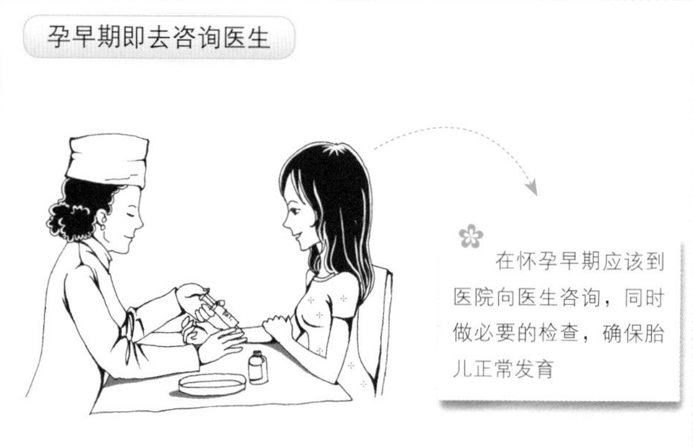

在怀孕早期应该到医院向医生咨询，同时做必要的检查，确保胎儿正常发育

辨别假孕

假孕患者往往表现出一系列酷似早孕反应的症状和体征。怎样从医学上来解释这种现象呢？

研究显示，有些妇女婚后盼子心切，大脑皮层中会逐渐形成一个强烈的“盼子”兴奋灶，影响了中枢神经系统的正常功能，引起下丘脑垂体功能紊乱，体内孕激素水平增高，抑制了卵巢的正常排卵，最后导致停经。

另一方面，停经之后，由于孕激素对脂肪代谢的影响，逐渐增多的脂肪便堆积在腹部，脂肪的沉积加上肠腔的积气，会使腹部膨胀增大。腹主动脉的搏动或肠管蠕动使患者认为这就是“胎动”。闭经、腹部增大和所谓的“胎动”让患者误以为自己有孕在身。

经过简单检查就能识别假孕。医生要对假孕患者耐心解释，必要时做B超检查。倘若患者情绪波动较大，可给予谷维素、维生素 B_1 等调节自主神经紊乱与镇静的药物。

假孕的表现

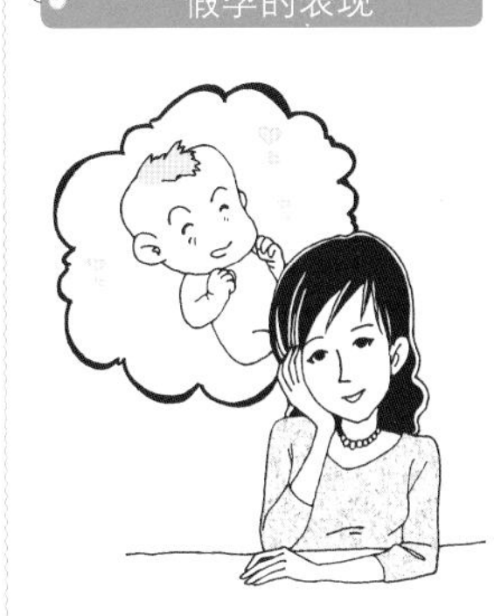

★结婚2～4年未怀孕

★急切盼望、幻想怀孕

★食欲不振、喜欢酸食、恶心、呕吐、腹部膨胀、乳房增大

孕早期检查

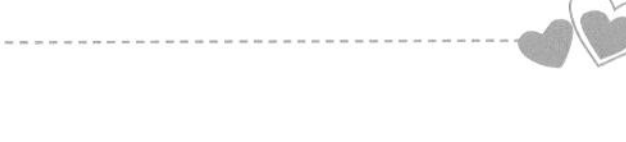

早孕时一定要到医院检查一次：医生将询问你停经后的情况以及夫妻双方有无与妊娠相关病史及遗传病家族史，测量体重及血压，做妇科检查，了解子宫大小与孕周是否相符，从而初筛某些高危因素。如果12孕周内确诊早孕并继续妊娠者，将进行登记及检查，建围产病历，以后按期复诊，一般应在4个月开始，每4周检查一次至28周；28～36周每两周一次；36周后每周一次至分娩。

怀孕早期检查，一般在停经40天后进行，通过第一次孕期检查以明确很多问题。

孕早期检查能明确的问题

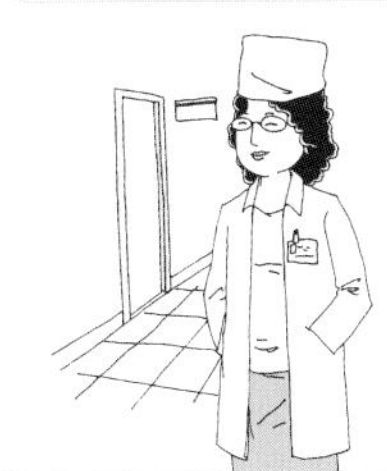

- 怀孕对母体有无危险，孕妇能否继续怀孕
- 胎儿有无先天畸形，是否需要终止妊娠
- 孕妇生殖器官是否正常，对今后分娩有无影响
- 胎儿发育情况是否良好，是否需要采取措施
- 孕妇有无妇科疾病，若有应及时治疗，避免给胎儿带来危害
- 化验血液、尿液，看有无贫血或其他问题
- 肝功检查，如有肝炎应终止妊娠

预防畸形儿

确定妊娠后，为避免致畸因素的影响，妊娠1个月要注意以下几点。

通过检查及时发现是否存在异常妊娠。

如宫外孕以及孕妇生殖器官是否畸形，有无肿瘤，以便正确处理，有利优生。

避免外界不利因素的影响。

如防止病毒感染，不要轻易用药，禁止X线、CT检查，避免长时间操作计算机和看电视等。

生活要有规律。

按时休息，定时用餐，保证睡眠，避免过于劳累，睡午觉时间最好增加30分钟至1小时。

坚持口服叶酸片。

（从怀孕的1个月至妊娠后3个月）每天0.4毫克，预防胎儿神经管畸形。

预防畸形儿的方法

- 受孕前就开始远离宠物
- 避免高龄受孕
- 孕前就开始服用叶酸
- 戒烟酒
- 受孕前就回避高危工作
- 孕前不服用药物

孕妈妈要预防腮腺炎

流行性腮腺炎是比较常见的传染病，儿童多发，孕妇也占有一定比例。引起腮腺炎的病原体主要是腮腺炎病毒，它不但能侵犯人的腮腺，还能侵犯人体的其他组织。腮腺炎病毒是“细胞溶解性”的病毒，它能感染妇女卵巢，导致卵巢炎症，并使卵巢细胞遭到破坏，甚至能通过胎盘感染胎儿。

孕妇妊娠前3个月内患流行性腮腺炎，胎儿死亡率明显增加。有人调查，实验组胎儿死亡率为27.3%，而对照组仅有13%。这些胎儿的死亡常发生在孕妇感染此病的第2周内。死亡的原因主要是由于母亲的生殖腺（卵巢）受到感染、导致内分泌失调造成的。

研究发现，在妇女妊娠期患流行性腮腺炎后的流产物中，有严重的坏死性绒毛膜炎和胎盘血管炎，在胎儿组织内还分离到腮腺炎病毒；还发现有的腮腺炎病毒会引起胎儿畸形。

预防腮腺炎

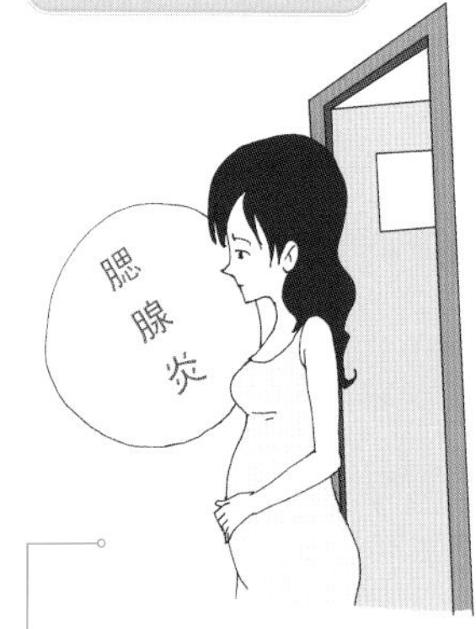

在妊娠前3个月内，要特别注意预防腮腺炎，只要注意预防，还是可以不被腮腺炎病毒感染的

慎防宫外孕

正常妊娠时，从受精卵发育成为胎儿的过程是发生在子宫腔中的。如果受精卵不在子宫腔内着床，而是在输卵管、卵巢、腹腔或子宫颈等处着床，习惯上称为宫外孕，医学上称之为异位妊娠。95%～98%的宫外孕在输卵管，也有在卵巢和腹腔的。

宫外孕的主要原因是输卵管狭窄或功能不全，导致受精卵不能进入宫腔，于是种植在输卵管里。由于输卵管的内膜和肌层等比子宫要薄得多，孕卵发育到一定时候就会发生流产、出血或者破裂，于是引起母体腹腔内大出血，严重者还能危及生命。

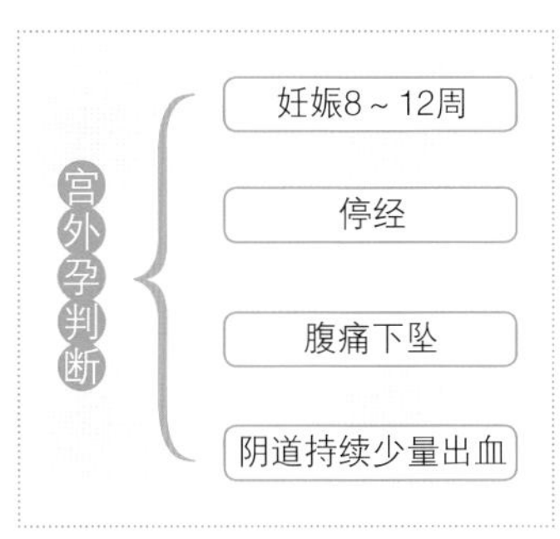

如果突然发生一侧腹部剧痛，伴有恶心、呕吐、头晕、出汗、面色苍白、肛门下坠或者有大便感，说明可能有内出血，是危险之兆，应及时就诊，不能延误治疗。

由于宫外孕是比较危险的疾病，所以孕妇一定要注意。

宫外孕要及时诊治

在生育期内，出现短暂停经后，下腹部一侧又出现不明原因的隐痛或酸胀，应高度警惕宫外孕的可能性。

宫外孕是比流产更严重的疾病，随着胎儿长大，输卵管会破裂而引起大出血。不仅胎儿保不住，更重要的是其会威胁母亲的生命。

停经后不久，从阴道排出膜样的片状或管状物，放入清水中漂浮，表面呈颗粒状没有漂浮绒毛状结构，说明发生了宫外孕，但胚囊已受损流产，应去医院做进一步治疗。

宫外孕也易和其他一些腹痛的毛病相混淆，应注意区分。肠套叠的症状是阵发性的剧烈腹痛，大便带血；阑尾炎产生的疼痛是从上腹部开始，逐渐移至右下腹，可伴有发热；肠扭转的症状是突然出现腹痛、腹胀；胆结石症的症状是右上腹痛。而宫外孕产生的疼痛症状是下腹剧痛，可偏于一侧，伴有失血的征象。

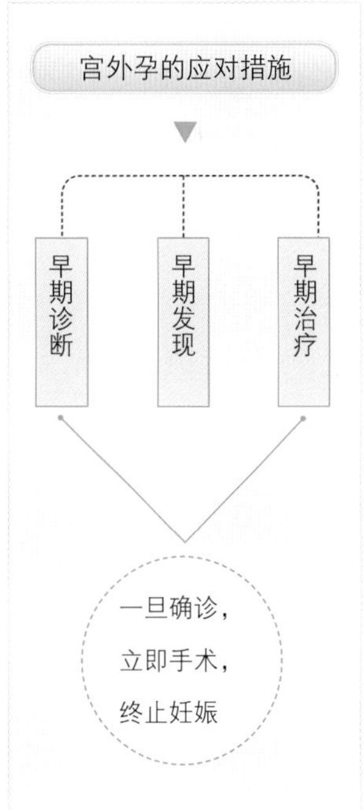

孕1月保健要点

孕早期的保健，主要体现在早孕反应的应对上。在孕1月，很多准妈妈的早孕反应还不明显，趁此机会了解有关早孕反应事项，为接下来的日子做好准备。

妊娠早期反应

妊娠早期反应一般在怀孕6周左右出现，以后逐渐明显，在第9～11周最重，一般在12周左右自行缓解、消失，无须治疗。孕妇出现早期反应，一般不影响工作和日常生活。但若呕吐严重，不能进食，可引起脱水、酸中毒，应及时到医院检查治疗。

妇女在怀孕早期会出现一系列异常现象，发生率约为50%，如食欲不振、恶心、呕吐、厌油腻、偏食、腹胀、头晕、乏力、嗜睡，甚至低热等。这是孕妇特有的正常生理反应。

有关妊娠早期反应的产生原因有各种各样的说法，一般认为与以下因素有关。

- **与人绒毛膜促性腺激素的作用有关**

妇女在停经40天时，体内的绒毛膜促性腺激素含量逐渐升高，到60～70天时为最高。这与妊娠呕吐发生的时间是对应的，当发生自然流产、人工流产或胎儿死亡后，妊娠呕吐即随之消失。

早孕反应时间

一般怀孕6周左右出现，第9～11周最明显，12周左右逐渐消失

- **与自主神经功能失调有关**
- **与孕妇的精神类型有关**

一般而言，神经质的人妊娠反应较重。夫妻感情不和，不想要孩子时，也容易出现比较重的妊娠反应。

早孕反应常见症状

食欲不振 | 恶心呕吐 | 低热 | 厌油腻 | 偏食 | 腹胀 | 头晕乏力 | 嗜睡

克服早孕反应

早孕反应一般不需要治疗，为了顺利度过早孕期，孕妇可想些办法使反应减轻，下面几点可供孕妇参考。

了解相关医学知识。明白孕育生命是一种自然过程，是苦乐相伴的，增加自身对早孕反应的耐受力。

加强身体锻炼。尤其要养成不挑食的习惯。因为体质较差的人，环境稍微一变化就会因为不适应而生病。

选择喜欢的食物。能吃什么，就吃什么；能吃多少，就吃多少。这个时期胎儿还很小，不需要多少营养，平常饮食已经足够了。

消除心理负担。尽量消除对怀孕的心理负担，如对胎儿性别想得太多，担心怀孕、哺乳会使自己的体形发生变化，对分娩过分害怕等，这些都需要丈夫、亲属、医生给予耐心的解释。同时，孕妇要学会调整自己的情绪。闲暇时做自己喜欢做的事情，整日情绪低落是不可取的，不利于胎儿的发育。

家人的体贴。早孕反应和情绪的不稳定会影响到孕妇的正常生活，这就需要家人的帮助和理解。家人应了解什么是早孕反应，积极分担家务，使其轻松度过妊娠反应期。

正确认识妊娠"剧吐"。早孕反应一般不会对孕妇和胎儿有影响的，但妊娠"剧吐"则不然，若呕吐较严重，不能进食，就要及时就医。当尿液检查酮体为阳性时，则应住院治疗，通过静脉输液补充营养，纠正酸碱失衡和水电解质紊乱。

为什么怀孕后会呕吐

孕妇不要强行克制呕吐。

孕妇每天摄入的食品当中，有一些对胎儿发育不利的成分 → 不利成分不能为胎儿接受，被视为"毒素" → 通过妈妈孕吐这种方式"排毒"

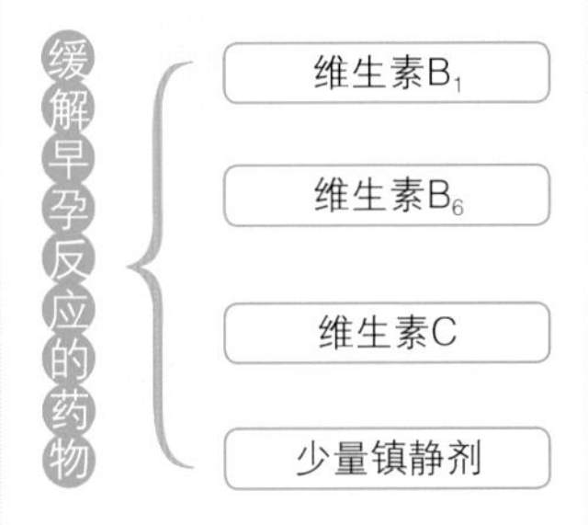

不同时间段的早孕反应	
清晨	不要马上起床，先吃些食物，如喝一杯茶，或吃一两片饼干
白天	立刻吃些食物，如几片馒头、面包、饼干或苹果

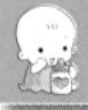

不宜凭借药物抑制孕吐

怀孕初期，大多数的孕妇都会有明显的早孕反应，孕妇不宜擅自利用药物抑制孕吐。

产生孕吐状况的时候，就是最易流产的时刻，也是胎儿器官形成的重要时期，在此期间的胎儿若是受到X线的照射、某种药物的刺激，或是受到病原体的感染，都会产生畸形情况。

在抑制孕吐的镇吐剂或镇静剂中，尤以抗组胺最具药效，因此经常用来治疗孕吐，但是服用此种药剂会使胎儿畸形。

孕妇如果服用镇静剂、安眠药等，都会严重地危害胎儿发育，这就是不宜凭借药物来抑制孕吐的原因。

如果你不停地感到恶心，一点儿水或者食物都吃不下去，就需要找医生了，医生会给你一些抗呕吐药。如果仍然不能缓解，会让你住院治疗，进行营养补充。

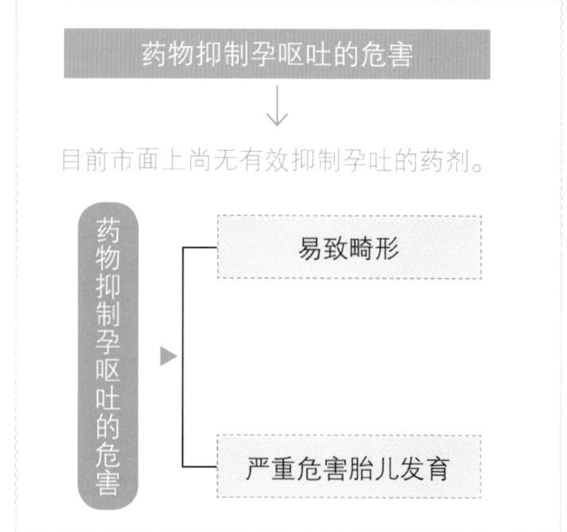

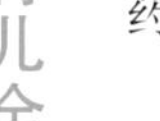

早孕反应太剧烈不宜保胎

怀孕的前三个月，保胎对孕妇来说是最重要的，度过了这段危险期，以后胎儿的生长发育就相对稳定了。但要注意，不要盲目保胎。

虽然早孕反应在清晨空腹时加重，但对生活工作影响不大，不需要特殊治疗。但是，也有少数孕妇反应较重，发展为妊娠剧吐，呈持续性，无法进食或喝水。由于频繁剧吐，呕吐物除食物、黏液外，还有胆汁和咖啡色渣样物（证明有胃黏膜出血），孕妇明显消瘦、尿少，应及早到医院检查。

如果出现血压降低、心率加快、伴有黄疸和体温上升甚至出现脉细、嗜睡和昏迷等一系列危重症状，就不宜强求保胎，应及时住院终止妊娠。因为在这种情况下会生出体质不良的婴儿，甚至是畸形儿。

需要终止妊娠的情况

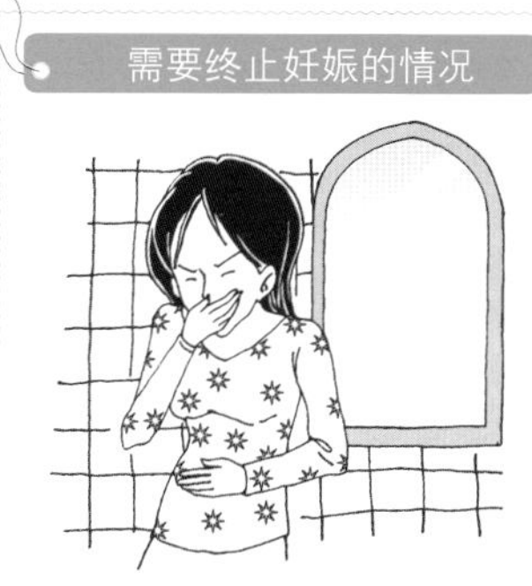

★ 频繁地剧吐

★ 甚至将胆汁都吐了出来

★ 无法再进行喝水

★ 孕妇同时非常消瘦

★ 血压降低、心率加快、伴有黄疸和体温上升

孕1月注意事项

怀孕第1个月，一般不需要准妈妈特别注意什么，只要吃好休息好就行了。但这并不意味着事无禁忌，此月胎儿的大脑已经开始发育，孕妈妈要注意避免致畸因素。

孕妈妈服药须知

药物的致畸作用主要与药物性质、用药时胚胎发育阶段、胎儿对药物的敏感性、药物剂量的大小以及用药时间的长短有关。妊娠的前3个月是胎儿的各器官分化、发育、形成阶段，3个月以后，除生殖器官和中枢神经系统进一步发育外，胎儿的多数器官均已形成。因此，在妊娠前3个月内尽可能地避免用药，但不包括必需的治疗药物。

在孕期必须用药时，避免大剂量、长时间或多种药物一起使用。病愈或基本痊愈后要及时停药，以达到既祛除母体疾病又不损伤胎儿的目的。任何药物都必须在医生的指导下使用。

孕妇服药注意事项

- ★ 孕前3个月内尽可能地避免用药
- ★ 用药要得到医生同意并遵医嘱
- ★ 尽避免大剂量、长时间或多种药物一起使用
- ★ 把药物应用剂量、种类、时间等减到最少
- ★ 切忌自己滥用药物或听信秘方、偏方

孕妇不宜服用的中成药

有些中药对孕妇及胎儿也有一定的不良影响。在怀孕最初3个月内，对中成药应提高警惕，避免服用。如牛黄解毒丸、大活络丸、小活络丸、至宝丹、六神丸、跌打丸、舒筋活络丹、苏合香丸、牛黄清心丸、紫血丹、黑锡丹、开胸顺气丸、复方当归注射液、风湿跌打酒、十滴水、小金丹、玉真散、失笑散等。这些中成药对孕妇均有明显伤害，必须禁用。

孕妇忌用的中药

当然，在孕育期间患病也应及时治疗。

作用	中药
兴奋子宫	红花、枳实、蒲黄、麝香
收缩子宫	大黄、芒硝、大戟、商陆、巴豆、芫花、牵牛、甘遂
加速血液循环	桃仁、莪术、泽兰、苏木、刘寄奴、益母草、牛膝、水蛭、虻虫、乳香、没药
毒性	斑蝥、生南星、肉桂、乌头、一枝蒿、川椒、蜈蚣、朱砂、雄黄、水银、硫黄等

孕妈妈不宜服用的西药

在十月怀胎期间，孕妇难免因生病需要服药。有一些药物不宜在怀孕期间服用，它们会导致胎儿的畸形或者死胎的发生。以下药物肯定会导致胎儿的畸形，孕妇应慎重服用。

孕妇忌用的中药	
抗生素、抗真菌类药物	链霉素、庆大霉素、氨基苷类药物、四环素类药物、氯霉素类药物、磺胺类药物、喹诺酮类药物、利福平、外用抗真菌药
镇静催眠类药物	巴比妥、苯巴比妥、安定、氯氮、噻嗪类精神药物
激素类药物	己烯雌酚、炔雌二醇、甲羟孕酮、甲睾酮、同化激素、肾上腺皮质激素、糖皮抟激素、胰岛素
甲状腺素和抗甲状腺药物	甲巯咪唑、脲类
解热镇痛药物	阿司匹林
其他	泻药、抗凝血药物、维生素类药物、抗肿瘤药物、说明书上注有“孕妇忌用”或“孕妇慎用”的药物

孕妈妈可常吃酵母片

酵母片是在制造啤酒时由发酵液中滤取酵母洗净后加入适量蔗糖、干燥粉碎后制成的，内含丰富的B族维生素，含有烟酸、叶酸等营养物质。这些营养物质对母婴均有利，国内外一些学者都主张孕妇从妊娠开始，每天服两片酵母片。

首先，其中的维生素B_2不但可促进胎儿视觉器官的发育，并可为胎儿的皮肤提供营养，使其细腻柔嫩，防止皮肤疾患，还可促进消化液的分泌，增强孕妇的食欲，进而促使胎儿健康成长。

其次，酵母片中的维生素B_6对孕早期的呕吐现象有明显的治疗效果。

而且，B族维生素和叶酸是胎儿形成血红蛋白、刺激红细胞增生的重要成分，并能增强胎儿及出生后婴儿的免疫力，保证孕妇的良好情绪和胎儿神经系统的良好发育。

此外，酵母片中所含的烟酸还能促进孕妇及胎儿的血液循环。

孕妇吃酵母片的好处

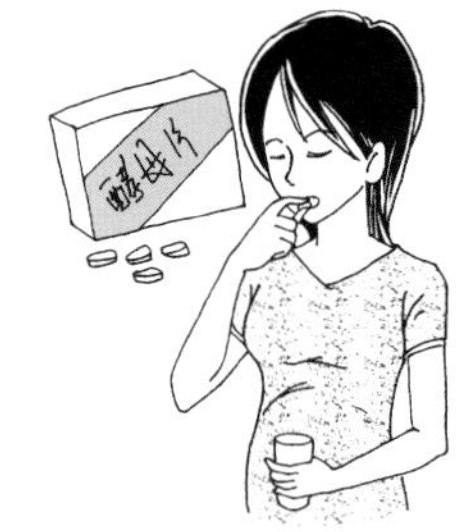

- 促进胎儿视觉器官发育
- 为胎儿皮肤提供营养
- 缓解孕早期的呕吐
- 促进孕妇及胎儿的血液循环
- 增强胎儿及出生后婴儿的免疫力

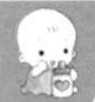

孕妈妈应回避的工作

在准妈妈和准爸爸们准备孕育一个健康的小宝宝，兴奋地勾画一家三口的美好生活时，准妈妈们要注意一下现在自己所从事的工作。有一些工作对于准妈妈们将来孕育胎儿来说是十分危险的，会危及到胎儿的正常发育。

● 接触放射、辐射、重金属等危险的工作

比如在放射科、计算机房工作的女性，或者经常接触铅、汞等金属。这些物质往往会导致胎儿发育畸形、智力低下，造成流产等。

孕妇应远离重金属

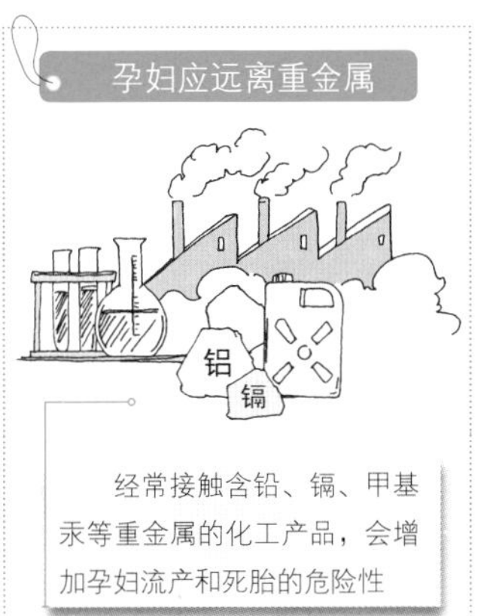

经常接触含铅、镉、甲基汞等重金属的化工产品，会增加孕妇流产和死胎的危险性

● 经常接触动物的工作

动物身上携带的很多细菌都会通过孕妇传染给胎儿，导致胎儿发育异常。

● 经常接触传染源的工作

比如医生、护士等，这些人在传染病流行期间，经常要接触各种各样被病毒感染的病人，这些病毒会对胎儿造成严重的伤害。

● 高温、振动剧烈、噪声过大的工作

工作环境温度过高、噪声太大、振动过于剧烈都不利于胎儿的生长发育。

● 高强度流水线工作

容易使人过度疲劳，从而给胎儿和自身带来伤害。

● 接触刺激性物质的工作

如油漆工、化工厂、农药厂的工作人员，这些刺激性气体本来就对人有危害，被未准妈妈们吸入体内，会为日后怀孕生子埋下隐患。

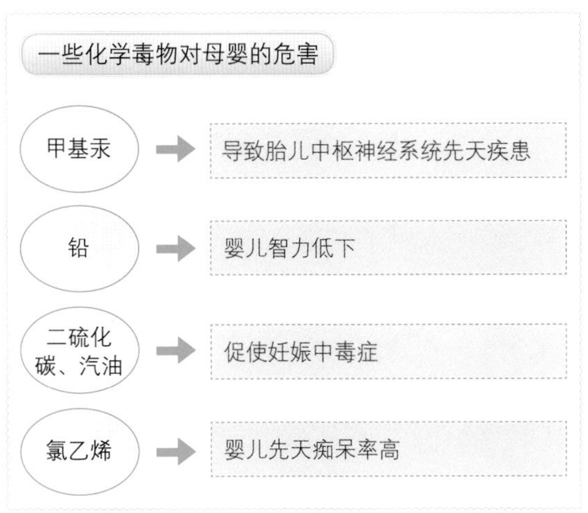

一些化学毒物对母婴的危害

毒物	危害
甲基汞	导致胎儿中枢神经系统先天疾患
铅	婴儿智力低下
二硫化碳、汽油	促使妊娠中毒症
氯乙烯	婴儿先天痴呆率高

应及时调换工作的孕妇

- ★ 长时间站立的工作，如售货员
- ★ 体力劳动的工作，如经常抬举重物等
- ★ 频繁上下楼梯的工作，如送公文或文件的服务员等
- ★ 震动或冲击能波及腹部的工作，如公共汽车的售票员等
- ★ 高度紧张、不能适当休息的工作
- ★ 在高温环境或温度过低的地方作业的工作，如冰库的工作等
- ★ 有受放射线辐射危险的工作，如从事放射性研究的技术人员等

孕期性生活注意事项

青年男女的性生活比较频繁，可是到了怀孕以后，夫妻双方必须节制性生活。因为孕期性生活是导致流产、早产、早期破水和产褥感染的重要原因之一。根据妊娠期的不同阶段，应按下列要求过性生活。

● 禁止性生活期

妊娠前3个月里，由于有早孕反应，孕妇性欲和性反应受到抑制，加之胚胎正处在发育阶段，特别是胎盘和母体宫壁的连接还不紧密，性生活可使子宫受到震动，很容易使胎盘脱落，造成流产。因此，这3个月内应尽可能禁止性生活。

● 减少性生活期

妊娠4~9个月，胎盘已经形成，妊娠较稳定；早孕反应也过去了，孕妇的心情开始变得舒畅，性器官分泌物也增多了，是性感高的时期。因此，可每周性交一次。

倘若这个阶段性生活过频，用力较大，或时间过长，就会压迫腹部，使胎膜早破，胎儿因得不到营养和氧气，就会很快死亡，或者导致流产。即使胎膜不破，未流产，也可能使子宫感染，重者导致胎儿死亡，轻者胎儿身体和智力发育也要受到影响。

● 绝对禁止性生活期

妊娠晚期特别是临产的1个月，即妊娠9个月后，胎儿开始向产道方向下降，孕妇子宫逐渐张开，倘若这个时期性交，羊水感染的可能性较大，可能发生羊水外溢（即破水）。

同时，孕晚期由于子宫比较敏感，受到外界直接刺激，子宫容易加强收缩而诱发早产。所以，在孕晚期必须绝对禁止性生活。

孕早期禁止性生活

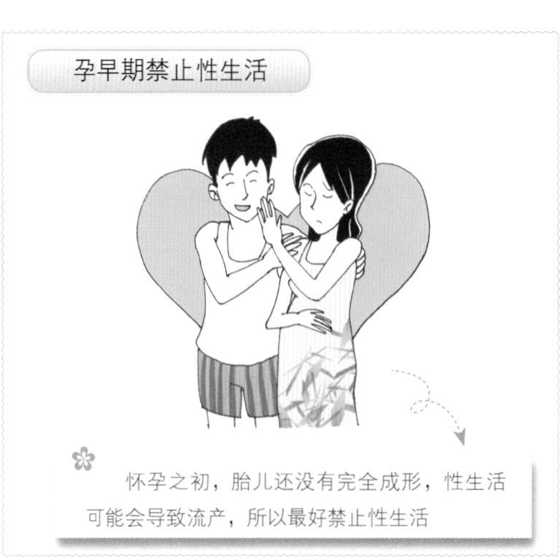

怀孕之初，胎儿还没有完全成形，性生活可能会导致流产，所以最好禁止性生活

孕期性生活注意事项

- 性交前要排尽尿液
- 清洁外阴和男性外生殖器
- 选择不压迫孕妇腹部的性交姿势
- 动作轻柔，不粗暴，插入不宜过深，频率不宜太快
- 性交后孕妇立即排尿并清洗外阴
- 使用避孕套或体外排精，不让精液进入阴道

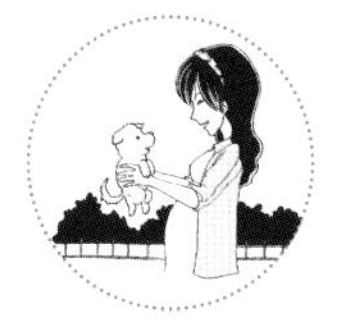
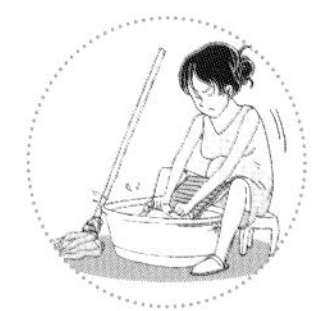

第3章 怀孕二个月（5～8周）

DI-SAN ZHANG

孕2月，受精卵成功从母体输卵管进入子宫，在子宫膜上成功着陆，进而刺激母体分泌激素，阻止月经到来。因此，这时候很多准父母都会因为月经异常而发现怀孕。及时掌握孕2月有关情况，积极应对早孕反应。

本章看点

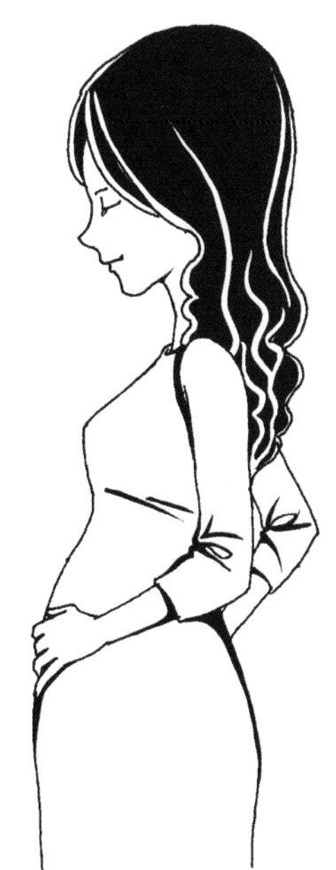

孕2月母婴基本指标及营养要求

怀孕第2个月，绝大多数准父母都已经知道怀孕的事实，那么最想了解的是什么？无外乎宝宝长得如何，准妈妈会有什么变化。学完本节，您就可以及时了解怀孕2个月母婴基本指标。

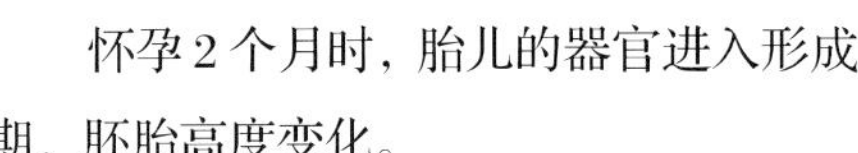

胎儿的成长

怀孕2个月时，胎儿的器官进入形成期，胚胎高度变化。

5周时，头大但松弛无力地垂下，已有萌芽状态的手、脚、嘴巴等。7周时，胚胎身长约2.5厘米，体重约4克，心、胃、肠、肝等内脏及脑部开始分化，手、足、眼、口、耳等器官已形成，小尾巴逐渐消失，可以说已越来越接近人的形体了，但仍是头大身小，眼睛就像两个黑点一样分别位于头的两侧。羊膜和绒毛膜构成的双层口袋充满了羊水，胚体浸泡在羊水中，犹如自由的鱼。到了8周末，胚体身长已长到3厘米，用肉眼也可分辨出头、身体和手足。

怀孕第2个月，胎儿脑和脊髓细胞就占了80%，神经管的前端逐渐发达，头部几乎就是整个身体的重量。

孕2月胎儿特征

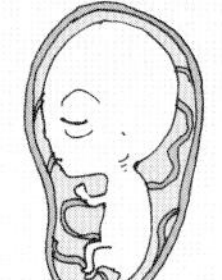

★眼睛、嘴巴、耳朵出现轮廓，鼻部膨起，外耳开始出现小皱纹

★用肉眼可分辨出头和手足

★脑、脊髓、眼、听觉器官、心脏、胃肠、肝脏初具规模，内外生殖器的原基能辨认

★胎盘、脐带形成

孕妈妈身体特征

孕妇在这个时期基础体温呈现高温状态，妊娠反应始终伴随着孕妇，身体慵懒发热，食欲下降，恶心呕吐，情绪不稳，心情烦躁，乳房发胀，乳头时有阵痛，乳晕颜色变暗，有些人甚至会出现头晕、鼻出血、心跳加速等症状。这些都是初期特有的现象，不必过于担心。

在怀孕第2个月，孕妇的子宫如鹅卵一般大小，比未怀孕时要稍大一点儿，但孕妇的腹部表面还没有增大的变化。

这时，有的孕妇会感到烦躁，感情波动激烈。在得到丈夫及家人理解的同时，孕妇自身也要注意把心放宽些。

孕2月孕妇特征

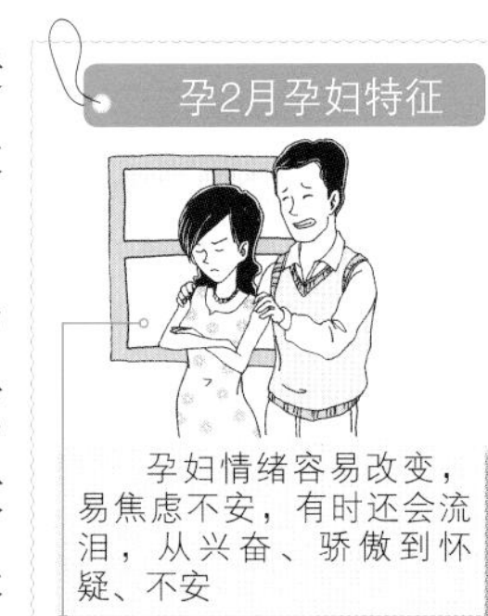

孕妇情绪容易改变，易焦虑不安，有时还会流泪，从兴奋、骄傲到怀疑、不安

营养搭配要求

孕妇在这一时期的饮食营养，主要应以富含维生素 B_6、维生素 B_1、微量元素锌，以及易于消化、蛋白质丰富的食物为主。为了使食物得到充分的消化和吸收，还可以同时服用酵母片 2 ~ 3 片或胃蛋白酶合剂 10 毫升，每日 3 次口服。此外，也可用开胃健脾、理气的汤水、热饮替代。

同时还要注意，这个月是胎儿组织分化的重要时期，孕妇的营养对胎儿的发育很重要，如果孕妇营养不良，就会影响胎儿大脑及神经系统的发育，使细胞分裂减慢等。

孕妇可遵循以下食谱来安排一天的饮食。

● **早餐**

主食：莲子、大枣粥 2 小碗，小米面发糕 1 块（约 100 克）。

副食：酱牛肉 75 克，煮蛋 1 个。

● **午餐**

主食：米饭 2 小碗，或金银小馒头 2 个（面粉约 70 克、玉米面 30 克）。

副食：红焖鲤鱼（鲤鱼约 200 克），杏仁炝西芹（西芹 250 克、杏仁 30 克），排骨冬瓜汤两小碗。

● **晚餐**

主食：蔬菜挂面 2 小碗，或米饭 2 小碗（量均保持在 150 克左右）。

副食：虾酱炒豆腐（豆腐 100 克、虾酱 15 克），排骨炖白菜（猪排骨 50 克、白菜 150 克），小水萝卜汤 2 小碗（鲜水萝卜 150 克，香菜、紫菜等各适量）。

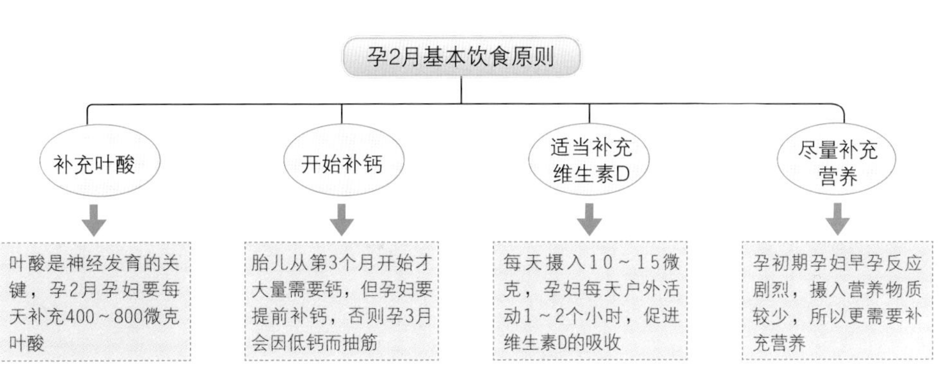

适合孕2月的食物	
含叶酸多的食物	菜花、菠菜、番茄、蘑菇、豆制品、坚果
补钙食物	奶制品、鱼、虾、鸡蛋黄、海藻、芝麻等
富含维生素D的食物	蘑菇、动物肝脏、蛋黄、奶油、鱼和鱼卵等
营养丰富的零食	豆制品、蘑菇、杏仁、核桃仁、榛子仁等

加强补钙

若是不常吃动物性食品的准妈妈，孕2月时除了补充富含钙的食物，还需要补充钙剂。

孕2月体检

一旦得知受孕，很多准父母都想知道宝宝发育得怎样了，为了两代人的安全和健康，就要立即去做体检，孕2月的体检，也相当重要。

孕早期不宜做CT检查

孕妇在怀孕3个月内接触放射线，可能引起胎儿脑积水、小儿畸形或造血管系统缺陷、颅骨缺损等严重后果。

CT利用电子计算机技术和横断层投照方式，将X线穿透人体每个轴层的组织，它具有很高的密度分辨力，要比普通X线强100倍。所以，做一次CT检查受到的X线照射量比普通X线检查大得多，对人体的危害也大得多。

因此，孕妇做CT检查，当然也有可能产生不良后果，如果不是病情急需，还是不做CT检查为好。如查孕妇其他器官疾病必须做CT检查时，那么需要在腹部放置防X射线的装置，以避免和减少胎儿畸形的发生。

孕早期做CT检查的危害

★易导致胎儿未发育定型的细胞组织产生突变

★易引起胎儿脑积水

★易造成小儿造血管系统缺陷

★易造成小儿颅骨缺损

谨防葡萄胎

妇女怀孕后，在子宫内生长的不是胎儿，而是无数成串的大小不等的透明水泡，由于其外形似成串的葡萄，因此医学上称之为葡萄胎，又称水样胎块。

葡萄胎是由于早期妊娠的绒毛中滋养细胞增生过度及其间质水肿而形成的。葡萄胎可分为良性葡萄胎和恶性葡萄胎两种。

葡萄胎孕妇的表现

强烈孕吐	比正常妊娠的孕妇孕吐状态要强烈得多，而且腿肚水肿
子宫变大	子宫异常大，有些仅孕2~3个月，子宫已经相当于受孕5个月大小，子宫呈球状
不规则出血	停经后8~12周时出血，有时可排出葡萄样物。妊娠3~4月时会流产
没有胎儿	子宫内绒毛部分呈葡萄状，由身体外部诊查或X线拍摄，都不能发现胎儿

孕2月保健要点

孕2月无论对胎儿还是对孕妇，都是很关键的，胎儿的大脑神经开始繁育，另一方面是孕妇自身的变化。孕2月的保健要点，就围绕这方面进行。

多吃促进胎儿大脑发育的食物

胎儿脑发育需要多种营养素，孕妇应特别注意摄取以下几种营养素：蛋白质，参与细胞的组成，是脑细胞的主要原料之一；脂肪是脑神经纤维发育不可少的物质；碳水化合物是脑细胞代谢的物质基础；矿物质中的锌、钙、铁、碘、锰作为辅酶，直接参与脑细胞中蛋白质等生物合成过程。

在各种各样的食物中，对脑的发育起着重要作用的食物有很多。

促进胎儿大脑发育食物

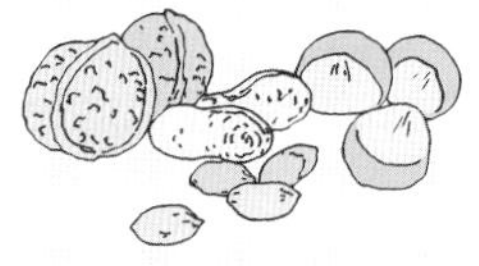

增加脑细胞数	核桃、花生、松子、板栗等
增大脑细胞体积	鱼、蛋、瘦肉、动物肝脏等
使脑细胞建立广泛的联系	富含维生素及微量元素的食物

多吃促进胎儿智力发育的食物

孕妇的营养状况对胎儿发育有明显的影响，尤其是胎儿大脑发育的几个关键时期，孕妇的饮食营养对胎儿的智力起着举足轻重的作用。人的大脑主要是由脂类、蛋白质、糖类、B族维生素、维生素C、维生素E，以及钙等7种营养成分构成的。

充分保证这7种营养成分的供应，就能在一定程度上促进大脑细胞的发育，因此有人又把富含这7种营养成分的食品叫做益智食品。

核桃糖

原料 核桃仁、黑芝麻、红糖

做法
1.将核桃仁和黑芝麻炒香
2.红糖加水用旺火煮沸，再用文火熬至稠状
3.加入核桃仁和黑芝麻，搅拌均匀，凉后即可食用

功用 有助于胎儿智力发育

选择合适的内衣

在怀孕期间，孕妇内衣的选择必须考虑胸部与腰部的变化。因此，前襟开扣的胸罩、衬衣裙等较合适，质料应选择容易清洗、吸水性良好的高棉质内衣。内裤以触感与吸水性好的棉质内裤为好，且能够包住腹部与大腿的款式为选择的重点。

怀孕 1 ~ 3 个月时，胎儿的身长约 9 厘米，孕妇的身体没有明显的变化，还可穿普通的内裤。

怀孕 4 ~ 7 个月时，孕妇的腹部明显鼓起，外观开始变化，此时应穿着可包裹整个腹部的高腰孕妇内裤。

怀孕 8 ~ 10 个月时，孕妇腹壁扩张，尤其第 10 个月时，变大的子宫会向前倾，腹部更加突出，会有很大的重量感，应选择有前腹加护的内裤较为舒适。

孕妇宜穿肥大的短裤

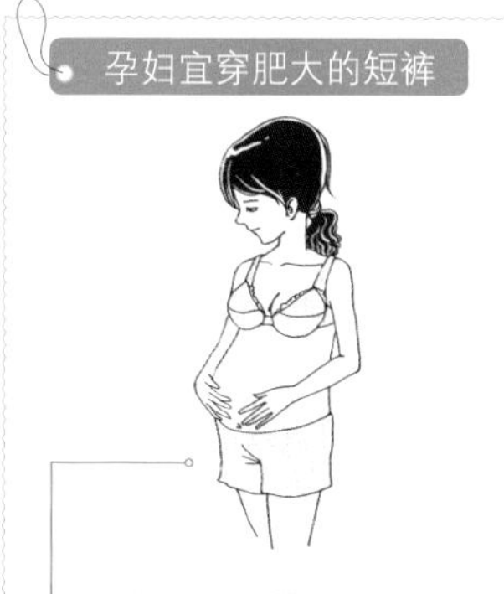

孕妇容易出汗，阴道分泌物增多，穿三角裤不利于透气和吸湿，容易发生妇科炎症，应穿肥大的短裤

胸罩的选择

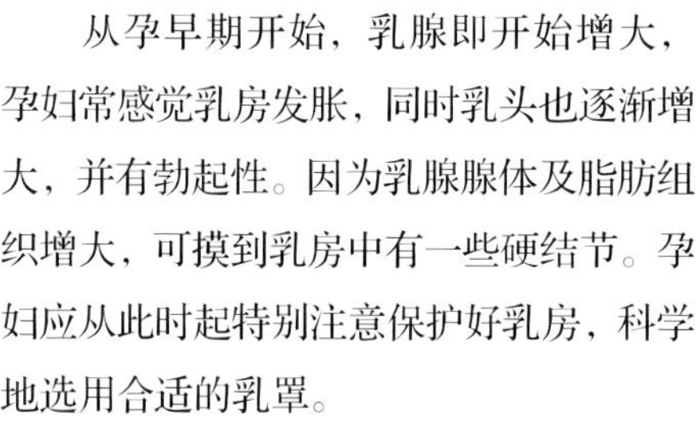

从孕早期开始，乳腺即开始增大，孕妇常感觉乳房发胀，同时乳头也逐渐增大，并有勃起性。因为乳腺腺体及脂肪组织增大，可摸到乳房中有一些硬结节。孕妇应从此时起特别注意保护好乳房，科学地选用合适的乳罩。

孕期乳房不断增大，所以要按乳房大小及时更换乳罩。选购乳罩前要量好尺寸，可在商场或百货公司时就请服务人员量好，也可平时在家自行测量。

测量时用皮尺通过两个乳头处量最大胸围，然后再量两侧乳房下面反折线处的最小胸围，市售的乳罩号码是最小胸围数。还要用最大胸围数减去最小胸围数，再除以 2，求出乳房的近似高度。选购时不仅要注意号码是否合适，还要看乳罩锥形隆起的高度是否与自己乳房的近似高度相适应，“圆锥”能否容纳乳房。孕期、哺乳期戴的乳罩应尽量选择纯棉的，避免选用化纤制品。

孕妇胸罩选购准则

准则	原因
不要松松垮垮，过于宽大	不利于支托、稳定、保护乳房
不要像紧身背心，使乳房受压	造成乳头内陷，易发生乳腺导管炎，影响哺乳

孕2月注意事项

平常看来无关紧要的事，有可能就会对胎儿造成不利影响。因此，从孕2月开始，准妈妈就要注意自己在生活中的一举一动了。

孕妈妈不宜接触宠物

宠物虽然可爱，但不少宠物带有对人类有害的病毒及细菌，并能把这些病原体传染给人，人往往在与动物密切接触时不经意地被感染，从而造成了更大的危害。

弓形虫病是由刚地弓形虫引发的一种人畜共患疾病，经常会通过猫、狗传染给人类。一旦孕妇感染了急性弓形虫病，不管本人是否出现症状，都会通过胎盘传染胎儿，造成流产、早产、死胎和胎儿畸形，亦可导致其儿童期的智力低下。有的孩子出生时并无症状，但却会在数月或数年后发生神经系统症状及眼部损害症状。

所以，为了优生，准备怀孕或已经怀孕的妇女一定要避免接触小猫、小狗等宠物，也不要到养动物的朋友家或动物园去玩。

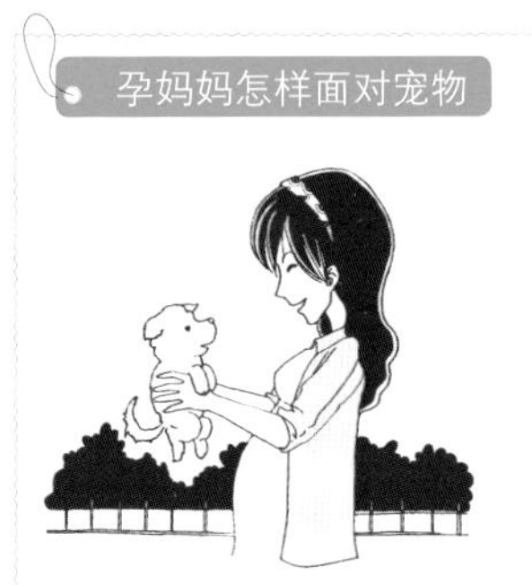

孕妈妈怎样面对宠物

★ 给宠物注射防疫针

★ 注意宠物的卫生

★ 把宠物固定到一个地方，绝对不能与孕妇接触

孕妈妈切忌化浓妆

爱美的女性都喜欢化妆，因为化妆以后，会显得更加年轻漂亮，容光焕发。“爱美之心，人皆有之”，化妆本来并非禁止之事，可是，当女性怀孕之后，就要警惕某些化妆品中包含的有害化学成分，切不可浓妆艳抹。

调查表明，每天浓妆艳抹的孕妇胎儿畸形的发生率是不浓妆艳抹孕妇的1.25倍。各种化妆品均含有对人体有害的物质，如砷、铅、汞等被孕妇的皮肤和黏膜吸收后，会透过胎盘屏障进入胎儿循环，甚至可导致胎儿畸形。

值得注意的是：怀孕时期的皮肤仍然需要保护，因此高质量的滋润保湿产品、防晒用品、预防和减轻妊娠纹的身体滋润乳剂还是必需的。

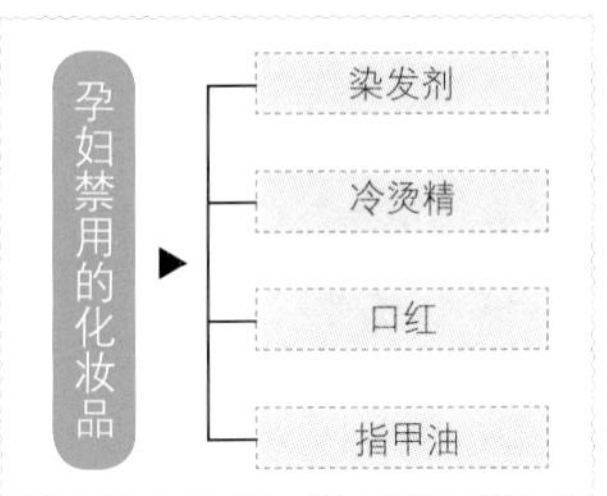

孕妇洗澡要求

孕妇洗澡与常人有所不同，要注意下面几点。

● 冬季不宜在浴罩内洗澡

有些家庭为了避寒保温，冬天喜欢在卫生间支起浴罩沐浴。常人尚可应付，但孕妇就不太适应，很快会出现头昏、眼花、乏力、胸闷等症状。

这是因为浴罩相对封闭，浴盆内水较热，罩内水蒸气充盈，经过一段时间的呼吸，其中氧气便会逐渐减少，加上温度又较高，氧气供应相对越来越不足。另外，由于热水浴的刺激，会引起全身体表的毛细血管扩张，使孕妇脑部的供血不足，加上罩内缺氧，更易发生晕厥。同时，胎儿也会出现缺氧、胎心心跳加快等现象，严重者还可使胎儿神经系统发育受到不良影响。

● 适宜的洗澡时间

孕妇洗澡时间不要太长，每次洗澡时间不宜超过 15 分钟。洗澡会使血管扩张，流入躯干、四肢的血液较多，而进入大脑和胎盘的血液暂时减少，氧气含量也会减少。洗澡时间过长不但会引起孕妇自身脑部缺血，发生晕厥，还会造成胎儿缺氧，影响胎儿神经系统的生长发育。

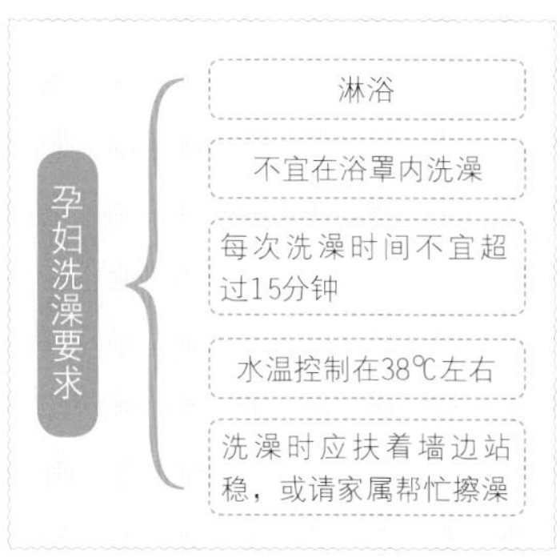

● 适宜的水温

孕妇适宜的洗澡水温度应控制在38℃左右，水温过高可诱发宫缩，引起早产。

● 防止受伤

孕妇妊娠晚期腹部隆起，行动不便，为确保安全，洗澡时应注意扶着墙边站稳，防止滑跌，有时不便弯腰，最好请家属帮其擦澡。

孕妇适合淋浴

盆浴易使脏水进入阴道

引起阴道炎或宫颈炎，甚至发生羊膜炎

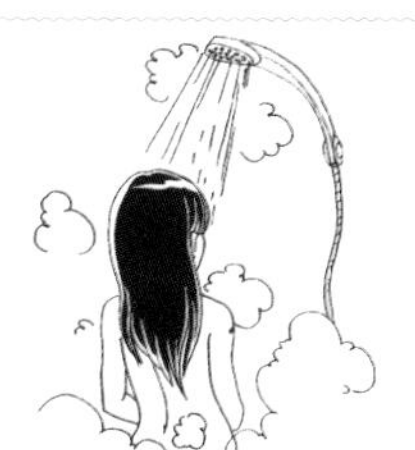

养成常洗头、洗澡、洗外阴的习惯

孕妇常有出汗多、怕热、喜凉等现象，孕期要常洗澡，内衣、内裤也要勤洗、勤换，养成常洗头、洗澡、洗外阴的习惯。

孕妇不宜长时间看电视

妻子怀孕后，做丈夫的就主动承担起了家务劳动，妻子回到家里，大多数时间就是看电视。其实这种做法对胎儿是很有害的。

电视机在工作时，显像管会连续不断地向荧光屏发出肉眼看不见的X射线，这些射线有一部分射到外边，它往往容易使孕妇流产或早产，还可能使胎儿畸形，特别是对1～3个月的胎儿危害更大。如果要看电视，距荧光屏的距离要在2米以上为好。

荧光屏还能产生波长小于400微米的紫外线，由此产生臭氧，当室内臭氧浓度达到1%时，可导致咽喉干燥、咳嗽、胸闷、脉搏加快等现象，影响孕妇和胎儿的健康。

另外，看电视久坐会影响下肢血液循环，加重下肢水肿，更易导致下肢静脉曲张。因看电视睡得过晚，妨碍孕妇的睡眠和休息，这一切对孕妇和胎儿都不利。

孕妇长时间看电视的危害

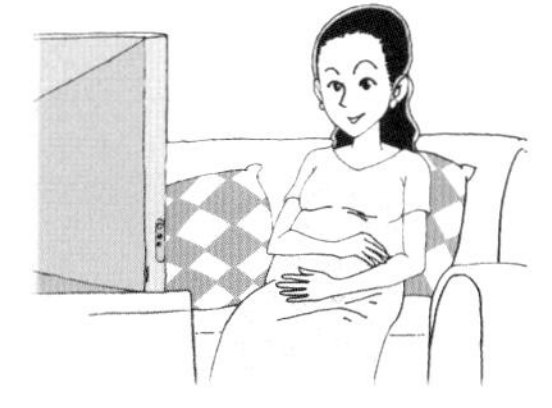

- ▶荧光屏发出的X射线对胎儿有致畸作用
- ▶荧光屏发出的紫外线有产生臭氧的作用
- ▶看电视久坐影响下肢血液循环，加重孕期水肿
- ▶看电视睡得过晚，妨碍孕妇的睡眠和休息

怀孕期间头发的保养

法国医学专家研究表明，怀孕妇女和分娩后半年的妇女，烫发不但会使头发非常脆弱、缺乏弹性，而且易使之脱落。因为孕妇和产妇皮肤敏感度较高，在这个时期烫发会对皮肤造成伤害，也会危害胎儿，甚至造成流产。

孕妇应常用洗头水洗头发，常用梳头刷梳头发，以保持清洁，使头皮的血液循环正常。洗发时，要认真按摩头皮，用刷子梳理头发，既可使头发有光泽，又可促进其新陈代谢，早晚要坚持进行。

孕妇应避免在太冷的冷气房中剪发、做发，而且应该注意身体状况，以先行预约的方式来减少等待时间。

怀孕后期腹部大为突出，难以弯身，必须减少自己洗发的次数。最好到发廊，或要求家人代劳。

孕妇不宜染发、烫发

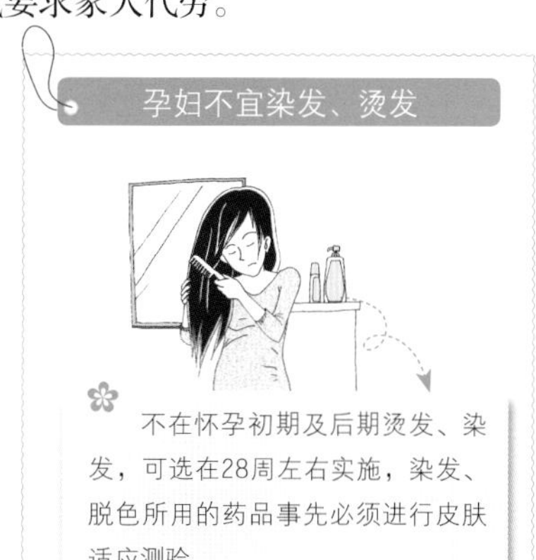

不在怀孕初期及后期烫发、染发，可选在28周左右实施，染发、脱色所用的药品事先必须进行皮肤适应测验

孕妈妈应避免的家务活动

按照锻炼要求，妊娠后不宜长期卧床休息，应坚持一般日常工作及家务劳动，只要不觉得累，可以像平时一样。但因妊娠后身体随时都在变化，行动也越来越不方便，因此干家务活要适可而止，有的活动要避免才对。

不要登高打扫卫生。弯着腰用抹布擦东西的活也要少干或不干，怀孕后期最好不干。冬天在寒冷的地方打扫卫生时，千万不能长时间和冷水打交道。因为身体着凉会导致流产。

不要在扫除时搬抬沉重的东西。这些重物既危险又压迫肚子，必须注意。

不要干在庭院里除草一类的活。因为长时间蹲着会使盆腔充血，也容易导致流产。

在烧饭菜时应注意以下几点。

寒冷刺激有诱发流产的危险。孕妇在淘米、洗菜时，尽量不要用手直接浸入冷水。尤其在冬春季更应注意。

厨房最好安装抽油烟机。因为油烟对孕妇尤为不利，可危害腹中胎儿。此外，炒菜使用的油温度不要过高。

烹饪中的安全问题。烹饪过程中，注意不要让锅台直接压迫腹部，保护好胎儿。

早孕反应较重时，不要到厨房去。因为油烟和其他气味可使恶心、呕吐现象加重。

孕妇怎样洗衣服

洗衣服时，不用搓板顶住腹部

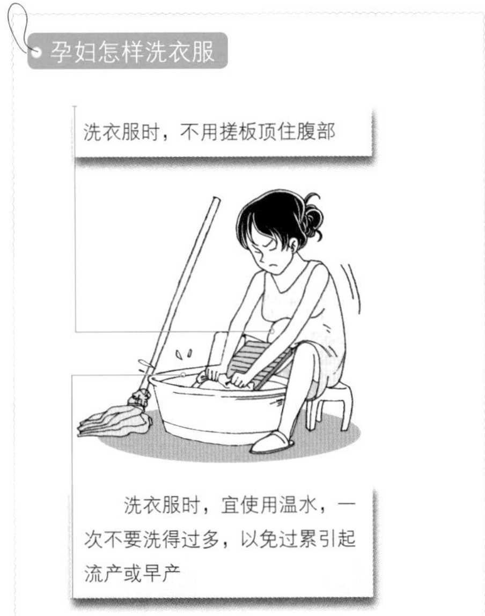

洗衣服时，宜使用温水，一次不要洗得过多，以免过累引起流产或早产

可适当做的家务

在不疲劳、保证安全的前提下，孕妇可以做一些日常家务锻炼身体。

可适当做的家务：
- 做饭
- 扫地
- 买菜
- 洗衣服

丈夫的作用

从第2个月开始，准爸爸要主动担负起做家务的责任，包括对家居环境的布置、对衣物的清洗，根据孕妇食谱为妻子准备营养可口的饭菜。

孕早期防止感冒

研究发现，大部分病毒能通过胎盘进入胎儿体内，影响胎儿生长发育，发生畸形或致胎儿死亡。普通感冒和流行性感冒都是由病毒引起的呼吸道传染病，因此孕妇要避免感冒。

普通感冒一年四季几乎人人都可罹患鼻塞、流涕、咽痛、咳嗽、全身酸痛等症状。孕期患普通感冒的人很多，对胎儿影响不大，但如果较长时间体温持续在39℃左右，就有出现畸胎的可能。

流行性感冒病原是流感病毒，借空气和病人的鼻涕、唾液、痰液传播，传染性很强，常引起大流行。受感染后发冷发热，热度较高，头痛乏力，全身酸痛，常在发热消退时鼻塞、流涕、咽痛等症才逐渐明显起来。流感病毒不仅能使胎儿发生畸形，高热和病毒的毒性作用也能刺激子宫收缩，引起流产、早产。有人调查了56例畸形儿，其中有10例产妇在怀孕当日至50天时患过流感。

如果孕妇在怀孕3～8周之后患上感冒，并伴有高热，就会对胎儿的影响较大。病毒可透过胎盘进入胎儿体内，有可能造成胎儿先天性心脏病、兔唇、脑积水、无脑和小头畸形等。感冒造成的高热和代谢紊乱产生的毒素会刺激子宫收缩，造成流产，新生儿的死亡率也会因此增高。

因此孕妇感冒时，一定要去专科医院诊治，千万不能随意自行用药，尤其是阿司匹林类的药物，以免对母体和胎儿造成不良影响。

孕早期感冒的危害

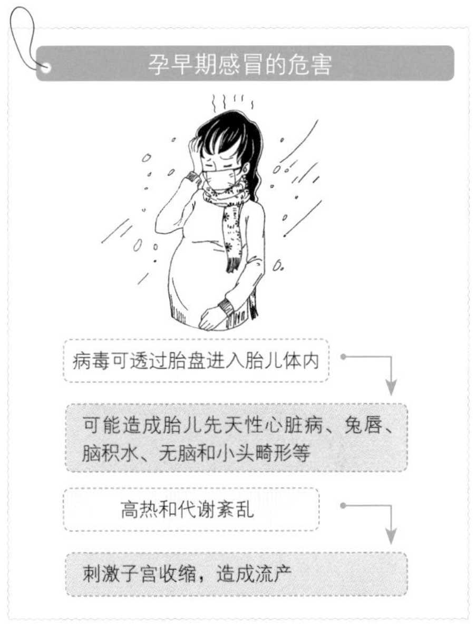

病毒可透过胎盘进入胎儿体内
→ 可能造成胎儿先天性心脏病、兔唇、脑积水、无脑和小头畸形等

高热和代谢紊乱
→ 刺激子宫收缩，造成流产

孕妇感冒怎么办	
轻度感冒	口服感冒清热冲剂或板蓝根冲剂等，多喝水，补充维生素C
重度感冒	柴胡注射液退热和纯中药止咳糖浆止咳，同时采用物理降温法，在额、颈部敷冰块

怎样避免感冒

孕妇要少到公共场所，加强营养，保证睡眠，少与感冒患者接触，以减少感染的概率。

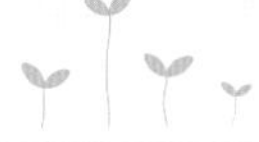

孕妇不宜使用利尿剂、驱虫药、泻药

随着妊娠月份的增加，孕妇下肢等处会出现不同程度的水肿，俗称“胎肿”。对于孕期水肿，一般不需处理，除非是高度水肿并伴有大量蛋白尿，要到医院进行适当处理。有些孕妇为了减轻水肿，自己使用利尿剂是很危险的。

利尿剂特别是噻嗪类药物，不但可导致低钠血症、低钾血症，还可以引起胎儿心律失常、新生儿黄疸、血小板减少症。在妊娠期间使用利尿剂，可使产程延长、子宫无力及胎粪污染羊水等。还有报道，使用噻嗪类利尿剂还会使胎儿患出血性胰腺炎。

此外，孕早期，孕妇也不宜服用驱虫药和泻药。

孕妇不宜服用驱虫药和泻药

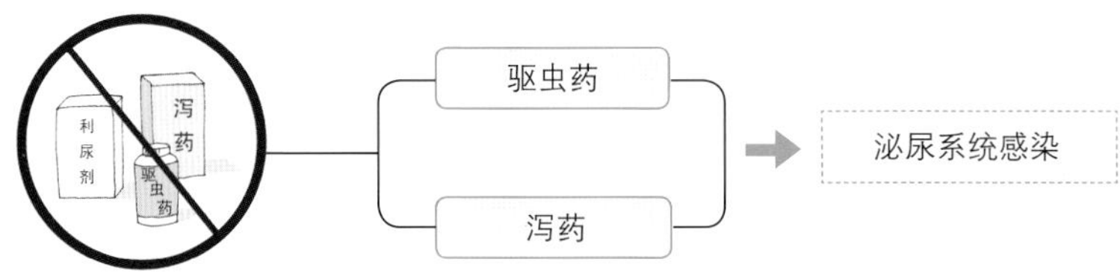

孕妇尿频怎么办

子宫的增大会渐渐压迫位于子宫前方的膀胱，只要稍微存一点儿尿液，孕妇就会立刻想上厕所。到了怀孕后期，由于胎儿的头部又压迫膀胱，所以又会有尿频的感觉。

此种尿频现象属于妊娠期的正常生理现象，不必担心，也不需要治疗。但是，睡前最好不要喝浓茶或咖啡，因为这会增加夜间如厕的次数而影响睡眠。

若小便次数增多不是发生在上述妊娠阶段，或伴有尿急、尿痛，则是异常情况。最常见的是膀胱炎，应及时到医院就诊，查明原因，进行治疗，以防炎症上行蔓延引起急性肾盂肾炎。

孕妇感到有尿时，不管排尿多少，只要有尿意就要去厕所排尿，千万不可憋尿，憋尿对孕妇和胎儿都不利。

为防止尿流不畅，压迫右侧输卵管引起肾盂肾炎、肾盂积水，孕妇的卧位应经常变化，多采取左侧卧位。

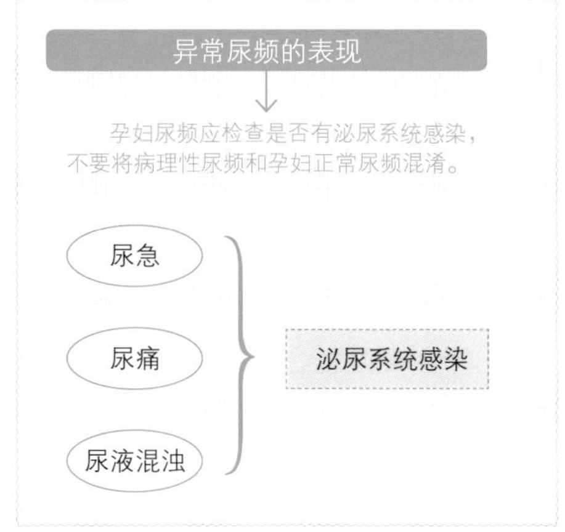

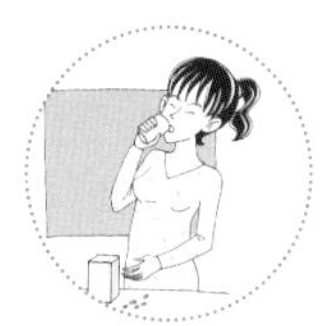

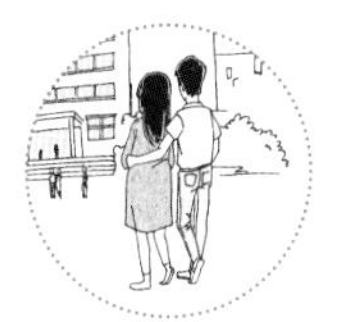

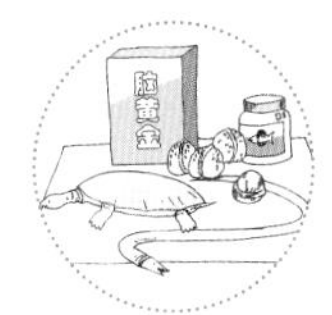

第4章 怀孕三个月（9～12周）

DI-SI ZHANG

孕3月是孕早期最关键的时期，孕妇的早孕反应还会持续不断，会让孕妇觉得非常难受，而且这个月很容易发生流产。同时，胎儿也发生了很大的变化，开始初现人形，大脑发育进入关键时期，准父母需要学习的地方更多。

本章看点

孕3月母婴基本指标及营养要求
孕3月体检
孕3月保健要点
孕3月注意事项

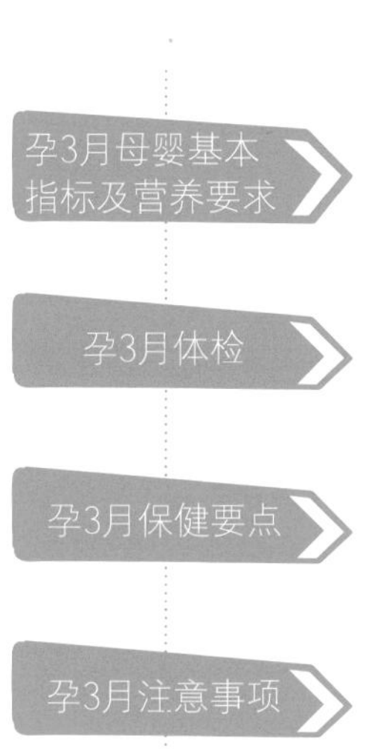

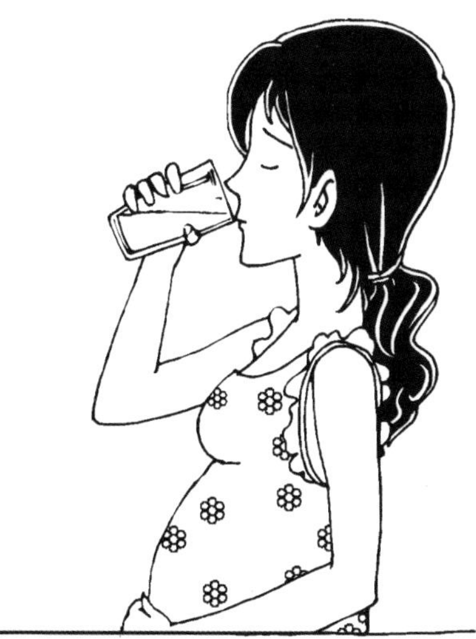

孕3月母婴基本指标及营养要求

孕3月，宝宝长什么样了？准父母一定非常关心。了解孕3月母婴基本发育指标，在早孕反应最剧烈的第3个月，准妈妈的日子会更好过。

胎儿的成长

受孕3个月底时，胚胎可正式称为胎儿了，其发育特点是骨架形成，人形毕现，胎儿的身长7.5～9厘米，体重约为20克。

胎儿尾巴完全消失，骨头开始逐渐变硬、骨化，手指和脚趾的指甲逐渐长出，头部很大，脸形初具，眼睑、声带、鼻子已经明显，下颌和脸颊发达。

因皮肤还是透明的，可以从外部看到皮下血管和内脏等。心脏、肝脏、胃、肠等更加发达，肾脏也日益发达，已有了输尿管，胎儿可进行微量排泄了。胎儿的外生殖器已经开始发育，勉强可分辨出男、女。胎儿周围会充满羊水，其脐带也变长了，胎儿可在羊水中自由转动。

孕3月胎儿特征

- 五官开始发育
- 尾巴完全消失；眼睛及手指、脚趾清晰可辨四肢在羊水中已能自由活动
- 五脏更发达，自身形成了血液循环，可以自己排尿
- 外生殖器分化完毕，已可辨认出胎宝宝的性别

孕妈妈身体特征

这个月是孕吐最严重的时期，除恶心外，胃部情况也不佳，同时胸部会有闷热等症状出现。妊娠反应在11周时逐渐减轻，不久则会消失。

由于胎儿在不断成长，子宫逐渐增大会直接压迫膀胱，造成尿频。腰部也会感到酸痛，腿足水肿。此外，分泌物增加，容易便秘或腹泻。乳房变得更大，乳晕与乳头颜色更暗。

由于体内大量雌激素的影响，从本月起，孕妇口腔会出现一些变化，如牙龈充血、水肿，以及肥大增生，触之极易出血，医学上称此为妊娠牙龈炎。孕妇要坚持早晚刷牙、漱口，防止细菌在口腔内繁殖。

孕3月孕妇特征

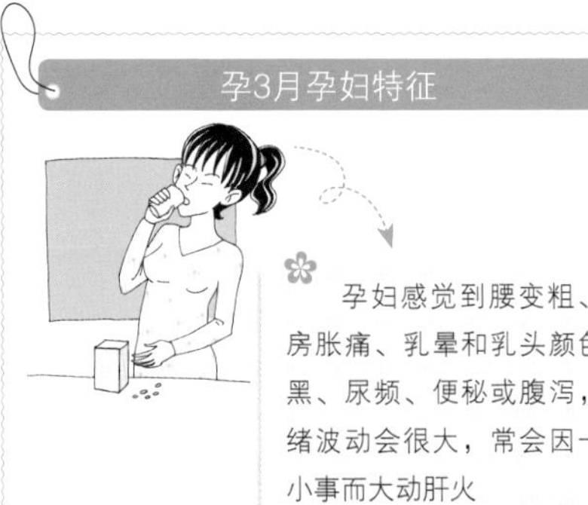

孕妇感觉到腰变粗、乳房胀痛、乳晕和乳头颜色变黑、尿频、便秘或腹泻，情绪波动会很大，常会因一点小事而大动肝火

妊娠分娩育儿全图解

营养搭配要求

怀孕第 3 个月，孕妇的饮食要富含铁、磷、钙、维生素 C、蛋白质、糖、植物脂肪等，这样才可满足胎儿生长发育的营养需求。由于此间胎儿的不断增大，孕妇的负担也越来越重。在这一个月内，由于一些孕妇开始出现贫血的症状，因此要特别注意营养的调剂，进行合理的安排，可遵循以下食谱来安排一天的饮食。

● 早餐

主食：面包 2 个或 2 片（约 100 克）。

副食：牛奶 250 毫升，果酱 75 克，虾仁清炒鸡蛋（鲜虾仁 100 克、鸡蛋 2 个），其他清淡炝菜 1 小碟（生菜量约 250 克）。餐后可加苹果 1 个（约 150 克），或香蕉 2 个（150 ~ 200 克）。

● 午餐

主食：米饭 2 小碗，或小花卷 2 个（量均在 150 克左右）。

副食：糖醋排骨（猪排骨 250 克、番茄酱少许、白糖 250 克、醋 20 克），芹菜拌牛肉（熟牛肉 100 克、焯芹菜 150 克），清炖香菇鸡翅（鸡翅 150 克、鲜香菇 100 克）。餐后可吃橘子 1 个（约 150 克）。

● 晚餐

主食：荷包鸡蛋挂面 2 小碗，或包子 2 ~ 3 个（面粉量均在 100 克以内）。

副食：鲜蘑菜心（鲜草蘑 150 克、菜心 250 克），豌豆瘦肉丁（鲜豌豆 150 克、猪瘦肉 100 克），鲫鱼清炖豆腐汤 2 小碗，餐后水果（约 100 克）。

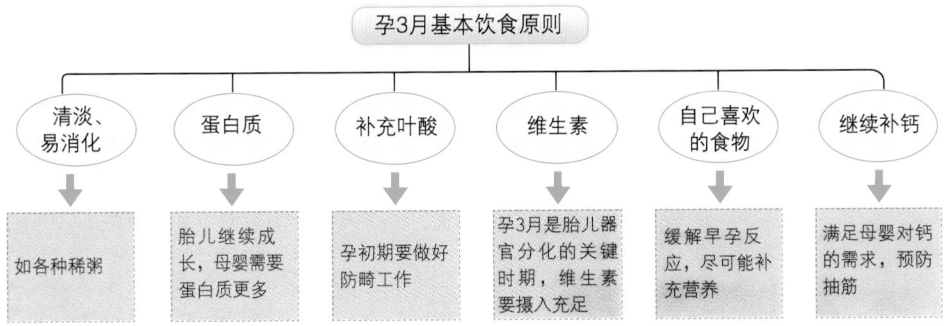

适合孕3月的食物	
含叶酸多的食物	菜花、菠菜、番茄、蘑菇、豆制品、坚果
蛋白质	奶类、蛋类、豆类、坚果、鱼肉、贝类食物
富含维生素的食物	生菜、芦笋、小白菜、花椰菜、豆类、奶制品
适量膳食纤维	菜花、菠菜、南瓜、白菜、油菜等

清淡饮食

怀孕第3个月的饮食以清淡和容易消化为主要原则，尽量不要吃油腻的食物。

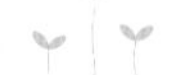

孕3月体检

孕3月，胎宝宝已经成型，准父母该为他建立保健卡来进行孕期检查了，孕妈妈的体检仍然是妊娠生活必不可缺少的部分。

什么是产前检查

产前检查从月经停止时开始。在妊娠3个月左右时，要做一次较全面的检查。

通过产前检查，可以方便医生及早了解孕妇的全面情况和发现潜在的不利于妊娠和分娩的各种因素，每个孕妇都必须主动接受产前检查。从确定怀孕时开始，就应定期到当地医院请妇产科医生做全身体格检查和产前检查。产前检查的目的如下。

● 通过全身体格检查，可以及时了解孕妇的健康状况。早孕期健康检查能达到无病早防、有病早治的目的。

● 在妊娠18周进行产前检查，可对胎儿是否患有先天性畸形或遗传性疾病作出诊断。

● 经过定期检查，可以了解胎儿发育和母体各方面的变化情况。如有异常，可及早进行预防和治疗，使其不致威胁孕妇健康和影响胎儿正常发育。

● 通过孕期卫生知识的教育及临产前各种准备工作的指导，可使孕妇增强体质，精神愉快，顺利地度过孕期。

● 通过全面和系统的观察，可以及时发现和纠正异常胎位，还可以结合孕妇的具体情况，早期确定分娩时的处理方式，保证安全分娩。

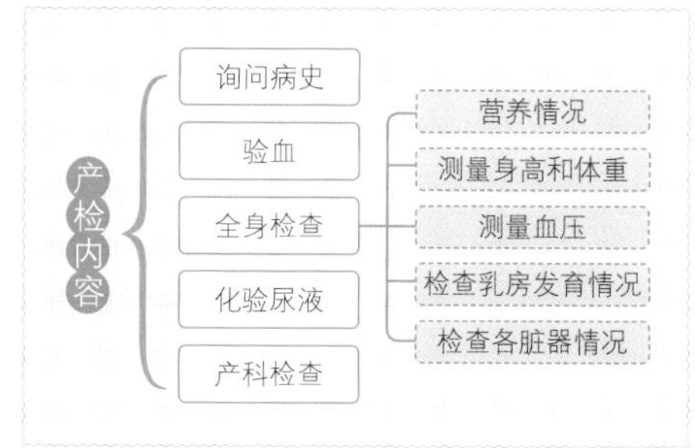

选择医院时应考虑的重点事项

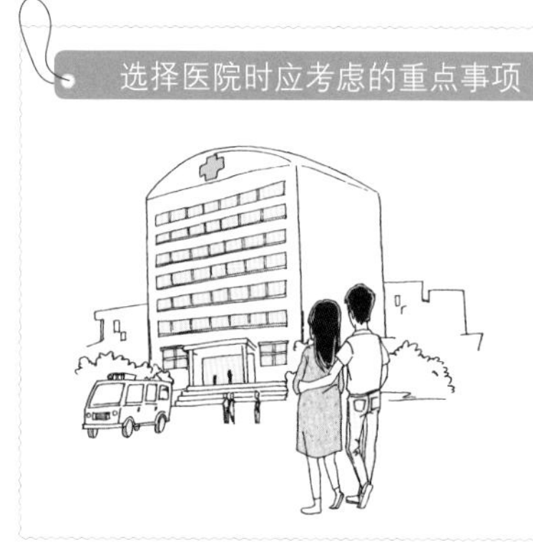

★ 医院是否能够进行自然生产、剖宫生产以及无痛分娩？

★ 母子是同室还是分开？

★ 是否方便给新生儿喂奶？

★ 生产的费用是多少？

★ 住在同一病房的人数是多少？

★ 对会阴切开的见解如何？

★ 附近的居民对医院的评价如何？

★ 从家里到达医院交通是否方便？

★ 丈夫的朋友是否能够到医院探望？

产前检查时的注意事项

在检查的当天，要注意进餐的时间。刚吃完饭时尿里容易出现糖分，这时做尿液检查容易得出错误结论。

通常在怀孕初期、中期和末期，医生都会安排做一次B超，来检查胎儿的发育情况。遇到特殊情况，如胎儿在子宫内发育不良等，医生则会根据情况确定B超检查的次数。

值得一提的是：医生的检查手法不会对胎儿和孕妇产生危害。事实证明，那些流产的胎儿大多是本身有缺陷的，和接受检查、尤其和内诊是没有关系的。准妈妈要防患于未然，认真对待产前检查。

做产前检查前，应穿那些穿脱方便的衣服。袖子肥大、前边能解开的短外衣，配上下摆肥大的裙子最理想（冬季可穿肥大的羽绒运动服）。如果要做血、尿的常规检查，早上不要吃饭，或饭后两小时再去检查，以免影响检查结果。检查前，应准备纸和笔，以便把准备向医生提出的问题以及医生提出的注意事项认真记录下来。

孕3月产检项目	
检查血常规	检查血色素，检查血型
乙肝六项检查	孕妈妈是否感染乙肝病毒。如果已经感染就要转到传染病专科医院去生产
四毒检查	检查内容包括：风疹病毒、巨细胞病毒、弓形虫病毒、单纯疱疹病毒
艾滋病毒检查	孕妇感染艾滋病毒可以通过胎盘感染胎儿或分娩时经产道出生后经母乳感染新生儿
尿常规检查	检查尿液中是否有蛋白、糖，提示有无妊娠高血压等疾病的出现
检查体重	理想的怀孕体重是在前3个月增长2千克左右
测量宫高和腹围	查看是否存在发育迟缓或者巨大儿的可能性
听胎心音	通过听胎心音检查胎儿的活力
丙肝病毒检查	查看孕妇是否患有丙型肝炎病毒，如果有的话就需要转到专科医院进行生产

孕 3 月保健要点

孕 3 月的保健要点与孕 2 月有一定的相似性，但又不完全相同，究竟要做哪些方面的准备呢？学完了本节，您就抓住了本月生活的关键。

孕妈妈不可缺叶酸

叶酸是多种酶的辅酶之一，参加血红蛋白、核酸和蛋白质的合成。1931 年印度某产科医院发现产妇中有很多人患严重的巨幼红细胞贫血症，用酵母提取液治疗后，症状得以改善。以后发现在酵母和绿叶中含有一种化合物，能治疗巨幼红细胞贫血症，故称为叶酸。人若缺乏叶酸，可引起巨幼红细胞性贫血。

孕妇中约有 20% 的人患有叶酸缺乏症。叶酸缺乏的临床表现为巨幼红细胞性贫血、舌炎及胃肠功能紊乱。病人有衰弱、苍白、精神委靡、健忘、失眠和阵发性欣快症等表现。

孕妇对叶酸的需求量比正常人高 4 倍。为满足胎儿快速生长的脱氧核糖核酸合成及胎盘、母体组织和红细胞增加等所需的叶酸，孕妇必须补充叶酸。虽然因叶酸严重缺乏所导致的巨幼红细胞性贫血并不普遍，但由于叶酸摄入量不足而引起的叶酸临界缺乏症却很多见。

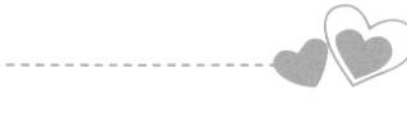

孕妇缺乏叶酸的危害

- 先兆子痫、胎盘剥离的发生率增高
- 胎儿宫内发育迟缓
- 胎儿早产及新生儿低出生体重
- 孕早期缺乏叶酸易引起胎儿神经管畸形

孕早期如果缺乏叶酸，则可导致胎儿严重畸形。孕中期缺乏叶酸还可导致流产、死产、未成熟儿、胎盘早剥等不良后果。

叶酸平时日需要量为 400 微克，孕期须供给 800 微克。叶酸最丰富的食物来源是动物肝脏，其次为绿叶蔬菜、酵母及肾脏，牛肉、小麦也含一定量的叶酸，根茎类蔬菜、西红柿、玉米、洋葱及猪肉等含量甚少。

叶酸的来源

- 动物肝脏
- 绿叶蔬菜、酵母
- 动物的肾脏
- 牛肉、小麦

怎样避免叶酸流失

高温烹调或微波炉烹调可使叶酸的有效成分损失，因此建议食用富含叶酸的食物时不要长时间加热，以免破坏食物中所含的叶酸。

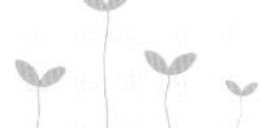

增加蛋白质的摄入

蛋白质是构成人的内脏、肌肉以及脑部的基本营养素，蛋白质有修补与生长的功能，同时也可以提供人体热能。如缺乏蛋白质，则可影响垂体促性腺激素的分泌，使雌激素及孕酮减少而导致流产或早产，也可能影响胎儿发育，不但会导致胎儿发育迟缓，而且容易引起流产或者发育不良，造成先天性疾病和畸形。

蛋白质存在于各种食物之中，不过所含数量与质量不同，所以摄入食物要多样化，不要偏食，尽量多食用一些杂粮，采用各种豆类与粮食合用的方法，如红豆大米粥，副食也要混合食用，如土豆烧牛肉、肉片烧豆腐等，发挥蛋白质的互补作用，提高其营养价值。

蛋白质的补充
从妊娠中期开始，每日增加蛋白质15克，妊娠末期增加蛋白质25克

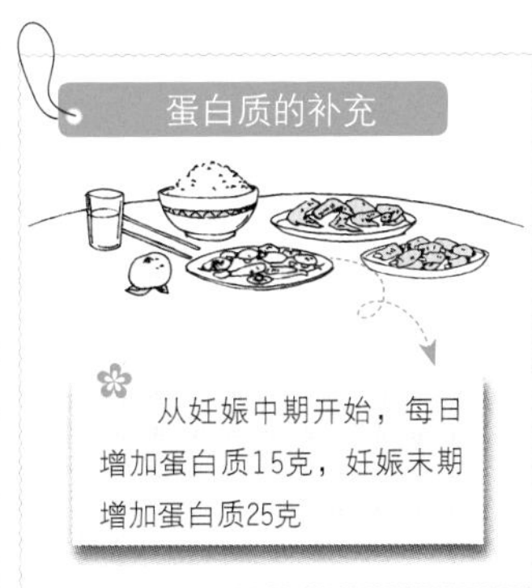

准妈妈要多摄入“脑黄金”

人的大脑有65%是脂肪类物质，其中多烯脂肪酸DHA与EPA是脑脂肪的主要成分。它们对大脑细胞，特别是神经传导系统的生长、发育起着重要作用。因此DHA、EPA和脑磷脂、卵磷脂等物质合在一起被称为“脑黄金”。

对于孕妇来说，“脑黄金”有着很重要的双重意义。首先，“脑黄金”能预防早产，增加婴儿出生时的体重。服用“脑黄金”的孕妇妊娠期较长，比一般产妇的早产率下降1%，产期平均推迟12天，婴儿出生体重平均增加100克。其次，“脑黄金”的充分摄入能保证婴儿大脑和视网膜的正常发育。因此，孕妇应经常摄入足量“脑黄金”。

虽然DHA的补充非常重要，对婴儿的生长发育和孕妇的健康有利，但是并不是补充越多越好，保持孕妇营养均衡即可，过量补充可能影响孕妇的免疫功能。

怎样补充“脑黄金”

- ★ 服用含“脑黄金”的营养品
- ★ 多吃些富含DHA类的食物，如核桃仁等坚果类食品
- ★ 多吃海鱼、鱼油、甲鱼等
- ★ 婴儿出生后，坚持母乳喂养

烹调时宜用植物油

脂质是效率最高的能量来源，它所供给的热量是其他营养素的两倍以上。此外，在脂质被分解形成的脂肪酸中，还有人体不能制造的必需脂肪酸。这种必需脂肪酸对母乳的分泌、预防妊娠中毒和保持健康有重要作用。

但是，每日的摄取量不得超过总能量的 30%，摄取过量会导致肥胖。

脂肪分为像牛油、猪油一样的动物性脂肪和像大豆油、芝麻油一样的植物性脂肪。植物性脂肪中含有大量对人体有益的必需脂肪酸。

因此，家有孕妇时，烹调请使用植物油，每日标准的用量为 2 ~ 3 匙。请很好地调剂使用大豆油、芝麻油、色拉油、米糠油、橄榄油、红花油等。

孕妇易食植物油

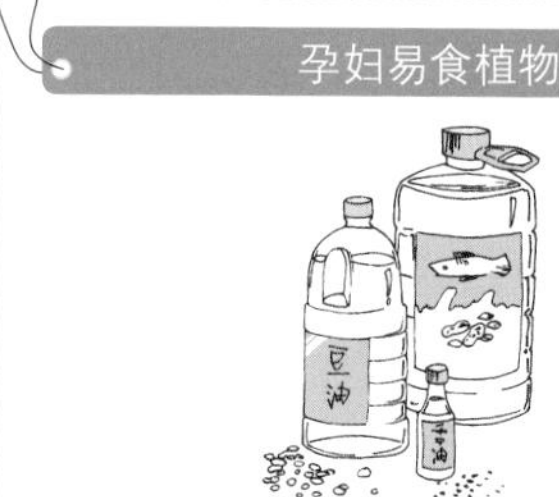

★ 植物油能供给适宜的脂肪，为分娩和哺乳作能量储备

★ 孕妇可选择食用花生仁、核桃、芝麻等含有较高脂肪酸的食物

坚持每天做孕妇体操

提倡从怀孕 3 个月起开始坚持每天做孕妇体操，借以活动关节，使孕妇精力充沛，减少由于体重增加及腹部渐渐隆起所致的肌肉疲劳。这里介绍一种早孕保健操，此保健操从怀孕第 3 个月开始锻炼，循序渐进，贵在持之以恒，每次锻炼之前应排空大便。

● 足尖运动

孕期 3 个月前体操活动以足尖、踝关节为主。坐在椅子上，两足平放在地面上，尽力上翘足尖，然后放下，反复多次。注意足尖上翘时，脚掌不要离地。

● 踝关节运动

坐在椅子上，架起二郎腿，下面一条腿的足平放在地面上，上面的一条腿脚尖伸直，上下缓缓活动踝关节数次。然后，将足背向下伸直，使膝盖、踝关节和足背连成一条直线。两腿交替练习上述动作。

适当运动

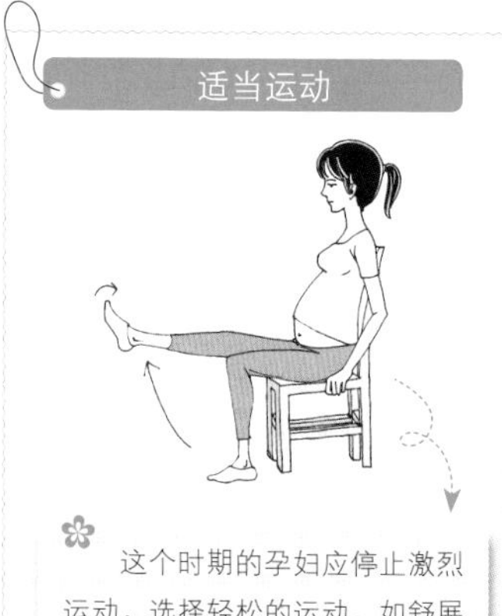

这个时期的孕妇应停止激烈运动，选择轻松的运动，如舒展筋骨的柔软体操或散步等

以上两种练习的次数和时间不限，目的是增强踝关节和足部韧带的弹性和力量，以承受日益增加的体重，并避免孕妇足或踝部扭伤。

孕妇要保持情绪良好

孕妇的精神和情绪对胎儿的生长发育产生至关重要的影响。如果孕妇在怀孕早期的情绪不好，会造成肾上腺皮质激素增高，这就可能会阻碍胎儿上颌骨的成长，造成腭裂、唇裂等畸形。

怀孕3个月后，如果孕妇受到惊吓、忧伤、恐惧或其他严重的精神刺激，会导致胎儿加速呼吸和身体移动。

调查表明：孕妇在吵架时，有5%的胎儿心率会加快，80%以上的胎儿胎动增强，胎动次数增至平常的3倍，最多时可达平常的10倍，这样有可能会引起子宫出血、胎盘早期剥离，婴儿往往身体功能失调，特别是消化系统容易发生紊乱，易躁动不安，易受惊吓。

因此，为了孩子的身体健康，孕妇应保持心胸豁达、心情平静愉快，切不可过度兴奋或悲伤，尽量避免情绪激动、精神紧张。所有家庭成员都应为其创造一个平静、舒适、愉快的妊娠环境，从而达到优生、优育的目的，确保胎儿的健康生长。

家庭成员要尊重和关心孕妇，家庭气氛温馨和睦。充分休息，保证睡眠，进行一些健康文明的文化娱乐生活等，其可以尽快恢复孕妇由于妊娠而被破坏的心理平衡，家人共同创造有利于优生、优育的生活条件和客观环境。

孕妇要养成良好的文化娱乐和生活习惯，不去人多的市区或商场，不看带暴力或淫秽色彩的书籍或影片，多欣赏美丽的风景或图片，多读优生优育和有利于身心健康的书刊，多听悦耳轻快的音乐，保持心情愉快。

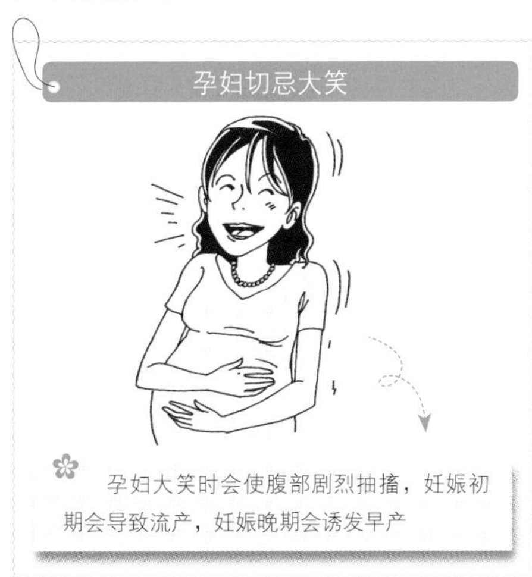

孕妇大笑时会使腹部剧烈抽搐，妊娠初期会导致流产，妊娠晚期会诱发早产

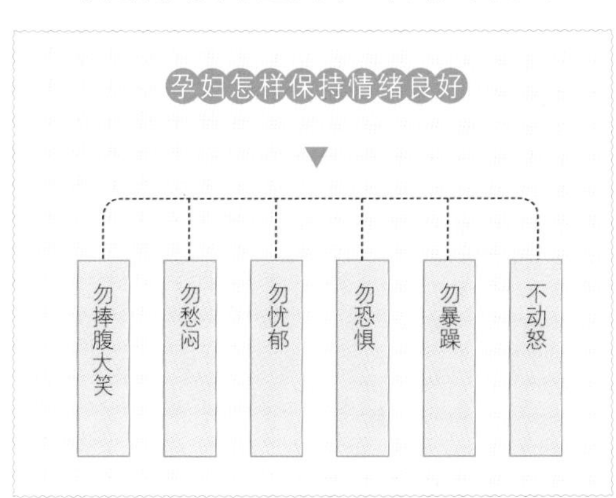

丈夫的作用

丈夫要努力为孕妇营造一个良好、融洽的家庭氛围，这是孕妇达到优生优育的重要因素。

孕3月注意事项

孕3月是一个特殊的月份，胎宝宝基本成型。那么，在这第3个月的孕育过程中，准父母最需要注意的又是什么呢？

孕妇要多喝牛奶

牛奶含钙量高，每100克牛奶中含钙约120毫克，且特别易被人体吸收，而且磷、钾、镁等多种矿物质搭配也十分合理，故而是孕期的保健佳品。

最新的研究还发现，牛奶中含有对机体生理功能具有调节作用的肽类，可以麻醉镇痛，使全身产生舒适感。临睡前喝一杯牛奶，既可以补充营养，又能使孕妇情绪稳定，促进睡眠，有利于胎儿的发育成长。

牛奶还具有阻止人体吸收食物中有毒金属铅和镉的功能，能减少胎儿吸收这类有毒物质的风险，酸奶和脱脂奶更可增强免疫力，防止孕期感染。

牛奶中的锌能促进胎儿大脑发育，铁、铜和维生素A有美容作用，能使皮肤保持光洁，维生素B_2可提高视力，喝牛奶还可防止动脉粥样硬化等。

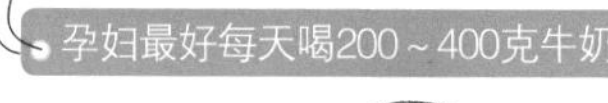

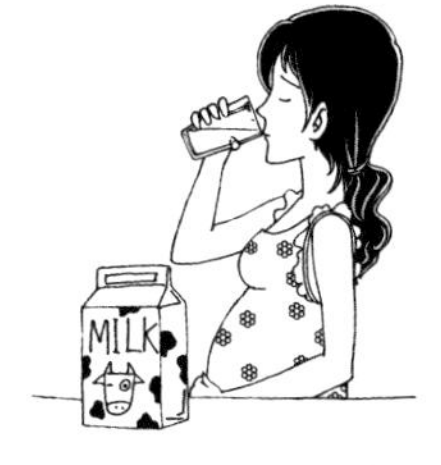

★ 稳定孕妇情绪，促进睡眠，利于胎儿发育

★ 阻止胎儿吸收食物中有毒金属铅和镉

★ 促进胎儿大脑发育

★ 有助于母体保持良好体力、脑力和情绪

孕妈妈应多吃瘦肉

人体较易吸收动物的瘦肉和肝脏中含的铁，动物体内的铁其存在形式更易于被人的小肠细胞吸收和利用，且人体对它的吸收不受食物中其他成分的影响。

另外，动物肌肉中存在着能促进非动物铁吸收的物质，对食物中的非动物铁有促进吸收作用。孕妇在怀孕期对铁的需求量约为1000毫克，因此孕妇多吃些瘦肉、肝脏和动物血，不但可以补充大量的铁和促进非动物铁的吸收，还可以补充必需的动物蛋白质，从而在较快的时间内提高孕妇的血红蛋白水平，改善或防止贫血。

孕妇不宜只吃素食

调查发现，生活水平低的地区孩子的智力发育要比生活条件好的地区孩子的差些，不注意饮食营养的孩子的智力发育要比饮食营养丰富的差些。孕妇素食是儿童智力发育的一个不利因素。

孕妇不注意饮食营养，长期素食，所生的婴儿由于缺乏维生素 B_{12} 往往会患不可逆的脑损害症。这种损害表现在，婴儿出生 3 个月后会变得感情淡漠，头柔软不稳定，并出现舌和腕等不自主运动，严重者可以发生巨幼细胞性贫血和显著的神经损害。这不仅严重影响婴儿身体的正常发育，还会影响孩子的智力发育。

为了避免婴儿脑损害，孕妇要特别注意营养的平衡调配，荤素搭配，适当补充含脂肪、蛋白质、B 族维生素，尤其是富含维生素 B_{12} 的食物，如肉类、蛋类、乳类，以及动物肝、心、肺等，以利胎儿的脑细胞、脑神经的生长发育。

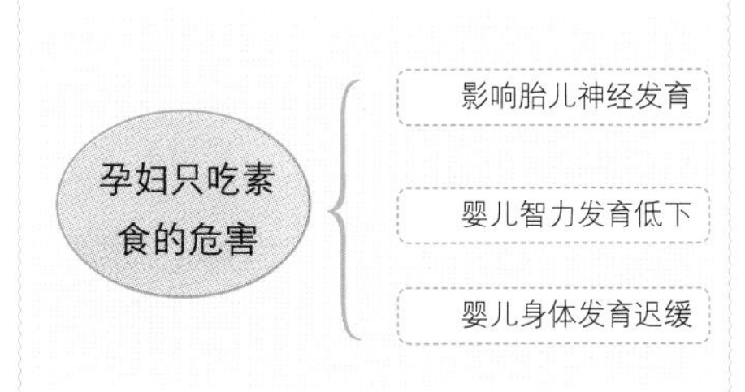

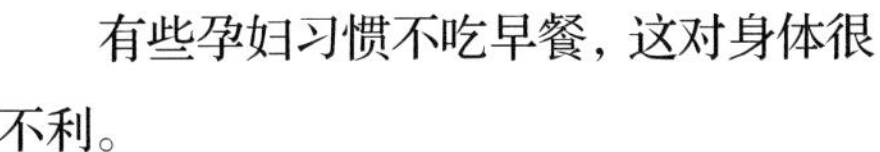

孕妇不宜早、晚进食不平衡

有些孕妇习惯不吃早餐，这对身体很不利。

通常人们上午的工作量较大，因此在工作前应摄入充足营养，才能保证身体需要。孕妇除日常工作外，更重的一项任务，就是要供给胎儿营养。如果孕妇不吃早餐，不仅自己挨饿，也不利于胎儿的发育。

有的孕妇在白天总是很忙，到了晚上空闲下来了，吃饭时就大吃特吃，这同样对健康不利。

晚饭既是对下午劳动消耗的补充，又是对晚上及夜间休息时热量和营养物质需求的供应。但是，晚饭后人的活动毕竟有限，晚间人体对热量和营养物质的需求量并不大，特别是睡眠时，只要能提供较少的热量和营养物质、使身体能维持基础代谢的需要就够了。

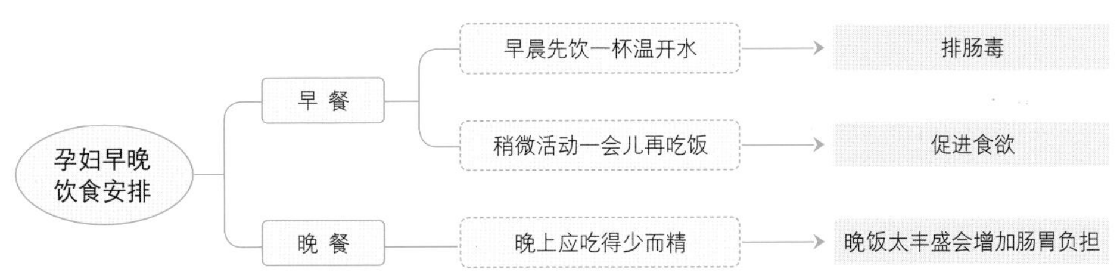

孕妈妈不宜多吃酸性食品

孕妇在妊娠早期，常会出现恶心、呕吐的正常反应，流行在民间的习俗是用酸性食物缓解孕期的呕吐，甚至还有些人滥用酸性药物止呕，这些做法是极不科学的。

研究发现，妊娠早期的胎儿酸度低，母体摄入的酸性药物或其他酸性物质容易大量聚集在胚胎组织中，影响胚胎细胞的正常分裂增殖与生长发育，并易诱发遗传物质突变，导致胎儿畸形。在妊娠后期，由于胎儿日趋发育成熟，其组织细胞内的酸碱度与母体相接近，受影响的危害性相应小些。

因此，孕妇在妊娠初期的半个月左右，不宜服用酸性药物、饮用酸性饮料或食用酸性食物。

孕妈妈该怎样吃酸

樱桃
西红柿
杨梅
苹果
海棠
适合孕妇吃的酸性食物
葡萄
石榴
酸枣
橘子
草莓

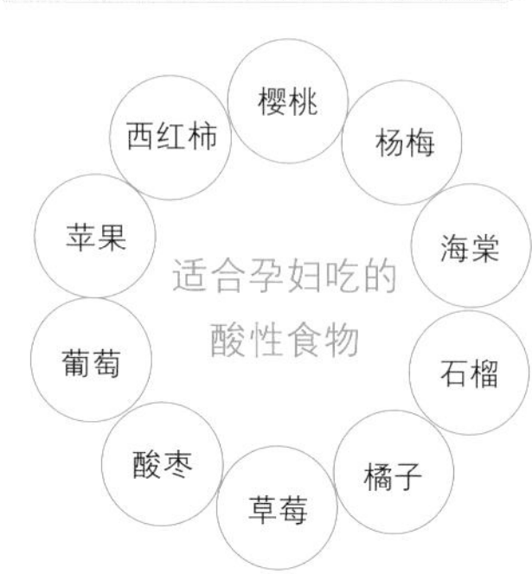

如果孕妇喜欢吃酸性食品，应该选择营养丰富的天然无害酸性食物，如新鲜水果和蔬菜。这些食品既可改善孕后胃肠道不适症状，又可增进食欲，补充营养

孕妈妈不宜多吃罐头食品

妊娠早期大量食用含有食品添加剂的罐头食品，对胎儿的发育非常不利。

在罐头食品的生产过程中，往往加入一定量的添加剂，如人工合成色素、香精、甜味剂和防腐剂等，这些物质大都是人工合成的化学物质，在正常标准范围内对人影响不大，但对胚胎组织是有一定影响的。

在胚胎早期（受孕 20 ～ 60 天），细胞和组织严格按一定步骤和规律进行繁殖和分化，这时的胎儿对一些有害化学物质的反应和解毒功能尚未建立。因此，尽管罐头食品中添加剂量不大，但长时间大量食用也会引起慢性中毒，甚至会引起流产和胎儿畸形。

罐头食品的保质期限一般均在一年左右。市场经常会出现超过保质期限的罐头食品，这些罐头的质量得不到保障。有些罐头外表虽然看不出变化，其实质量已发生了变化，孕妇吃了当然对健康不利。所以，最好少吃水果罐头。

罐头食品对孕妇的危害

★ 罐头中的食品添加剂不利于胎儿发育

★ 肉类罐头有硝酸盐和亚硝酸盐等有害物质

★ 罐头经过高温处理，营养素基本已被破坏掉，营养价值并不高

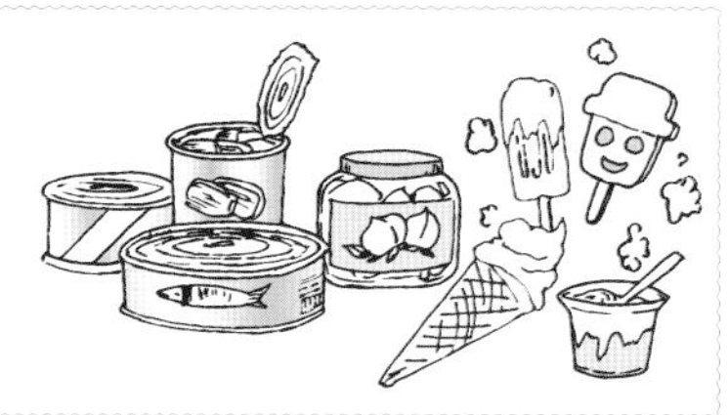

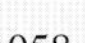

孕妇不宜多吃冷饮

很多孕妇孕期血热气盛，总觉得身上很热很燥，特别是在炎热的夏天，于是她们随意吃冷食、喝冷饮。其实，多吃冷饮会使胃肠血管突然收缩，胃液分泌减少，消化功能降低，从而引起食欲不振、消化不良、腹泻等情况，甚至会引起胃部痉挛，出现剧烈腹痛现象。

孕妇的鼻、咽、气管等呼吸道黏膜往往充血并有水肿，太多的冷刺激还会使口腔、咽喉、气管等部位的抵抗力下降，诱发上呼吸道感染或诱发扁桃体炎等。

有人发现，腹中胎儿对冷的刺激也很敏感，当孕期喝冷水或吃冷饮时，胎儿会在子宫内躁动不安，胎动会变得频繁。因此，孕妇吃冷饮一定要有节制。

孕妇吃冷饮的危害

- 刺激鼻咽部黏膜，易引发呼吸道感染
- 刺激子宫，胎动频繁
- 造成胃肠道黏膜血管收缩，引发消化不良
- 严重时还可能诱发宫缩，造成流产和早产

孕妇饮水不宜过多

水是人体必需的营养物质，它能够参与人体其他物质的运输和代谢，调节体内各组织间的功能，并有助于体温的调节。孕妇和胎儿都需要水分，因此，孕妇比孕前的用水量明显增加，孕妇每天必须从饮食、饮水中摄取足够的水分。

天热时补水以自然凉开水为宜，这样可促使汗腺扩张、多出汗，身体自然爽快。如果在出汗多时，在凉开水内稍加点盐，这样可以补充因出汗造成体内损失过多盐的不足。

但是，孕妇的饮水量也应有一定限度，并不是多多益善。如果孕妇水分摄入过多，就会无法及时排出，多余的水分便会潴留在体内，引起甚至加重水肿。

孕妇的饮水量

一般来说，孕妇每天喝1～1.5升水为宜，不要超过2升，特别是妊娠晚期

孕妈妈喝酸奶好处多

酸奶是将消毒牛奶加入适当的乳酸菌、放置在恒温下经过发酵制成的。由于酸奶改变了牛奶的酸碱度，使牛奶中的蛋白质发生变性凝固，结构松散，容易被人体内的蛋白酶水解消化。

另外，牛奶中的乳糖经发酵，已水解成能被小肠吸收的半乳糖与葡萄糖，因此可避免某些人喝牛奶后出现的腹胀、腹痛、稀便等乳糖不耐受症状。由于乳酸能产生一些抗菌作用，因而酸奶对伤寒、痢疾等病菌以及肠道中的有害生物的生长繁殖也能起到一定的抑制作用。

乳酸菌在人肠道里能合成人体必需的多种维生素，因此酸奶更含有“别具一格”的营养，对孕妇、产妇更为适宜。但是，切不可把保存不当受到污染而变酸的坏牛奶当做酸奶喝。

孕妇喝酸奶的好处

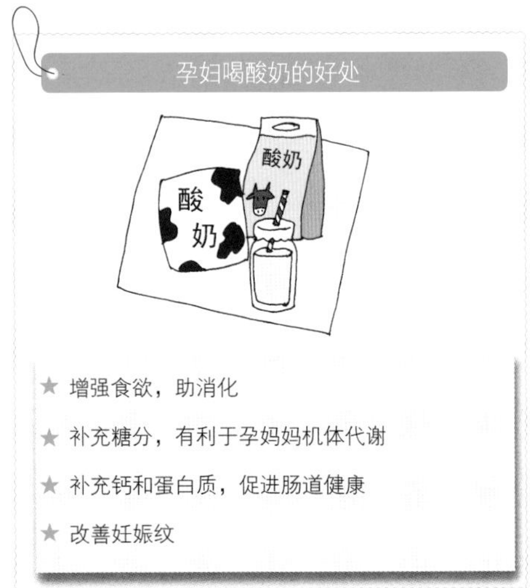

★ 增强食欲，助消化

★ 补充糖分，有利于孕妈妈机体代谢

★ 补充钙和蛋白质，促进肠道健康

★ 改善妊娠纹

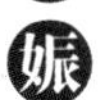

孕妈妈不宜多食桂圆

桂圆能养血安神，生津液，润五脏，是一味良好的食疗佳品，被人们视为滋补良品。然而，孕妇食桂圆（特别是早孕妇女）却是麻烦多多。

中医认为，孕妇的主要生理变化是“阳常有余，阴常不足”。妇女受孕后，阴血偏虚。阴虚则滋生内热，因此孕妇往往有大便干燥、小便短赤、口干、胎热等症状，如果这时再食用性热的桂圆，非但不能产生补益作用，反而会增加内热，容易发生动血动胎、漏红腹痛、腹胀等先兆流产症状，严重者可导致流产。

医学家发现，孕妇临产时进食桂圆汤后，会使有规律的子宫收缩减缓乃至乏力，导致产程延长。这是因为桂圆中有种物质，能够降低子宫平滑肌对催产素的敏感性，且有扩张血管的作用。所以，桂圆味虽美，但孕妇食之麻烦多，还是少吃为妙。

孕妇不宜吃温补助阳的食物

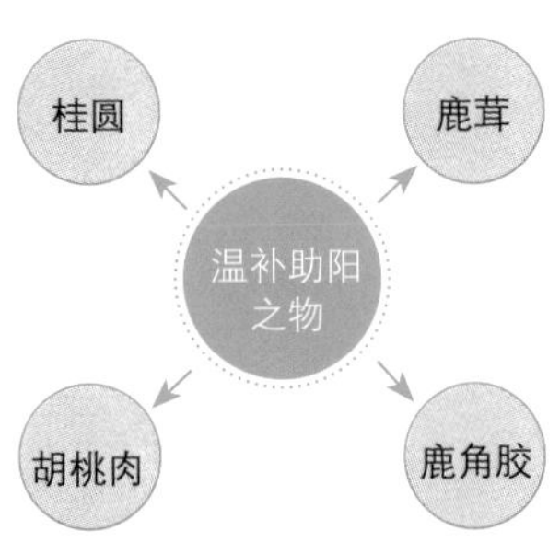

孕妈妈宜多吃玉米

玉米中所含的蛋白质、脂肪、糖类、维生素和矿物质都比较丰富，其特有的胶质蛋白占30%，球蛋白和白蛋白占20%～22%。由于黄玉米中含有维生素A，因此对人的智力、视力都有好处。玉米脂肪中的维生素较多，可防止细胞氧化、衰老，从而有益于智力。玉米中粗纤维多，多吃玉米有利于消除便秘，有利于肠的健康，也间接有利于智力的开发。

有一种甜玉米，蛋白质的氨基酸组成中以健脑的天冬氨酸、谷氨酸含量较高，脂肪中的脂肪酸主要是亚油酸、油酸等不饱和脂肪酸。这些营养物质都对胎儿的智力发育有利。

因此，孕妇应适当食用玉米，以利胎儿健脑。

不喜欢吃玉米的孕妇，可以在饮食加工上下工夫，比如玉米面、大米面、白面结合搭配吃，而且还可以加入美味的馅料，薄皮大馅，这都会令孕妇多吃些玉米。

孕妈妈吃玉米的好处
★ 有助于胎儿健脑
★ 增强孕妇食欲
★ 预防孕妇便秘
★ 促进孕妇肠道健康

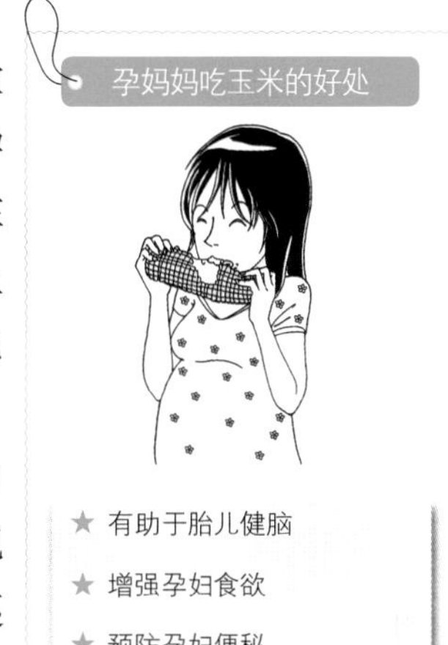

怀孕期宜少食盐

妇女在怀孕期间容易患水肿和高血压病，因此孕妇不宜多吃盐。但一点盐都不吃对孕妇也并非有益，要兼顾二者，须做到以下几点。

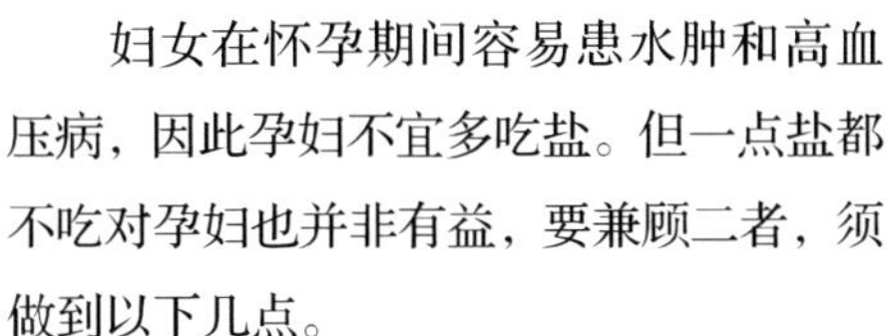

●若菜肴为两种以上，切莫在每盘中均衡施盐，应把盐集中撒在一种菜内。

●强烈的咸味感能唤起人们的食欲，所以炒菜时不宜先放盐，等起锅前再加盐。

●充分利用酸味，如用醋拌凉菜等，因为酸味能刺激胃酸分泌，增强食欲。也可以使用山楂、柠檬、柚子、橘子、西红柿等，能促进食物的酸感和风味。

●用蘑菇、紫菜、玉米等有天然风味的食品制成各种不加盐而味美诱人的膳食。

●肉汤中含有丰富的氨基酸，可以诱发食欲，因而要充分利用肉汤。

●少用酱油，尤其是在拌凉菜时不宜用。

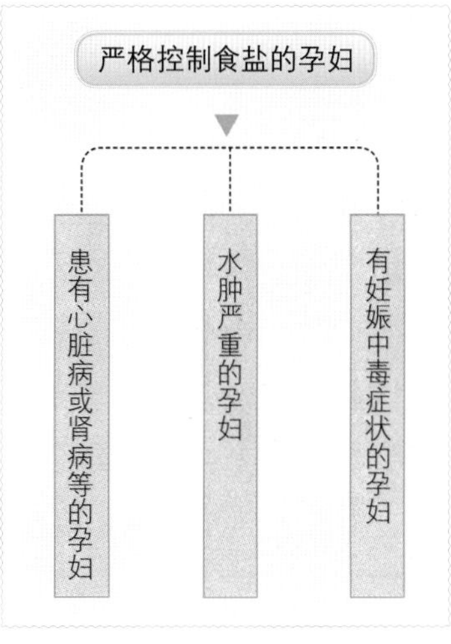

孕妈妈宜适当吃粗粮

据有关部门统计表明，将糙米碾成精米，损失的糖类高达50%，丢失的维生素多达90%。长期吃精米，不摄入其他含矿物质、维生素较多的食物，就会引起钙和磷等微量元素、维生素B_1、烟酸、核黄素等的不足，从而导致骨质疏松、人体机能紊乱、智力下降、食欲减退、恶心呕吐、烦躁不安、健忘、精力不集中、多梦、胸腹胀满、心跳增快、气喘、水肿，从而诱发神经炎、口角炎、角膜充血、脂溢性皮炎等病症。

土豆、红薯、玉米等粮食作物，虽然没有精米、白面好吃，可是其营养丰富，纤维素多，摄入后不仅能补充身体所需的营养，而且可刺激肠蠕动，减少毒素的吸收，防止便秘和肠道肿瘤的发生，因而被营养学家誉为“人类的平衡食物”。搭配着吃，有益于身体健康。

实践证明，土豆、玉米、大豆、红薯等一类杂粮，有的营养成分高于主食、鱼和肉。如2千克红薯或土豆，所含的蛋白质、脂肪、糖类、矿物质、维生素比0.5千克大米或面粉要多得多，还能弥补大米、面粉中缺乏的维生素C和胡萝卜素的弊病。

玉米中含有相当丰富的亚油酸、卵磷脂、维生素E，大大超过大米和小麦；硒、镁等微量元素，有抗癌作用；赖氨酸是人体必需的氨基酸之一，有利于人体新陈代谢和儿童的智力发育。因此，医学家认为，玉米可预防高血压、动脉粥样硬化、冠心病、癌症等疾病。

大豆的营养比米面的还要丰富，含蛋白质的量高达36.3%，脂肪、糖类、钙、磷、铁和复合B族维生素都可与大米、小麦相媲美，被营养学家冠以“植物蛋白”之名，受到了发达国家人民的青睐。

孕妇缺乏矿物质、维生素的表现

- 恶心、呕吐
- 烦躁不安
- 水肿
- 精力不集中、多梦

孕妇可适当吃的粗粮

五谷杂粮

- 抗癌，促进新陈代谢和胎儿智力发育
- 营养丰富，纤维素多，摄入后能补充身体所需的营养
- 可刺激肠蠕动，减少毒素的吸收，防止便秘
- 含优质蛋白

只吃细粮不益健康

米、面里的营养物质大部分都含在稻和麦子的麦皮内，越是常吃精米精面的人，越缺乏人体所需的微量元素和维生素。

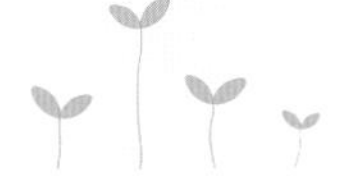

孕妈妈不宜喝咖啡

研究资料表明，摄入中等量的咖啡因，有降低妇女生育能力的可能性。每日摄入咖啡因300毫克的妇女的受孕率比不摄入咖啡因的妇女约低27%。对于那些不孕者来说，如果不能从医学角度说明受孕率下降的原因，则应考虑可能与饮咖啡有关。

咖啡与茶一样，能使人的大脑和中枢神经系统兴奋，具有振奋精神、清醒头脑、消除疲劳、增进食欲、助消化、消暑利尿等作用。德国科学家还证明了咖啡因能破坏人类细胞的染色体。因此，孕妇不宜喝咖啡，更不宜长期饮用咖啡。

另外，可乐型饮料中也含有咖啡因，咖啡因可迅速通过胎盘作用于胎儿，孕妇也不易喝咖啡因的可乐型饮料。

孕妇喝咖啡的危害

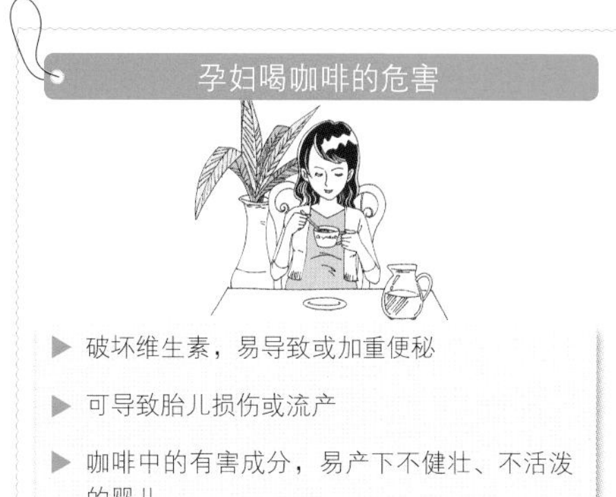

- 破坏维生素，易导致或加重便秘
- 可导致胎儿损伤或流产
- 咖啡中的有害成分，易产下不健壮、不活泼的婴儿

孕妈妈不宜多食动物肝脏

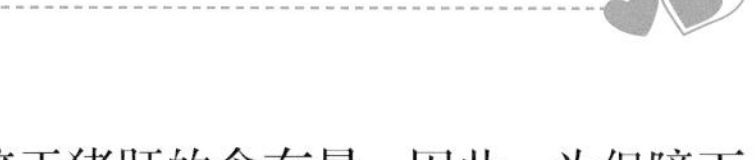

在怀孕前3个月，孕妇每天所摄入的维生素A量若超过15000国际单位，就会增加胎儿致畸的危险性。其维生素A的来源主要为动物肝脏做成的食品和药物。

通常孕妇每天补充维生素A 3000～5000国际单位已足够，而每500克猪肝即含有维生素A 43500国际单位，同量的牛、羊、鸡、鸭等动物肝脏中含维生素A量均高于猪肝，其中鸡肝的含有量竟数倍于猪肝的含有量。因此，为保障下一代的健康和安全，提醒孕妇不宜多吃动物肝脏及其制品。

为了保证孕妇在妊娠期内所需的维生素A，可以多吃一些富含胡萝卜素的新鲜果蔬之类食物，因为胡萝卜素可以在人体内转变成维生素A，同时还可获得孕妇所必需的叶酸，有助于预防先天性无脑儿，可谓一举两得。

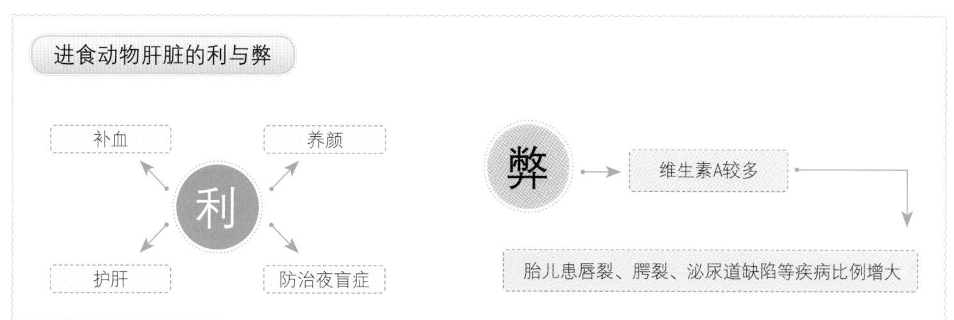

孕妇吃饭宜细嚼慢咽

妇女怀孕后，胃肠、胆囊等消化器官所有肌肉的蠕动减慢，消化腺的分泌也有所改变，致使孕妇消化功能减退。

尤其是在怀孕早期，由于孕期反应较强，食欲不振，食量相对减少，这就更需要在吃东西时引起注意，尽可能多地咀嚼，细嚼慢咽，使唾液与食物充分混合，同时也会有效地刺激消化器官，促使其进一步活跃，从而把更多的营养吸收到体内。这对孕妇的健康和胎儿的生长发育都是有利的。

近年来还有研究者认为，孕妇的咀嚼与胎儿的牙齿发育有密切的关系。日本医学博士松平帮夫发表文章说："胎儿到了3周，牙齿就发育了，而且决定胎儿一生牙齿的质量，这时要教胎儿进行咀嚼练习，胎儿牙齿的质量与母亲咀嚼节奏和咀嚼练习的关系很大。"他还断言："脑子的发达与咀嚼有很大关系。"这些说法应该是有一定道理的。

孕妇进食细嚼慢咽的好处

★ 刺激消化器官，缓解早孕反应

★ 吸收更多营养，有益母婴健康

★ 有助于提升胎儿牙齿质量

★ 促进胎儿脑部发育

孕妇腹痛怎么办

孕妇在妊娠3个月左右时，容易发生下腹疼痛，其发生原因可能有两点。

孕妇妊娠3个月时子宫明显增大，造成盆腔韧带被牵拉，若是行走多或体位变动时，则会引起下腹疼痛；在妊娠晚期于夜间休息时会出现假宫缩现象，这也会引起下腹疼痛，但持续时间仅仅数秒，白天就好多了。此种腹痛要注意休息，不可过累，并在睡眠及休息时注意适当变换体位，疼痛就会缓解。

孕妇在腹痛的同时，腹部肌肉变硬，如果是持续性疼痛并伴有阴道出血，则有可能是发生了流产、早产或胎膜早剥情况，要马上去医院进行检查处理。

另外，孕妇腹痛也可能是其他疾病引起的，如急性胃肠炎、泌尿系统感染、肠梗阻、急性阑尾炎、尿路结石、卵巢囊肿破裂等急性疾病引起的，对孕妇和胎儿健康都有极大影响，必须去医院诊治。

孕妇腹痛分情况

生理性腹痛  胎动引起，痛感会很快消失，不必特别处理

病理性腹痛  流产、早产或胎膜早剥，急性胃肠炎，立即就医

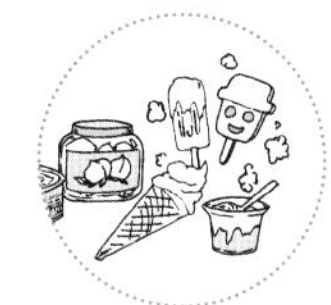

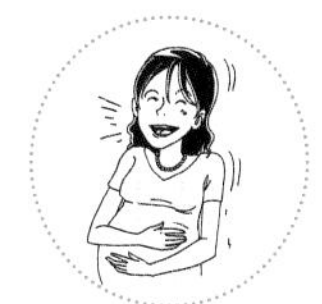

第5章 怀孕四个月（13~16周）

DI-WU ZHANG

本章看点

孕4月，准妈妈的早孕反应已经渐渐消失，身体也较之前舒适了许多，心情也比较轻松、愉快起来，加上饮食的合理、均衡，逐渐步入了妊娠黄金期，充分利用这一段时间补充营养、学习有助于将来分娩的知识，为孕育健康宝宝打好基础。

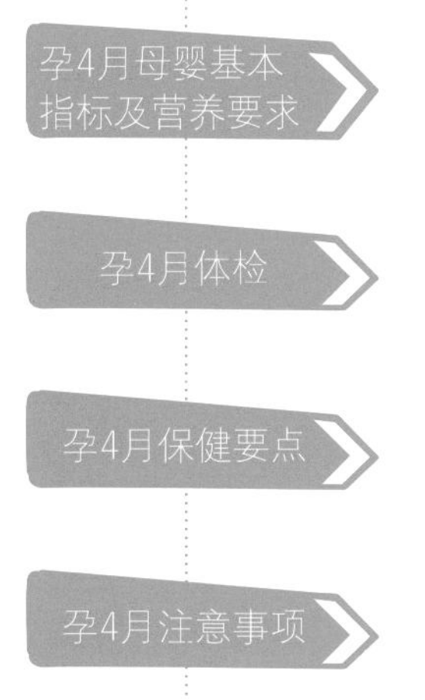

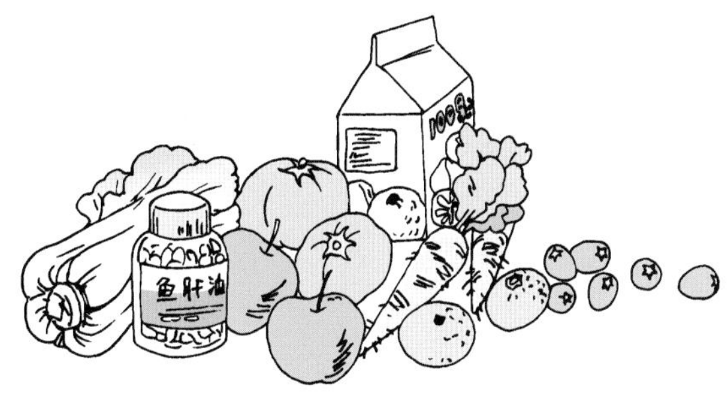

孕 4 月母婴基本指标及营养要求

进入妊娠中期，胎宝宝正在发生着极大的变化，准妈妈会怎样呢？从现在开始，宝宝每天都会为您带来惊喜，赶紧来看看吧！

胎儿的成长

在妊娠 15 周后期，胎儿的身长约为 16 厘米，体重约 120 克。此时，胎儿的骨头和肌肉发达，其胳膊、腿能稍微活动。尽管如此，母体还感觉不到胎儿的活动。

此时胎儿已完全具备人的外形，由阴部的差异可辨认出男女。皮肤开始长出胎毛，内脏发育大致已经完成，心脏跳动活泼，可用超声波听诊器测出心音。

还有，胎盘在这时已形成，与母体的连接更紧密，流产的可能性大大减少。由于胎盘长出，发送了母体供给胎儿的营养，胎儿的成长速度加快。胎膜亦变得结实了，羊水的数量也从这个时期开始急速增加。

胎儿的皮肤颜色发红，光滑透明，可透过皮肤看到血管，在胎儿皮肤颜色加红的同时，皮肤也增厚了，从而有了一定的防御能力，有利于保护胎儿的内脏器官。

孕4月胎儿特征

★ 头部逐渐形成，头发开始生长，胎毛也开始形成

★ 脸部轮廓与外形逐渐形成

★ 手和脚可以稍稍进行活动

★ 听觉器官基本发育完善，并能对声音的刺激产生反应

★ 隐隐有胎动，孕妇感觉好像喝了饮料后胃肠蠕动一样

孕妈妈身体特征

孕妇在这个阶段的基础体温开始下降，一直到生产时都保持低温状态。这段时期稍能看出腹部的隆起，子宫明显增大，在下腹部很容易摸到。此外，孕吐已经结束，孕妇的心情会比较舒畅，食欲开始增加，尿频与便秘现象渐渐消失。

从这时起，每次产前检查都要测量子宫底，测量从耻骨中央到下腹部的隆起处（这就是子宫底）的长度，根据这个长度来判断子宫的大小，到 15 周末时，子宫的高度应是 5 ~ 12 厘米。

体重	身体变化				妊娠反应
	体型变化	乳房变化	排尿变化	阴道分泌物	
食欲增强，体重增加	肚子隆起，很容易看出已怀孕	乳房开始变大、变黑，乳晕清晰可见，乳头能挤出乳汁	排尿间隔的时间变短、次数增多	白色、稀薄、无异味的分泌物增多	早孕反应逐渐消失

营养搭配要求

怀孕第4个月的饮食要求是，除食物保持丰富的营养外，孕妇还应有良好的食欲。此时，胎儿发育所需要的营养是多方面的，如果孕妇偏食或乱用药物的话，就有可能造成胎儿发育所需的营养缺乏，从而导致神经系统发育不良、兔唇、先天性心脏病等，特别是对胎儿血液系统有较大的影响，因为此时胎儿已经开始生成成人血红蛋白了。

孕妇可遵循以下食谱来安排一天的饮食。

● **早餐**

主食：莲子糯米粥2碗，小馒头2个（约100克）。

副食：炝菜1盘，蛋1个，酱瘦肉50克。餐后水果，苹果、梨均可。

● **午餐**

主食：白米饭2小碗，或白面豆沙卷2～3个（量在100克以内）。

副食：青菜、鱼、肉等各一种，鱼汤或各种高汤为主的汤羹类2小碗，餐后水果约150克。

● **晚餐**

主食：米饭2小碗，或鸡蛋挂面1碗（干面条约150克）。

副食：清炖牛腩柿子，炒西芹或炒菜花，蒸鸡蛋羹或其他汤类（如吃粥可根据自己的口味调配）。餐后水果，香蕉、苹果、梨均可（原则是能增加维生素，帮助消化）。

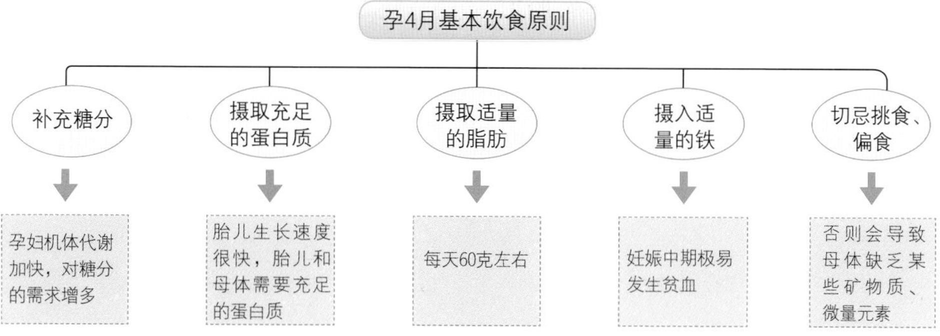

适合孕4月的食物	
富含铁质的食物	瘦肉、血、禽蛋、豆类、红糖、绿叶蔬菜
摄取优质蛋白质	豆类制品、瘦肉、鱼、乳类、蛋等食物
摄入充分的维生素和矿物质	蔬菜、动物蛋白、海藻类、水果、鱼肝油等
适当补充粗粮	玉米、小米等

怎样补充蛋白质

在摄取蛋白质时，应注意动物性蛋白与植物蛋白混合食用，这样能使两者中的氨基酸相互补充，提高蛋白质的利用率。

孕 4 月体检

进入孕中期，表面上看孕妈妈前期的不适减轻了，胎宝宝也开始飞速成长发育了，但这并不意味着就可以无所顾忌，孕 4 月还是要做一些检查的。

防治孕妇贫血

妊娠期间，血液总容量增加，而红细胞数增加较少，使血液稀释，这被称为妊娠期生理性贫血。孕期血红蛋白低于 110 克每升、红细胞数低于 350 万每立方毫米，即为贫血。

孕期贫血以缺铁性贫血最为常见。这是因为在妊娠期间胎儿生长发育和子宫增大都需要用铁，红细胞中血红蛋白的合成也需要用铁，当身体对铁质的需求量超过饮食中铁摄入量时，就会引起贫血。

如果孕妇有痔疮、牙龈出血、钩虫病、慢性腹泻等情况时，也容易发生贫血。孕妇偏食、挑食也是造成妊娠期营养不良和贫血的重要原因之一。

怎样防治孕妇贫血

- ★ 补充足够的营养物质
- ★ 不偏食、不挑食
- ★ 多吃蛋、瘦肉等补血食物
- ★ 及时治疗痔疮、牙龈出血、鼻出血等慢性失血病

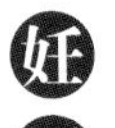

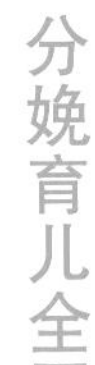

预防坐骨神经痛

怀孕期间发生坐骨神经痛是由腰椎间盘突出引起的。怀孕后内分泌的改变使关节韧带变得松弛，这是为胎儿娩出作准备，但腰部关节韧带或筋膜松弛，稳定性就会减弱。另外，怀孕时体重增加加重了腰椎的负担，若发生腰肌劳损和扭伤，就很有可能导致腰椎间盘突出，往往会压迫坐骨神经起始部位，引起水肿、充血等病理改变。

X 线拍片或 CT 检查是诊断腰椎间盘突出的好办法，但孕妇却不宜采用，以免影响胎儿发育，诊断只能靠临床表现。

很多治疗腰椎间盘突出的方法都不适用于孕妇，如活血化瘀的中成药或膏药可影响胎儿，佩带腰带会限制腹中胎儿活动，不利于胎儿发育等。

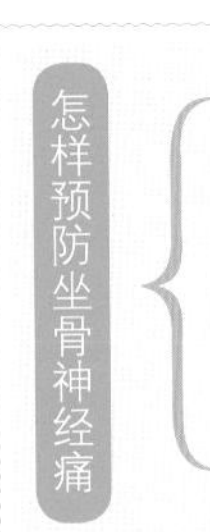

怎样预防坐骨神经痛

- 孕妇注意不能劳累
- 孕妇不宜穿坡跟鞋、睡硬板床
- 休息时在膝关节下方垫上枕头

注：为减少分娩时的痛苦和困难，可选择剖宫产，分娩后，腰椎间盘突出能缓解。

孕 4 月保健要点

进入妊娠中期，随着胎儿的不断成长，子宫的不断增大，一是胎儿对营养的需求量加大，二是孕妈妈身体要承受更多的体重，兼顾这两方面需求，是孕 4 月妈妈的首要任务。

孕妇要适量摄入维生素A

维生素 A 又名视黄醇，有促进胎儿生长发育、增强母体抗感染的作用。如果维生素 A 供应不足，可引起胚胎发育不良，严重不足时，可导致婴儿骨骼和其他器官畸形，甚至流产。但过多的维生素 A 却能妨害正常胎儿的骨骼发育，因此孕初期孕妇不宜多吃猪肝和鱼肝油。

鉴于以上原因，我国营养学会推荐孕妇维生素 A的供给量标准与非孕妇一致，皆为微克当量视黄醇，即 3300 国际单位。

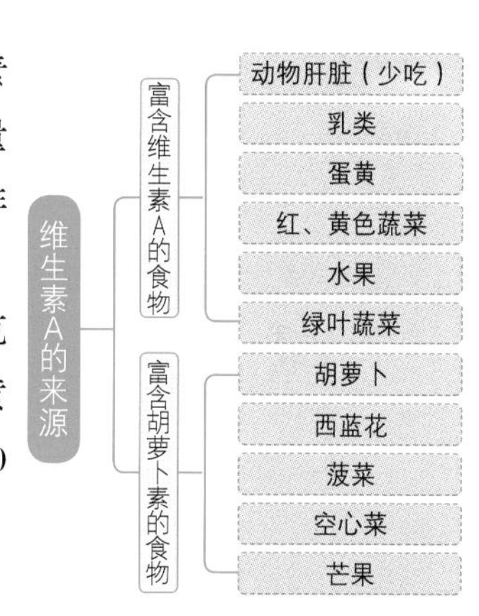

孕妇要适量补充B族维生素

维生素 B_1 缺乏的孕妇除易患脚气外，还会感到疲劳乏力、小腿酸痛、心动过速，不利于胎儿生长发育。孕妇由于代谢水平提高，对热量要求增加，维生素 B_1 需求量也会随之增加，故孕妇宜注意补充维生素 B_1。

妇女妊娠期维生素 B_2 不足或缺乏，可引起或促发孕早期妊娠呕吐及早产儿发生率增加，导致婴儿体重不足甚至死亡。

妊娠期妇女由于雌激素增加，色氨酸代谢增加，维生素 B_6 需求量也随之增加，孕妇如果在孕期 5 个月时缺乏维生素 B_6，这会影响胎儿中枢神经的发育，导致胎儿智力低下。

妊娠期维生素 B_{12} 供给不足，孕妇易患巨幼红细胞贫血，新生儿也可患贫血。

B族维生素来源	
维生素B_1	谷类、豆类、酵母、瘦肉、花生、干果、酸果、动物脏器、绿叶蔬菜、水果、牛奶
维生素B_2	牛奶、奶酪、大豆、蛋、有色蔬菜
维生素B_3	动物性食物、肝脏、酵母、蛋黄、豆类
维生素B_5	酵母、动物的肝脏、肾脏、麦芽和糙米
维生素B_6	肉、鱼、蟹、鸡蛋、牛奶、花生仁、核桃、黄豆、胡萝卜、香蕉、柿椒、甘薯、全麦粉
维生素B_{12}	虾、鸡肉、鸡蛋、牛奶、豆腐

孕妇要适量摄入维生素C

维生素C又名抗坏血酸，是连接骨骼、结缔组织所必需的营养素，能维持牙齿、骨骼、血管、肌肉的正常功能，增强对疾病的抵抗力，促进伤口愈合。

怀孕期间，胎儿必须从母体中获取大量维生素C来维持自身的骨骼与牙齿的正常生长发育、造血系统的健全和机体抵抗力等，以至于母体血浆中维生素C含量逐渐降低，至分娩时仅为孕早期的一半。

缺乏维生素C的孕妇，先天畸形儿发生率虽然未升高，但早产率会升高。因此，孕妇在孕期要适量摄入维生素C。

专家指出,孕妇每日需要补充100毫克维生素C。孕妇宜多吃些新鲜水果、蔬菜，尤其是酸味水果如橘子、柚子、红果、酸枣等，以补充丰富的维生素C。

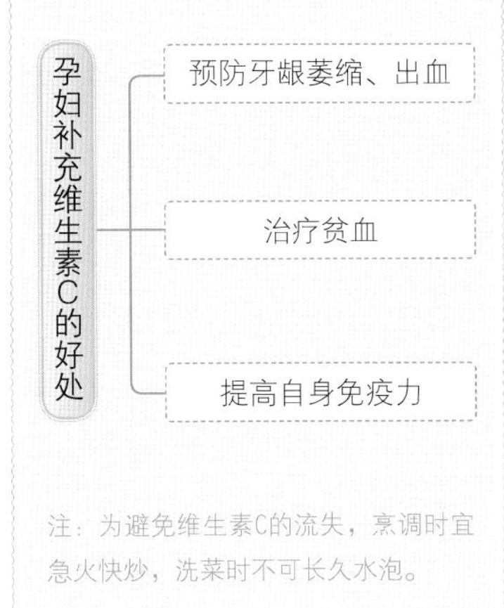

孕妇要适量摄入维生素D

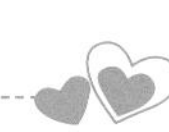

维生素D是类固醇的衍生物，具有抗佝偻病的作用，被称为抗佝偻病维生素。维生素D对调节钙、磷的正常代谢，促进钙磷在小肠内吸收，促进牙齿和骨骼正常生长，具有十分重要的作用。

当孕妇缺乏维生素D时，可出现骨质软化。最先而且最显著的发病部位是骨盆和下肢，以后逐渐波及脊柱、胸骨及其他部位，严重者会出现骨盆畸形，由此会影响自然分娩。

维生素D缺乏可使胎儿骨骼钙化以及牙齿萌出受影响，严重者可造成小儿先天性佝偻病。

为了预防小儿佝偻病，孕妇在孕期应采取如下措施：

- 多吃富含维生素D的食物，如动物肝脏、蛋黄等。
- 常到室外晒太阳，适当参加劳动。
- 怀孕后半期和哺乳期妇女应口服维生素D，发生低血钙抽筋的孕妇应及时治疗。

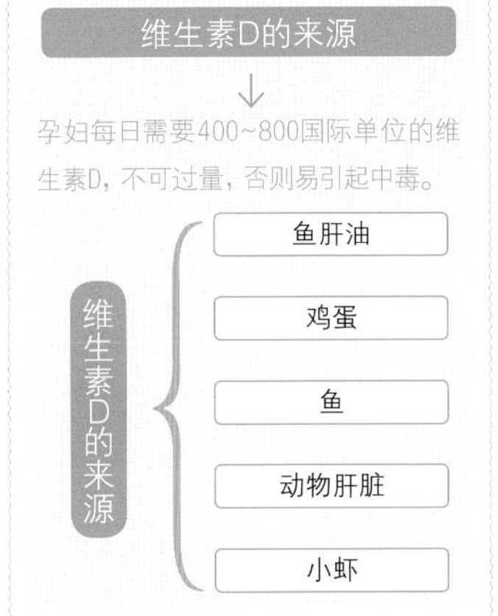

孕妇要适量摄入维生素E

维生素E与维持生殖系统正常功能有重要关系，因此也有人将其称为生育酚。它能促进人体新陈代谢，增强机体耐力，维持正常循环功能，它还是一种高效抗氧化剂，能保护生物膜免遭氧化物的损害，还能维持骨骼、心肌、平滑肌和心血管系统的正常功能。

保证孕妇维生素E的供给非常必要。研究认为，维生素E缺乏与早产儿溶血性贫血有关。为了使胎儿贮存一定量的维生素E，孕妇应每日增加2毫克摄入量。

维生素E广泛存在于植物油中，特别优良的来源为麦胚油、玉米油、菜子油、花生油及芝麻油等。只要孕妇在饮食上做到多样化，就不会缺乏维生素E。

维生素E的来源

↓

孕妇在妊娠期间维生素E的摄入量为14毫克/日。

富含维生素E的食物	大豆、植物油、坚果类、绿叶蔬菜、菠菜、全麦、未精制的谷类制品、蛋
营养补品	脂溶性的胶囊和水溶性的片剂

孕妇不宜大量补充维生素类药物

有的孕妇生怕胎儿缺乏维生素，每天服用许多维生素类药物。当然，在胎儿的发育过程中，维生素是不可缺少的，但盲目大量补充维生素只会对胎儿造成损害。

医学专家指出，过多服用维生素A、鱼肝油等会影响胎儿大脑和心脏的发育，诱发先天性心脏病和脑积水，每日不宜超过8000国际单位。如果孕妇维生素D摄入过多，则可导致婴儿高钙血症，表现为囟门过早关闭、腭骨变宽而突出、鼻梁前倾、主动脉窄缩等畸形，严重的还伴有智商减退。每天可摄取钙800毫克，后期和哺乳期增至1100毫克，不宜再多。孕妇如果服用维生素B_6过多，其不良影响主要表现在胎儿身上，会使胎儿产生依赖性，医学上称之为“维生素B_6依赖性”。

当这样的小儿出生后，维生素B_6的供给量不像在母体内那样充足，结果出现一系列异常表现，如容易兴奋、哭闹不安、容易受惊、眼球震颤、反复惊厥等，还会出现1～6个月体重不增加现象，可能会留下智力低下的后遗症。

孕妇过量补充维生素的危害

胎儿发育过大，分娩困难，胎儿未来有肥胖症的隐患。

过多维生素A、维生素D → 造成胎儿出生缺陷

过多维生素B_6 → 早孕反应严重，孩子出生后易哭闹不安

过多维生素C → 影响胚胎发育，胎儿出生后易发生坏血症

过多维生素E → 造成新生儿腹痛、腹泻和乏力

孕妇需要补充更多的铁

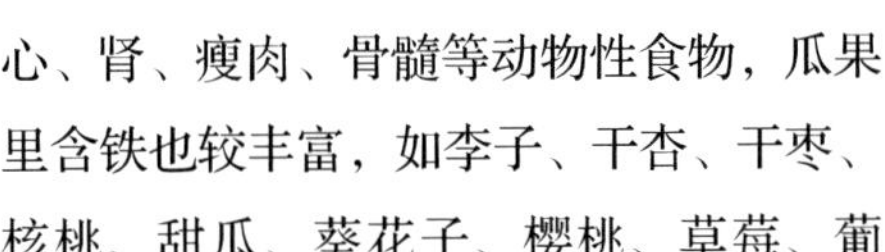

孕妇要补充足量的铁来满足母婴需求，通过普通的膳食来补充是很困难的，所以孕期较易出现缺铁性贫血。一般服用铁剂10天左右，贫血症状就会开始减轻，连续服用2～3个月，贫血症状可得到改善。常用的口服药是硫酸亚铁，每次0.3～0.6克，每日3次，也可服用10%枸橼酸铁胺10毫克，每日3次，或葡萄糖酸亚铁、右旋糖酐铁等。

服用铁剂的同时最好加服维生素C 100毫克，有利于铁的吸收。服药贵在坚持，而且在贫血被治疗好后还应继续服药1～2个月，此时每天服药1次即可。

孕妇还可多食用肝、虾米、蛋黄、心、肾、瘦肉、骨髓等动物性食物，瓜果里含铁也较丰富，如李子、干杏、干枣、核桃、甜瓜、葵花子、樱桃、草莓、葡萄、红果等。

妊娠期间铁需求量

我国营养学会推荐的孕妇在孕期每日铁供给量约为28毫克。

★ 妇女怀孕后需血量明显增加，会增加对铁的需求量

★ 胎儿自身造血及身体的生长发育都需要母体供给大量的铁

★ 分娩时的出血及在婴儿出生后的乳汁分泌也须在孕期储备一定量的铁

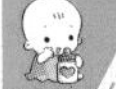

孕妈妈不可缺铜

铜是一种常见的微量元素，正常成人体内的含铜总量为100～200毫克，一个足月新生儿体内含铜总量约为16毫克。铜是人体多种酶的组成部分之一。

体内的铜部分以血浆铜蓝蛋白的氧化酶形式存在于血浆中，这是一种多功能的氧化酶，它可促进铁在胃肠道内的吸收，进而制造血红蛋白。

孕妇缺铜可影响胚胎的正常分化及胎儿的发育，导致先天性畸形，表现为胎儿的大脑萎缩、大脑皮质变薄、心血管异常、大脑血管弯曲扩张；血管壁及弹力层变薄，并可导致孕妇发生胎膜早破、流产、死胎、低体重儿、发育不良等各种异常现象。

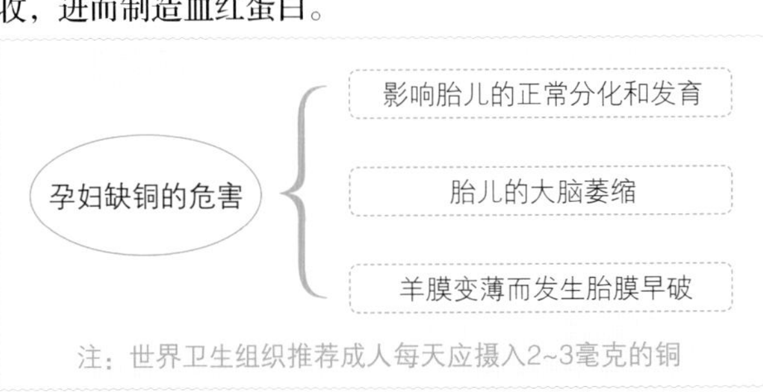

注：世界卫生组织推荐成人每天应摄入2~3毫克的铜

铜的食物来源

孕妇补铜以食物为主，动物肝脏、水果、海产品、紫菜、巧克力中都含有较丰富的铜。

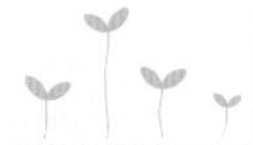

孕妇要适量补锌

锌是人体不可缺少的微量元素之一，与体内许多种酶的组成，与蛋白质和核酸的合成密切相关。如体内缺锌，可造成免疫力低下，易患感冒及各种感染性疾病。

孕妇在分娩时子宫肌肉的收缩力与其血清中锌的含量密切相关。如果孕妇血清中锌含量过低，子宫肌肉的收缩力大大降低，会增加产妇的痛苦及出血量，同时极易导致分娩时的并发症和危险性。

如果产妇血清中锌含量正常，则可使产程缩短、出血量降低、并发症减少，有利于胎儿顺利娩出和产妇的健康。

因此，医学家认为，孕妇在整个孕期及哺乳期内，都应适当补锌。含锌丰富的食物有牡蛎、动物肝脏、肉、蛋、鱼以及粗粮、干豆等。此外，孕妇还可常吃一点儿核桃、瓜子等，也能起到较好的补锌作用。

孕妇补锌

↓

孕妇每天对锌的摄入量，美国规定11毫克/日，中国台湾规定15毫克/日。

含锌量丰富的食物（毫克/100克）

食物	含锌量	食物	含锌量	食物	含锌量
海蛎肉	47.05	小麦胚粉	23.40	乌梅	7.65
鲜赤贝	11.58	山核桃	12.59	芝麻	6.13
牡蛎	9.39	猪肝	11.25	螺蛳	10.27
蚌肉	8.50	口蘑	9.04	香菇	8.57

孕妈妈不可缺碘

我国很多地区属于缺碘区，这更易造成孕妇缺碘，这些地区妇女在怀孕前和怀孕中，必须注意补充碘，以免造成缺陷儿出生。

碘是合成甲状腺素的重要成分，而甲状腺素则会影响全身组织的氧化作用。

碘经过消化道进入人体血液后，大部分以甲状球蛋白的形式贮存于甲状腺中，以保证有足够的原料合成甲状腺激素并输送到全身，以满足新陈代谢的需要。

怀孕后，由于胎儿生长发育的需要，对碘的需求量会逐渐增加。妊娠12～22周，正是胎儿大脑和神经形成的特定时期，若缺碘，则会造成大脑皮层中主管语言、听觉和智力的部分不能得到完全分化和发育。待分娩后，婴儿可表现出不同程度的聋哑、痴呆、身材矮小、痉挛性瘫痪、智力低下、小头等畸形情况。

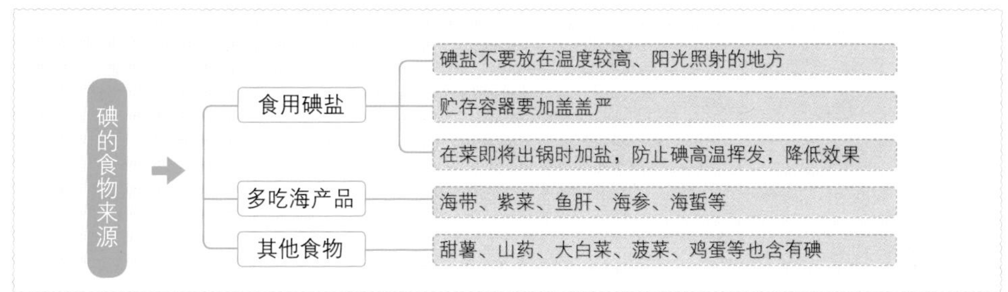

孕妈妈不可缺钙

骨骼中的钙和血液中的钙要保持动态平衡。正常血钙为2.25 ~ 2.75毫摩尔每升，如低于1.25毫摩尔每升，则可使神经肌肉的兴奋性增高，从而导致手足抽搐。胎儿及婴幼儿在生长发育时期，如果缺少钙就容易患佝偻病。

因孕妇要把一部分钙转移给胎儿，所以对钙的需求量也很高，哺乳的母亲体内的钙通过乳汁输送给婴儿，因此对钙的需求量也很大。孕妇和产妇如果严重缺钙也会发生骨软化症。

由于孕妇自身及胎儿、胎盘对钙的需要增加，故宜及时补充。如果孕妇在膳食中钙摄入量轻度不足或暂时减少，会使母体血液中含钙水平降低，但由于甲状旁腺素分泌增强，可以更多地动用母体骨骼中的钙盐，保持血钙浓度正常，不致影响胎儿骨骼钙化过程。

但如果长期缺钙或缺钙程度严重，不仅可使母体血钙降低，诱发小腿抽筋或手足抽搐，还可导致孕妇骨质疏松，进而产生骨质软化症，胎儿也可能发生先天性佝偻病和缺钙抽搐等现象。

奶和奶制品含钙量比较丰富，而且吸收率也高。鱼罐头（连骨均可食用）、鱼松（连骨粉）、小虾皮等也是钙的良好来源。此外，豆类及其制品也含有较丰富的钙。核桃仁、榛子仁、南瓜子等也含有较多的钙，孕妇可以适当增加食用量。孕妇还可以在医生的指导下服一些钙片和维生素D，这样有利于钙的吸收。

孕妇缺钙易出现的问题

- ★ 抽筋乏力
- ★ 关节疼
- ★ 头晕
- ★ 贫血
- ★ 产前高血压综合征
- ★ 水肿
- ★ 乳汁分泌不足

孕妇可采取的补钙方法

1. 多食用钙质含量高的食物
2. 适当做体育运动 → 运动可刺激骨骼，加强血液循环，有利于人体对饮食中钙的吸收
3. 多晒太阳 → 紫外线能够促进钙的吸收
4. 吃好早餐 → 人体早上对钙的吸收能力最强
5. 含草酸多的蔬菜先焯水再烹调 → 如甘蓝菜、花椰菜、菠菜、苋菜、空心菜、芥菜、雪菜、竹笋

钙的食物来源

牛奶、酸奶、奶酪、泥鳅、河蚌、螺、虾米、小虾皮、海带、酥炸鱼、牡蛎、花生、芝麻酱、豆腐、松子、甘蓝菜、花椰菜、白菜、油菜等。

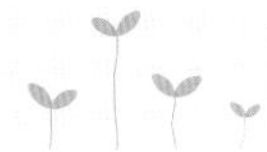

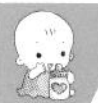

孕妈妈应保证睡眠

怀孕4～6个月是孕妇身体负担较轻的阶段，在这期间除了避免重体力劳动以外，多数孕妇都可照常工作、学习和起居，睡眠时间则应适当延长，每晚保证八九个小时，中午加1小时午睡。到怀孕最后1个月，由于子宫明显增大，活动不便，各器官负担加重，为了避免出现高血压、水肿、腰腿痛等现象，更需要充分的睡眠和休息。

临近产期，有些孕妇容易精神紧张甚至会失眠，不规律宫缩、胎动也会干扰其入睡，使得孕妇虽然有充分的时间却得不到有效的睡眠。孕妇白天活动，晚间又欲睡不能，精神、体力消耗大，一旦临产，会因疲乏而引起宫缩无力、产程延长等异常情况。

所以，孕妇平常要充分休息，适当活动及睡眠，可以保证其生产时的体力。如晚间实在难以入睡，可间断地口服安定2.5～5毫克催眠，对胎儿没有不良影响。

孕妇不宜开灯睡

长时间照射  引起孕妇神经功能失调

灯光与污浊的空气结合 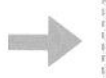 产生含有臭氧的光烟雾，污染居室空气

荧光灯发出短距离光波  引起人体细胞发生遗传变异，易诱发畸胎或皮肤病

孕妈妈睡眠采取什么姿势为好

孕妇睡眠时的姿势很重要。妊娠早期，可以采用自己觉得舒适的姿势，在妊娠中、晚期则要侧卧，最好是左侧卧，避免仰卧。

侧卧位能避免妊娠期子宫对肾脏的压迫，能使肾脏保持充分的血流量，维持肾脏的良好功能，可预防和治疗妊娠高血压综合征（水肿、蛋白尿）。

另外，在怀孕期间取左侧卧位，可以使因妊娠造成的右旋子宫转向前位，以减少因右旋子宫引起的胎位或分娩的异常；还可以避免子宫对下腔静脉的压迫，增加回心血量和心血排出量，减轻下肢水肿，发送子宫和胎盘的血液灌注量，有利于胎儿继续在子宫内生长发育，还有利于减少早产率和胎儿宫内生长迟缓等并发症。孕妇临产前，取侧卧位还可以预防和治疗胎儿宫内窘迫（缺氧）情况。

孕妈妈最好左侧睡

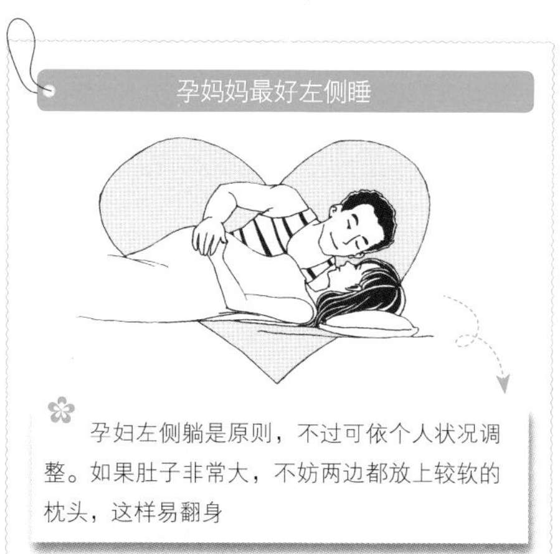

孕妇左侧躺是原则，不过可依个人状况调整。如果肚子非常大，不妨两边都放上较软的枕头，这样易翻身

孕妈妈应学会放松

全身松弛法

无论何时，只要有可能就要休息，不要等到身体实在疲倦时才强迫自己躺下休息。

如有可能，最好每日按下述方法练习两次，共 15 ~ 20 分钟。在饭前不久或饭后 1 小时左右练习为宜。

仰卧，取舒适位置或用软垫垫着，闭目。注意力集中在右手，收紧一会儿后放松，手掌朝上。觉得手有沉重感和热感时，朝地板或软垫方向按压肘部，放松。此时通过你的身体右侧、前臂和上臂向肩部收紧，耸肩，然后放松。重复做，你会觉得手、臂和双肩有沉重感和热感。

然后双膝翻向外侧，放松臀部，向地板或软垫方向轻压背下部。放松，让气流进入腹部和胸部，使肌肉有沉重感和热感，呼吸应开始慢下来。如未能慢下来，尝试在每次呼吸之间数至 2 便会慢下来了。

此时放松颈部和颌骨，连同唇部、颌骨下垂，舌头放在口腔底部，面颊放松。对额部和眼周肌肉要特别注意，以消除皱纹。

精神松弛法

通过有规律和缓慢的呼吸清除思想上的焦虑、担心和其他杂念，全神贯注地进行呼吸运动，十分缓慢和均匀地默念"吸气、屏住、呼气"。使愉快意念流通至头部，清除杂念。如出现烦恼，可在呼吸运动中默念"不要有杂念"或全神贯注进行深呼吸运动。

然后紧闭双目，想象诸如清澈的蓝天或平静的蓝色大海等和平、安静的景象。试图想象出愉快和蓝色的景象，因为蓝色已证明是特别能令人松弛的一种颜色。

全神贯注于呼吸运动。要感觉它是如何缓慢和自然的。每次呼、吸气都要集中精力，倾听着你的呼吸。

记住要保持脸部、眼睛和前额肌肉松弛，并使前额有凉感。

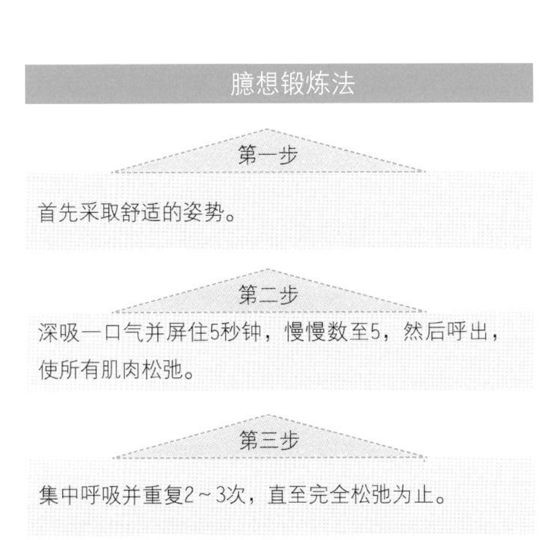

提高睡眠质量可放松神经
★ 睡前洗个温水澡
★ 常晒被，使之松软
★ 下肢水肿的孕妇，将腿部适当垫高
★ 身体的肌肉应全部放松
孕妇疲劳的表现
不耐烦
容易生气
精神不集中
对性交不感兴趣

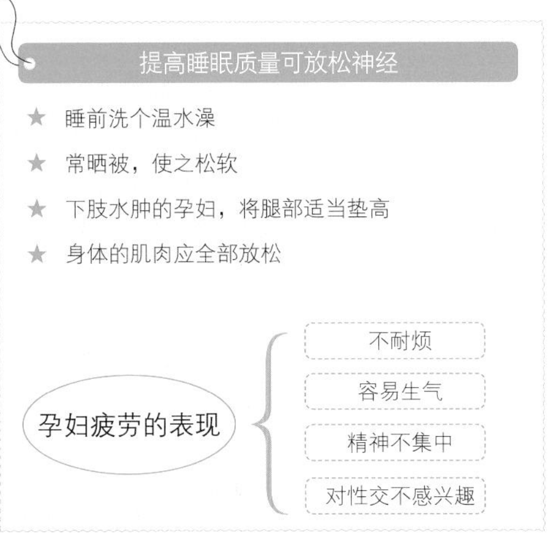

孕4月注意事项

进入妊娠黄金期，孕妈妈还须注意什么事呢？衣食住行，方方面面的细节，都要顾及到，不可心存大意。

怀孕后应慎吃的食物

适宜的食品有助于胎儿生长发育及智力提高，相反，饮食不当同样会对胎儿造成不良影响。从这一点出发，孕妇为了腹中胎儿的安全与健康应“忌口”，在食品选择上要有所牺牲，“忍痛割爱”。下述各类食品对胎儿不利，孕妇不宜食用。

孕妇慎吃的食物	
油腻食物	油炸品、肥肉、烧烤
含有酒精的饮品	菠萝啤、葡萄酒、果酒等
生制食品	生鱼、生肉、生鸡蛋以及未煮熟的肉类
腌熏制品	香肠、腌肉、熏鱼、熏肉等
可疑的食物	不新鲜的肉、鱼、贝壳类动物、霉变的花生
过多的糖类	奶油、糖果、糕点、巧克力等含热量较多的食品
辛辣食品	葱、姜、蒜、辣椒、芥末、咖喱粉等

孕妈妈不宜多吃菠菜

菠菜富含铁质，可以补血，又富含维生素C等多种营养，孕期本应该多吃，为什么要少吃呢？

研究表明，菠菜里虽然含有铁，但并不多，它还含有大量的草酸，而草酸对锌、钙等微量元素有着不可低估的破坏作用。钙和锌是人体不可缺少的矿物质，如果被草酸大量破坏，就会使孕妇体内缺钙缺锌。儿童一旦缺钙，就可能发生佝偻病、鸡胸、罗圈腿以及牙齿生长迟缓等现象。所以，孕妇过多食用菠菜对胎儿发育无疑是不利的。

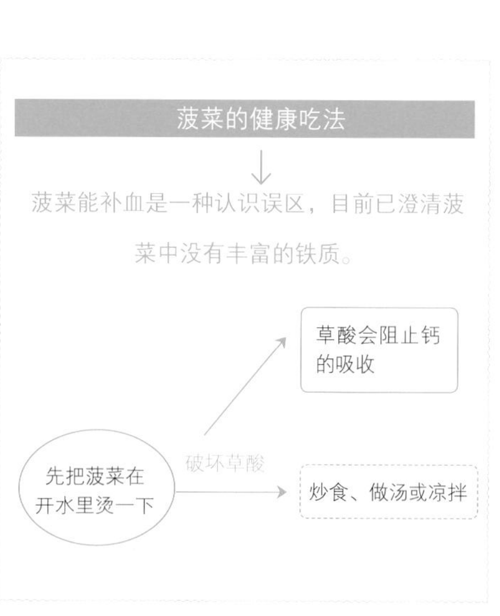
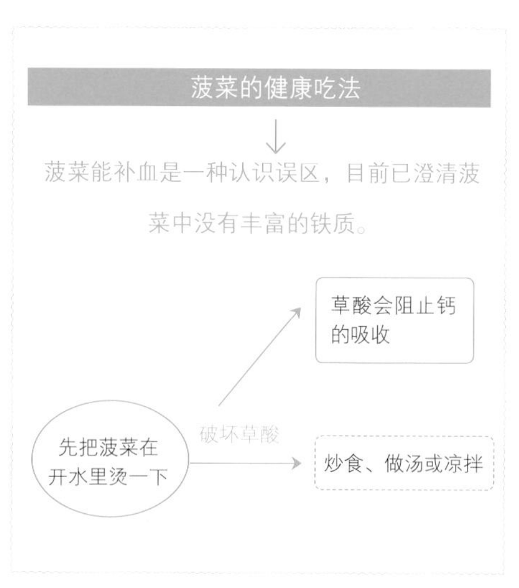

孕妈妈要少吃山楂食品

众所周知，山楂（亦称红果）是一种天然植物，食用后有开胃消食的作用，酸甜可口，大多数人都爱吃。

无论从生理需要还是从营养学的角度来看，孕妇在妊娠期喜吃酸味食物是有一定科学道理的。但是，千万要注意，就山楂来说，无论是鲜果还是干片，虽然酸甜可口，但孕妇不宜多吃。

现已证明，山楂对孕妇的子宫有促兴奋作用，可促使子宫收缩。倘若孕妇过量食用山楂食品，就有可能刺激子宫收缩，甚至导致流产。尤其是过去有过自然流产史或是怀孕后有先兆流产症状的孕妇，更要格外注意，不要食用山楂食品。

山楂对孕妇的利与弊

↓

孕早期尤其忌吃山楂，会诱发流产。产后可以适当服用，可促进子宫复原。

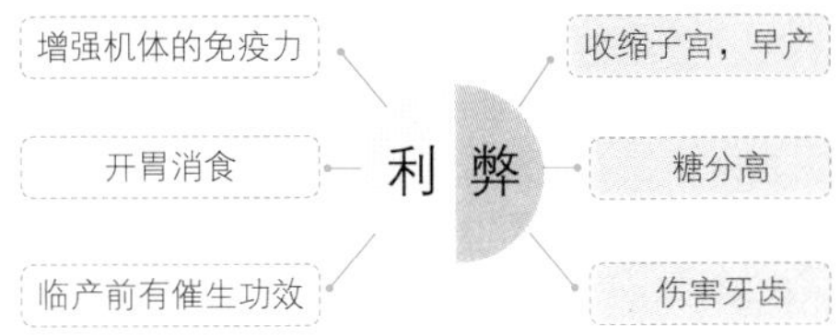

孕妈妈不宜多吃速食品

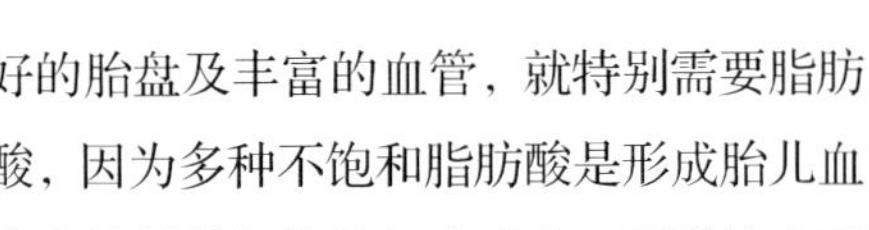

方便食品吃起来既方便又有滋味，即使怀孕了，仍有很多孕妇喜欢吃。不少母亲过分依赖方便食品，尤其是在怀孕的前3个月，其实这样做是错误的。

这种饮食的结果是虽然吃了足量的蛋白质，但却使孕妇的体内缺乏了必需的脂肪酸，脂肪酸是胎儿大脑发育所需的重要营养成分。而且，孕早期如果要形成良好的胎盘及丰富的血管，就特别需要脂肪酸，因为多种不饱和脂肪酸是形成胎儿血管和神经等细胞的组成成分，严重缺少脂肪酸的胎儿会发育不良。

所以孕妇在调剂饮食时，一定不要怕麻烦，要遵照医嘱制定出丰富多样的食谱。

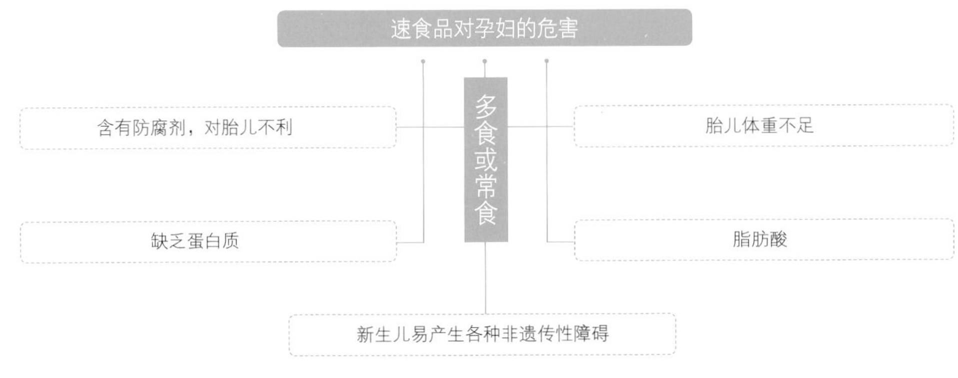

孕妈妈不宜多吃水果

很多怀孕的妇女认为，多吃水果可增加营养，不会令人发胖，生出的小孩皮肤细腻白嫩，其实不然。

水果中90%是水分，此外还含有果糖、葡萄糖、蔗糖和维生素等。这些糖类很易消化吸收，一个中等大小的苹果能产生420～820千焦的热量，相当于一碗米饭所产生的热量。果糖和葡萄糖经代谢还可转化为中性脂肪，不但会促使体重迅速增加，而且易引起高脂血症。

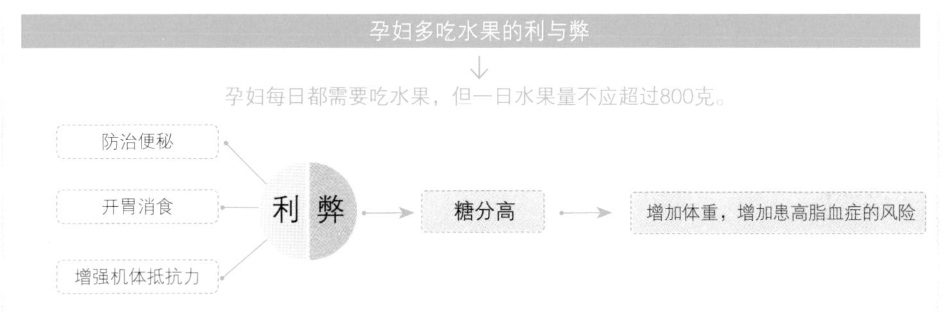

孕妈妈不宜多吃油条

在美国长岛地区，长期流行着一种震颤麻痹性神经系统的疾病，后经过科学家化验，发现当地土壤中铝的含量高得惊人。有人用含铝高的饲料喂养动物或直接把铝注入猫的脑内，结果这些动物都变成了痴呆。也有科学家解剖了一些因痴呆而死亡的病人，同样发现其大脑中含有高浓度的铝元素，最高者可达正常人的30倍以上。由此判断，铝超量对人的大脑是极为不利的。

油条在制作时需要加入一定量的明矾，而明矾正是一种含铝的无机物。一般来讲，吃两根油条就会使你摄入3克左右的明矾。这样明矾就会在身体里蓄积，天长日久，体内会积累高浓度的铝。这些明矾中的铝通过胎盘侵入胎儿的大脑，会使其形成大脑障碍，增加智力低下儿的发生率。

油条对孕妇的危害
油条中含有一定量的铝
常吃、过食油条，造成铝在体内的蓄积
铝通过胎盘进入胎儿大脑
胎儿大脑发育受到影响，易产生智力低下儿

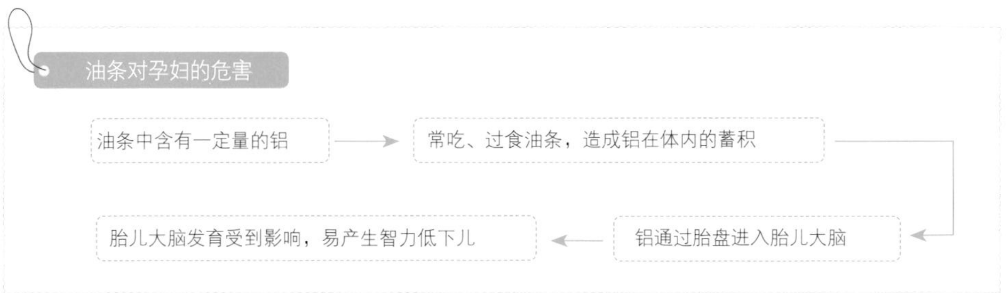

孕妇不宜多吃鸡蛋

鸡蛋营养丰富，许多体虚、大病初愈者及产妇都喜欢多吃鸡蛋，以补充营养，增强体质。然而，过多吃鸡蛋会导致蛋白质中毒综合征。

体虚、大病初愈者及产妇肠胃功能都会有所减退，若在此时大量食用鸡蛋，就会增加其消化系统的负担。如果体内蛋白质含量过高，在肠道中就会造成异常分解，从而产生大量的氨。

这种氨是有毒的，一旦氨溶于血液中，未完全消化的蛋白质也会在肠道中腐坏，分解出羟、酚、吲哚等化学物质，这些化学物质对人体毒害很大。因此，就会出现上述的症状。

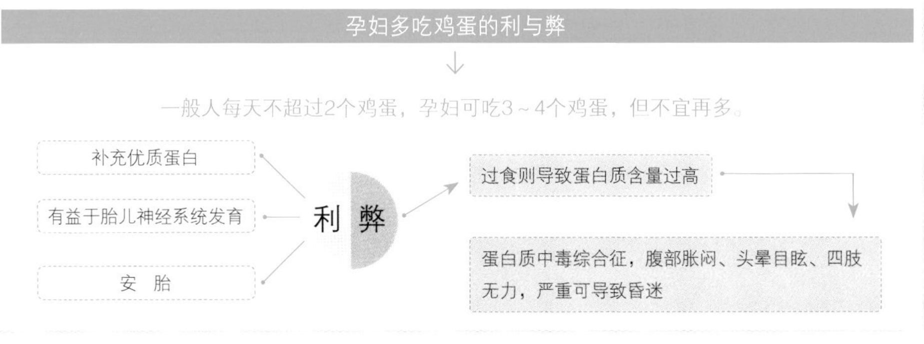

孕妈妈不宜喝浓茶

浓茶含有高浓度鞣酸，在肠道内易与食物中的铁、钙结合沉淀，影响肠黏膜对铁和钙的吸收利用，其可诱发缺铁性贫血以及低钙血症，从而影响胎儿生长发育。

此外，浓茶内所含的茶碱浓度高达10%左右，会加剧孕妇的心跳和排尿，增加孕妇的心、肾负担，诱发妊娠高血压综合征等，不利于母体和胎儿的健康。

临产前如饮过多的浓茶，可引起失眠，导致产妇精疲力竭，宫缩无力，造成难产。哺乳期妇女过度饮浓茶，浓茶里的高度鞣酸被肠黏膜吸收进入血液循环后，会产生收敛和抑制乳腺分泌的作用，造成乳汁分泌不足，影响哺乳。所以，孕妇不宜饮浓茶。

浓茶对孕妇的危害
含高浓度鞣酸
影响钙、铁的吸收
含高浓度的茶碱
加剧心跳和排尿，增加心、肾负担
含咖啡碱
易失眠，导致产妇精疲力竭，宫缩无力

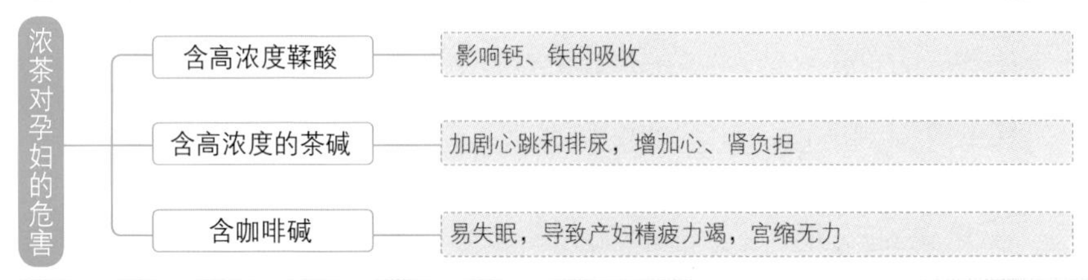

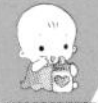

孕妇不宜多饮汽水

孕妇不宜经常饮用汽水，因为过量饮用汽水可能会导致缺铁性贫血。

汽水中含有磷酸盐，其进入肠道后能与食物中的铁发生化学反应，形成难以被人体吸收的物质排出体外，所以大量饮用汽水会大大降低血液中的含铁量。

在正常情况下，食物中的铁本来就很难被胃肠道吸收，在怀孕期间，孕妇本身和胎儿对铁的需求量比任何时候都要多，如果孕妇过多饮用汽水，势必会导致缺铁，从而影响孕妇的健康及胎儿的发育。

另外，充气性汽水内含有大量的钠，若孕妇经常饮用这类汽水，会加重水肿。由此可见，孕妇不宜经常饮用汽水。

汽水对孕妇的危害
含有碳酸汽
消耗大量钙，易造成母婴缺钙
含有磷酸盐
影响孕妇对铁的吸收，易发生缺铁性贫血
含有钠盐
有诱发妊娠高血压综合征的危险，加重水肿

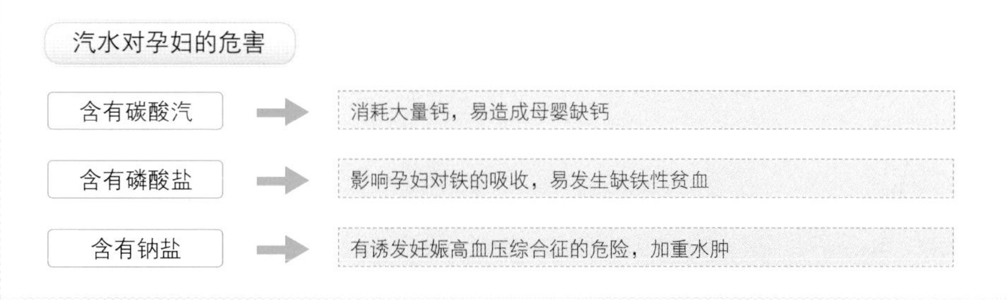

孕妈妈不宜睡席梦思床

孕妇的脊柱较平常人的前曲更大，睡席梦思床及其他高级沙发床后，会对其腰椎产生严重影响。仰卧时，其脊柱呈弧形，使已经前曲的腰椎小关节的摩擦力增加；侧卧时，脊柱也会向侧面弯曲。长此下去，会使脊柱的位置失常，既不能消除疲劳，又不利于生理功能的发挥，并可引起腰痛。

同时，孕妇仰卧时，增大的子宫会压迫腹主动脉及下腔静脉，导致子宫供血减少，对胎儿不利，甚至会出现下肢、外阴及直肠静脉曲张现象，有些人因此而患上了痔疮。当右侧卧位时，上述压迫症状消失，但胎儿会压迫孕妇的右输尿管，易患肾盂肾炎。左侧卧位时上述弊处虽可避免，但可造成心脏受压、胃内食物排入肠道受阻，同样不利于孕妇健康。

孕妇睡席梦思床的危害

★ 易致脊柱的位置失常

★ 不利于翻身

★ 压迫腹部，子宫供血减少，对胎儿不利

注：孕妇的床最好是棕绷床或硬板床，上铺9厘米厚的棉垫或褥子为宜，既柔软，又利于翻身和活动

孕妈妈不宜睡电热毯

很多人喜欢用电热毯保暖，但孕妇不宜使用，以免造成下一代大脑发育不良。

这是因为：当人们使用电热毯时，由于人体和电热毯之间存在着电容，因此即使是绝缘电阻完全合格的电热毯，也会有感应电压产生并作用于人体。人体与电热毯之间的感应电压可达到 40 ～ 70 伏特，且有 15 微安的电流强度。这个电流虽小，但由于电热毯紧贴在孕妇身下，对处于发育阶段的胎儿可能存在潜在的危险，最易导致各种器官畸形，同时对胎儿大脑发育不利，会使出生后的婴儿智力低下。

因此，为了下一代的健康，孕妇还是不要使用电热毯为好。如需取暖，可以采用其他方法。

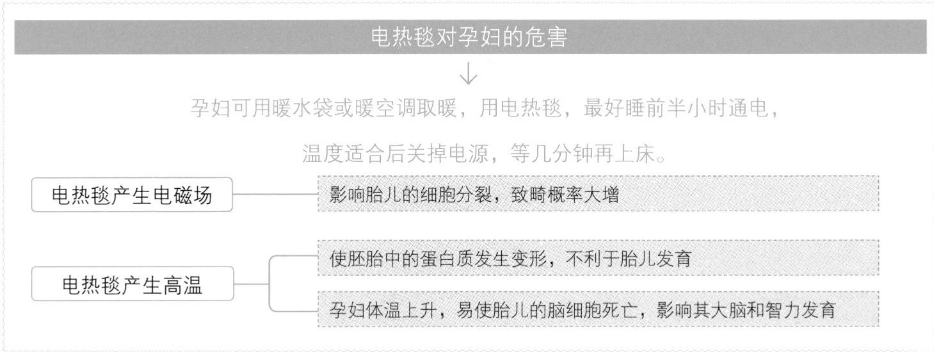

孕妇不宜忽视午睡

妊娠妇女的睡眠时间应比平常多一些，如平常习惯睡 8 个小时，在妊娠期以睡到 9 个小时左右为好。增加的这一个小时的睡眠时间最好加在午睡上。即使在春、秋、冬季，也要在午饭后稍过一会儿躺下，舒舒服服地睡个午觉。睡午觉主要是可以使孕妇神经放松，消除劳累，恢复体力。

特别是孕妇感到消化不良、食欲不佳或血液循环不好时，更应该注意午睡。午睡时，选择适宜自己的睡姿，脱下鞋子，把双脚架在一个坐垫上以抬高双腿，然后全身放松，这样休息效果更好。

孕妇的睡眠时间安排

- ★ 每天比怀孕前多睡觉1小时
- ★ 午饭后半小时可躺下睡觉
- ★ 睡眠时间可长可短，半小时到1小时，或更长
- ★ 其余感到劳累的时候，也可躺下休息

孕妇要选择合适的鞋子

大多数孕妇怀孕 3 个月后，大脚趾下面会出现水肿现象；6 个月后，整个脚水肿得如同平脚；妊娠后期腿脚水肿得难以维持走路时的平衡。孕妇体重的增加使血液循环不畅，脚底会有沉重的压迫感，从而加剧了腰痛。因此，准妈妈选择鞋子时应注意以下几点。

妇女怀孕后，身体有了变化，肚子一天一天增大，体重增加，身体的重心前移，站立或行走时腰背部肌肉和双脚的负担加重，如果再穿高跟鞋，就会使身体站立不稳，容易摔倒。

另外，因孕妇的下肢静脉回流常常会受到一定影响，站立过久或行走较远时，双脚常有不同程度的水肿。由于高跟鞋鞋底、鞋帮较硬，此时穿高跟鞋不利于下肢血液循环。因此，孕妇不宜再穿高跟鞋。

如果鞋跟高了，再加之脚部水肿，走路不稳，有可能引起腹坠感，腰部酸痛。如果穿平底鞋，孕妇会更难行走，行走产生的震动会直接传到脚上，站立或行走过久还会引起脚跟痛。因此，孕妇所穿的鞋鞋跟高度应该为 2 ~ 3 厘米，以选择柔软而有弹性的坡跟鞋最为理想。可用 2 ~ 3 厘米厚的棉花团垫在脚心部位作为支撑。鞋子的宽窄、大小均要合适，重量要轻。孕妇从怀孕 6 个月后，应选穿比自己的脚稍大一点的鞋为宜。

在选材上，孕妇不应选用合成革、皮、尼龙等材料做的鞋，最好是羊皮鞋或布鞋。孕晚期脚部水肿，要穿松紧性稍大一些的鞋子。脚背要与鞋子紧密结合，又能牢牢支撑身体的宽大后跟，鞋底应带有防滑纹。

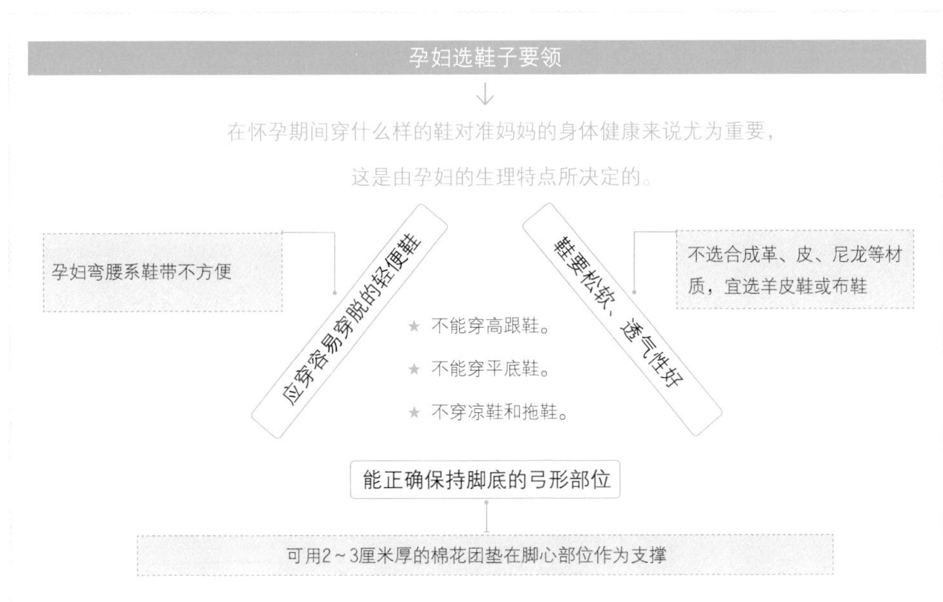

孕期外出旅行注意事项

一般来讲，在胎盘尚未发育完全的怀孕初期以及容易发生阵痛与早产的怀孕后期，都不适合去旅行。如果一定要去旅行，最好是选择怀孕16～28周的安定期去，而且要做好充分准备，以保证安全健康。

在出发前应进行产前检查的医院就诊一次，向医生介绍整个行程计划，然后征求医生的意见，看是否能够出行。如果医生认为健康状况好方可旅行，并请医生帮助准备必须携带的药品。

怀孕期间的旅行，应以避免过度疲劳为重要的原则。因此，在制订旅行计划的时候，行程的安排不宜太过紧凑，而且要避免单独外出。如果到比较远的地方去旅行，中途最好能够休息一个晚上。交通工具若是震动得非常厉害，就很容易引起早产。因此，最好尽量避免搭乘震动得厉害的交通工具。

外出注意事项	
避免舟车劳顿	行程的安排不宜太过紧凑
注意饮食营养	不吃速食品、方便食品
注意饮食卫生	不喝生水，不吃包装不严格或过期的食品
其他事项	避免远行，避免单独外出，避免搭乘震动厉害的交通工具

怎样防止流产

流产是指妊娠28周以前妊娠中断的现象，怀孕16周以前是最易发生流产的时期，所以必须特别小心。

当孕妇有出血及下腹痛类似流产的情形发生时，一定要立刻安静地躺下来。如果是发生流产的情形，只要安静地卧床休息，有七成左右的人都可以避免流产。若是出血及腹痛的情形愈来愈严重，必须立刻到医院接受治疗。

有流产的情形发生时，何时到医院才适当呢？一般而言，在少量出血的情形下，必须安静地卧床休息，并且打电话向医生请教。出血量很多并伴有阵痛时，则必须立刻到医院就诊。尤其是有过流产史及习惯性流产的人，应尽早用一些黄体素来安胎，则可以避免流产。

防治流产的措施

- ★ 不要拿重的东西
- ★ 避免精神上的压力
- ★ 减少外出的次数
- ★ 不要压迫下腹部
- ★ 小心性生活
- ★ 拿取地板上的东西时，要先蹲下
- ★ 避免激烈的运动
- ★ 不要让下腹部着凉
- ★ 上下楼梯要避免摔跤

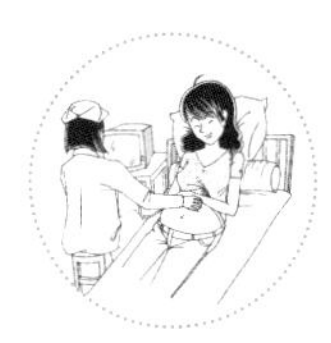
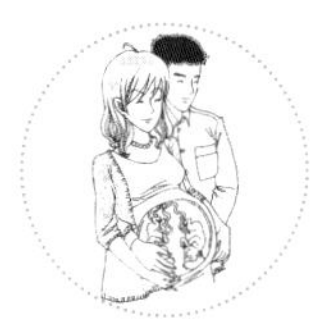
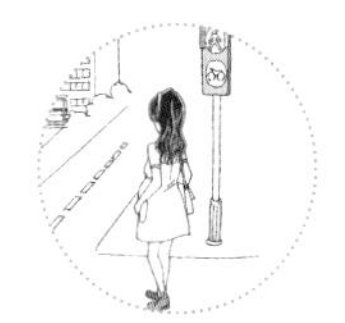

第6章 怀孕五个月（17～20周）

DI-LIU ZHANG

孕5月，胎宝宝的身长、体重都有了明显的增加，也进入了生长发育较为快速的时期，全身各个器官都已经步入了生长发育正轨。相应地，准妈妈应及时补充营养，以满足胎宝宝的生长所需。由于此月宝宝的胎动更明显了，所以准妈妈注意不要过度劳累，同时定时到医院做相关的检查。

本章看点

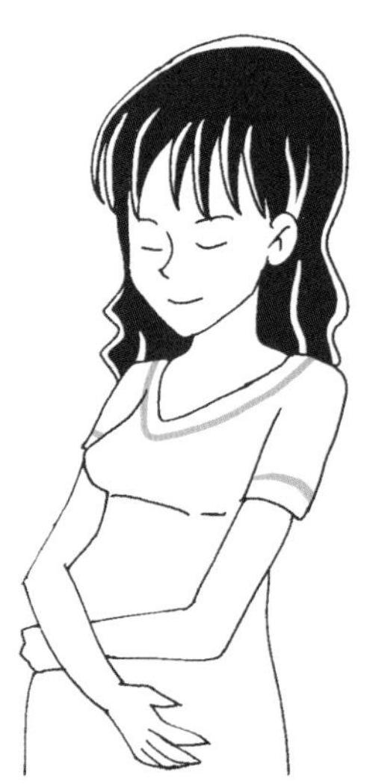

孕5月母婴基本指标及营养要求

又过去一月，宝宝又发生了什么变化？孕妈妈呢？可否又有新的不适？新的一月，小生命又带给您新的惊喜，请做好接纳的准备。

胎儿的成长

此时胎儿的成长很惊人，身长约为25厘米，体重在250～300克。头约为身长的1/3，全身长出细毛，鼻和口的外形逐渐明显，头发、眉毛、指甲等已齐备。皮肤逐渐呈现出美丽的红色，皮下脂肪也开始形成，心脏的跳动也有所增加，力量加大。骨骼、肌肉进一步发育，手足运动更加活泼，母体已开始能感觉到胎动。

这时，胎儿的神经组织已经比较发达，并且开始有了一些感觉。羊水达400毫升左右。胎儿已会吞咽羊水。

孕5月胎儿特征

- ★ 头发和眉毛发育完备，牙床形成
- ★ 手指和脚趾的指甲开始生长，手指可以单独活动，会吸吮手指
- ★ 听觉器官已形成，可以听到声音，记忆母亲的声音
- ★ 生殖器明显可见
- ★ 胎动反应不太强烈，孕妇会有胀气、肠胃蠕动或鱼儿游泳的感觉
- ★ 胎儿开始吞咽羊水

孕妈妈身体特征

此时，母体的子宫如成人头般大小，已经相当大了，子宫底的高度位于耻骨上方15～18厘米处。肚子已大得使人一看便知是一个标准的孕妇了。胸围与臀围变大，皮下脂肪增厚，体重增加。此时微微可以感觉胎动，但刚开始也许不太明显，肠管会发生蠕动声音，会有肚子不舒服的感觉。胎动是了解胎儿发育状况的最佳方法，孕妇应将初次胎动的日期记下，以供医师参考。

孕5月孕妇特征

体重	身体变化				妊娠反应
	子宫变化	乳房变化	排尿变化	腹部	
体重增加2～5千克	子宫底每周会升高1厘米	乳房膨胀加剧，能挤出透明、黏稠的微白液体	尿频现象大致消失	腹部明显隆起	早孕反应已经完全消失，孕妇身心舒畅

营养搭配要求

在这一个月内，胎儿需要大量的、各方面的营养素。所以，孕妇的饮食必须保证充足的蛋白质、糖、脂肪、水分、维生素 D、钙、磷、铁等营养物质和其他微量元素。

另外，怀孕的第 5 个月，也是胎儿大脑开始形成的时期，所以孕妇在这个时期应该注意从饮食中充分摄取对脑发育有促进作用的食品，以利胎儿脑组织发育。核桃、花生、松子、板栗等，这些既可食用又可做种子的坚果具有加速脑细胞的分裂、增殖的作用，孕妇应该从此时起大量食用。孕妇可遵循以下食谱来安排一天的饮食。

● 早餐

主食：牛奶 250 克，奶油面包或小牛肉包子 5 个（量约 150 克）。

副食：清淡炝菜，五香鸡腿，餐后搭配水果 200 克。

● 午餐

主食：米饭 2 小碗，白面豆包（量约 150 克）。

副食：芹菜炒牛肉（精牛肉 200 克、芹菜 100 克），瘦肉红焖香菇（猪精瘦肉 150 克、鲜香菇 250 克、木耳 100 克），蔬菜营养汤 2 小碗。餐后水果可吃葡萄。

● 晚餐

主食：米饭 2 小碗，或小花卷 2 ～ 3 个（量约 150 克）。

副食：鸡蛋炒菠菜（菠菜 250 克、鸡蛋 120 克），青椒肉丝（青椒 250 克、瘦猪肉 100 克），汤或粥 2 小碗。

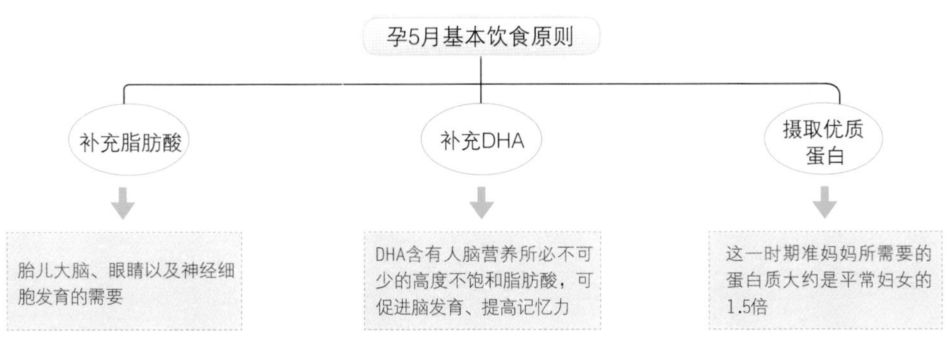

适合孕5月的食物	
富含脂肪的食物	核桃、鱼虾、鸭、黄花菜、芝麻、香菇等
富含DHA的食物	核桃仁、海鱼
富含优质蛋白的食物	肉、蛋、牛奶、豆制品、鱼虾等
预防感染的食物	冬瓜、赤豆等

保护胎儿脑健康

有些食品对胎儿的大脑发育有害，应尽量避免过多地摄入，以免影响胎儿大脑的正常发育。如肉类、精白砂糖、黄油等。

孕5月体检

孕5月，胎宝宝无论身长还是体重，成长速度都很惊人，全身器官都进入了生长发育的最快速时期，此时去做体检，无疑可全面掌握胎宝宝的发育信息。

何时可以做B超检查

B超是产科中应用最广泛的检查手段，B超对胎儿到底有无伤害，在医学领域中尚没有权威性定论，大多数学者认为B超检查对胎儿没有肯定的伤害，至今尚没有B超检查引起胎儿畸形的报道。

但也有少数专家指出，B超是一种高强度脉冲超声波，有很强的穿透力，对处于敏感期的胚胎和胎儿会产生一定的不良反应。有些国外专家根据实验证明，B超对女婴的卵巢可能有影响，有可能影响将来卵巢所承担的生育和调节月经的功能。所以，孕早期尽量不做或少做B超为好。正常的妊娠B超检查次数最好不要超过3次。

第一次B超检查时间最好安排在妊娠18～20周，在此期间，胎儿的各个脏器已发育完全，B超检查可查看到每一个重要的脏器有无异常情况等，还可确定怀的是单胎还是多胎，对母亲身体的影响也较小。

第二次B超检查时间最好安排在孕28～30周，此时做B超的目的是了解胎儿发育情况，是否有体表畸形，其还能对胎儿的位置及羊水量进一步了解。

最后一次B超检查的时间最好安排在孕37～40周，此时做B超检查的目的是确定胎位、胎儿大小、胎盘成熟度、有无脐带缠颈等情况，进行临产前的最后评估。

B超检查

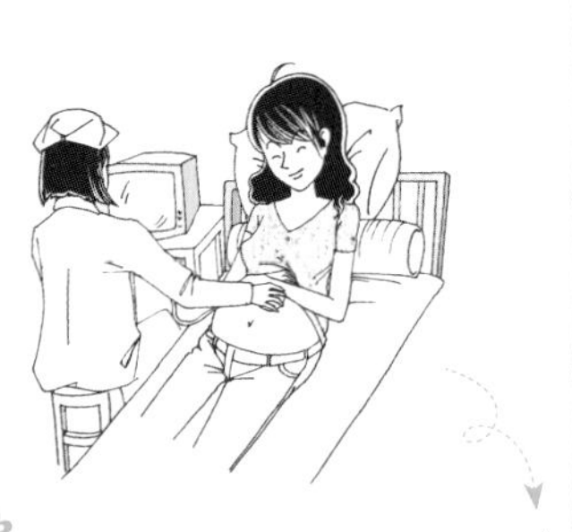

有人认为，多做几次检查有助于了解胎儿情况，但次数过多不利于胎儿发育，孕妇怀孕期间做3次B超检查为佳

B超检查安排

次数	时间	目的
第一次B超检查	孕18～20周	查看每一个重要脏器有无异常
第二次B超检查	孕28～30周	了解胎儿发育情况
第三次B超检查	孕37～40周	确定胎位、胎儿大小、胎盘成熟度、有无脐带缠颈等情况

慎做B超检查

怀孕18周以内的孕妇最好不要做B超检查，容易造成胚胎细胞分裂，使胎儿脑部发育受到影响。

胎动计数及结果判断

胎动是胎儿在孕妇子宫内活动的表现。有胎动，表明胎儿情况正常。如果胎动次数突然减少或过多，都表明胎儿不正常，应及时请医生诊治。

胎动的计数方法是：从妊娠 28 周开始至临产，孕妇每天上午 8 ～ 9 点、下午 1 ～ 2 点、晚上 20 ～ 21 点，各计数胎动 1 次，每次计数 1 个小时，每次计数时，孕妇最好取躺位，双腿以舒适为宜，手掌轻轻按放在腹部，呼吸要平稳，情绪要放松，排除一切干扰和杂念，3 次计数相加乘以 4，就是 12 小时的胎动数。如果每天测 3 次有困难，最少也要测一次，最好在晚上测，但时间要固定。

胎动正常表示胎盘功能良好，输送给胎儿的氧气充足，胎儿发育健全，小生命在子宫内愉快健康地生长着。如果 12 小时内胎动少于 15 次，或 1 小时内胎动少于 3 次，往往就表示胎儿缺氧，孕妇不可掉以轻心。

胎动计数检测

↓

计数胎动可了解胎动的次数、快慢、强弱等，可预示胎儿的安危。

良 好	12小时的胎动总值在30～40次
胎儿缺氧	12小时的胎动总值少于20次
不 良	12小时的胎动总值少于10次

如何尽早发现双胞胎

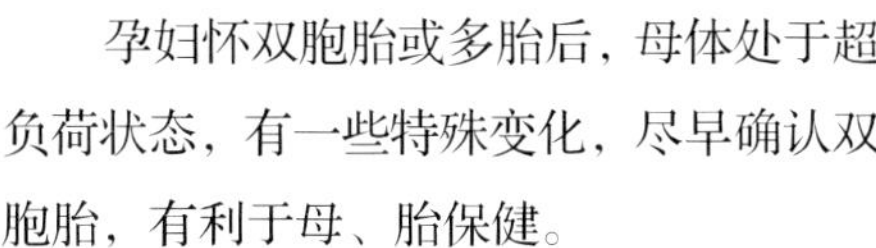

孕妇怀双胞胎或多胎后，母体处于超负荷状态，有一些特殊变化，尽早确认双胞胎，有利于母、胎保健。

孕妇在怀孕后，要随时注意子宫的大小，如发现子宫较一般怀孕妇女的大，尤其是在孕 20 周子宫底高度超过正常范围时，要考虑双胎妊娠的可能，应及时去医院检查，如确认是双胎妊娠，应在妊娠 28 周起，得到系统的护理和采取各方面的保护措施。

双胞胎如不及时进行合理调节，就会在妊娠、分娩和产后的不同阶段，使孕妇和胎儿或婴儿发生各种异常变化，严重时可导致孕妇和胎儿死亡，因此应尽早发现双胎妊娠，及早进行必要的保健。

双胎妊娠注意事项

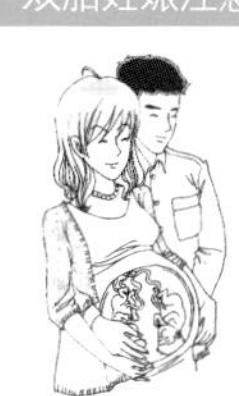

★ 孕妇应尽可能多吃些营养食品，特别是多吃含铁量高的食物

★ 双胎孕妇易发生不适和并发症，产检次数要比一般孕妇多

孕 5 月保健要点

孕 5 月，准妈妈的腹部已经显现出来了，身心进入了一个稳定期，生活起居方面，应该养成一套良好的习惯。本月保健要点，就围绕此类问题展开。

孕妇的居住环境要求

居住环境关系到胎儿的健康和生长发育、智力发育。因此，务必注意。

孕妇的居住环境应该保证安静舒适、清洁卫生，有清新的空气以及良好的通风设施，这些有助于孕妇轻松悠闲地度过孕期。

孕妇对居室环境的要求

空间	温馨舒适，整齐清洁，通风良好
温度	室温最好保持在20～22℃
湿度	居室最好的空气湿度以50%为宜
色彩	以温和清新为主，可用乳白色、淡蓝色、淡紫色、淡绿色等

孕妇上班路上安全策略

上班途中忌急行，应眼观四方，对面有行色匆匆的行人走过来应立刻避让，免得对方撞过来而躲之不及。

在光滑的地板上行走，孕妈妈要稍稍向后倾，以免摔倒。

自己开车上班的孕妈妈，要牢记系好安全带，安全带的正确系法是：把安全带箍在腹下及大腿骨之上，将带子紧贴盆骨，并可在身后加坐垫以减轻腰背的压力。

乘坐的士上班的孕妈妈，不要坐副驾驶座位，以免防撞气垫弹出撞伤肚子。

乘地铁或公交车上班，应选车头或车尾位置，有助于保证空气流通而且可尽量避免被人撞伤。

孕妇上班途中安全提示

- ★ 外出时戴口罩，避免感染病菌
- ★ 搭地铁或公车上班的孕妈咪，应拣车头、车尾或靠窗通风位置
- ★ 搭的士上班的孕妇，不要坐副驾驶位
- ★ 自己开车上班的孕妇，要牢记佩戴安全带

防止妊娠纹

许多孕妇在怀孕5个月以后，在大腿内侧、腹部及乳晕周围的皮肤上出现淡红色或紫红色的稍凹陷条纹，有的伴有轻度瘙痒感，这就是“妊娠纹”。

这是因为怀孕时，肾上腺分泌的类皮质醇数量会增加，使皮肤的表皮细胞和纤维母细胞活性降低，导致真皮中细小的纤维断裂，从而产生了妊娠纹。

怀孕中后期，胎儿生长速度加快，或是孕妇体重短时间内增加太快，肚皮来不及撑开，都会造成皮肤真皮内的纤维断裂，从而产生妊娠纹。

因此，孕妇在孕前就应注意身体运动，特别是腹部的锻炼，如进行仰卧起坐、俯卧撑等运动。女性经常进行这种锻炼，大多在孕期不会出现妊娠纹，即使有也较轻微。

此外，孕妇要防治病理性妊娠，如巨大胎儿、羊水过多等，减少子宫过度胀大而使腹部过度膨胀的因素。

怎样防止妊娠纹

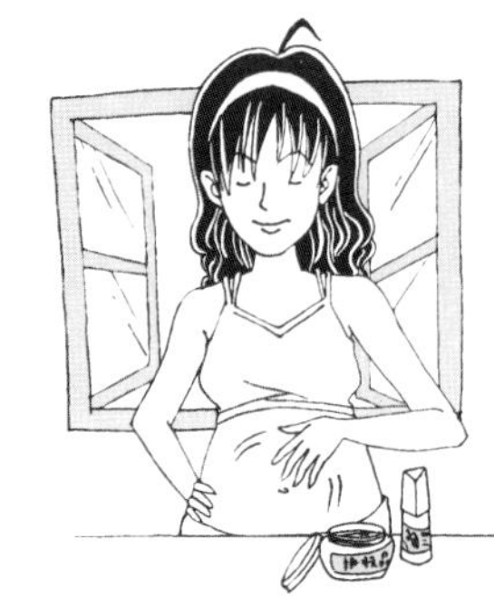

★ 合理调节饮食

★ 避免营养过剩使胎儿过大

★ 涂抹妊娠纹美容护肤品

孕妇应避免噪声

孕妇受噪声影响，可使胎心加快，胎动增加，对胎儿极为不利。高分贝噪声可损害胎儿的听觉器官，并使孕妇的内分泌功能紊乱，诱发子宫收缩而引起早产、流产、新生儿体重减轻及先天畸形。研究证明，那些曾经受过85分贝以上（重型卡车音响是90分贝）强噪声影响的胎儿，在出生前就丧失了听觉的敏锐度。

构成胎儿内耳一部分的耳蜗从孕妇妊娠第20周起开始成长发育，其成熟过程在婴儿出生30多天时间内仍在继续进行。由于胎儿的内耳耳蜗正处于成长阶段，极易遭受噪声损害。大量低频噪声可进入子宫被胎儿听到，影响胎儿的耳蜗发育。胎儿内耳受到噪声影响，可使大脑的部分区域受损，严重影响大脑的发育，会导致其在儿童期内出现智力低下现象。

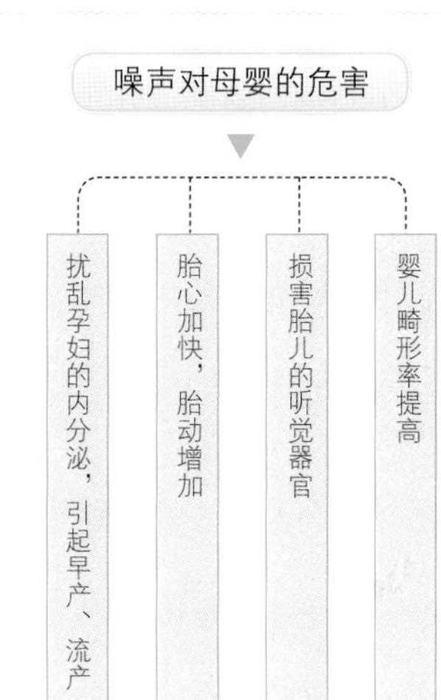

孕 5 月注意事项

孕 5 月，一般孕妇的早孕反应都会消失，孕妈妈和胎宝宝进入相对稳定的时期了，孕妇可以开始正常的生活循环了，但在生活中还要注意一些细节问题。

孕妇忌在月圆之夜行房事

天文与医学的研究证实：月圆之夜，月球对地球的引力最大，导致地轴的位置发生微小的改变。由于地球的磁场效应作用于人体的器官及组织细胞，使人体的气压较低，在低压情况下，血管内外的压强差别增大，可以导致毛细血管出血。

特别在满月时月亮对人的行为影响最强烈，使人的感情容易激动和兴奋，而情绪波动至极是导致流产和早产、诱发心血管系统疾病的重要诱因。因此，孕妇在月圆之夜应避免房事，以免诱发流产及早产等。

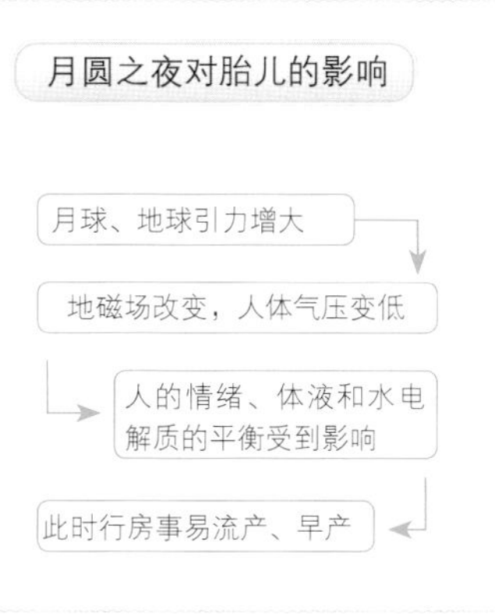

孕妈妈居室不宜多放花草

孕妇和婴儿的卧室里不宜多放花草，因为有些花草会引起孕妇和胎儿的不良反应。有些花草如万年青、五彩球、洋绣球、仙人掌、报春花等易引起接触性过敏。如果孕妇和婴儿的皮肤触及它们，或其汁液弄到皮肤上，会发生急性皮肤过敏反应，出现痛痒、皮肤黏膜水肿等症状。

还有一些具有浓郁香气的花草，如茉莉花、水仙、木兰、丁香等会引起孕妇嗅觉不灵敏、食欲不振，甚至出现头痛、恶心、呕吐等症状。所以，孕妇和婴儿的卧室最好不要多放花草，特别是芳香的盆花。

孕妇居室放花草的危害

释放香味 → 引起孕妇嗅觉不灵敏、食欲不振，或头痛、恶心、呕吐

夜间无阳光，吸收氧气 → 与人争夺氧气，孕妇胸闷、头疼

孕妈妈不宜久坐久站

下肢静脉曲张主要发生在下肢皮下浅在的大静脉，其次是小静脉。妇女妊娠时，下肢和外阴部静脉曲张是常见的现象，静脉曲张往往随着妊娠月份的增加而逐渐加重，越是妊娠晚期，静脉曲张越厉害，经产妇比初产妇更为常见而且严重。

这是因为，妊娠时子宫和卵巢的血容量增加，以致下肢静脉回流受到影响；增大的子宫压迫盆腔内静脉，阻碍下肢静脉的血液回流。此外，如果孕妇久坐久站，势必会加重阻碍下肢静脉的血液回流，使静脉曲张更为严重。

静脉曲张是可以预防的，主要是孕妇在妊娠期要休息好。有些孕妇因工作或习惯经常久坐久站，就易出现下肢静脉曲张现象，因此只要孕妇注意平时不要久坐久站也不要负重，注意休息，就可避免下肢静脉曲张。

孕妈妈怎样缓解静脉曲张

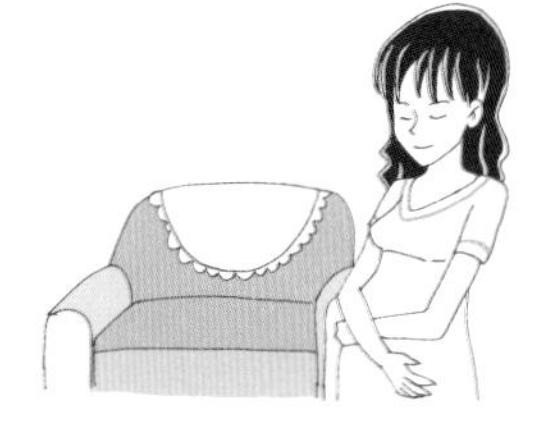

- ★ 每天适度活动，促进血液循环
- ★ 避免增重过快
- ★ 不要提重物
- ★ 休息时将双腿稍抬高，帮助血液回流至心脏
- ★ 避免长期保持一个姿势
- ★ 睡觉时脚部用枕头垫高

孕妈妈不宜多晒太阳

阳光中的紫外线是一种具有较高能量的电磁辐射，有显著的生物学作用。多晒太阳，能促使皮肤在阳光紫外线的照射下制造维生素 D，进而促进钙质吸收和骨骼生长。

日光浴可使孕妇脸上的色素斑点加深或增多，出现妊娠蝴蝶斑或使之加重。日光对孕妇皮肤的损害，还可能发生日光性皮炎（又称晒斑），尤其是在初夏季节人们的皮肤尚无足量黑色素起保护作用时更易发生。此外，由于日光对血管的作用，还会加重孕妇的静脉曲张。

孕妈妈晒太阳的利与弊

利：制造维生素D → 促进钙质吸收和骨骼生长

弊：晒太阳过多 →
- 皮肤易受紫外线伤害
- 加重妊娠蝴蝶斑
- 易导致日光性皮炎
- 加重孕妇静脉曲张

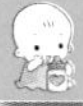

远离电磁辐射的对策

电脑的电磁辐射、噪声、光照不足及铅污染对人体均可产生不良影响，长期操作电脑的人常会有头昏、头痛、眼肌及肩臂疲劳、食欲下降等反应。

如孕期经常操作电脑，不仅会有以上不适反应，还可导致流产、早产、死胎、胎儿发育异常，这种不良影响对怀孕1～3个月的孕妇危害更大，故孕妇不宜操作电脑，尤其不宜长时间操作电脑。

经常接触电脑的妇女怀孕后，最好不要再使用，若无可能调离使用电脑的工作环境，为减少电磁波给母婴带来的危害，孕妇在使用电脑时应与电脑保持一定的距离，并与他人操作的电脑保持两臂以上的距离。

孕妇操作电脑时，还要特别注意室内经常开门窗通风，并在工作1小时后到室外或窗前活动一下，呼吸新鲜空气。

减少孕妇电磁辐射的方法

保持安全距离		减少使用时间	
烤箱、烤面包机	保持70厘米以上距离	一周使用电脑的时间不应超过20小时	不使用电器产品的时候要拔掉电器产品的插头
音响、电冰箱、电风扇	保持1米以上距离		
电视机、冷气机、开启的微波炉	保持2米以上距离	手机每天通话时间不可超过30分钟	
电脑	屏幕保持70厘米以上；显示器背面保持1米以上距离		

孕妈妈不宜长时间使用电风扇和空调

由于孕妈妈的新陈代谢十分旺盛，皮肤散发的热量也较多，所以比一般人耐热能力差，在夏季，如果孕妇长期使用电风扇和空调，就会有头晕头痛、疲乏无力、饮食下降等不良反应出现。

因为电风扇和空调的风吹到皮肤上时，汗液蒸发作用会使皮肤温度骤然下降，导致表皮毛细血管收缩，血管的外周阻力增加而使血压升高；表皮血管呈舒张状态，血流量增多，所以引起头晕、头痛症状。

为了调节全身体温达到均衡状态，全身的神经系统和各器官组织必须加紧工作。因此，吹风时间长，人并不会感到轻松，反而容易疲劳。

孕妇出汗怎么办

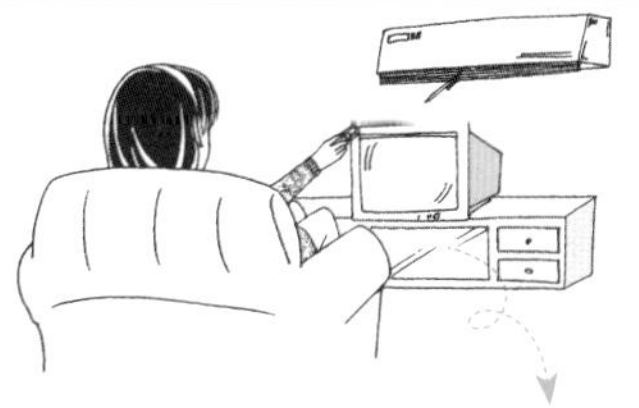

✿ 孕妇出汗多时，不要马上吹风扇或吹空调，可用湿毛巾擦干，或用手扇纳凉

孕期工作中的注意事项

妊娠到了5个月时容易疲倦，工作过于激烈、睡眠不足、营养不足，都是造成疲倦的原因。

当感觉到非常疲倦时，必须及早地找出原因。首先要接受全身的健康检查，还有血液（梅毒、贫血的有无）、血压、肺、心脏和尿液的检查等。如果是贫血的话，身体也容易疲倦，要设法治疗才是。

若检查的结果显示身体本身并没有什么特别的异常，则要把工作量减少或在工作中适时休息即可。妊娠的时间越长，睡眠时间就要安排得越多，并且请别忘了要摄取充足的营养。只要在每一个事项中加以注意，就可以避免疲倦的产生了。

另外，过劳之余，如果母体营养还不足的话，胎儿的营养也会不足。胎儿发育不良会造成虚弱儿或发生妊娠中毒症的可能性增高，此点必须要多加注意。

上班族孕妈妈怎样避免疲劳

- ★ 在办公桌底下放个鞋盒当做搁脚凳，把脚放舒服
- ★ 穿舒适的鞋，选择适合孕妇的长袜
- ★ 如果你不得不去洗手间，尽快去
- ★ 将桌椅调整得尽可能舒适
- ★ 劳累的时候，可以做深呼吸，舒展肢体，短时间散步等
- ★ 坦然愉快接受同事的照料和帮助

孕妈妈不宜去人多的地方

怀孕后，应尽量避免去人多拥挤的地方，如商场、农贸市场等公共场所。

公共场所人多拥挤，孕妇腹部可能会受到挤压和碰撞，易流产、早产或胎盘早剥。

公共场所人流量大，空气混浊，二氧化碳多而氧气少。长时间处在这种环境中，孕妇吸入混浊的空气会感到胸闷、气短，会影响胎儿的氧气供应。

人多的地方，传染疾病的机会也多，由于孕妇的自身抵抗力下降，更容易遭受细菌、病毒的侵害，这对于孕妇及正处于生长发育过程中的胎儿来说都是比较危险的。

人多拥挤的场合必然人声嘈杂，形成噪声，这种噪声对胎儿发育十分不利。

因此，孕妇应尽可能地避免进入这类场所。

人多的地方对孕妇的危害

- 腹部容易受到挤压、碰撞
- 空气污浊，孕妇容易胸闷
- 细菌多，传染疾病的机会也多
- 太嘈杂，易形成噪声污染

情绪差会导致胎动频繁

一般情况下，胎动不仅表明胎儿发育正常，而且预示着孩子出生后抓、握、爬、坐等各种动作将发展较快。但值得注意的是，如果孕妇的情绪过分紧张，身体极度疲劳，或腹部压力过重，都可使胎儿躁动不安，产生强烈的活动。这种反应是不好的征兆，应尽快去医院检查。

虽然母胎之间没有直接的神经传递，但当孕妇情绪发生变化时，体内就如同经历了一段“坏天气”一样，胎动次数会较平常多3倍，最多可达正常时的10倍。若胎儿体力消耗过多，其出生时往往会比正常婴儿轻。如果孕妇在孕期心情长期压抑，婴儿出生后往往会出现功能失调情形，特别是消化系统功能容易出现紊乱。

这是因为母亲情绪刺激可激发起体内自主神经系统的活动，释放出乙酰胆碱等化学物质，还可引起内分泌变化，分泌出不同种类和数量的激素，这些物质都会经胎盘和脐带进入胎儿体内，从而影响其身心健康。

另外，神经高度紧张会使孕妇大脑皮质的兴奋性增强，致使大脑皮质失去与内脏的平衡，也会影响胎儿正常发育。

因此，孕妇应该做到胸怀博大、性情开朗、情绪平和、举止端正，抛弃和避免悲伤、急躁、焦虑、愤怒等不良的情绪。这样，才会使腹中的胎动有规律、能按照正常生命的节律良好发育。这对未来的孩子的性格、智力以及身体发育有着良好的促进作用。

拒绝不良情绪

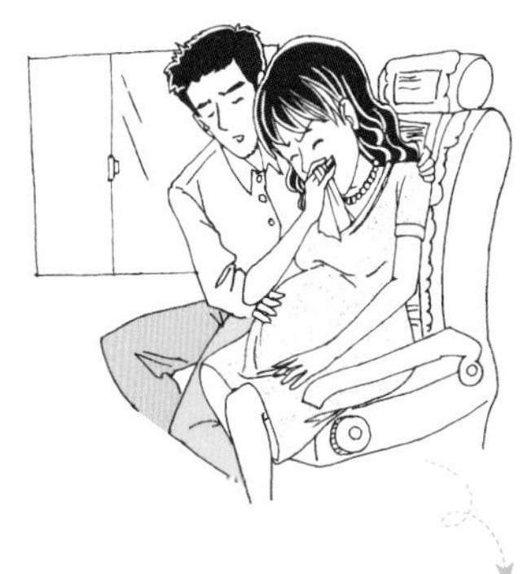

胎儿是在感受着母亲的情绪中度过每一天的，孕妇要考虑胎儿的感受，对胎儿始终充满爱心，始终拥有一份平和的心情

孕妇怎样保持良好情绪

- ★ 遇到让自己烦恼的事情时，要寻找发泄的途径
- ★ 多和家人沟通
- ★ 多多参加孕妈妈聚会
- ★ 到户外适当活动一下
- ★ 听舒缓的音乐
- ★ 看一些喜剧等
- ★ 看一些关于孕产的知识

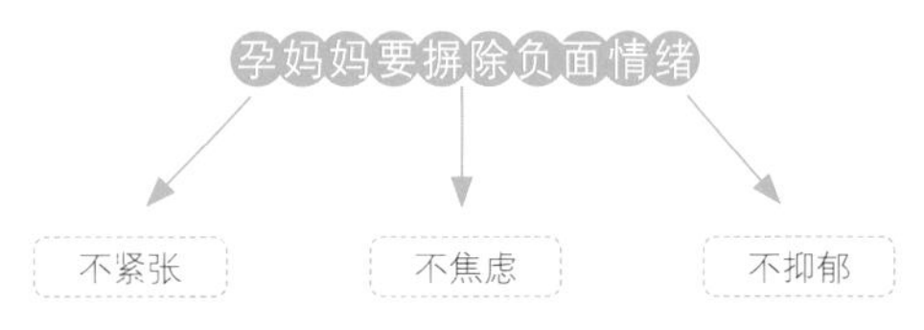

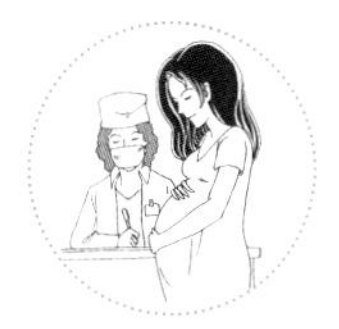

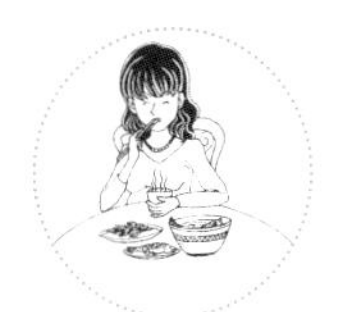

第7章 怀孕六个月（21～24周）

DI-QI ZHANG

本章看点

孕6月，宝宝的身体进一步增大，宝宝会频繁地在子宫中活动，准妈妈们会感到强烈的胎动，请不必为此惊慌，这恰恰说明宝宝发育良好。同时，孕妈妈的身体变成了特有的孕妇形态，身体承受的压力也越来越大，坐起站立也变得困难起来，或许孕妈妈对此会很不习惯。但是，一定要调整心态。

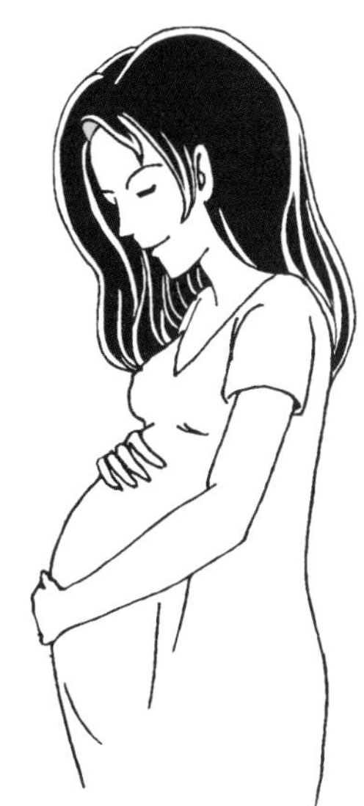

孕 6 月母婴基本指标及营养要求

孕 6 月，一般孕妇的早孕反应都会消失，孕妈妈和胎宝宝进入相对稳定的时期了，孕妇可以开始正常的生活循环了，但在生活中还要注意一些细节问题。

胎儿的成长

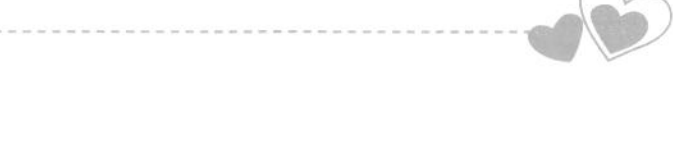

妊娠 6 个月时，胎儿身长约 30 厘米，体重 600 ~ 700 克。全身都是皱纹，胃肠会吸收羊水，肾脏能排泄尿液。用听诊器可听出胎儿的胎心音。从这时起，胎儿的皮肤表面开始附着胎脂，一直到分娩都会给胎儿皮肤提供营养、保护皮肤；同时在分娩时能起润滑作用，使胎儿能顺利通过产道。

胎儿在 6 个多月时就有了开闭眼睑的动作，特别是在孕期最后几周，胎儿已能运用自己的感觉器官了。从 6 个月起，胎儿就带着积极的情绪生活着，不满意时也会发点小脾气。因此，胎儿并不是传统科学描述的那种消极的、无思维的小生命。

孕6月胎儿特征

- ★ 眉毛和眼睑清晰可见
- ★ 胎儿会用脚踢子宫，而且会在羊水中游泳
- ★ 听力系统基本已经完成，呼吸系统正在建立中
- ★ 子宫收缩或受到压迫时，胎儿会用力踢子宫壁
- ★ 胎儿能对母亲相当细微的情绪、情感差异作出敏感反应
- ★ 对外部世界的声音刺激，胎儿也会立即作出反应

孕妈妈身体特征

孕 6 月，孕妇子宫底高度为 18 ~ 20 厘米，肚子越来越凸出，接近典型孕妇的体形，体重急剧增加。由于长大了的子宫压迫各个部位，使下半身的血液循环不畅，为此下半身容易疲劳，而且疲劳很难解除，有时背肌、腰部会疼痛。

在这个月时，孕妇肚子越来越大，很容易跌倒。尤其弯身向前时或做其他姿势时，就会感觉到腰痛。上下楼梯或登高时，应特别注意安全。

孕6月孕妇特征

体型	腰部明显变得粗壮，身体重心前移，容易出现倾倒	
身体变化	子 宫	子宫在进一步增大，底部已经到达了肚部
	乳 房	乳房受到挤压时会有一些黄色稀薄乳汁流出
	体 重	体重以每周大约250克的速度增长着
情绪	孕妇可能会因为身体变得笨拙而产生烦躁的情绪以及对家人的依赖心理	

营养搭配要求

这个月胎儿发育已趋向成熟，骨骼的发育须从母体摄入大量的钙质，因此孕妇的食谱应安排富含钙质的高能量饮食，同时适量增加铁质，如硫酸亚铁、富马酸亚铁、维生素 C、钙片等。

孕妇可遵循以下食谱来安排一天的饮食。

● 早餐

主食：排骨面 2 小碗，或排骨包 3 个（量均在 150 克左右），牛奶 450 克。

副食：虾仁菠菜（炝、炒皆可），酱牛肉或其他酱瘦肉 100 克，餐后水果橘子 3 个（约 300 克）。

● 午餐

主食：米饭 2 小碗，或小花卷 2 ~ 3 个（量约 200 克）。

副食：叉烧肉 100 克，清炒虾仁（鲜虾仁 150 克、瓜丁 100 克），丝瓜炒火腿（丝瓜 200 克、热火腿 50 克），黄豆鲫鱼汤 2 小碗，餐后水果甜柚 1 个（约 100 克）。

● 晚餐

主食：米饭 2 小碗，或豆沙枣泥包 3 个（量约 150 克）。

副食：木耳炒肉（精瘦肉 100 克、水发木耳 400 克），青椒炒猪肚（猪肚 100 克、青椒 100 克），猪骨萝卜汤 2 小碗，餐后水果 2 个（品种可根据自己的口味选择，约 200 克）。

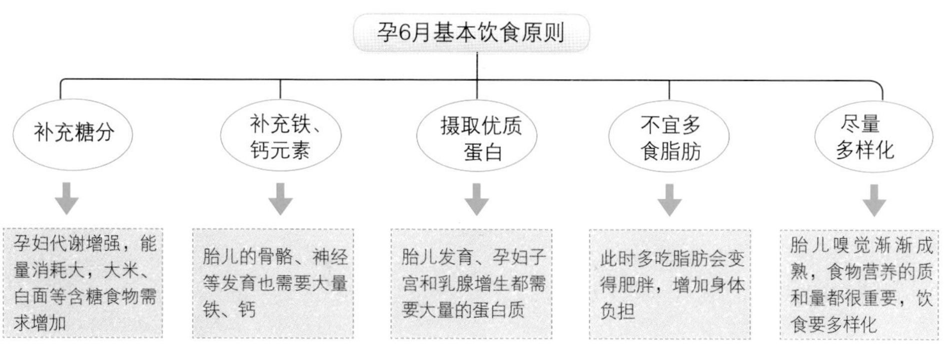

适合孕6月的食物	
孕6月饮食多样化	全麦制品
	瘦肉、肝脏
	豆、奶制品
	水 果
	蔬 菜
	坚 果

防止妊娠斑

孕6月要适当吃一些预防妊娠斑的食物，如猕猴桃、西红柿、柠檬、黄豆、各类新鲜蔬菜、猪蹄粥等。

孕 6 月体检

孕 6 月，胎儿基本成型，且胎动频繁，很多准父母都忍不住猜测胎宝宝在忙什么，此时的体检，不仅仅有助于观察母婴健康，也有助于更多地认识胎宝宝。

听胎儿的心跳

胎心能够直接反映小宝宝在子宫内的安危。

怀孕 6 个月以后，可在孕妇的腹壁听到胎儿心脏跳动的声音，其速度很快，一般每分钟 120 ~ 160 次。

孕妇在去医院做产前检查时，可先让保健医生帮助确定胎心的位置，然后在腹部做一个标记。回到家后，孕妇的亲人、家人可用一个木制听筒，每天听 1 ~ 3 次。胎心每分钟超过 160 次或少于 120 次，或跳动不规则都属异常，说明胎儿在子宫有缺氧情况发生，应及时去医院。

要注意的是，胎动时可引起胎心加快，但在胎动后即恢复正常；有时会听到子宫动脉跳动声，它与孕妇的脉搏次数一致，要注意加以区别。

触摸胎位是否正常

胎头是球状的，相对较硬，是胎儿全身最容易摸清的地方，孕妇可先请保健医生教会自己检查方法。正常胎位时，胎头应该在下腹部中央，即耻骨上方，孕妇可摸到圆圆的、较硬、有浮球感的东西就是。孕妇若在上腹部摸到胎头，而在下腹部摸到宽软的东西即为臀位；如果在侧腹部摸到呈横宽走向的东西则为横位，这两种都属不正常胎位。因为胎儿浮在羊水中，并经常有胎动，所以胎位会经常发生变化。但怀孕 32 周后胎位基本上比较固定。

若胎位不正常，孕妇每天要采取胸膝卧位，每次 15 ~ 20 分钟，早晚各 1 次。胎位纠正过来后，也还须坚持做自我检查，以防再次发生胎位不正现象

了解胎位正常与否很重要

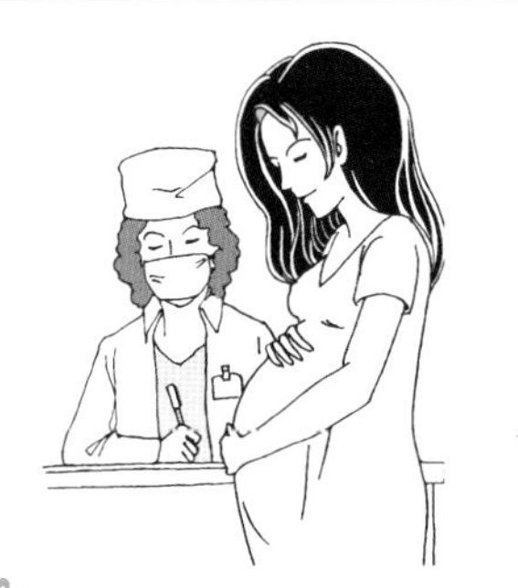

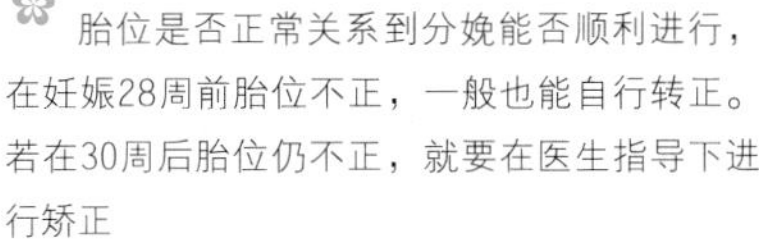

胎位是否正常关系到分娩能否顺利进行，在妊娠28周前胎位不正，一般也能自行转正。若在30周后胎位仍不正，就要在医生指导下进行矫正

孕 6 月保健要点

孕 6 月的保健工作，仍需围绕孕妈妈的日常生活展开，尤其是日常饮食，要确保营养的充足、多样化，为胎宝宝提供足够用的生长发育物质。

孕妇吃鱼好处多

二十二碳六烯酸（DHA）是构成大脑神经髓鞘的重要成分，能促进大脑神经细胞的发育，多食富含 DHA 的鱼类，宝宝会更聪明。

鱼肉中含有的二十碳五烯酸是人体必需的脂肪酸，机体自身是不能合成的。它具有多种药理活性，可以抑制促凝血素 A2 的产生，使血液黏度下降，使抗凝血Ⅲ增加，这些活性都可以起到预防血栓形成的作用。同时，二十碳五烯酸在血管壁能合成前列腺环素，可使螺旋动脉得以扩张，以便将足够的营养物质输送给胎儿，促进胎儿在母体内的发育。

另外，鱼肉中含有较多磷质、氨基酸，这些物质对胎儿中枢神经系统的发育会起到良好的作用。

孕妇多吃鱼的好处

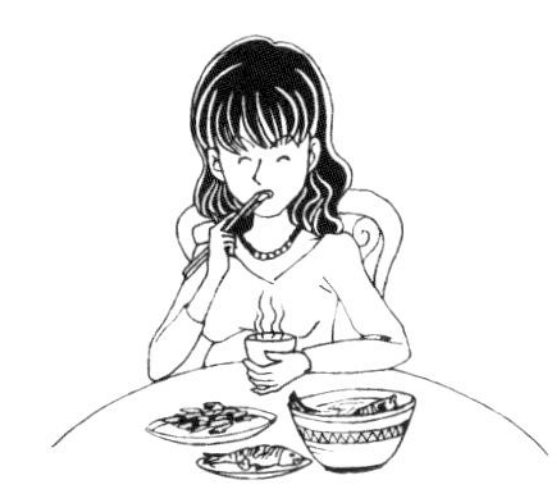

★ 促进胎儿中枢神经系统发育

★ 可以使出生的孩子更聪明

★ 能将足够的营养物质输送给胎儿

孕妈妈如何选择饮品

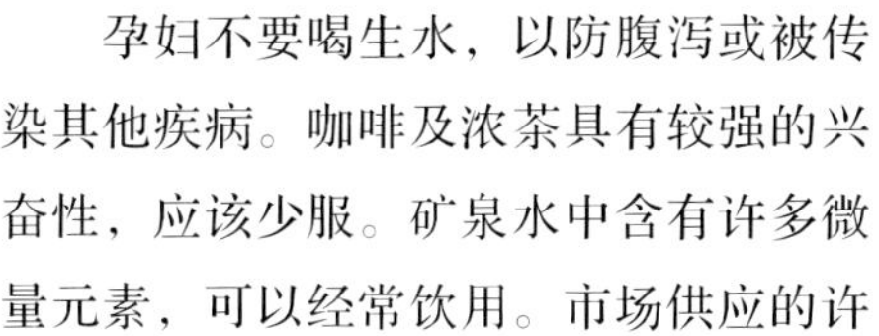

孕妇不要喝生水，以防腹泻或被传染其他疾病。咖啡及浓茶具有较强的兴奋性，应该少服。矿泉水中含有许多微量元素，可以经常饮用。市场供应的许多饮料含糖分高，不宜多饮。夏天，西瓜汁是较好的饮料，既可补充水，也可补充一些矿物质，又可消暑解热，孕妇及产妇都可以吃。

白开水与各饮料的对比

水是生命之源，也是六大营养素之一，人体不可缺水。

白开水	果汁、饮料
★ 最有利于人体吸收，而又极少有副作用	★ 含有较多的糖、添加剂、电解质等有害物
★ 稀释血液，促进血液循环	★ 对胃产生不良刺激，直接影响消化和食欲
★ 输送养分，促进新陈代谢	★ 增加肾脏的过滤负担，影响肾功能
★ 体内脱氧酶活性高，不容易产生疲劳	★ 摄入过多糖分还容易引起肥胖

孕妈妈夏季饮食起居

夏季天气炎热，孕妇身体的代谢加快，皮肤的汗腺分泌增多，易引起汗疹，甚至中暑，因此安排好夏天的生活极为重要。下面就衣、食、住、行方面提出一些值得注意之处。

洗澡。用温水淋浴是散热防暑的好方法，不宜坐浴。水温以28～30℃为宜。洗浴时注意外阴部和乳房的卫生。乳头要多擦洗，以加强其韧性；浴后宜涂点油脂，以防产后哺乳发生乳头皲裂。

勤换衣。内衣要常换洗，保持身体清爽。

卧室通风好。卧室要注意空气流通，睡觉时注意盖好腹部，以防受凉。用电风扇吹风时，宜用近似自然风的一挡，并适可而止。

注意饮食。因高温天气常常会使食欲减退，饮食方面要吃凉爽可口的食物。注意不食变质的食物，以防止患痢疾，并多饮一些清凉饮品，可消暑。

孕妇夏季应避免烈日

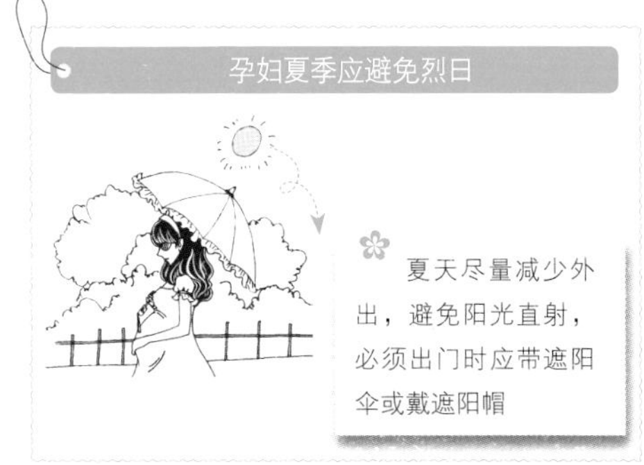

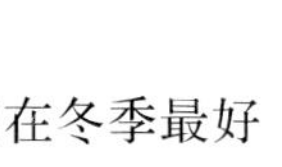

夏天尽量减少外出，避免阳光直射，必须出门时应带遮阳伞或戴遮阳帽

孕妈妈冬季饮食起居

冬季寒冷，空气干燥，易患感冒。这个时期，孕妇应特别注意预防感冒，少去人多拥挤的地方，以免被传染上。

冬季孕妇穿衣服要做到既保暖又轻便，不可穿得过多，又不可受寒，所以宜穿轻便保暖的衣服，并注意根据天气变化调换衣服。

冬季雪天或有冰冻时，孕妇行动要特别小心，防止摔跤。孕妇在冬季最好穿防滑鞋，或上下班有人陪伴，做到安全有保障。

散步是孕妇最适宜的运动。不要因天气冷就不外出，应该在阳光充足、天气比较温暖的下午坚持散步，活动肌肉筋骨，促进血液循环，又可呼吸新鲜空气。

孕妈妈冬季应注意的事项

- 预防感冒，少去人多的地方
- 穿衣轻便保暖，注意防寒
- 雨雪天防滑，防止摔跤
- 阳光充足时，宜外出散步
- 注意开窗换气，避免污浊暖空气影响母婴

妊娠期皮肤的保养

孕妇皮肤的清洁卫生很重要。在妊娠期间因为激素的关系，皮肤失去光泽，或者皮肤的类型有所改变，这是由于新陈代谢旺盛、汗腺和皮脂都增多了的结果。而且，因为皮肤变得敏感了，稍不注意，皮肤就粗糙了。

因此，虽说是在妊娠期，也不要疏于保养皮肤。应以一个漂亮的、有魅力的孕妇渡过妊娠期。把自己收拾得干干净净的，自己也会感到心情愉快，对产后恢复皮肤功能也有好处。

妊娠期的美容，主要是洗脸。早晚两次，使用平时常用的香皂，擦出泡沫来，仔细地洗，洗干净以后，搽上化妆品。

夏天是容易出汗的季节，要增加洗脸次数。勤洗脸，不光是为了去掉油垢，也可使心里感到爽快。由于激素的作用，脸上容易长雀斑，一般在产后就好了，不必十分介意。受紫外线照射也容易长雀斑，所以不要让强烈的阳光照在脸上。散步或外出时，要戴帽子。在脸上抹些防晒膏，以保护皮肤。

在妊娠期每天进行脸部按摩也是非常重要的，它既能加快皮肤的血液流通、促进皮肤的新陈代谢，又能预防皮肤病，保持皮肤的细嫩，使皮肤的生理功能在产后早日恢复。

在妊娠以前一直坚持按摩的人，应该做得更勤些；以前没有做过的人，从知道已经妊娠的时候起，就要开始做。按摩的要领如下：先用洁面膏擦掉脸上的污垢，用香皂把脸洗干净后，用毛巾将水擦干，在脸上均匀地搽上冷霜膏，然后用中指和无名指从脸的中部向外侧螺旋式按摩，按摩完了，用一条热毛巾擦拭。

孕妇的脸部按摩

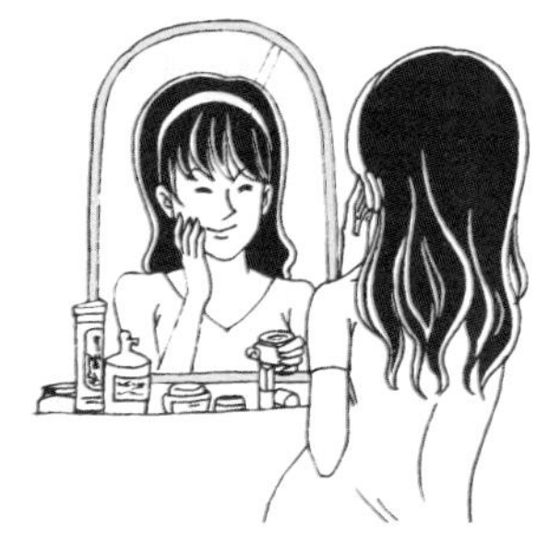

先用洁面膏擦掉脸上的污垢 → 用香皂把脸洗干净后，用毛巾将水擦干 → 在脸上均匀地搽上冷霜膏 → 用中指和无名指从脸的中部向外侧螺旋式按摩，按摩完了，用一条热毛巾擦拭

孕妇不宜化浓妆

从脸部的状态可以判断孕妇是否健康，因此前往医院做产前检查时，最好不要化浓妆。

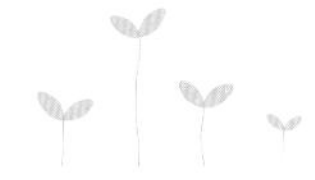

孕 6 月注意事项

孕妈妈的肚子越来越大，行动也越来越不便，孕妈妈不应该烦躁不适，因此从本月开始，孕妈妈就要学会适应不便的状态。

妊娠高血压的防治

妊娠高血压综合征，简称“妊高征”，是妊娠期特有的综合征。在妊娠中、晚期（20 周后）出现，临床表现为高血压、蛋白尿、水肿，严重者有头疼、头晕、眼花等症状，甚至会出现抽搐、昏迷，以及母婴死亡等现象。

避免孕妇患妊娠高血压综合征，重在预防，主要做法是：

首先，孕妇在孕期一定要按时定期检查，观测血压、尿蛋白及水肿情况。其次，一旦发现血压高或水肿等，则应与医生配合，注意休息，并采取左侧卧位减少子宫对下腔静脉的压迫，使下肢及腹部血流充分回到心脏，保证肾脏及胎盘的血流量；注意多吃些高蛋白食物，适当限制食盐的摄入。

必要时按医嘱服些降压或镇静药物，及早发现并治疗轻度妊娠高血压综合征使之痊愈，是预防重度妊娠高血压综合征发生的重要而有效的措施。

如患中、高度“妊高征”，一经确诊，应立即住院治疗。主要给予解痉、降压、镇静、合理扩容和必要时利尿、适时终止妊娠的治疗。重症患者住院治疗 24 ~ 48 小时，病情不见好转应考虑终止妊娠。部分患者会遗留产后高血压及肾病后遗症，故应做好产后随访工作，观察血压及肾功能状况，如有异常应及时治疗。

妊娠高血压的多发人群

★ 年轻初产妇或高龄产妇

★ 有慢性高血压、慢性肾炎、糖尿病等病史的孕妇

★ 精神过分紧张或受刺激致使中枢神经功能紊乱者

★ 营养不良、贫血、低蛋白血症者

★ 子宫张力过高者

★ 有家族高血压史，尤其是孕妇母亲有重度妊娠高血压综合征者

妊娠高血压的防治

Step:1

按时定期检查 —— 观测血压；观测尿蛋白；观测水肿

Step:2

一旦发现血压高或水肿，日常生活一举一动谨遵医嘱

Step:3

必要时按医嘱服些降压或镇静药物

Step:4

中、高度“妊高征”一经确诊 —— 立即住院治疗，必要时终止妊娠

孕妈妈为什么不宜仰卧睡觉

妊娠晚期，子宫很大，仰卧会挤压腹腔中的腹主动脉和下腔静脉等大血管，造成邻近部分组织器官的动脉血液供应障碍和静脉回心血流量减少，导致子宫本身血流量供应不足，必然会影响胎儿对氧和营养物质的需求。

孕妇本身也会因大脑的血液和氧气的供应不足而出现头晕、胸闷、脸色苍白、恶心、呕吐等现象，严重时还会使血压下降，医学上将这种现象称为“仰卧位低血压综合征”。仰卧时，下半身血液回流不通畅，造成下肢、直肠和外阴的静脉压力增高，容易发生下肢及外阴静脉曲张、痔疮和下肢水肿。

到了妊娠晚期，孕妇仰卧睡觉还可诱发胎盘早期剥离，出现突发性腹痛、阴道及子宫内出血等症状。孕妇仰卧睡觉，还可造成输尿管机械性梗阻，使细菌易于生长繁殖，增加了孕妇患肾盂肾炎、膀胱炎的机会。

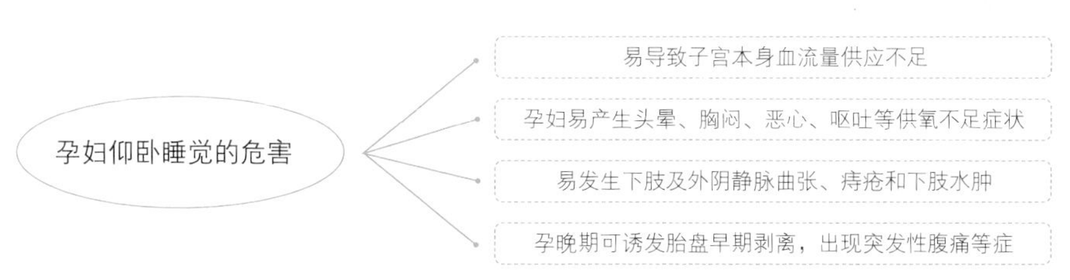

孕后的运动要求

孕期运动要因人而异，适可而止，切不可进行高强度的运动，或急于求成，劳累过度。要知道，任何过量的运动都可能会给孕妇和胎儿带来危险。

一般早孕反应消失后便可开始运动，并逐渐增加运动量，每次活动时间以20分钟为宜，以运动后身心不感到疲劳与紧张为度。可以根据自己的爱好选择不同的体育运动，如散步、打太极拳等。

如果孕妇平时不喜欢运动，那么妊娠后就不必勉强自己参加过多的活动，否则将会影响胎盘血液供应，对胎儿不利。孕妇只要每天做10分钟的体操并选择一个空气新鲜的地方步行半小时至1小时就足够了。

如果孕妇是运动员，或者孕前就习惯某种运动，可以继续进行这些运动，但禁止高强度及过量的运动。

孕妇骑车注意事项

- ★ 车速不要太快
- ★ 避免在颠簸的路面上行驶
- ★ 上、下车时注意勿撞击腹部
- ★ 车座也要放低一些

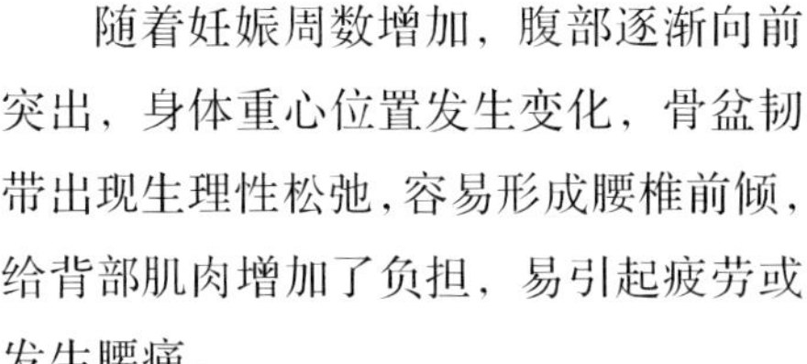

孕妇行走坐立的姿势

随着妊娠周数增加，腹部逐渐向前突出，身体重心位置发生变化，骨盆韧带出现生理性松弛，容易形成腰椎前倾，给背部肌肉增加了负担，易引起疲劳或发生腰痛。

坐的姿势。孕妇坐椅子时要先坐于椅子前边，然后移动臀部至椅背，深坐椅中，屁股和膝关节成直角，大腿成水平状，这样坐不易发生腰背痛。

站立姿势。站立时，两腿平行，两脚稍微分开，这样站立，重心落在两脚之中，不易疲劳。但若站立时间较长，可将两脚一前一后站立，并隔几分钟换一下位置，使体重落在伸出的前腿上，以减少疲劳。

行走姿势。行走时背要直，不弯腰，不驼背，不过分挺胸，不用脚尖走路。抬头，紧收臀部，保持全身平衡，稳步行走，可能时利用扶手或栏杆走路。

孕妇上下楼梯的姿势

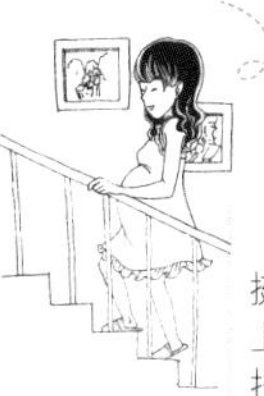

上下楼梯时不要猫着腰或过于挺胸腆肚。看清楼梯，一步步慢慢上下，千万不要踩空。如有扶手，扶着走

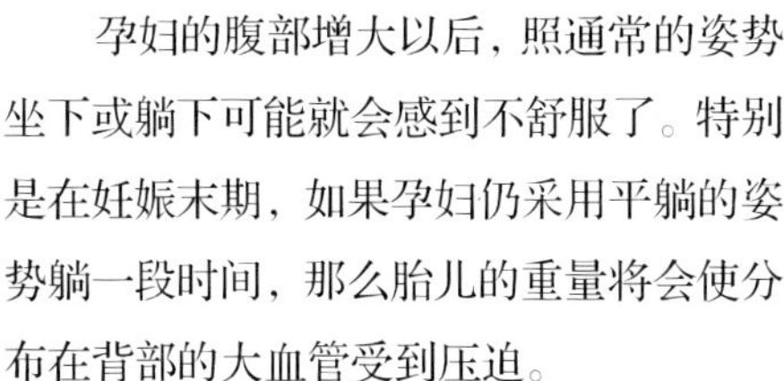

孕期的舒适姿势

孕妇的腹部增大以后，照通常的姿势坐下或躺下可能就会感到不舒服了。特别是在妊娠末期，如果孕妇仍采用平躺的姿势躺一段时间，那么胎儿的重量将会使分布在背部的大血管受到压迫。

躺下的姿势。侧身躺下，大腿和手臂向上弯曲，另一只手臂放在体侧。如果在膝部和大腿下面垫上一个或几个枕头，那么，孕妇会觉得这种姿势更为舒适。

减轻背部疼痛。孕妇只要感到舒适，可以平躺着，在双膝下垫上些垫子，就是一种非常好的休息姿势，尤其是背部有些不适时更应如此。

抬高双脚。平躺下，在臀部垫些软垫，离墙大约45厘米。抬起双腿，倒放在墙上。双腿伸直并尽量分开至觉得舒适为止。

盘腿而坐。盘腿而坐，或者将双脚放在一起，挺直背部，张开腹股沟，使大腿内侧绷紧。轻轻地将大腿向下压以增加这种伸展，以保证在分娩期间能更好地使双腿张开。

斜靠的姿势

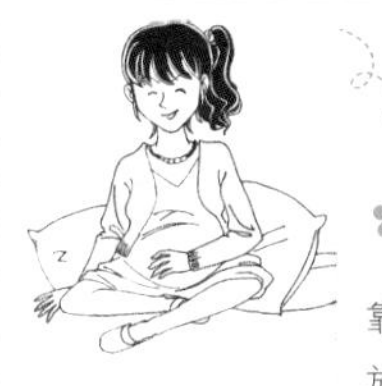

拿一些枕头，向后斜靠的姿势。再把一些枕头放在膝部下面，这样有助于孕妇双膝能柔和屈曲

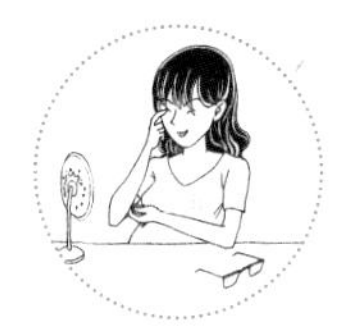

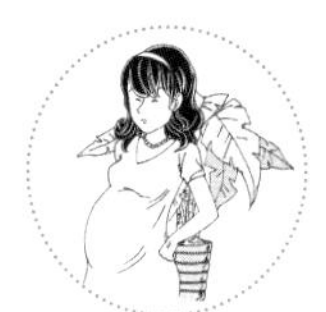

第8章 怀孕七个月（25～28周）

DI-BA ZHANG

本章看点

孕7月，宝宝进一步发育，离生产日期又进一步，孕妈妈除了身体不适以外，还很容易出现心理的不适，会紧张、害怕，担心孩子的出生、早产等，一定要注意调整心态，时刻保持一个愉快的心情，为宝宝的降生作好身心准备。

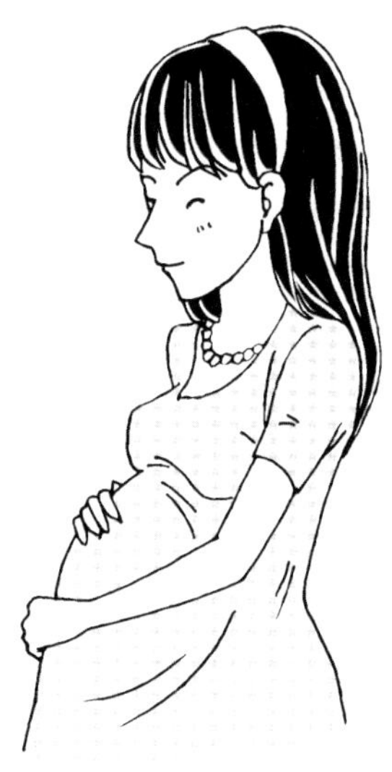

孕 7 月母婴基本指标及营养要求

孕 7 月，胎宝宝已经基本发育成人，好像随时想要出来见见世面。这一时期的孕妈妈是矛盾的，一方面渴求快些结束妊娠期；另一方面又担心宝宝的健康。了解母婴身体特征，有助于缓解孕妈妈的焦虑之情。

胎儿的成长

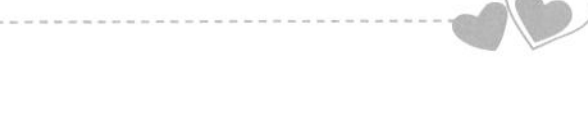

这个时期，胎儿身长为 36 ~ 40 厘米，体重 1000 ~ 1200 克。由于皱纹很多，相貌像是老人。上下眼睑已形成，鼻孔开通，容貌可辨，但皮下脂肪尚未充足，皮肤呈暗红色。

这时，胎儿脑部逐渐发达。男胎的睾丸还未降至阴囊内，女胎的大阴唇也尚未发育成熟。胎儿还没有完全具备在体外生活的适应能力，若在此时出生，往往因为发育不良而死亡。

孕7月胎儿特征

- ★ 五官已经比较清晰了，头发也长了几毫米，脸上有皱纹
- ★ 四肢已经发育的非常灵活，可以在羊水中自由的游动，胎动频繁
- ★ 可以分辨声音，也会表达出对声音的喜恶
- ★ 视网膜已经成型，可以感受到光线
- ★ 已经有了很浅的呼吸
- ★ 男宝宝有了明显的阴囊，女宝宝的小阴唇、阴核也已经突起

孕妈妈身体特征

这个时候孕妇的心理特点主要是担心分娩问题，如胎儿多大、是否能顺利生下来、是否需要剖宫分娩、是否能到条件好些的医院分娩等。与此同时，孕妇产生恐慌、担忧，甚至要求医生做剖宫产。其实，完全不必要这么焦虑，只要孕妇按时做产前检查，在孕 37 周时由医生作全面的鉴定，并与医生配合，有见红、不规律宫缩、阴道流水等情况时及早到医院检查，绝大部分产妇都会自然顺产。

孕7月孕妇特征

体型	孕妇的体型已经完全呈现出了标准孕妇体型，不过还算灵活	
身体变化	子 宫	宫底上升至脐上1 ~ 2横指，子宫高度为24 ~ 26厘米
	皮 肤	开始出现妊娠纹，肚子、乳房都会有
	体 重	体重迅速增加，大约每周可以增加500克
情绪	易出现焦虑、易怒、疲劳、无食欲、喜怒无常等情绪，易出现孕期抑郁症	
妊娠反应	可能会出现一些不适，如眼睛怕光、发干、发涩，呼吸困难、急促等情况	

营养搭配要求

此间胎儿需要大量的蛋白质，以使皮肤充满脂肪，孕妇则需要各种营养，特别是含铁丰富的食物来增加血容量和血红细胞，减轻贫血的症状。同时，需要食用一些含碘丰富的食物，如各种海产品。其他营养如胡萝卜素、核黄素和锰、锌、铜、镁、硒等微量元素也不可忽视。

孕妇可遵循以下食谱来安排一天的饮食。

● 早餐

主食：营养菜粥 2 小碗，芹菜馅包子 3 ～ 4 个（量约 150 克）。

副食：肉片百合、西芹果，餐后水果香蕉 2 个（约 200 克）。

● 午餐

主食：米饭 2 小碗，或金银卷 2 ～ 3 个（玉米面、白面相掺，量约 150 克）。

副食：肉末烧茄子（茄子 250 克、瘦肉 150 克），麻酱菠菜（菠菜 250 克），鲜鱼汤 2 小碗，餐后水果可根据条件选择（量约 200 克）。

● 晚餐

主食：米饭 2 小碗，或蔬菜肉丝挂面 1 碗（量约 150 克）。

副食：黄瓜炒鸡蛋（黄瓜 250 克、鸡蛋 120 克），醋熘白菜（白菜 250 克），骨汤 2 小碗，餐后水果石榴 1 个。

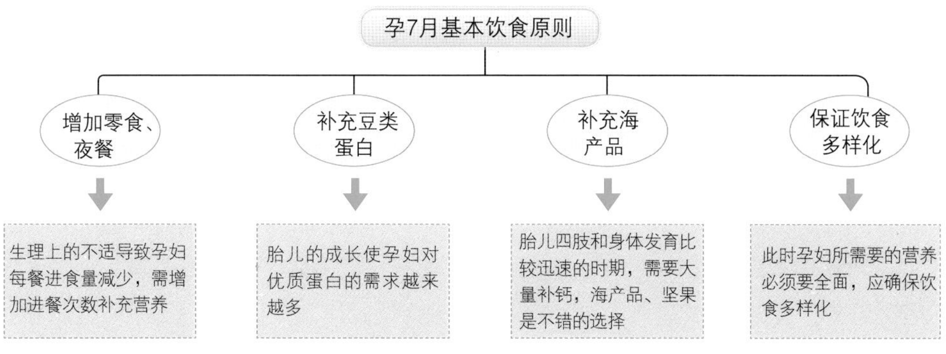

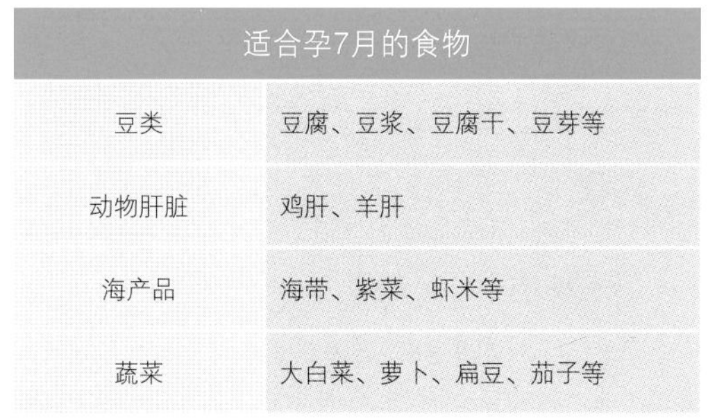

适合孕7月的食物	
豆类	豆腐、豆浆、豆腐干、豆芽等
动物肝脏	鸡肝、羊肝
海产品	海带、紫菜、虾米等
蔬菜	大白菜、萝卜、扁豆、茄子等

妊娠晚期应控制饮水

进入妊娠晚期后，应该控制饮水量，水量每天保持在1升以内为好。如果不太喜欢饮水，可以选择一些含水量多的水果。

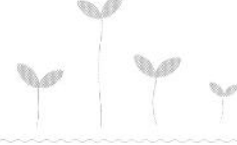

孕 7 月体检

此时孕妈妈身体不适愈发严重，身体稍失去平衡就会感到腰酸背痛或腿痛，动作日益笨拙，但关注点不应只在孕妈妈本身，及时产检了解宝宝的生活环境也很重要。

母子血型不合该怎么办

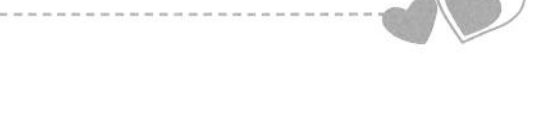

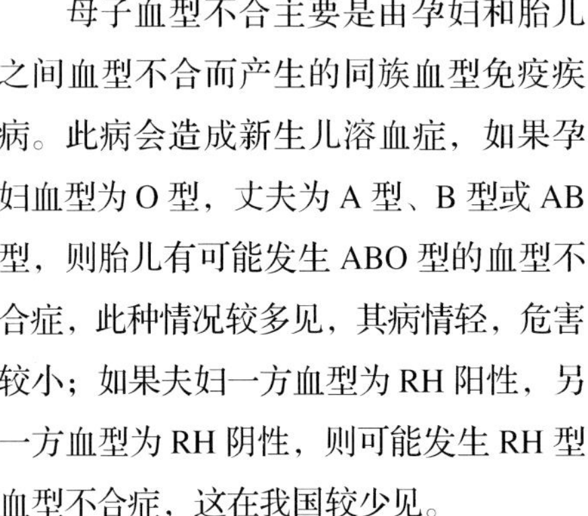

母子血型不合主要是由孕妇和胎儿之间血型不合而产生的同族血型免疫疾病。此病会造成新生儿溶血症，如果孕妇血型为 O 型，丈夫为 A 型、B 型或 AB 型，则胎儿有可能发生 ABO 型的血型不合症，此种情况较多见，其病情轻，危害较小；如果夫妇一方血型为 RH 阳性，另一方血型为 RH 阴性，则可能发生 RH 型血型不合症，这在我国较少见。

凡过去有不明原因的死胎、死产或有新生儿溶血病史的孕妇，如再次妊娠仍可能会产生母子血型不合性溶血症。这类孕妇要及早检查，如怀疑母子血型不合，应做好监护工作，进行中西医结合治疗，医生要详细询问既往病史，测定夫妻双方的血型和 RH 因子。

怎样防治母子血型不合

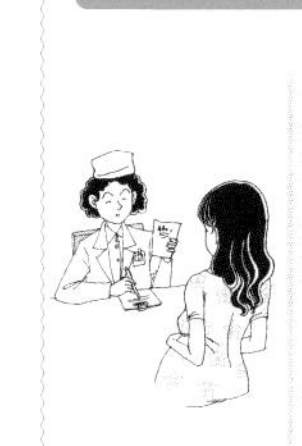

★ 按医嘱服对血中免疫抗体产生抑制作用的药物

★ 在妊娠24、30、33周各进行10天左右的综合治疗

★ 在妊娠36周左右就可酌情终止妊娠

羊水过多或过少怎么办

妊娠晚期羊水量少于300毫升者称之为羊水过少，妊娠早、中期羊水过少时多以流产而告终。羊水过少时，羊水黏稠浑浊，呈暗绿色。羊水过少的原因现在还不清楚，一般可见于胎儿发育不良、胎盘缺血，或并发妊娠高血压综合征，或并发心血管疾病。也有人认为过期妊娠者可导致羊水过少。羊水少，主要表现为在胎动时孕妇常感到腹痛，胎儿易发生宫内窒息。

羊水过多或过少的应对办法

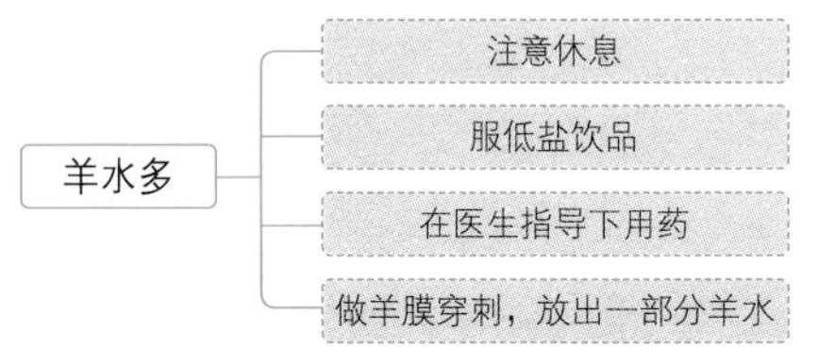

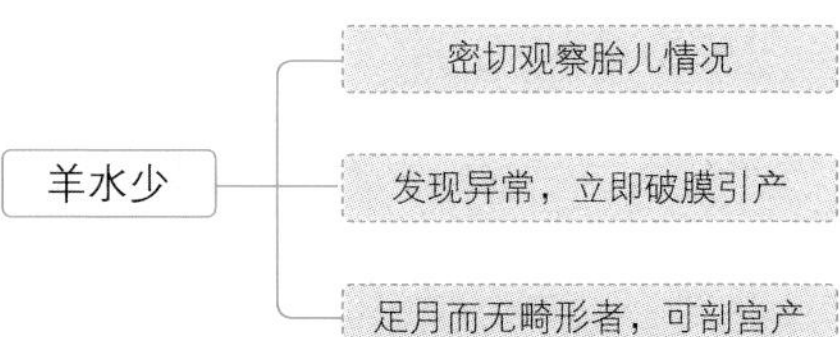

孕 7 月保健要点

由于身体越来越笨重，孕妈妈在生活中会有很多不适，一不留神就有可能发生早产，因此要注意孕妈妈生活中的一举一动，孕妈妈本人无论做什么事，也要注意动作缓慢些。

孕妈妈要保持口腔卫生

从妊娠 8 ~ 12 周起口腔就开始出现一些变化，如牙龈充血、水肿以及牙龈乳头肥大增生，触之极易出血，医学上称之为妊娠性牙龈炎。由于这些变化，口腔对一些致病细菌以及有害物质的抵抗力下降，使孕妇很容易患牙龈炎和口腔炎。

孕妇要坚持早、晚刷牙，每次进餐或吃水果后都要漱口，及时清除口腔内的食物残渣，防止细菌在口腔内繁殖，并要多吃一些鸡蛋、肉类、豆制品和富含维生素的水果及蔬菜等，这样不仅可以防止牙病的发生，而且对胎儿牙齿和骨骼的发育也有好处。

牙龈出血时，可局部外涂 1% 碘甘油，或用 2% 食盐水、1 ∶ 5000 呋喃西林溶液漱口，并可口服维生素 C，以提高组织的再生能力。

孕期牙齿注意事项

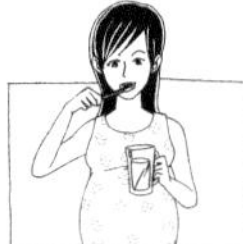

- ★ 牙病应在孕前处置好
- ★ 轻微牙病宜维持到产后再处置
- ★ 孕期坚持经常漱口、刷牙
- ★ 必须拔牙的孕妇，要选择在孕4~7月

孕妈妈能坐飞机吗

乘坐飞机旅行的优点是快，适宜长途旅行，几个小时的旅程不会使孕妇感到不便，对胎儿也没有影响。有人怀疑飞机飞得很高，人会缺氧，对这点不必顾虑，因为民用飞机是气密座舱，氧气供应正常，但有人乘飞机容易晕吐，所以怀孕早期最好避免乘坐。

一般航空公司规定，孕妇怀孕 7 个月后不要乘坐飞机，以免孕妇早产或在机舱内分娩。

孕妇乘坐飞机注意事项

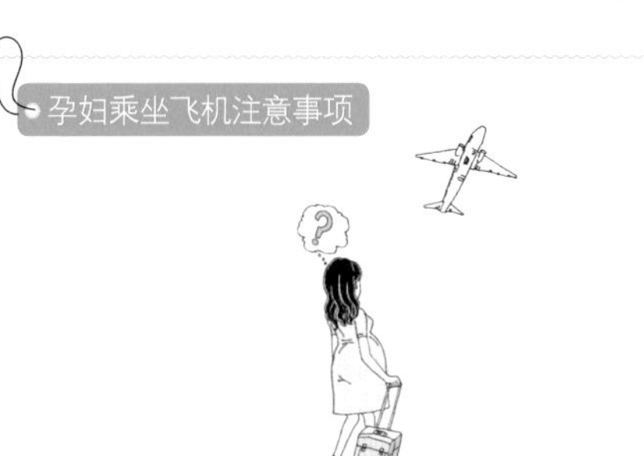

- ★ 怀孕不足32周
- ★ 必须事先办理定座和购票手续
- ★ 超时则提供《诊断证明书》，填写《特殊旅客运输申请表》、《特殊旅客运输记录单》，由本人或家属签字

孕妇要少驾驶汽车

孕妇驾驶汽车有发生早产、流产的危险。

如果驾驶时身体过于向前倾，就会使子宫受到压迫。怀孕初期，虽然子宫很小且还在骨盆内，不会直接受到压迫的影响，但怀孕初期是最容易流产的一段时期，即使对子宫并没有什么直接的压迫，但是仍然会受到因为驾驶而产生的腹部压力的影响。所以，最好还是避免长期的驾驶为佳。

怀孕七八个月以后，若采取前倾姿势驾驶的话，就会直接压迫到子宫而发生早产的情形。到了怀孕末期，为了做生产的准备，子宫口会稍微地张开一些。如果由于驾驶姿势过分向前倾而使腹部压力不断地增加，便会有早期破水的现象发生。

孕妇驾车的害处

如果实在不能避免驾驶汽车，最好是短距离驾驶，且不要采取前倾的姿势驾驶。如果路况不好，放弃长距离的驾驶比较安全。

1. 驾驶姿势容易压迫子宫
2. 驾驶时，人的精神容易紧张
3. 车身震动既影响子宫，又刺激自主神经

防治孕妇小腿抽筋

有些孕妇到了妊娠六七个月，或八九个月时，常常会发生小腿抽筋现象，因而感到十分苦恼。该症状实质上是由于小腿后部腓肠肌痉挛性收缩而产生的剧烈疼痛，俗称小腿抽筋或腿肚子转筋。另外，若孕妇血液中钙的含量降低、受寒、休息不好，也可引起小腿抽筋。

通过摄入含钙丰富的食品、适当的户外活动、接受日光照射，便可以预防缺钙引起的小腿抽筋，必要时还可服用钙片及维生素D。只要体内不缺钙了，小腿抽筋现象几乎就不会发生了。

为了防止夜晚小腿抽筋，可在睡前用热水洗脚，平时行走不要过多。

如果小腿抽筋较严重，经上述治疗效果不佳，可增服甲状旁腺素，因为甲状旁腺素能使血浆钙离子浓度保持正常水平，服后症状会好转或消失。

腿抽筋时怎么办

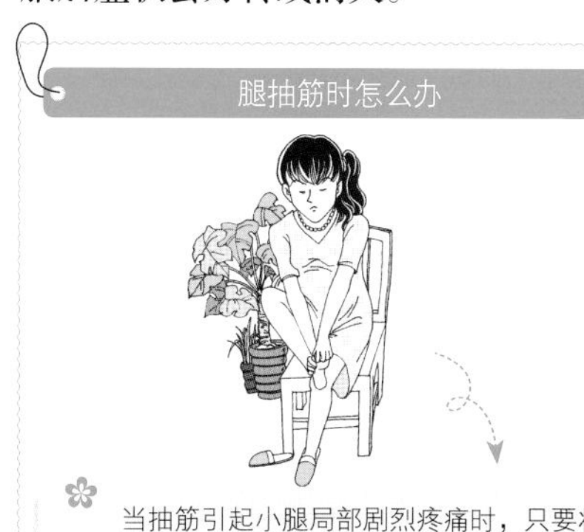

当抽筋引起小腿局部剧烈疼痛时，只要将足趾用力扳向头侧或用力将足跟往下蹬，使踝关节过度屈曲、腓肠肌拉长，症状便可迅速缓解

孕 7 月注意事项

水肿、腰痛、便秘、抑郁……到了妊娠晚期，这些问题接踵而来，在不影响胎宝宝健康的前提下，怎样才能让孕妈妈过得更舒适一些？

补钙不可过量

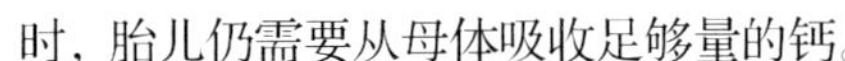

钙是母体和胎儿骨骼发育不可缺少的元素，是胎儿造骨的原料。妊娠期妇女每日平均需要摄入钙 1.5 克，整个妊娠期需要储备 35 ~ 45 克钙，以满足胎儿骨组织的生长发育及母亲生理代谢的需要。胎儿所需的钙是从母体获得的，即使母体缺钙时，胎儿仍需要从母体吸收足够量的钙。

营养学家认为，孕妇如果补钙过量，胎儿有可能会患高血钙症，出生后婴儿囟门过早关闭，腭骨变宽而突出，鼻梁前倾，主动脉缩窄，既不利于胎儿生长发育，又有损于颜面美观。

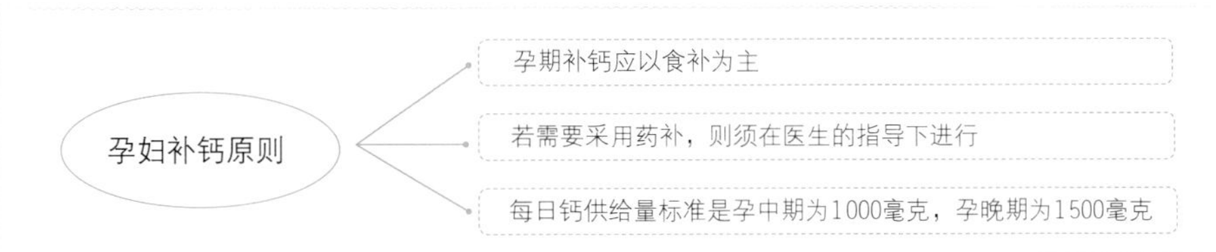

孕妈妈不宜戴隐形眼镜

孕妇角膜的含水量比常人高，角膜透气性差，如果戴隐形眼镜，容易因为缺氧而使角膜变肿。

孕妇角膜的曲度也会随着怀孕月龄及个人体质而改变，使近视的度数增加或减少。如果勉强戴隐形眼镜，容易因为不适造成眼球新生血管膜生长或长到角膜周围，甚至导致上皮剥落。一旦隐形眼镜不洁滋生细菌，将会因为感染造成角膜发炎、溃疡，甚至失明。

此外，一些妊娠并发症也会造成眼睛的变化，导致视网膜血管收缩，进而产生视网膜病变，甚至出血及剥离，对视力产生极大的威胁，必须及时给予治疗。一般产妇大约要在产后两周后视网膜病变才会渐渐消退。因此，孕妇不宜戴隐形眼镜。

禁止带隐形眼镜

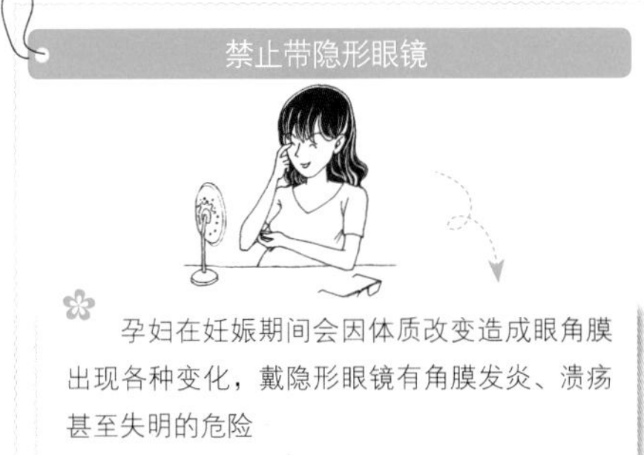

孕妇在妊娠期间会因体质改变造成眼角膜出现各种变化，戴隐形眼镜有角膜发炎、溃疡甚至失明的危险

孕妇下肢水肿的处理

在妊娠期间，为了满足胎儿生长发育的需要，孕妇的血浆和组织间液体增多，如果劳累、行走或站立时间过长，下肢容易水肿。特别是到了妊娠后期，子宫逐渐增大，压迫下肢静脉，使下肢静脉血液回流受阻，下肢更容易水肿。

不过，一般经卧床休息后，这种水肿大多能自动消退，如经卧床休息后仍不能消退的，称之为妊娠水肿。

在妊娠期出现的水肿是怀孕引起的生理反应，不用害怕，只要注意休息，坐、卧时将双腿抬高，少吃含盐过高的食物，水肿就可以减轻和消失。

孕期水肿的改善办法

注意休息	每餐后休息半小时，每晚睡9～10小时
不要久站、坐	坐的时候脚下垫个矮凳，躺的时候尽量平躺或左侧卧
穿着舒适的鞋袜	不要穿压迫脚踝及小腿过紧的袜子
食补	进食足够量的蛋白质和蔬果，避免高盐、加工、腌渍或罐头食物

防治孕妇腰背痛

妊娠后期，胎儿不断发育长大，孕妇为了使重心前移的身体保持平衡，不得不使头部和肩部向后倾斜、腰向前挺，使背部肌肉处于一种不自然的紧张状态，这样就增加了腰部的负担，腰肌张力差，就容易感到腰酸背痛。

当然，背部和腰部的疼痛也不完全是由于妊娠的关系，有时在患有阑尾炎、脱肛、内脏扭转、急性肾盂肾炎或尿管结石的时候也会发生。因此，如果觉得腰疼比较严重的话，就应该找妇产科医生检查一下。

腰背痛可以想办法减轻，如经常洗热水澡，可改善腰部血液循环，减轻腰部疼痛。轻轻按摩腰部，对减轻腰部疼痛也有很好的作用，不要长时间保持一种姿势，不要久站，不要过多走路。下腹部使用腹带，穿柔软合适的低跟或坡跟鞋，防止下肢水肿，保证充足的休息时间等。

减缓腰背痛的办法

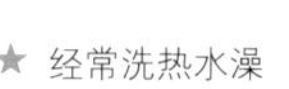

★ 经常洗热水澡

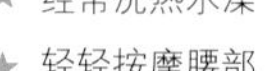

★ 轻轻按摩腰部

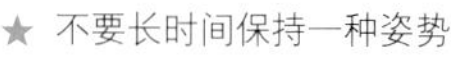

★ 不要长时间保持一种姿势

★ 穿柔软合适的低跟或坡跟鞋

★ 保证充足的休息时间

孕期便秘的对策

怀孕时受到黄体素的影响，肠道的蠕动会变弱，而且加上子宫变大后会压迫到直肠，因此会经常发生便秘。患便秘的孕妇，轻者食欲降低，因而使肠功能失调的状况更严重；严重者会诱发自身中毒，这是因为体内许多代谢产物要随粪便排出。重度便秘时，在肠管内积聚的代谢产物又被吸收而导致中毒。这对孕妇和胎儿都很不利。

因此，孕妇应重视预防和治疗便秘。可在晨起、早餐后或临睡前，不管有没有便意，都要按时去厕所，长期这样就会养成按时大便的习惯。孕妇若是能够养成每天都按时上厕所的习惯的话，就可以慢慢改善便秘的状况。虽然有的人会因为旅行等生活环境的改变，又开始有便秘现象，但这个时候，只要再训练自己按时上厕所，就可以改善便秘。

有便秘现象的孕妇可以多吃一些含纤维素多的食物，如马铃薯、甘薯、扁豆、大豆和水果等。至于乳酪及牛奶等，也可以刺激大肠的蠕动、软化粪便，不妨多多食用。应少吃葱、蒜、辣椒、胡椒等刺激性食物。

还可在每天早晨空腹饮一杯开水或凉开水，这也是刺激肠管蠕动的好方法，有助于排便。另外，适当进行一些轻微活动，可促使肠管蠕动增加，缩短食物通过肠道的时间，并能增加排便量。

如采用上述方法仍患便秘者，可服用一些缓泻剂，如中药的麻仁滋脾丸、番泻叶冲剂或果导片等，也可用开塞露或甘油栓来通便，但必须在医生指导下使用。禁用蓖麻油等重泻剂，以免引起流产或早产。

治疗便秘的食疗

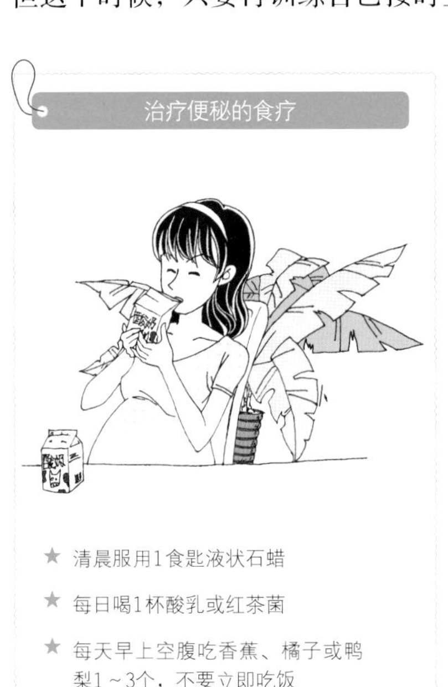

- ★ 清晨服用1食匙液状石蜡
- ★ 每日喝1杯酸乳或红茶菌
- ★ 每天早上空腹吃香蕉、橘子或鸭梨1～3个，不要立即吃饭

怎样预防便秘

- 按时上厕所
- 多吃富含纤维素的食物
- 适当进行一些轻微活动
- 每天早晨空腹饮一杯开水或凉开水

妊娠期便秘的防治

流质、半流质食物有防治便秘的作用，孕妇在妊娠期间可以多吃粥，此外还应该进行适当的体育锻炼，多散步。

妊娠期真菌性阴道炎的防治

孕妇如果患了真菌性阴道炎，会感觉外阴和阴道瘙痒、灼痛，排尿时疼痛加重，并伴有尿急、尿频，性交时也会感到疼痛或不舒服。真菌性阴道炎的其他症状还有白带增多、黏稠，呈白色豆渣样或凝乳样，有时稀薄，含有白色片状物，阴道黏膜上有一层白膜覆盖，擦后可见阴道黏膜红肿或有出血点。

治疗妊娠期真菌性阴道炎时，首先要彻底治疗身体其他部位的真菌感染，注意个人卫生。口服酮康唑和氟康唑有使胎儿畸形的危险，最好采用制霉菌素栓剂和霜剂局部治疗。

孕期阴道炎的预防

- ★ 如厕后用卫生湿巾拭干，保持外阴干燥
- ★ 保持坐便器、浴盆、浴池坐椅、毛巾、卫生纸的干净
- ★ 丈夫也要注意清洁卫生，孕妇有炎症时禁止性生活
- ★ 保持正常血糖水平，避免糖尿病引发真菌阴道炎

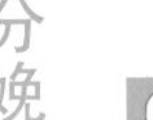

游泳训练易顺产

许多国外专家研究发现，职业游泳女教练、在热带地区经常游泳的女性以及长期从事水上作业的女性（如下海采贝的妇女、女潜水员等），在怀孕后经常游泳，分娩时大多会顺产。

研究人员还开办了一所孕妇游泳训练学校。凡参加过游泳训练的孕妇，在分娩时都很顺利，同时分娩时间缩短了一半，并且有些胎位不正常的孕妇在训练中恢复了正常，从未发生过流产或早产现象。

孕妇在游泳时要特别注意。首先要学会放松全身、漂浮在水面的方法。因为分娩要重复全身紧张和放松的运动。如果能学会全身放松，对生产过程很有帮助。

游泳时，要选择子宫不易紧张的时间（上午10点至下午2点），水温要适宜，如果水温太高，会有疲倦感。下水之前，一定要量血压、测脉搏，合格的人在水温29～31℃、并有专门教练指导的条件下，才能下水游泳。

不适合游泳的孕妇

- 孕期未满4个月
- 有流产、早产、死胎病史
- 心脑病患者
- 阴道出血、腰部疼痛者

注：孕妇游泳的时间应保持在1个小时以内，约350米即可，过多对孕妇不利，同时在游泳前也应做好充分的热身运动，不宜仰泳。

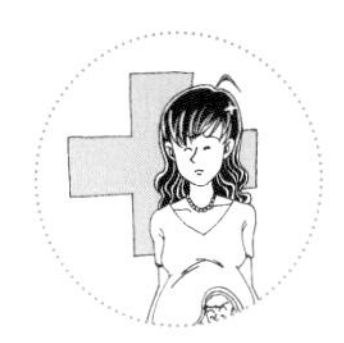

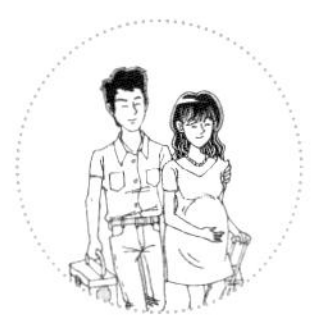

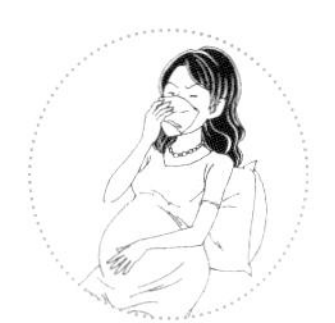

第9章 怀孕八个月（29～32周）

DI-JIU ZHANG

本章看点

孕8月，胎儿基本已经发育完全，看起来很像一个初生儿了，此时若降生的话，是可以成活的。随着胎儿的增长，孕妈妈的体态进一步发生变化，孕妈妈会感到非常辛苦。因此，孕妈妈应当停下手头的工作，静等宝宝的到来。

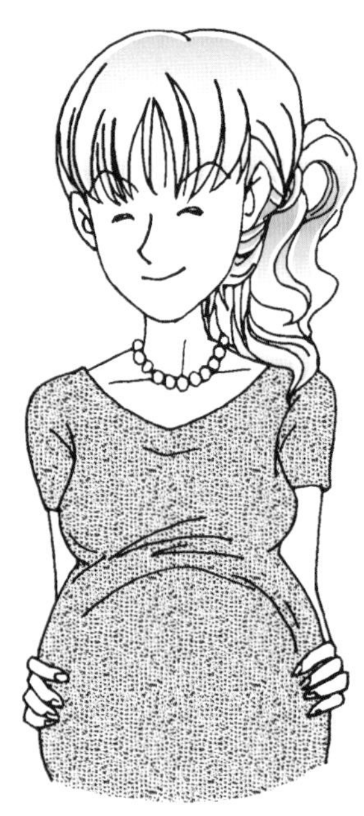

孕8月母婴基本指标及营养要求

孕8月，胎儿成长很快，母亲的不适感也越发明显，妊娠反应再起，堪称第二个“早孕反应”期，孕妈妈应更加注意安全保健，避免早产。

胎儿的成长

从这时起，羊水量不再像以前那样增加了。迅速成长的胎儿身体，紧靠着子宫。一直自由转动的胎儿，这个时期，位置也固定了。由于头重，一般头部自然朝下。这段时期胎儿已基本具备了生活在子宫外的能力，但孕妇仍须特别小心。

怀孕8个月的时候，胎儿区别声音强弱的神经已经完成，能敏感地感受到母亲的音调。因此，孕妇应随时调整心态，保持愉快、轻松的心情，以传达给胎儿良好的信息。

孕8月胎儿特征

- ★ 眼睛会闭合了，会眨眼睛，可以分辨、跟踪光源
- ★ 四肢继续成长，手指甲清晰可见
- ★ 男孩的睾丸沿着腹沟向阴囊下降，女孩阴蒂突出来
- ★ 肺接近成熟，有了呼吸能力
- ★ 胃肠功能基本发育完全，可以分泌消化液了
- ★ 胎动次数减少，胎位基本固定

孕妈妈身体特征

母亲在这一时期腹部突出,动作迟缓,因应身体的要求，想睡就睡，可说是“懒散”的时期。但早晨一定要先起床和丈夫一起吃过早餐、送丈夫出门后再回去休息,或做一些不会造成腹部负担的扫除或轻松体操，轻微活动身体，必然有助于生产。

孕8月孕妇特征

体型	孕妇身体完全变形，肥胖、臃肿，身体的每个部位几乎都胖了起来	
身体变化	子 宫	宫高基本可达剑突下5指，孕妇会感到轻微不规律的无痛子宫收缩
	皮 肤	孕妇皮肤会变得越来越差，妊娠纹会加重
	体 重	整个月体重可能会增加1300～1800克
	乳 房	乳房已经高高隆起，或许还会出现妊娠纹，乳晕颜色越来越深
	骨 骼	孕妇的关节、韧带会出现松弛现象，引起关节炎、关节疼痛等
情绪	情绪容易低落，时常会焦虑不安，更加敏感脆弱、容易发怒	
妊娠反应	孕妇的身体变得愈加沉重，不愿意活动，胃口可能也会变差	

营养搭配要求

此时胎儿发育大体完成。由于胎儿的推挤，孕妇内脏全部上移，胃部也有受压迫感，所以会感到食欲不振。这段时间极易患上妊娠高血压综合征，因此尽量少吃含盐多的食品。除此之外，这个月的饮食安排还应以含钙质丰富的食物为主，同时应多吃含纤维素多的蔬菜、水果，少吃辛辣食物，以减轻便秘和痔疮的症状。

孕妇可遵循以下食谱来安排一天的饮食。

● 早餐

主食：麦片粥 1 小碗，蟹黄包 2 个（量约 100 克）。

副食：各类清淡炝菜，清炒鸡蛋或瘦肉类，餐后水果可吃猕猴桃 2 个（约 200 克）。

● 午餐

主食：米饭 2 小碗或两掺面小馒头 2 个（量约 150 克）。

副食：竹笋炒肉（猪瘦肉 50 克、鲜竹笋或水发竹笋 250 克），清炖羊肉（羊肉 250 克），萝卜大骨汤 2 小碗，餐后水果香蕉 2 个（约 200 克）。

● 晚餐

主食：米饭 2 小碗，或鸡蛋骨汤面 2 小碗（量均约 150 克）。

副食：肉片西蓝花（西蓝花 150 克、青椒 50 克、瘦肉 100 克），绿豆芽炒肉丝（瘦肉 50 克、绿豆芽 100 克），虾仁炒冬瓜（冬瓜 200 克、鲜虾仁 100 克），紫菜鸡汤或营养粥 2 小碗，餐后水果品种可根据自己的口味选择（量约 200 克）。

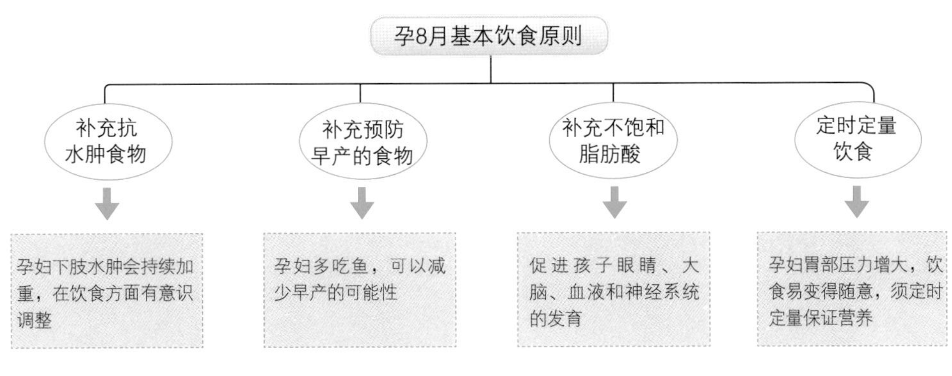

适合孕8月的食物	
抗水肿食物	肉类、鱼虾、蛋、奶、豆类、水果、蔬菜等
预防早产食物	深海鱼
富含不饱和脂肪酸食物	鱼、坚果、绿叶蔬菜、葵花子油、亚麻子油等

孕妇应及时补充优质蛋白质

孕妇每天的饮食都要包含有肉类、鱼虾、蛋、奶、豆类等。这些食物富含优质蛋白质，可以有效缓解水肿。

孕 8 月体检

孕 8 月，离临产的日子越来越近了，妊娠进入更关键的时期，家人更要密切观察孕妇，随时观察母婴的身体状况，稍有“风吹草动”，就要立刻检查，体检大约 2 周一次。

避免胎儿长得太大

孕妇在妊娠 8 ~ 10 个月时，胎儿的身体长得特别快,体重通常在这个时期增加。

若孕妇营养摄入不合理，或者是摄入得太多，就会使胎儿长得太大，出生时造成难产。因此，孕妇这段时间的饮食安排应注意。

孕妇体重的增长每周不应超过 500 克。孕妇要少吃过咸的食物，不宜大量饮水。孕妇应适当限制食糖、甜食、油炸食品及肥肉的摄入。孕妇应选体积小、营养价值高的食物，以减轻胃部的涨满感。

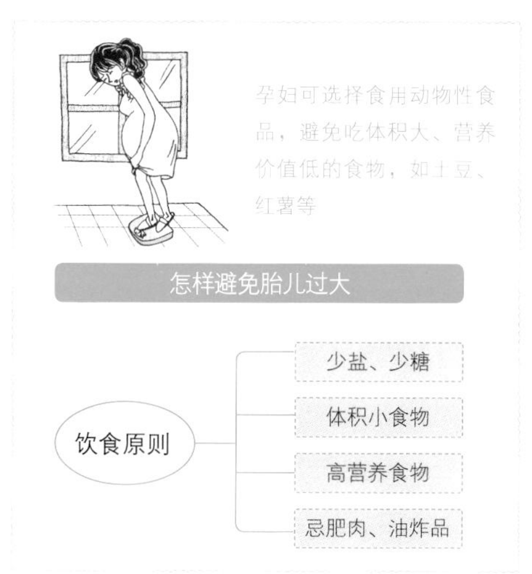

前置胎盘的处理

怀孕 28 周后，如果胎盘附着于子宫下段，或覆盖子宫颈内口，其位置低于胎先露部位，称为前置胎盘。多发生于多次妊娠的经产妇或有剖宫产及子宫原发病变阻碍受精卵正常位置着床的孕妇。孕妇发生前置胎盘情况，如果反复大量出血导致贫血甚至休克者，不论胎儿成熟与否，为了母亲的安全，都应终止妊娠。

妊娠晚期或临产时反复发生无诱因、无痛性阴道流血，是前置胎盘的主要症状。前置胎盘的治疗原则是止血补血，如出血少，胎儿未足月，可使用“期待”疗法，孕妇应保持心态平静，绝对卧床休息，严禁性交。

前置胎盘的注意事项

- ★ 减少活动，以左侧卧位卧床休息
- ★ 避免进行增加腹压的活动，如用力排便、频繁咳嗽
- ★ 保持外阴清洁
- ★ 进行胎儿自我监护
- ★ 若有腹痛、出血等不适，立即就医

胎位不正怎么办

有的孕妇在临近分娩时，胎位仍会不正，对选择自然产还是剖宫产，常常拿不定主意。其实，胎位不正也不必惊慌，只要定期做产前检查，按医生的指导去做，也能安全度过分娩期。因此，孕妇要去医院做详细的检查，尽可能弄清引起胎位不正的原因，如骨盆狭窄、子宫畸形、胎盘异常、多胎等，了解能否纠正及纠正方法。

如果产妇生的是第一胎，一旦在胎儿足月时就已确诊为胎位不正，最好选择剖宫产。然而。如果产妇在阵痛之后才被检测出胎位不正，应马上进行紧急手术。对于臀位宝宝的胎位不正，医生可以对产妇实施助产手术，不过臀位自然生产仍有很大的风险性。因此，产妇尽量避免阴道分娩。

在妊娠 30 周前，任其自然，只要勤进行产检就行了。可采取饮水疗法，每小时饮 1 碗水，每天 10 碗，连饮 3 天后休息 3 天，检查胎位是否正常了。

妊娠 30 ～ 34 周，是纠正胎位的好时机。

采用膝胸卧位来纠正。其方法是，最好空腹进行，先排空小便，松开腰带，在硬板床上，胸膝着床，臀部抬高，大腿和床垂直，胸部要尽量接近床面。每天早晚各 1 次，每次做 15 分钟，连续做 1 周，每周检查一次，看胎位是否转正。

如果子宫壁较紧，必要时可在做胸膝卧位之前 15 ～ 30 分钟口服沙丁胺醇 2.4 ～ 4.8 毫克（1 ～ 2 片）。

胎位不正的纠正

1. 先排空小便，保持空腹
2. 松开腰带，躺在硬板床上
3. 胸膝着床，臀部抬高，大腿和床垂直，胸部要尽量接近床面
4. 每天早晚各做1次，每次15分钟，连续做1周，每周注意产检

胎位不正的预防
做好产前检查
发现异常，立即调整胎位
若调整胎位失败，做好分娩方式选择
提前住院待产

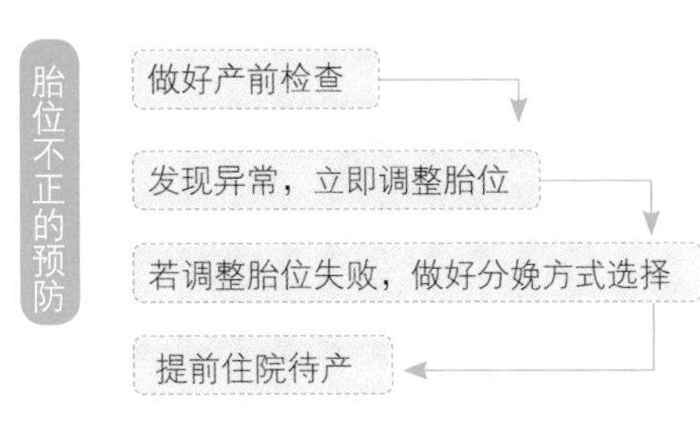

胎位不正的最佳纠正时间

妊娠28周之前是纠正胎位的最佳时期，此时胎宝宝小，羊水多，胎儿位置可以变换。32周以后，胎宝宝位置相对固定，就难以纠正了。

孕 8 月保健要点

离胎宝宝降生的日子越来越近了，准妈妈也该着手准备产后事宜了，例如产后的哺乳。妊娠晚期，保护好乳房，就是保护好宝宝的“饭碗”，为孩子的健康成长提供保证。

孕期面部保健按摩

在孕期经常进行面部按摩，能够促进面部血液循环，使脸色红润有光泽。步骤如下：

①用两手的拇指微用力按下腭部进行按摩。②对齐食指和中指，从下腭到耳朵下方进行滑动式按摩。③中指稍用力按在耳朵后面的凹陷处进行按摩。④食指和中指并拢，从嘴角两侧到耳朵前方进行滑动式按摩。⑤食指和中指对齐按在鼻翼两侧进行按摩。⑥食指从鼻翼两侧到耳朵上方进行按摩。⑦两手无名指从眉心沿眉毛滑向太阳穴。⑧两手食指、中指、无名指并拢，用指面或指肚从额头正中滑向太阳穴。⑨食指和中指从眼内侧轻轻敲向眼角。以上每个动作进行 30 秒钟，每天 1 次。

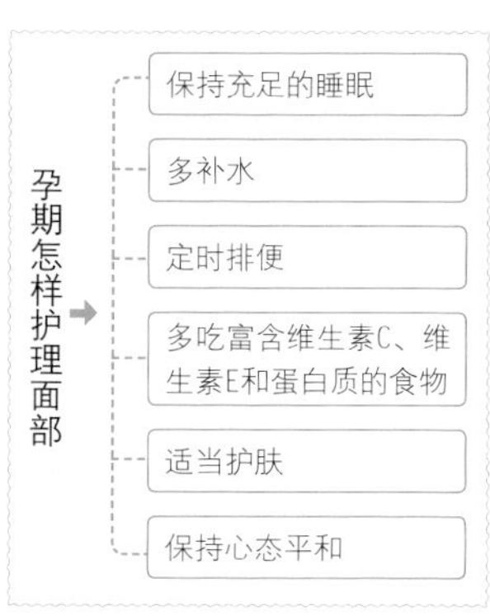

加强乳房护理

乳房是女性第二性器官，也是哺育后代的“粮库”，所以，必须加强对乳房的保护。

孕妇的皮脂腺分泌旺盛，乳头上常有积垢和痂皮，不要生硬地将其取掉，应先用植物油（麻油、花生油或豆油）涂敷，使之变软后再清除。也可在入睡前在乳头上覆盖一块涂满油脂的纱布，次日早晨起床后擦掉。

把内陷的乳头擦洗干净后，用双手手指置乳头根部上下或两侧同时下压，可使乳头突出。乳头短小或扁平者则可用一只手压紧乳晕，另一只手自乳头根部轻轻向外牵（有早产倾向者不宜使用此法）。这些都是简便易行的纠正方法，每日可进行 10 ~ 20 次，数月后，就可见到成效。

妊娠期内衣选购要素

- ★ 应选择专为孕妇设计的胸罩
- ★ 内衣尺码宜随着乳房的变化随时更换
- ★ 最好穿软钢托的胸罩
- ★ 宜选用穿着舒适、肤触柔软的胸罩
- ★ 怀孕后期，宜选用乳垫来保护乳头

妊娠期乳房保健

母乳是婴儿的理想食品。因此，在孕期必须对乳房进行很好的保健工作。

切不可挤压乳房。睡眠时不要俯卧，因为俯卧会使乳房受到挤压。

不宜穿过紧的衣服。妇女怀孕后，乳房进一步发育长大，孕期不宜穿过紧的衣服，更不要束胸，以免由于压迫乳房而妨碍其发育或者造成乳腺管的堵塞，使产后乳汁排出不畅，造成乳腺炎。

勤洗澡，勤换内衣，保持乳房清洁。妊娠期要经常用温开水清洗乳头，用毛巾轻轻将乳头擦洗干净，内衣要勤换勤洗。

如果在孕期乳房出现异样疼痛和外形改变，应及时就诊。

禁用丰乳霜或减肥霜。丰乳霜和减肥霜都含有一定的激素或药物成分，无端使用会使乳房的正常发育受到影响。

防止出现大小乳房。怀孕期间，由于雌激素增多，乳腺导管出现增生，血液供应增加，乳房内基质增多，脂肪沉积，乳房此时的体积和重量都会增大。此时，睡觉时尽可能不要经常性地侧向固定的一边，要均匀地两边侧睡，以免产后乳房变成一边大一边小，也可适当多按摩一下小的乳房。

使乳房结实。由于怀孕期间脂肪的沉积、乳房的增大，容易造成产后乳房下垂现象。为减少其松垂，在怀孕期间可每星期做一次胸膜，就是用面膜膏涂于乳房及胸肌上，令乳房和胸肌增强收缩力。

采取以上措施后，对于保持形体美和哺乳都是有帮助的。

母乳喂养的孕妈妈应作的准备

- ★ 在孕期要注意营养的全面和均衡
- ★ 定期产检
- ★ 注意乳房的保养
- ★ 学习一些母乳喂养的知识
- ★ 孕妈妈要树立分泌足够乳汁的信心

孕期怎样护理乳房

洗澡后护理	在乳头上涂上油脂，用拇指和食指轻抚乳头及其周围部位
日常护理	应用干净的软毛巾擦拭，也可用上太述方法按摩乳头
热敷	用温热毛巾敷在乳房上进行按摩
物理护理	用手指把乳晕周围挤压一下，使分泌物流出

乳头内陷怎么办

先擦洗乳房，然后将两个拇指平行放在乳头两侧，从中间向两侧的外方轻拉，使乳晕皮肤及皮下组织向外拉伸，促使乳头突出，每天数次。

孕 8 月注意事项

孕 8 月，这是妊娠后负担加重的时期，孕妇容易出现内外科疾病，出现一些并发症。为了胎宝宝和孕妈妈的健康，孕妇在日常生活方面不应有任何大意。

怀孕后期腹痛的鉴别

怀孕后期，孕妇容易腹痛，要注意鉴别。

有些准妈妈下腹两侧经常会有抽痛的感觉，尤其在早晚上下床之际，总会感到一阵抽痛，这种抽痛一般是由子宫韧带拉扯而引起的抽痛感，并不会造成什么危险。

如果下腹感觉到有规则的收缩痛，就要怀疑是不是由于子宫收缩引起的，应该尽快到医院就诊，检查是否出现早产情况。如果的确属于早产前兆，应在子宫口尚未打开前赶快到医院就诊，只要找出早产的原因，还是可以安胎的。

如果延误了就诊时机，等到子宫口已开了 3 厘米以上，想安胎就很难了。

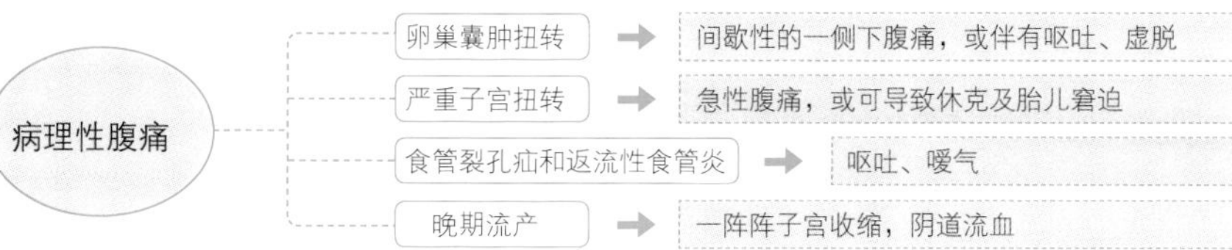

孕妇远行注意事项

孕妇到妊娠晚期不宜远行，主要是因为行程劳累，再加上车船远行的颠簸，很容易引发早产。在车船上分娩困难多，也很危险。如果是临近分娩期远行，最好是有医生陪伴才比较安全，否则还是就地分娩再回家坐月子的好。

另外，孕妇远行时，在登船和登机时，要与船、机工作人员取得联系，一是能得到合理照顾，二是可以使船、机工作人员有所准备。

孕妇远行注意事项
不要临近预产期时才开始动身，以防途中早产
随身带纱布、酒精、止血药品等临产用的东西
应考虑目的地的气候条件，带好必要的衣物，以防受凉受寒
出现分娩先兆时，立即报告车船工作人员，采取紧急措施分娩
选好交通工具，尽量防止晕车、晕船诱发早产

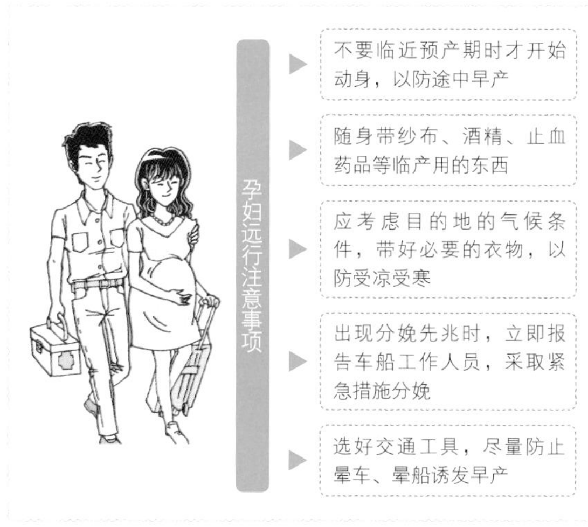

如何预防早产

早产，是以妊娠在28足周后37足周前之间而发生的妊娠中断现象。早产娩出的新生儿发育尚未成熟，体重多在2500克以下。早产占所有分娩的5%~15%。一般来说，早产月份越小，新生儿体重越轻，生命力也越弱。因此，孕妈妈一定要预防早产。

早产是新生儿死亡的重要原因之一，早产儿中约有15%在出生后1个月内死亡，另有8%的早产儿虽能存活，但留有智力障碍或神经系统的后遗症。

早产儿由于各器官系统尚未发育成熟，抵抗力较差，容易感染一些疾病，如肺部疾病、颅内出血、感染等。部分早产儿需要用暖箱保育，给予特殊护理。

早产是一个复杂问题，它的发生机制尚不清楚，某些治疗方法的效果不够理想，仍是目前新生儿死亡的主要因素之一。早产应从预防着手。

孕妇预防早产要注意起居饮食，适当增加营养，不吃有刺激性的食物，如浓茶、咖啡、辛辣食品，以及戒酒、烟等。

平时要注意劳逸结合，既适当参加劳动，又要避免繁重的体力劳动，不使身体过于疲劳，尤其要注意避免腹部撞击。

妊娠最后一两个月时，要适当增加休息时间，特别要防止妊娠高血压综合征和贫血等疾病发生，禁止房事，不外出旅行。一旦有了早产的征兆，应立即去医院治疗。

易诱发早产的情况	
子宫异常	双角子宫、子宫颈长度过短、纵隔子宫、子宫颈松弛、子宫肌瘤等
发生疾病	如病毒性肝炎、病毒性肺炎、心脏病、高血压、糖尿病、贫血等
受刺激	腹部受撞，或精神受到严重刺激等
胎儿异常	胎儿畸形、死胎、胎位异常
遗传异常	遗传或染色体异常
子宫环境异常	前置胎盘、胎盘早期剥离、羊水过多或过少
劳累	休息不足，过度疲劳，或者妊娠晚期性交
其他	双胞胎、多胞胎，孕妇吸烟、吸毒、重度营养不良

怎样预防早产

★ 孕期增加营养。
★ 减少或禁止性交，防止感染。
★ 注意身心健康，尽量避免精神创伤。
★ 避免过度劳累及从事过重的体力劳动。
★ 要积极治疗妊娠期并发症。
★ 宫颈内口松弛者应于怀孕16周左右做宫颈内口缝合术。
★ 一旦出现早产征兆，在医生指导下采取必要的保胎措施。
★ 有心、肾疾患或高血压的患者在妊娠前就应到医院检查。

早产儿易出现的问题

- 呼吸暂停
- 动脉导管未闭
- 黄疸病
- 低血压
- 肺部发育不良
- 贫血症
- 视网膜发育不成熟

孕妇鼻塞和鼻出血的处理

大约有20%的孕妇在妊娠期鼻子不畅和鼻出血，这是妊娠期鼻堵塞，其中大部分是由于内分泌系统的多种激素刺激鼻黏膜，使鼻黏膜血管充血肿胀所致。此现象常在分娩后消失，不会留下后遗症。因此，孕妇不用紧张，否则会加重鼻塞的症状。

孕妇在鼻子不通气、流涕时，可用热毛巾敷鼻，或用热蒸气熏鼻部，这样可以缓解症状。孕妇不要擅自使用滴鼻药物，特别是血压高的孕妇，使用麻黄碱类药物会加剧血压升高。

若是鼻出血较多或经常反复出现，孕妇应及时去医院做检查，因为这种情况大多会伴有妊娠血管瘤等疾病，如能早期诊断和早期治疗，则可预防孕妇和胎儿发生严重的不良后果。

鼻出血的处理

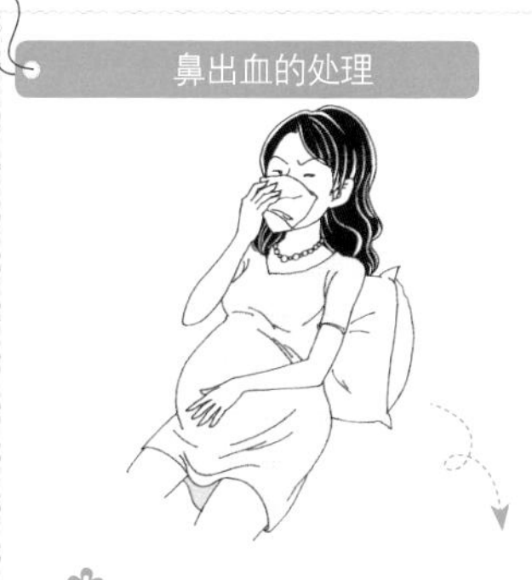

发生出血症状时，孕妇可用手捏鼻翼，便能很快止住血。如果仍未能止住，可在鼻孔中塞一小团清洁棉球5～10分钟，并捂住鼻梁

准备中止性生活

在怀孕期间，准爸爸准妈妈是可以进行正常的性生活的，但是需要注意的是，在怀孕的前3个月和后3个月，最好停止性生活，以防对胎儿造成伤害。在性交的时候，准爸爸准妈妈也要特别注意，如果有下列情况发生，必须马上停止性生活：

曾经有流产经历的孕妇；性生活后出现阴道流血、小腹疼痛的情况，应到医院进行检查，以防出现流产现象；准妈妈如果患有阴道炎，则不应进行性生活；准爸爸如果患有性病、尿道炎等疾病，则不应该进行性生活；如果孕妈妈出现了前置胎盘，胎盘和子宫的连接不紧密等情况，应当立刻停止性生活，否则很容易引起流产；如果孕妇有子宫闭锁不全的症状，应当立刻停止性生活，否则会引起流产；如果子宫收缩的非常频繁，那么，孕妇应当避免性生活，否则可能会出现流产、早产现象。

孕晚期性交的危害

★ 容易造成子宫细菌感染

★ 子宫在性高潮时会产生宫缩，易流产

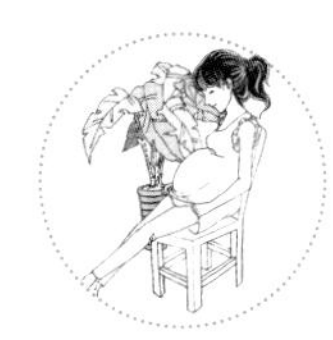
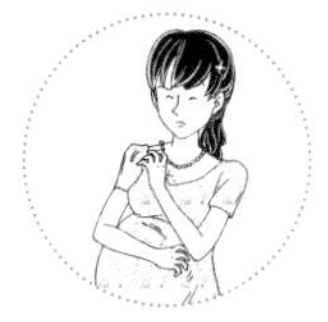
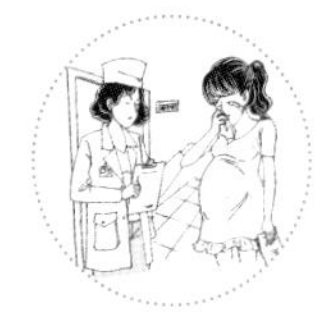

第10章 怀孕九个月（33～36周）

DI-SHI ZHANG

本章看点

孕9月，胎宝宝开始入盆，孕妈妈的不适可能会有所缓解，但是腰部和盆骨的压力相对会增大。此时，孕妈妈要为生产做准备了，因为胎儿随时都有可能出生。此时，孕妈妈仍需要补充营养，为生产积蓄力量，并且树立起顺利生产的信心。

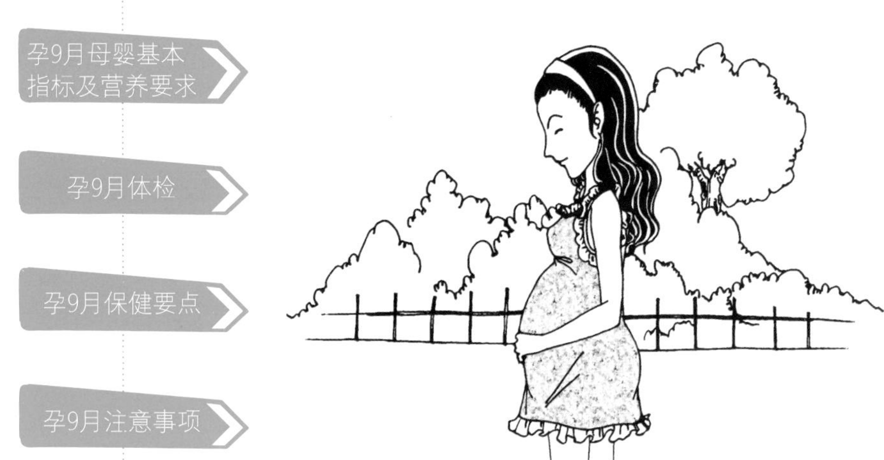

孕 9 月母婴基本指标及营养要求

孕 9 月，胎儿进一步发育，将近临产，孕妈妈的身体越发不适。为了避免孕妈妈产生这样或那样的担心，家人要帮其做好产前疏导工作，了解本时期母婴身体特征对她来说也是一个认识的手段。

胎儿的成长

胎儿的身长为 47 ~ 48 厘米，体重 2400 ~ 2700 克。可见完整的皮下脂肪，身体圆滚滚的。脸、胸、腹、手、足等处的胎毛逐渐稀疏，皮肤呈粉红色，皱纹消失，指甲也长至指尖处。男婴的睾丸下降至阴囊中，女婴的大阴唇开始发育，也就是说，生殖器几乎已完备。

到这时，胎儿肺和胃也都很发达。已具备呼吸能力，胎儿喝进羊水，能分泌少量的消化液。尿也排泄在羊水中。因此，胎儿若在这个时期娩出，有在暖箱中生长的能力。

孕9月胎儿特征

★ 皮下脂肪发育，皮肤呈淡红色，不再皱巴巴的

★ 可以从孕妇的肚子上清楚地判断胎儿手肘、脚丫、头部的位置

★ 肾脏发育完全，肝脏也有了一定的代谢功能

★ 性器官发育完全

★ 胎位开始固定，头部会进入骨盆，为出生作准备

孕妈妈身体特征

该月末，孕妇子宫底高 30 ~ 32 厘米，上升到心脏和胃的位置，会引起心跳、气喘，孕妇感觉胃胀，没有食欲。分泌物更加增多，排尿次数也更加频繁，而且排尿后仍会有尿意。孕妇体重持续增加，全身倦怠，腰腿容易疲劳，阴道和子宫下部逐渐变软，白带增多，乳头有时会泌出稀薄的乳汁。

孕9月孕妇特征

体型	体型越来越臃肿，肚子会越来越大	
身体变化	子 宫	子宫底差不多会升到心口窝处
	水 肿	孕妇会出现严重的水肿，甚至有些胳膊和脸都会出现水肿
	体 重	孕妇的体重依旧在增加
情绪	孕妇可能会产生恐惧和紧张的情绪，会患得患失、烦躁不安	
妊娠反应	胃口会变得很差，食欲不振，吃一点就会觉得很饱	

营养搭配要求

由于胎儿在腹内的占位，孕妇胃部的压迫感更加强烈，再加上胎儿的重量，孕妇会倍感疲惫，胃口大减。因此，在饮食上应以少食多餐、清淡营养为原则。由于胎儿最后发育的需要，在这一时期内，孕妇的营养应以丰富的钙、磷、铁、碘、蛋白质、多种维生素（如维生素 E、B 族维生素类）为主，同时应进食含植物纤维素较多的蔬菜和水果，以缓解便秘和痔疮。孕妇可遵循以下食谱来安排一天的饮食。

● 早餐

主食：各种米粥 2 小碗，豆沙包 1 ~ 2 个（量约 100 克）。

副食：各种清淡拌菜 1 盘，鸡蛋 1 个，酱牛肉 100 克。餐后水果以开胃为首选，如桃、梨子等。

● 午餐

主食：米饭 1 小碗，或馒头 2 个（量均约 150 克）。

副食：粉丝煨牛肉丝（牛肉 150 克、粉丝 150 克），蒜薹烧肉（瘦肉 50 克、蒜薹 150 克），骨汤类的汤羹 2 小碗。餐后香蕉 2 个。

● 晚餐

主食：白米饭 2 小碗，或挂面 1 碗（量约 150 克）。

副食：虾仁豆腐（豆腐 100 克、瘦肉 50 克、虾仁 20 克、青蒜 50 克），豌豆苗炒肉（瘦肉 50 克、虾仁 25 克、豌豆苗 150 克），豆腐草鱼汤 2 小碗。水果可根据自己的口味选择。

孕9月基本饮食原则

少食多餐	孕妇胃部承受的压力过大，每次进食吃的东西都不多
保证蛋白质的摄入	可吃禽类、鱼类、豆类，保证蛋白质的摄入，同时减轻肾脏负担
膳食纤维要充足	孕妇此时容易出现便秘，膳食纤维可促进肠道蠕动

适合孕9月的食物

富含钙的食物	小鱼、芝麻酱、海带、紫菜、牛奶、豆制品、奶制品、虾米
富含维生素B_1的食物	酵母、全麦、花生、猪肉、牛奶、蛋类、小米、玉米、葵花子，以及大部分蔬菜
富含维生素K的食物	菜花、莴苣、番茄、白菜、菠菜、瘦肉、肝脏等
富含膳食纤维的食物	全麦、胡萝卜、芹菜、红薯、土豆、豆芽、菜花等食物

怀孕末期的膳食构成及每日摄入食物量推荐

★ 米、面主食：400 ~ 500克

★ 蛋类：50 ~ 120克

★ 猪、牛、羊肉：200克

★ 动物肝脏：60克

★ 豆制品：250克

★ 新鲜蔬菜：500 ~ 750克

★ 时令水果：500克

★ 植物油：30 ~ 50克

孕 9 月体检

孕 9 月，有些孕妈妈开始迫切希望胎儿降生，好快些结束妊娠期。但切勿操之过急，此时更应重视产检，除了常规地完成前几次检查的项目外，还要特别关注胎位异常的宝宝。

宝宝臀位的处理

妊娠晚期,胎宝宝的小屁股朝着下面，称之为臀位宝宝。

遇到臀位宝宝，首先应让宝宝在母体内转向，如果宝宝到了妊娠 28 周还没转向，很可能就会一直保持臀位。此时医生会教你采取胸膝卧位纠正，或进行外部胎位倒转术，也就是在你的腹部推挪，帮宝宝转为头向下的姿势。外部胎位倒转术有 60% ~ 70%的成功率。有些宝宝还会再转回来，所以需要再实施一次倒转术。倒转术是个安全又不会太难受的治疗手法。

臀位宝宝

妊娠晚期加强产检

一旦发现臀位，通过胸膝卧位或外部胎位倒转术让宝宝在母体内转向

若胎儿仍然未转向，但不影响生产，可自然生产

↓

若不符合自然生产标准，准备剖宫产

宝宝横位的处理

横位是胎儿在母体中位置的一种异常现象。胎儿横位以手臂、肩为先露部分，胎儿横位占分娩总数的 0.2% ~ 0.5%。和正常位置生产比较起来，横位在初产的时候很容易发生意外。这种胎位多发生在骨盆狭窄、子宫畸形、前置胎盘、盆腔肿瘤、多产、双胎等孕妇身上。妊娠后期发现胎横位应及时纠正。比如，可采用胸膝卧位、艾灸至阴穴，如不能纠正，应进行外倒转术。

宝宝横位如在临产前不能纠正，则会给母子带来极大威胁，诊断为横位后应提前住院决定分娩方式。否则，到临产时，虽然可以处理，但往往增加了母子并发症。

横位宝宝处理不及时的危害

横位宝宝是最严重的胎位异常，应选择剖宫产，以免出现危险。

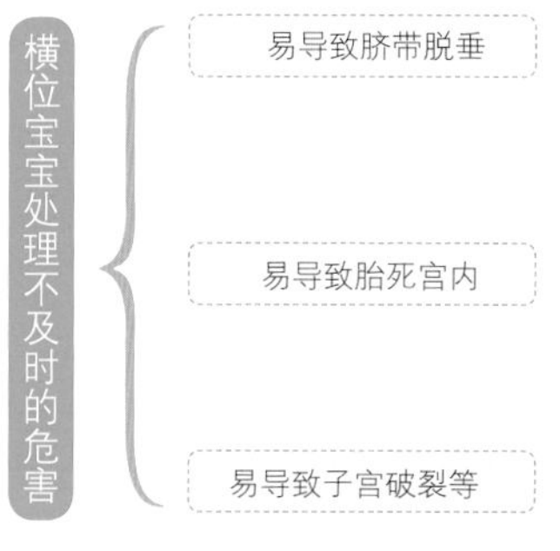

孕 9 月保健要点

孕 9 月的保健，应围绕了解分娩知识展开，为分娩做好一切准备，如心理准备、体力准备、姿势准备等，准备得越充分，孕妈妈生产前的紧张感就越低。

孕妇多散步有利于胎儿健康成长

孕妇在怀孕期间，由于不适宜做剧烈运动，因此散步是孕期最佳运动之一，它有利于母亲和胎儿的身体健康。孕妇散步时应注意以下三点。

● 散步的天气

孕妇散步应选择风和日丽的天气，避开有雾、雨、风的天气及天气骤变的情况。

● 散步的地点

在道路平坦、环境优美、花草茂盛、空气清新的公园或街道散步，可使孕妇心情愉快，头脑清醒，有利于消除疲劳，促进胎儿健康成长。医学研究表明，孕妇愉悦的情绪可促使孕妇血压、脉搏、呼吸、消化液的分泌均处于相互协调的最佳状态，有利于孕妇身心健康，同时能改善胎盘供血量，促进胎儿健康发育。

● 散步的时间

孕妇可根据工作和生活情况安排散步时间，但最好选择早晨。孕妇坚持每天早晨散步，呼吸新鲜空气，这样可在大脑皮层的调节下，改善机体神经系统和肺部换气功能，加速组织氧化还原过程，促进人体新陈代谢，提高机体免疫力等。同时，可增加胎儿的血氧，有利于优生。

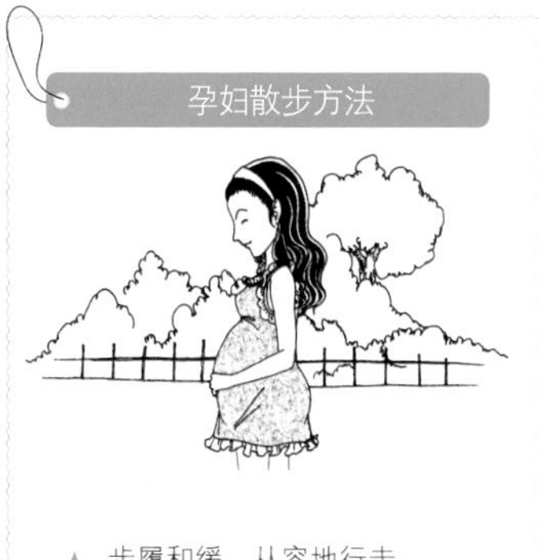

★ 步履和缓，从容地行走

★ 心里不慌，脚步不乱

★ 做到形劳而不倦，汗出而微见，气粗而不喘

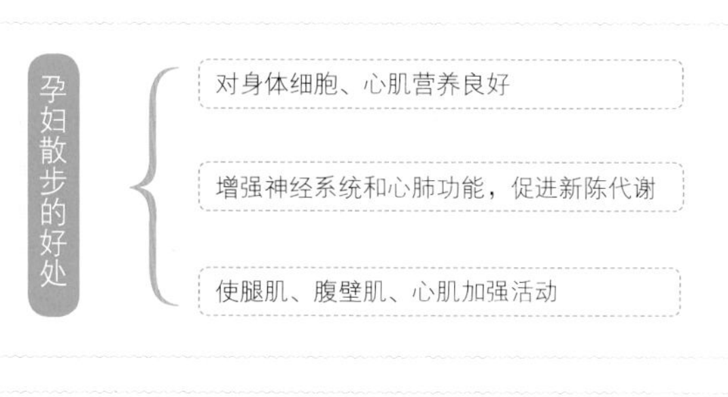

孕妇散步禁忌

孕妇散步锻炼不宜在饭后马上进行，更不能选择在雨后、下雪后锻炼，以免滑倒、摔伤。

孕妇实用体操

● 盘腿坐运动

这项运动可以松弛腰关节，伸展骨盆的肌肉，顺利生产。

盘腿坐好，精神集中，把背部挺直，收下颌，两手轻轻放在膝盖上（双手交叉按膝盖也可以），每呼吸1次，手就按压1次，反复进行。按压时要用手腕按膝盖，一点儿一点儿用力，尽量让膝盖一点点接近床面。

运动时间可选在早晨起床前、白天休息时或晚上睡觉前，每次各做5分钟左右。

● 扭转骨盆运动

这项运动能够加强骨盆关节和腰部肌肉的柔软性。

仰卧，双肩要紧靠在床上。屈膝，双膝并拢，带动大小腿向左右摆动，要慢慢有节奏地运动。接着，左脚伸直，右膝屈起，右脚平放在床上。右腿的膝盖慢慢地向左侧倾倒。待膝盖从左侧恢复原位后，再向右侧倾倒，之后左右腿交替进行。

最好在早晨、中午、晚上各做5～10次。

● 骨盆运动

该项运动除了能松弛骨盆和腰部关节外，还可使产道出口肌肉柔软，并强健下腹部肌肉。

先仰卧床上，后背紧靠床面上，屈双膝，脚掌和手掌平放在床上。腹部呈弓形向上凸起，默数10下左右，再恢复原来体位。

然后四肢着地，低头弓背，使背部呈圆形。抬头挺腰，背部后仰。上半身缓慢向前方移动，重心前后维持不变，一呼一吸后复原。早晚各做5～10次。

脚步运动

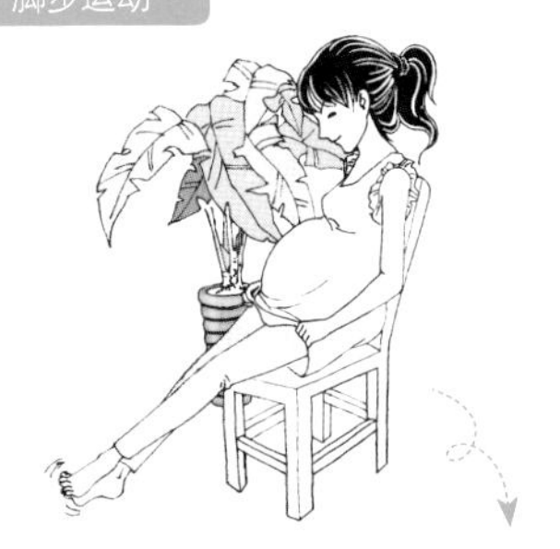

坐在椅子上，两脚并拢，脚掌平放，脚尖使劲向上翘，呼吸1次后恢复原状。一条腿放在另一条腿上，上侧脚尖缓慢上下活动，两分钟后两腿位置互换重复

孕妇体操的作用

★ 预防水肿
★ 促进血液循环，预防静脉血栓
★ 强化肌肉力量，预防早产
★ 防止腰、背部的疼痛与不适
★ 帮助孕妇在分娩时更好地把握生产要领
★ 解除疲劳，愉悦心情

孕妇注意事项

孕妇应谨记，不要做一些跳跃、扭曲或旋转之类的运动，否则会对胎儿和母体造成严重的不利影响。

孕 9 月注意事项

对孕妇来说，本月是怀孕后负担最重的月份，容易出现这样或那样的问题，孕妈妈要有一定的防范病情意识，了解当月可能出现的异常，注意预防，更加学会关怀自己。

孕妇皮肤痒疹的治疗

有些孕妇在妊娠最后 3 个月，会出现皮肤痒疹的现象，在身体的胸部、腹部、足部及外阴部出现红色小皮疹，伴有痒感，但皮肤没有病变，这在医学上称之为妊娠期肝内胆汁瘀积症。孕妇发生皮肤痒疹可采用以下方法治疗。

●用炉甘石洗液，或 5% ~ 20% 黑豆馏油，或用 10% ~ 20% 中药蛇床子溶液，或用 75% 酒精涂擦局部止痒。

●要尽量避免用手去抓搔痒处，以防抓破皮肤后引起细菌感染。

●忌用肥皂水擦洗。

●在医生指导下可适当用些镇静药和抗过敏药，如口服三溴合剂、非那根（即异丙嗪）、氯苯那敏、赛庚定等。假如再加服 B 族维生素、维生素 C 和静脉注射 10% 葡萄糖酸钙等，止痒效果会更好。

孕期皮肤瘙痒的原因

孕期皮肤瘙痒的原因	
妊娠皮肤症	因为怀孕期间激素的分泌增加
妊娠皮疹	通常在怀孕第4个月到第9个月间会出现
妊娠中毒性皮肤疹	身材矮小肥胖的孕妇很可能患此病
妊娠期丘疹性皮肤炎	特别注意，此病导致流产或死胎发生
妊娠羊疹	胎儿对父亲的基因和染色体产生排斥所致
妊娠湿疹	在爱出汗、肥胖的孕妇之中发病率较高
胆汁淤积	妊娠期胎盘产生大量的雄激素所致

妊娠性皮痒症

15%以上的孕妇可能会碰到妊娠性皮痒症，不要用指甲瘙痒，以免引起感染。一般痒感在产后会很快消失，当痒到无法成眠或影响身心时，可以到医院进行确诊和治疗。

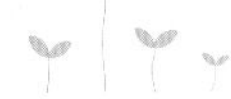

孕期皮肤瘙痒的预防

- 避免出汗，出汗后应该及时擦干，换上干净衣物
- 尽量穿着棉质宽松的衣物
- 避免使用沐浴露和香皂来清洗皮肤
- 在干燥的皮肤上涂抹一些炉甘石液能消除痒感
- 出现皮肤瘙痒时，不要用热水敷

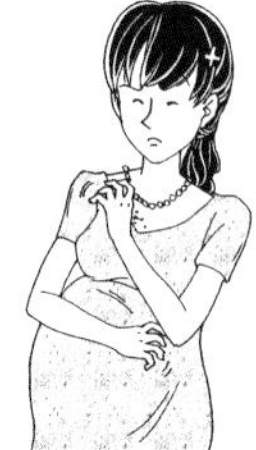

防治孕妇静脉曲张

妊娠晚期，由于静脉回流受阻，有些孕妇小腿、大腿及外阴处静脉扩张突出，宛如蚯蚓样伏在皮肤上，这就是静脉曲张。一般而言，准妈妈在分娩后，静脉曲张就会消失。

孕妇之所以容易静脉曲张，是因为孕妇骨盆内会有一些瘀血，随着子宫的逐渐增大以及孕激素的分泌，这些因素都会对血管形成压迫。而且，受到子宫压迫的影响，孕妇下半身的血液回流就会受到阻碍，从而导致静脉内积血，最终出现瘤样突起，形成静脉曲张。

静脉曲张常发生于孕妇的外阴、下腹部、阴道、腿肚、大腿、下肢、肛门等部位，症状轻的时候，孕妇不会感觉到不适感。症状严重的时候，孕妇会发生下肢沉重、疼痛、痉挛等现象，甚至行走也会变得不便起来。

怎样预防静脉曲张

- ★ 避免长时间站立
- ★ 休息时应把双腿垫高
- ★ 在无法躺卧的时候，选择最为舒适和轻松的姿势坐着
- ★ 准妈妈应在腿部裹上护腿带，或选穿弹性较好的长筒袜
- ★ 睡觉时用枕头之类的柔软物品将脚垫高

孕妇避免单独外出

孕9月，孕妇的身体越来越笨重，肚子越来越大，此时孕妇如果外出，尽量要有人陪伴，避免单独外出。

随着预产期的临近，胎儿越来越成熟，本月开始，早产的概率增大，胎儿随时都有可能降生，孕妈妈单独外出，若万一有异常情况，身边无人帮助，就容易发生意外。

到了本月末的时候，孕妇不仅不要单独外出，最好一天24小时都有人陪伴，即使在家中，孕妇也不要独自一人留守。因为在孕晚期，孕妇有很多意想不到的意外发生，一旦羊水破裂，孕妇独自一人是无法上医院的，一旦延迟可能会出现危险。

孕妇外出时不宜长时间坐车

孕妇外出时不宜长时间坐车：

- 车里的汽油味会加重妊娠反应
- 长时间颠簸影响孕妇休息
- 易引起或加重下肢水肿
- 腹部容易受到挤压导致流产、早产等
- 车内空气污浊，增加了孕妇感染疾病的概率

如何预防痔疮

痔疮是由于肛管和直肠的静脉血回流受阻造成的，也是孕妇常见的一种并发症，在孕妇中的发生率高达66%。

预防痔疮的方法之一，应是避免便秘。孕妇除了注意食物中营养成分齐全、数量充足外，还应适当多吃些纤维素较多的蔬菜，如芹菜、丝瓜、白菜、菠菜、莴苣等，以增加肠蠕动，并注意多喝水。

运动太少也是导致便秘的原因之一。孕妇应避免久坐久站，应适当参加一些体育活动。最好养成每天早上定时排便的习惯，有排便感时不要忍着。大便干结难以排出时，吃些蜂蜜、麻油、香蕉或口服液状石蜡等润肠药物，不可用芒硝、大黄、番泻叶等攻下的药物，以防引起流产。

还要采取措施，促进肛门部位的血液循环，帮助静脉血回流。每日用温热的1∶5000高锰酸钾（PP粉）溶液坐浴，并可进行提肛锻炼，方法是做忍大便的动作，将肛门括约肌往上提，吸气，肚脐内收；再放松肛门括约肌，呼气，一切复原。如此反复，每次做30回，早晚各锻炼1次。早上最好在起床前，仰卧在床上进行，这样效果较好。

此外，还要避免对直肠、肛门的不良刺激，及时治疗肠道炎症和肛门其他疾患；不要饮酒，不吃辣椒、胡椒、芥末等刺激性食物；手纸宜柔软洁净；内裤常洗、常换，保持干净。

孕期痔疮病因

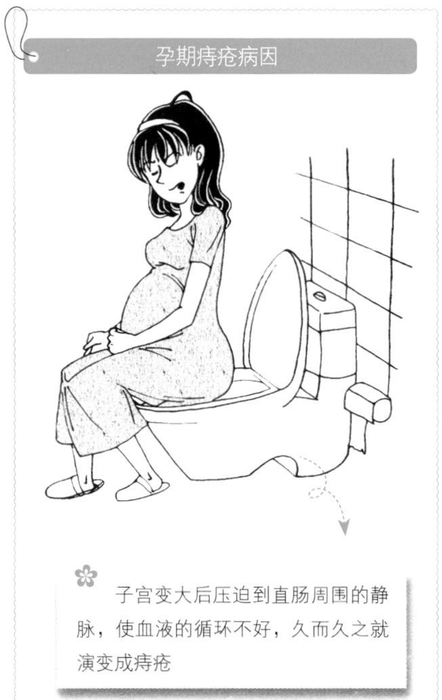

子宫变大后压迫到直肠周围的静脉，使血液的循环不好，久而久之就演变成痔疮

怎样预防孕期痔疮
多喝水，定时排便
勤换内衣勤洗澡
适当活动，不应久坐不动
多吃粗纤维食物，少吃辛辣的刺激性食物

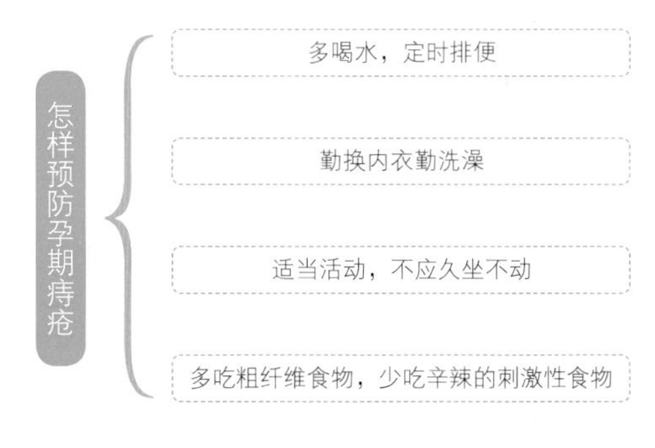

痔疮应及早防治

痔疮本身不会影响到孕妇和胎儿，但是随着后期痔疮病情的加重，给治疗和后来的生产带来困难，因此最好提前对痔疮进行治疗或防治。

孕妇患妊娠中毒症怎么办

妊娠中毒症是怀孕后期的疾病中，最容易得、最可怕的疾病。

发生妊娠中毒症的确切原因目前尚不十分明确，有子宫胎盘缺血、家族遗传因素、免疫学说、血流动力学的改变、血液黏稠度的改变等说法。子宫胎盘缺血可能是引起妊娠中毒症的重要原因之一。因为妊娠中毒症多见于初产妇、多胎妊娠、羊水过多、葡萄胎或伴有慢性血管及肾脏疾病的患者。

孕妇下肢容易水肿，长时间站立更容易水肿。如果是正常状态，夜里睡眠时即可消失；但如果在早晨起床时水肿并不消失，而且不只是下肢，连手、脸、腹部等处都看得出有水肿现象，就有可能是妊娠中毒症。

由于血液的循环障碍，会引起高血压。一般高压在140毫米汞柱以上，低压在90毫米汞柱以上时，就要注意了。有高血压时，胎盘血管容易破裂，引起早期剥离，因此必须多加注意。

由于怀孕中肾脏的活动不充分，即使不是妊娠中毒症也会出现蛋白尿现象。如果是妊娠中毒症，尿中会排出大量的蛋白质，根据验尿可以做出明确的判断。另外，体重骤增的症状，也可判明是妊娠中毒症，这叫做潜在水肿，因为这多半显示出体内水分正处于积蓄的状态。

罹患妊娠中毒症的孕妇一般在3/1000左右。患妊娠中毒症的孕妇如果立刻治疗，大部分都可平安地生下活泼的婴儿，而且分娩后也不会留下肾脏功能方面的后遗症。倘若没有接受妊娠检查，不知道患了这种疾病，往往会因此导致死亡，因此怀孕中后期要注意定时产检，做到早预防早治疗。

妊娠中毒症代表性的三大症状

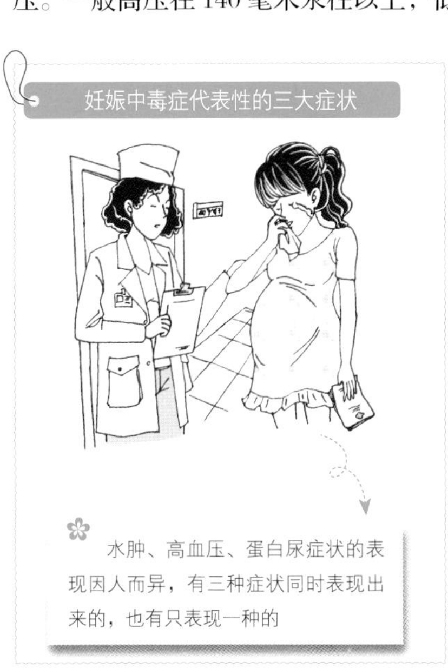

水肿、高血压、蛋白尿症状的表现因人而异，有三种症状同时表现出来的，也有只表现一种的

妊娠中毒症的表现

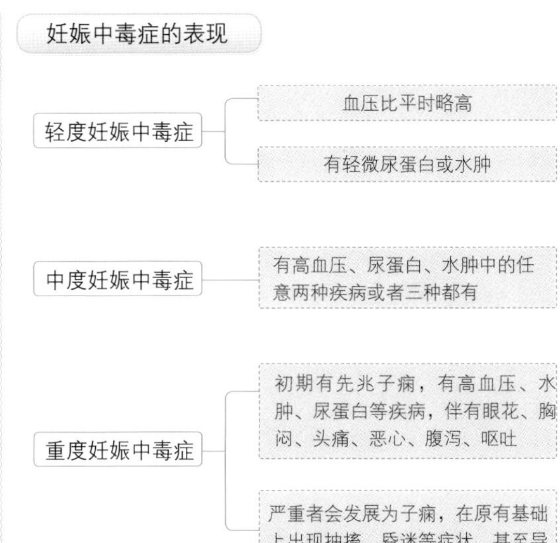

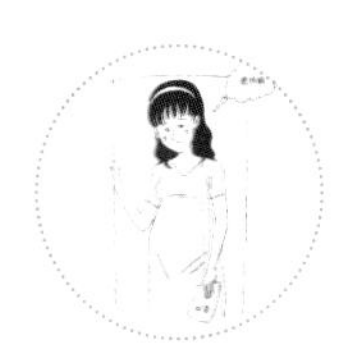
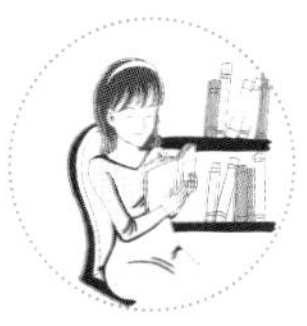
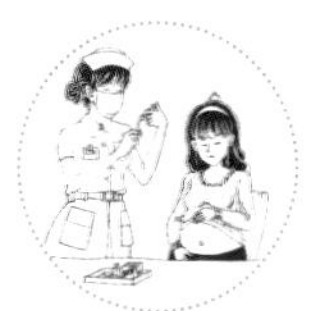

第11章 怀孕十个月（37～40周）

DI-SHIYI ZHANG

本章看点

孕10月，激动人心的时刻随时都有可能来临，胎宝宝已经做好了出生的充分准备。为了圆满完成分娩，准妈妈也要做好身心准备，注意休息，同时合理安排饮食，为分娩储备足够的精力。

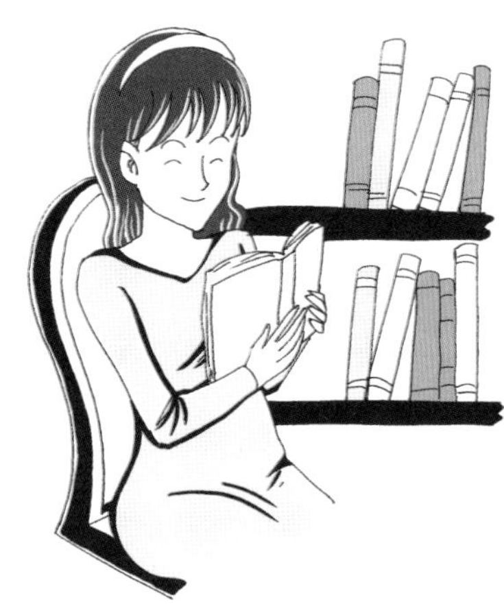

孕10月母婴基本指标及营养要求

在怀孕的最后1个月，胎宝宝和孕妈妈又会发生什么变化呢？此时胎儿已经有了明显的好恶情绪，奇迹随时都会发生，准父母更要及时发现母婴变化，随时作好迎接新生命的准备。

胎儿的成长

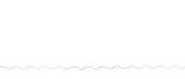

这阶段的胎儿身长50～51厘米，体重2900～3400克。皮下脂肪继续增厚，体形圆润。皮肤没有皱纹，呈淡红色。骨骼结实，头盖骨变硬，指甲也长到超出手指尖，头发长出2～3厘米，细毛几乎看不见了，内脏、肌肉、神经等都非常发达，已完全具备了生活在母体之外的条件。胎儿的身长约为头的4倍，正常情况下头部嵌于母体骨盆之内，活动力比较受限。

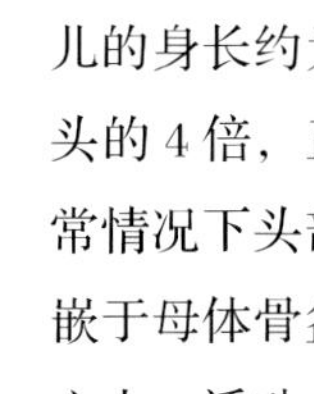

孕10月胎儿特征

- ★ 头发已经3～4厘米长
- ★ 手脚肌肉发育完善，骨骼变硬
- ★ 身体各部分器官发育完成，肺部器官渐趋完善
- ★ 胎动次数减少

孕妈妈身体特征

孕妇子宫底高30～35厘米。由于胎儿下降，腹部凸出部分有稍减的感觉，胃和心脏的压迫感减轻，但因为下降的子宫压迫膀胱，尿频更为明显，而且阴道分泌物也增多起来。由于肚皮胀得鼓鼓的，肚脐眼也消失了，成了平平的一片。

胎儿压迫胃的程度减小，胃舒服了，食欲也增加了。而且，常感到肚子发胀，子宫出现收缩的情况。这种情况如果每日反复出现数次，就是临产的前兆。子宫收缩时，把手放在肚子上，会感到肚子发硬。

孕10月孕妇特征

体重	身体变化					妊娠反应
	呼吸变化	乳房变化	排尿变化	阴道分泌物	胀气、便秘	
达到体重增加的最高峰	呼吸较为轻松	从乳房中溢出的乳汁增多	容易尿频、尿急，并产生排尿不干净的感觉	增多	便秘现象尤为明显	会出现有不规则的阵痛、宫缩，随时会生产

营养搭配要求

由于临产期越来越近，胎儿进入母体的骨盆中，孕妇上腹部的挤压感明显减轻。由于感到胃比以前舒适了，因此食欲将比以前有所增加。这一时期，孕妇为了保证生产时的体力，饮食除注意增加营养外，仍要以富含纤维素的蔬菜、水果为主，同时保证摄取足量的蛋白质、糖，以及钠、钾、钙、铁和磷等营养元素。

孕妇可遵循以下食谱来安排一天的饮食。

● 早餐

主食：牛奶250克，奶油包2个（约150克）。

副食：各种新鲜炝菜，鸡蛋1个，肉类50克。餐后水果香蕉2个或苹果1个。

● 午餐

主食：米饭2小碗，或小花卷2个（量约150克）。

副食：炒三丁（鲜笋200克、胡萝卜100克、鸡肉100克），番茄里脊片（番茄酱100克、猪里脊肉100克），羊肉丸子白菜汤2小碗。餐后葡萄约200克。

● 晚餐

主食：米饭2小碗，或馒头2～3个（面粉约50克）。

副食：香菇西蓝花（西蓝花250克），红焖牛肉土豆（牛肉250克、土豆200克），菠菜豆腐排骨汤2小碗，餐后水果品种可根据自己的口味选择。

孕10月基本饮食原则

少食多餐	子宫增大，准妈妈胃部不舒服或者有饱腹感，为了体力又不能不进食
补充营养价值高的食物	不要再吃体积大且没有营养价值的食物，多吃体积小而营养丰富的食物
限制脂肪、碳水化合物	避免胎儿体重过大

适合孕10月的食物	
富含优质蛋白的食物	肉、蛋、牛奶、豆制品、鱼虾等
富含DHA的食物	核桃仁、海鱼
预防便秘的食物	纤维质丰富的蔬菜类、海藻类等

孕10月禁服钙剂

此时应停止服用钙剂，否则会加重母体新陈代谢的负担，也不利于胎儿出生后的健康。

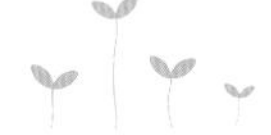

孕 10 月体检

马上就要分娩了，孕妈妈更要重视体检，以便于医生及时发现情况，及时处理。若有需要，还要提前入院检查、生产。

预产期的推算法

预产期的推算方法，通常是从最后一次月经的第 1 天算起，在月份上加上 9 或减去 3，日数上加 7 得出来的。人类的怀孕期是平均满 40 周（共 280 天），所以怀孕满 40 周的那一天就是预产期。因为一个月约 4 个星期，所以人们常说“怀胎十月”。可是一个月不都是 28 天，大月有 31 天，小月有 30 天，2 月按 28 天算，所以仔细算起来，妊娠 280 天其实应是 9 个月零 7 天。

因此,可采用以下方法来计算预产期。

月经有规律的人，预产期以最后一次月经的月份加 9（如果加 9 后得出的数字超过 12，则改为减 3），天数加 7 即可得知。例如最后一次月经为 1 月 1 日，则预产期就在 10 月 8 日；若最后一次月经为 10 月 10 日，则预产期即为第 2 年 7 月 17 日。

不过，这种推算法只适用于月经周期为 28 天的女性。因此，23 日型的孕妇的预产期较 28 日型孕妇的会提前 5 天，而 35 日型的孕妇，则会往后延 7 天，依此类推。

用上述方法推算出来的预产期，只是大概的分娩日期，并不是一定会在那一天生产。在预产期前后两周内生产都属于正常现象。

预产期的计算方法

据早孕反应的时间推算	→	出现早孕反应日加上34周，为估计分娩日
据胎动出现的时间推算	→	胎动出现日期再加上20周（这种方法因人而异，不太准确）
B超检查推算分娩日期	→	通过B超测双顶径（BPD）、头臂长（CRL）及股骨长（FL），进行测算

末次月经计算法

月数=末次月经月数+9（或-3）

日子=日子+7

如末次月经为2013年1月8日

预产期的月数=2013年1月+9=2013年10月，预产期的日子= 8日+7=15

预产期的日期：2013年10月15日

（注：如果按农历计算，月的计算方法同上，日子计算方法改为+15）

预产期

预产期只是一个预计的日期，而不是准确日期，提前或延期2周内都属于正常情况。

哪些人需要做产前诊断

产前诊断又称宫内诊断，它以遗传咨询为基础，通过遗传学检测和影像学检查，对高风险胎儿在子宫内的健康状况进行明确诊断，便于及早采取措施选择性流产，从而避免残疾儿的出生，降低出生缺陷率，提高出生人口的素质，属于优生学的内容。

因此，产前诊断与产前检查不同，产前检查是每个孕妇都要做的，产前诊断不可能也不需要每个孕妇都去做，只针对高危孕妇。如35岁以上的高龄孕妇。

女性年龄在35岁以上，卵子容易老化或染色体易发生畸变，她们生先天畸形儿或先天愚型儿的危险性较高。因此，高龄孕妇应该进行产前诊断。另外，丈夫的年龄超过55岁，由于精子老化或染色体发生畸变，也可能发生先天畸形或先天愚型情况，因此即使妻子在35岁以下，也应该做产前诊断。

再如，有习惯性流产、胎儿早产、死产史的孕妇。这种情况，有可能是由于胎儿染色体异常导致的。在有习惯性流产史的夫妇中进行性细胞染色体检查，往往会发现一方或双方性细胞有染色体异常现象，其会使胎儿发生染色体畸变。如果对染色体畸变的胎儿不进行流产，反而保胎，将来很可能会生出畸形儿或痴呆儿。

产前检查的主要目的，在于排查一些特殊遗传病，目前这类遗传病分为四类：染色体病、X连锁遗传病、先天性代谢缺陷病和先天畸形。

需要做产前诊断的情况

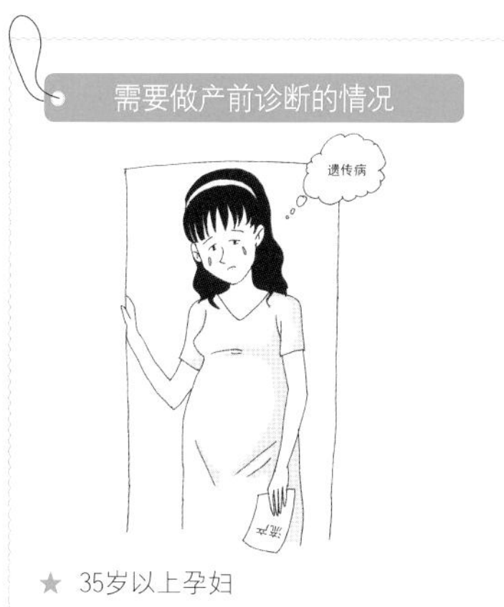

- ★ 35岁以上孕妇
- ★ 有习惯性流产、早产、死产史的孕妇
- ★ 已经生过先天痴呆、畸形儿的孕妇
- ★ 已经生过一个代谢病儿的孕妇
- ★ 家族有伴性遗传病史或生过血友病患儿的孕妇
- ★ 妊娠前3个月服用过使胎儿致畸药物的孕妇
- ★ 妊娠前3个月患病毒感染的孕妇

产前诊断取材方法

目前产前诊断以羊膜腔穿刺和绒毛取样两种最常用，有一定的风险，发生早产或胎儿宫内死亡概率为0.1%～0.9%。

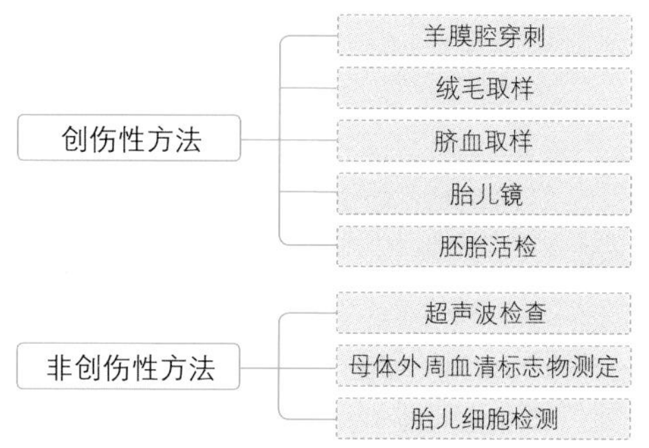

产前诊断准吗

受各种实验条件的影响，产前诊断一般会有1%左右的误诊率。

产前诊断的方法

常用的产前诊断方法有下面一些。

B 超检查。B 超对胎儿生长情况及生长速度、胎儿是否存活、胎儿大小、胎盘位置、胎盘成熟度、羊水多少等均可进行探查。对胎儿神经管畸形及胎儿体内结构异常均可做出较准确的诊断。

羊水检查。胎儿漂浮于羊水之中，它的皮肤、消化道、呼吸道和泌尿生殖系统的脱屑细胞均悬浮在羊水内。羊水检查就是把羊水细胞进行体外培养，使其生长繁殖，可供分析诊断。羊水穿刺一般在妊娠16 ~ 20 周进行，这一时期羊水多，易于穿刺又不易伤及胎儿，易在体外培养，一旦发现胎儿异常，也可及时进行引产。

绒毛细胞检查。绒毛细胞检查一般在妊娠 6 ~ 8 周。

绒毛是胚胎组织的一部分，绒毛中心有微细血管与胎儿血管相通。绒毛像楔子一样伸入母亲子宫壁和血窦内，通过薄薄的绒毛间质及表面绒毛细胞层，进行母胎体液内营养物质的交换。因为绒毛细胞是胚胎组织的一部分，因此分裂旺盛，繁殖迅速，经过特殊处理，即可制作出绒毛的染色体核型。绒毛的染色体核型亦即胎儿的染色体核型，如发现核型异常，可诊断为严重的染色体疾病。

胎儿镜检查。这种检查方法是将内镜从腹壁上开的小口子插入孕妇腹中，在宫腔内直接观察胎儿情况，并可取出胎儿血和皮肤，做进一步检查。这种检查方法难度大，在我国没有推广使用。

进行B超诊断的条件

- ★ 曾经生过一胎畸形儿
- ★ 羊水过多的孕妇
- ★ 羊水过少的孕妇
- ★ 猜测怀双胎者
- ★ 胎儿生长迟缓者
- ★ 须探查胎盘供血情况者
- ★ 胎位不清楚者

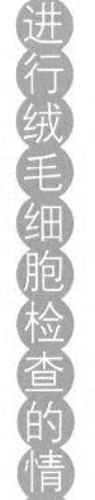

- 35岁以上的高龄孕妇
- 以前生过一个染色体易位病儿的孕妇
- 家族有某些遗传病史的孕妇
- 夫妇一方有染色体平衡易位者
- 有多次流产、死胎史的孕妇

不宜滥做B超检查

需注意的是，虽然B超是产前诊断的重要手段之一，但是现在不能肯定B超对母胎完全无害，因此不能滥用。

孕10月保健要点

孕10月，眼看激动人心的时刻就要到了，很多孕妈妈会因此紧张，焦急，心情烦躁，但千万不能大意。最后的日子，孕妇的身体越来越沉重，更要注意小心活动，随时作好临产的准备。

先熟悉产房环境

孕妈妈在产前出现紧张的情绪，很多时候都是因为不熟悉产房的环境造成的，所以在生产之前，孕妇不妨到医院了解一下产房的环境，不仅是为生产作准备，还可以消除紧张、恐惧的心理。产房中所拥有的设备和仪器。

●产床

产床，是孕妇生产时所躺的地方，上面有帮助孕妇生产的支架，产床上有些部位可以抬高或者降低，床的尾部也可以去掉。

●胎儿监测仪

检测仪主要用来记录宫缩和胎心，可以及时了解胎儿情况。在生产的时候，都会对胎儿进行监测，一旦发生危险情况，可以采取手术分娩。

●吸氧器

在孕妇进行分娩的时候，可能会因为宫缩而导致胎儿的氧气供应不足的现象，吸氧器可以增加孕妇的氧气吸入量和储备量，不会导致胎儿和孕妇出现缺氧的现象，对生产也有利。

●吸引器

这是为新生儿准备的，当胎儿出生的时候，口腔和肺部会有一定的羊水。但是，大多数的新生儿都会在经过产道时，将其挤压出去，不过也有少部分新生儿会出现滞留现象，此时就需要吸引器将其吸出，以防造成肺部感染。

●保温箱

孩子出生后，刚刚离开母体，一时会不适应外界的温度，而本身的热量容易失去，放入保温箱中可以防止体温降低。

消除孕妇分娩焦虑的方法

- ★ 多阅读一些有关分娩的书刊
- ★ 了解分娩的过程，做到心中有数
- ★ 丈夫应该给孕妇充分的关怀和爱护
- ★ 亲朋好友及医务人员也必须给予产妇以支持和帮助

产前准备丈夫也要参与

丈夫应事先全面了解妻子生产的医院，医院的地址、交通、住院部的位置、产房的位置、交费处等。

避免产前焦虑症

有些孕妇过了预产期还没生，就显得急躁不安，甚至影响工作和休息，恨不得立即去医院引产或剖宫产，其实过了预产期就要住院分娩或手术是没有必要的，只要加强产前检查，自己观察胎动是否正常，做胎心监护了解胎儿在宫内的情况，B超监测羊水量等均正常，则可以到过预产期1周再住院，如果平时月经周期长（>30天），还可适当延长几天再住院。

胎儿在母体内发育平均需要266天。鉴于排卵日期可能提前或滞后，胎儿的成熟及分娩又存在一定的个体差异，实际上是只有5%的孕妇恰好在预产期那天分娩，而75%左右的孕妇则会在预产期前3周内及其后两周内临产。故妊娠37～42周间分娩，均属于足月产。超过预产期分娩，是常见的情况，不属异常，对此不必过分焦虑。

超过预产期两周或两周以上仍不临产者为过期妊娠。存在着如胎儿过大或胎头过硬、分娩时胎儿不容易通过产道等难题。还有，过期产胎盘老化或功能减退以及羊水减少致使胎儿不能耐受产程中强烈的子宫收缩而易发生宫内缺氧等高危因素，对胎儿安全娩出不利。所以，应尽量设法避免发生过期妊娠。

超过预产期的孕妇，仍应按时进行产前检查。经医生核对预产期，确定已过1周时，应遵照医生要求及时入院，并接受适当的引产措施，以保证在妊娠42周内顺利分娩。

预防产前焦虑的方法

学习一些孕产妇以及初生儿护理知识	很多产妇，特别是初产妇，是因为缺乏对生产的知识而导致的焦虑
良好的生活习惯	饮食有节，睡眠充足，适当锻炼，养成规律的生活习惯
作好充足的心理准备	有心理准备的孕妇往往比没有心理准备的孕妇更加平和，分娩也更顺利
同其他准妈妈多交流	不妨多和其他孕妈妈交流，而且还可以从中学到一些经验

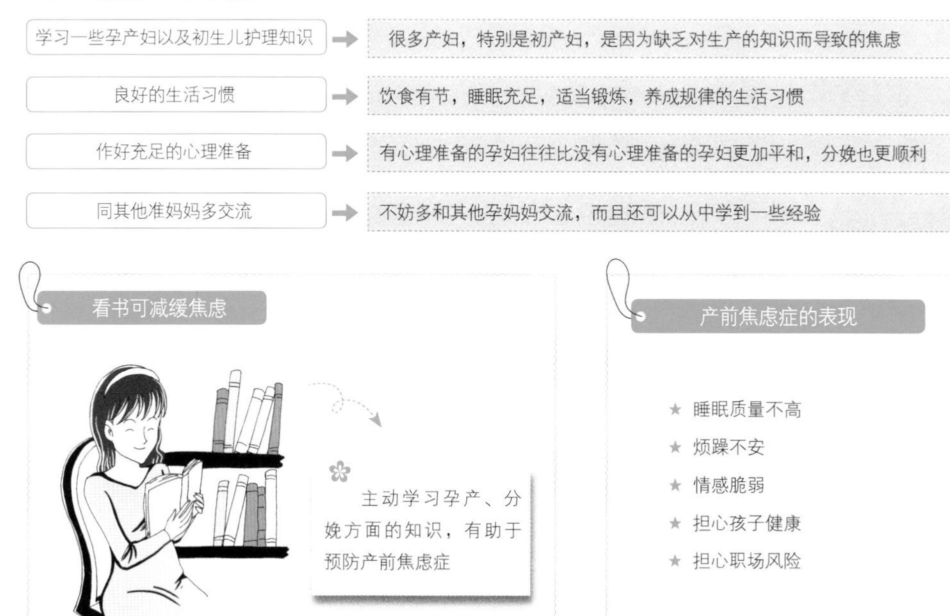

孕 10 月注意事项

进入妊娠最后一个月，孕妇的一切举动都要更加小心，因为随时都有可能破水、阵痛而分娩。为了避免引起不必要的麻烦，家人也要时刻伺候在侧。

临产前不宜吃黄芪炖鸡

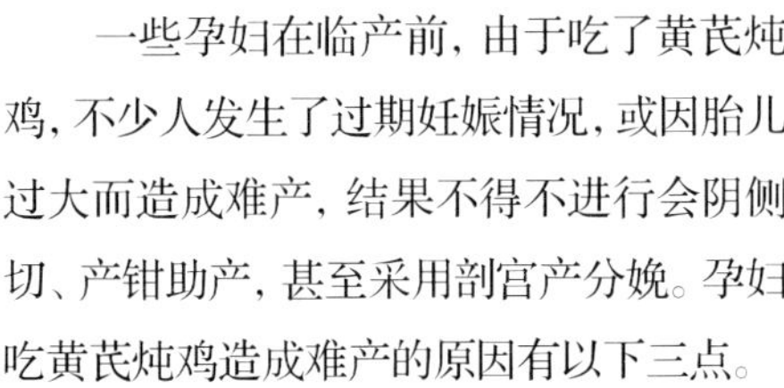

一些孕妇在临产前，由于吃了黄芪炖鸡，不少人发生了过期妊娠情况，或因胎儿过大而造成难产，结果不得不进行会阴侧切、产钳助产，甚至采用剖宫产分娩。孕妇吃黄芪炖鸡造成难产的原因有以下三点。

1. 黄芪有益气、升提、固涩的作用，干扰了妊娠晚期胎儿正常下降的生理规律。

2. 黄芪有助气壮筋骨、长肉补血的功用，加上母鸡肉本身是高蛋白食品，两者同起滋补作用，使胎儿骨肉发育势头过猛，造成难产。

3. 黄芪有利尿作用，通过利尿，羊水相应减少，以至于延长产程。

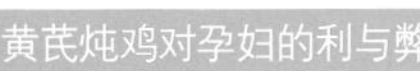

黄芪炖鸡对孕妇的利与弊

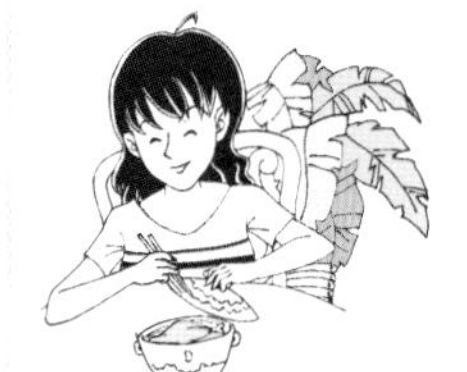

利：健脾胃，补气益血

弊：胎儿发育大，难产、延长产程

过期妊娠

妊娠超过 42 周（即超过预产期两周）称为过期妊娠，可能会造成下列情况。

1. 胎儿有可能会出现体形过大，形成巨大儿，增加产妇出现难产概率。

2. 胎儿颅骨变硬、形状异常，无法适应产道，也会增加难产的概率。

3. 胎儿在围产期的死亡率增加，是正常妊娠者的 4 倍。

4. 容易导致胎儿出现宫内窘迫、出生后窒息、新生儿胎粪吸入综合征、低血糖、产伤等情况。

5. 难产概率增加，也增加了母体受损、产妇感染的概率。

凡原本月经规则、28 天为一周期的孕妇，预产期一旦过了 10 天还不分娩的，应及时看医生。医生会根据实际情况决定终止妊娠的方案，如引产或剖宫产等。

过期妊娠的预防

★ 按期做孕期保健检查

★ 核对末次月经及以往月经周期是否规律，以准确计算胎龄

★ 凡预产期超过10天，应入院做好引产准备，计划分娩

★ 在条件允许的前提下，采取引产措施；勿使妊娠超过42周

胎儿宫内发育迟缓的防治

胎儿宫内发育迟缓是指怀孕37周后，胎儿体重低于2500克，或低于同孕龄正常平均体重的两个标准差，或低于同孕龄正常平均体重的10个百分点。

避免发生胎儿宫内发育迟缓情形，首先应从孕前开始，如毒物和放射性物质应避免接触，勿吸烟酗酒等。在妊娠后应避免病毒感染，忌乱服药。从妊娠3个月起，应特别注意增加蛋白质、维生素、铁、钙的摄入。注意防治“妊高征”、肾炎等内科并发症，避免影响子宫胎盘供血。当胎儿宫内发育迟缓已被确诊时，可采取以下措施进行治疗。

● **注射葡萄糖或麦芽糖**

用复方氨基酸静注或羊膜腔内注射，补充维生素，可促进胎儿生长发育。如能早期发现，早期补给锌、叶酸，有利于胎儿生长发育。间断吸氧和采用子宫绒毛间隙供血方式也很有效，为达到后一目的，常用沙丁胺醇2.4 ~ 4.8毫克注射，每日3 ~ 4次，其已被证明效果良好。

● **产科处理**

主要是考虑是否终止妊娠。能继续妊娠的为：如IUGR被纠正，而且没有并发症；胎盘功能及胎儿宫内情况良好。须终止妊娠的为：有并发症，并于治疗中加重的；治疗后未好转，胎儿已成熟、未成熟促其成熟者；胎盘功能不佳，继续妊娠危险者。

宫内发育迟缓原因分析

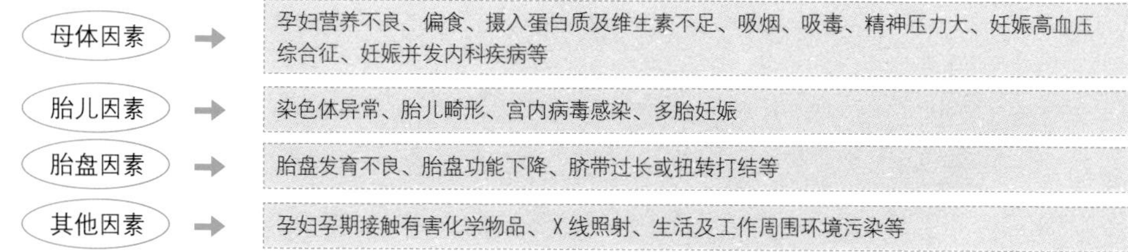

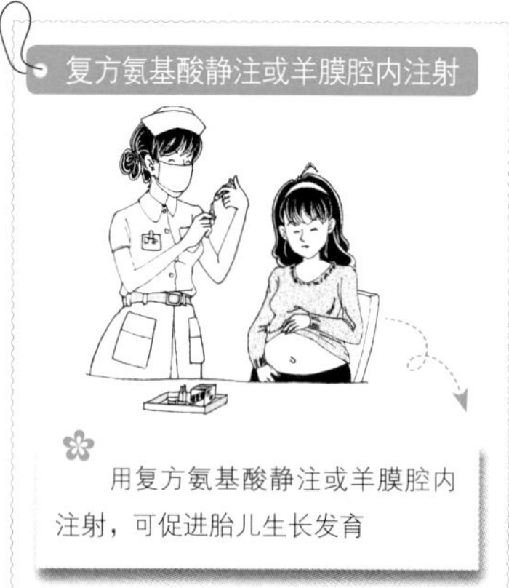

用复方氨基酸静注或羊膜腔内注射，可促进胎儿生长发育

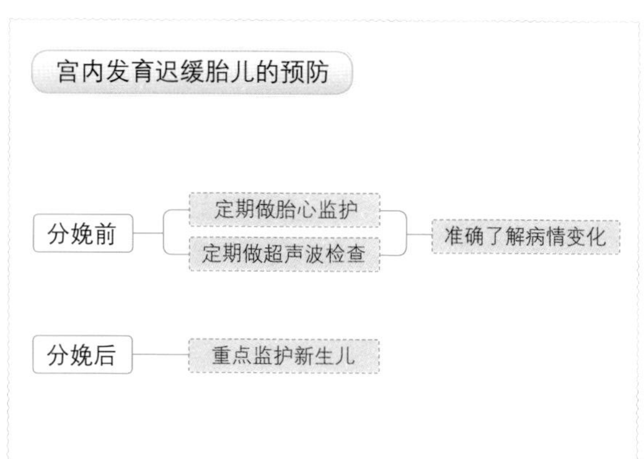

第12章

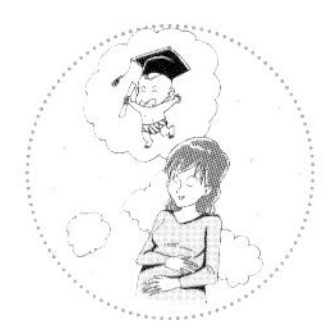

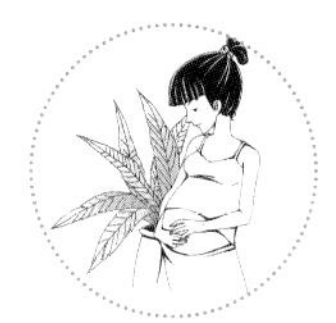

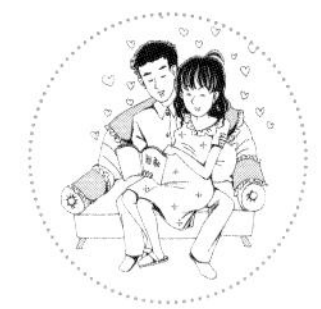

胎教

DI-SHIER ZHANG

本章看点

胎教对宝宝智商的提高至关重要，随着社会的进步，人们对胎教的重要性也有了深刻的理解。帮助准父母了解胎教的内容和方法，是孕育优质生命的重要条件，有助于宝宝们的内在潜力得到最大限度地发挥，出生后宝宝们也会更加聪明伶俐。

- 胎教准备
- 丈夫的角色
- 胎教方式
- 与胎儿交流

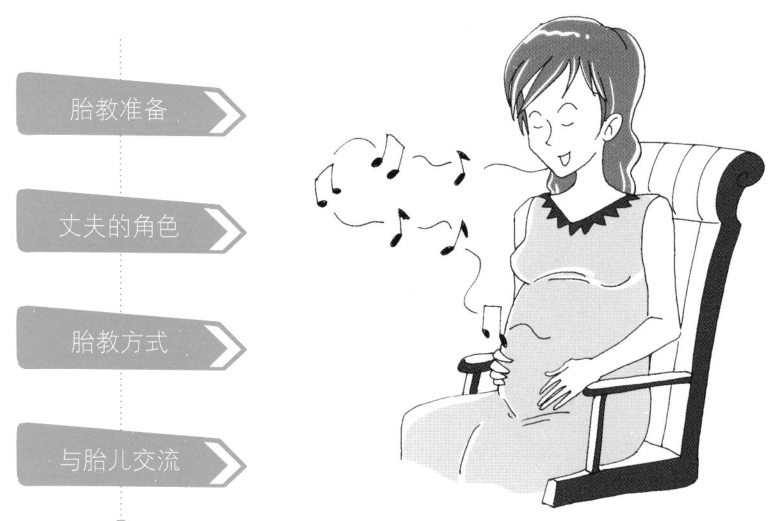

胎教准备

做好胎教，应关注什么？胎教又将达到什么样的目的？准父母在实施胎教的开始，一定要明确这两个问题，只有这样，才能有的放矢，选择适合自己和宝宝的胎教。

胎教人人都能做到

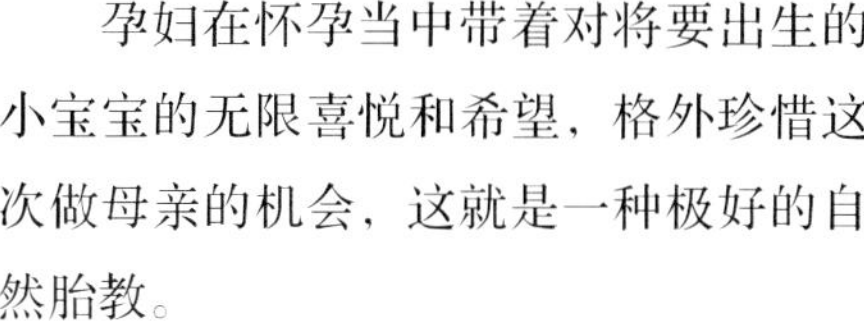

孕妇在怀孕当中带着对将要出生的小宝宝的无限喜悦和希望，格外珍惜这次做母亲的机会，这就是一种极好的自然胎教。

相反，当一个未来的母亲不接受怀孕的情感需要，不欢迎即将到来的小生命，不愿意为此付出代价、承担责任，或者是对怀孕持模棱两可的态度时，那么她的这种心理也将作为一种自然胎教——一种不良的胎教传递给她的孩子。

显然，我们需要的是前一种胎教，并且在自然胎教的基础上加以升华，充实一些科学的胎教内容，使之成为父母能够送给孩子的最珍贵的礼物。

胎教的关键

- ★ 母亲是否具有高度的责任感
- ★ 母亲是否具有美好的愿望
- ★ 母亲是否能注意身心修养
- ★ 母亲是否以极大的爱心对待生活
- ★ 母亲是否善于从中寻找美的感受

胎教何时开始

胎教应该越早越好，胎教包括受精前至少3个月的准备期到胎儿娩出这段过程。所以，胎教从孕前就可以开始了。胎教对怀孕任何阶段的胎儿来说，都不会过时。

胎儿从第5周开始即有较复杂的生理反射功能，10周时已形成感觉、触觉功能。胎儿在20周左右，开始对音响有反应，30周时有听觉、味觉、嗅觉和视觉功能，能听到妈妈的心跳和外界的声音。这时妈妈的一举一动都能影响胎儿，这个时期是对胎儿进行教育的重要时期。任何对胎儿有影响的因素都可以使小宝宝发育正常或异常，其中良好的影响因素，可以称之为胎教。

胎教的开始时间

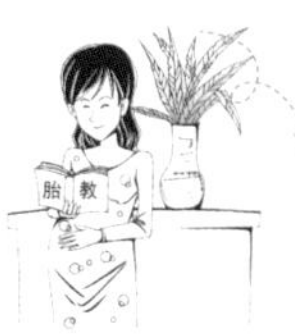

怀孕12～16周时，胎儿器官和组织正在迅速发育，有了一定的视听能力，具备了接受教育的基础，此时是进行胎教的最佳时期

胎教的环境

胎教最重要的条件之一是使胎儿生活在优良的环境中，即“优境养胎”。胎儿所生活的环境大概可以分为两部分：母亲的身体是胎儿生活的内环境；而母亲生活的环境，包括父亲的生活环境和父亲的影响，是胎儿生活的外环境。

母亲的身体健康，能使胎儿生活在一个良好的环境中。母亲有丰富的营养供应，按时作息，经常进行有益的运动，不轻易用药更不乱用药，精力旺盛，情绪愉快，都会使胎儿感到生活在一个愉快的环境中，这对胎儿生长发育提供了有利的条件。

母亲的修养、兴趣、爱好、职业，以及母亲与父亲的融洽夫妻关系，都是能影响胎儿生存的外环境。高尚的情趣、豁达的心胸、成功的事业、丰富的生活、真挚热烈的爱情，都会使胎儿的外环境稳定，胎儿从未出世就会感到未来的幸福。

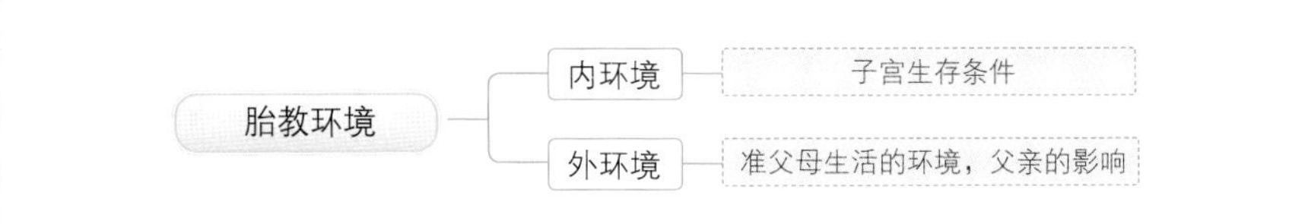

怎样做好胎教的主角

胎儿是由母亲孕育的，母体既是胎儿赖以生存的物质基础，又是胎教的主体。一方面，母体为胎儿的生长发育提供了一切必要的条件，母亲的身体素质和营养状况直接关系到胎儿的体质健康；另一方面，母亲的文化修养、心理卫生情况又不可避免地在胎儿幼小的心灵中打下深深的烙印，对孩子的精神世界产生不可低估的影响。因此，孩子生命中第一任老师的重要角色责无旁贷地落在了母亲的身上。

一般情况下，从发现自己的腹内已经萌芽出一个小生命时起，多数未来的母亲便意识到保护和培养这一幼小生命的责任感和使命感，努力捕捉来自子宫内的任何一点细微的信号，自然而然地开始了和小生命的“对话”，与之进行着亲切而又温暖的交流。

胎教主角

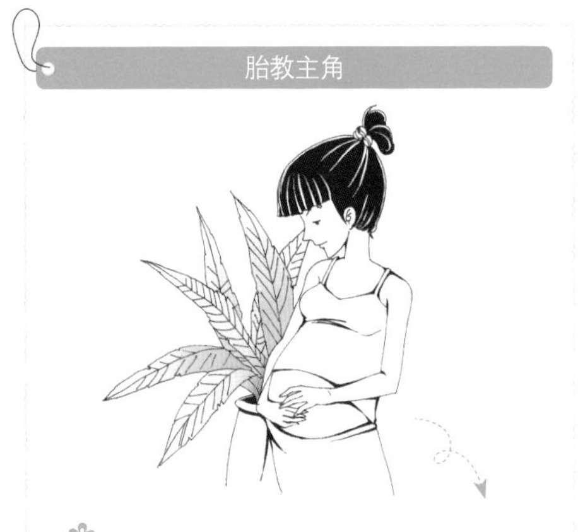

母亲是胎教责无旁贷的主角，孕妈妈应在家庭环境、文化素养、道德修养、对胎教的认识上付出的时间和精力倾情投入

实施胎教不要心切

生育一个健康聪明的孩子，是父母们共同的心愿，胎教正是帮助实现这一愿望的有效手段。但有些父母出于对后代的责任感。他们意识到此生只有一次养育子女的机会。因此，总是抱着“只能成功，不能失败”的态度。这样往往容易出现操之过急、期望过高等情况，收不到好的效果。还有某些父母盼子成龙心切，想把胎儿培育得更出色一些。这种心情是可以理解的，但不可操之过急，否则效果适得其反。

为了正确实施胎教，使胎儿真正受益，孕妇必须认真学习胎教内容，准确掌握胎教的正确方法。孕妇生活要有规律，这既是胎教的一项内容，也是对每位孕妇的起码要求。在实施胎教过程中，严格按胎教的方法去做，如抚摸胎教，一两天不足以和胎儿建立起联系，需要坚持长久有规律地去做，使胎儿领会到其中的含义，并积极地响应。

实施胎教应有的心态

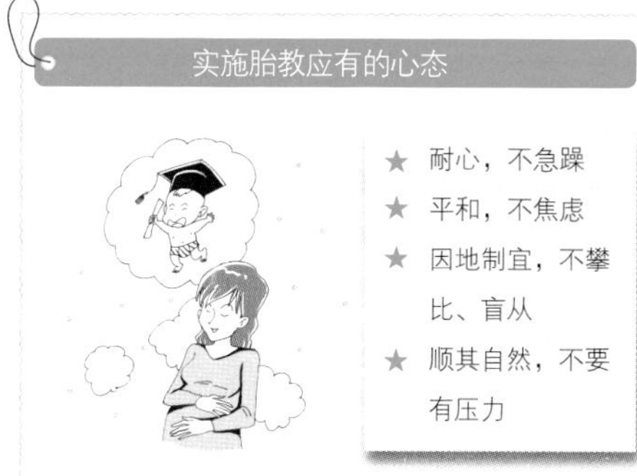

★ 耐心，不急躁

★ 平和，不焦虑

★ 因地制宜，不攀比、盲从

★ 顺其自然，不要有压力

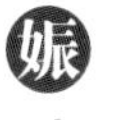

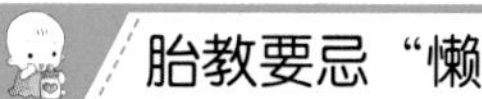

胎教要忌“懒”

许多妇女在怀孕后，由于害怕过多的活动会伤害胎儿，对胎儿不利，于是容易发懒，什么也不想干，什么也不愿想。有人认为，这是孕妇的特性，随它去好了。殊不知，这正是胎教学说的一大忌。

根据研究发现，胎儿能够感知母亲的思想。孕妇与胎儿之间是能传递信息的。如果母亲既不思考也不学习，胎儿也会深受感染，变得懒惰起来，这对于胎儿的大脑发育是极为不利的。

因此，孕妇要始终拥有浓厚的生活情趣，保持强烈的求知欲和上进心，充分调动自己的思维活动，从自己做起，勤于动脑、勇于探索，在工作上积极进取，在生活中注意观察，把自己看到和听到的事物通过视觉和听觉传递给胎儿，使胎儿不断接受刺激，促进其大脑神经和细胞的发育。

孕妇也要学习

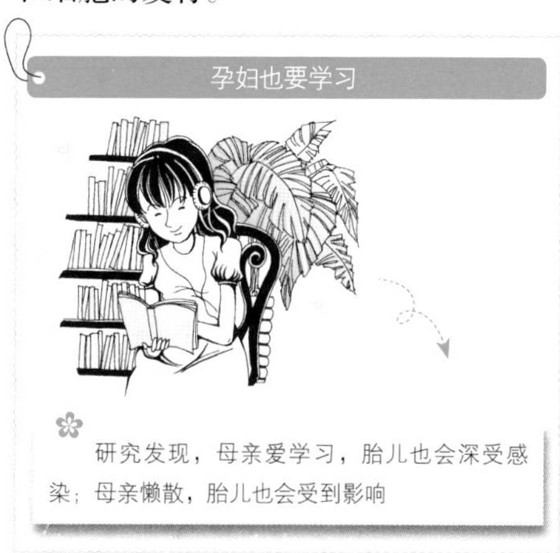

研究发现，母亲爱学习，胎儿也会深受感染；母亲懒散，胎儿也会受到影响

丈夫的角色

虽然孕妈妈是胎教的主角，但这并不意味着准爸爸可以什么事都不做，无数事实证明，准爸爸在胎教过程中扮演着不可替代的作用，妊娠环境的布置、准妈妈的饮食起居、准爸爸的声音等，都是胎教所必需的，丈夫的角色不能被忽略。

做妻子喜欢的事

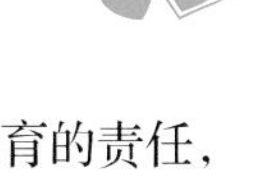

大多数的孕妇在孕期心理都很脆弱，她们对爱人及家人都有太多的依赖，并且一点点刺激都会给她们带来很大的麻烦。所以作为丈夫，应多抽出点时间陪陪妻子，多照顾妻子，缓解妻子不良的情绪。陪着妻子去医院检查，给妻子一种依靠感。

许多孕妇都希望自己的丈夫在孩子出生之前能够作好足够的心理准备，在孩子出生之后，肩负起抚养和教育的责任，并希望丈夫能为孩子着想，改掉不良嗜好，在各个方面做个好榜样，成为一名称职的父亲。

丈夫如果能够和妻子一起对胎儿进行胎教，并且对妻子关爱依旧，这对于孕妇来说，可以增进夫妻感情，对于胎儿来讲，可增进父子感情，一举双得。

配合妻子做胎教

如果准妈妈是胎教的主角，那么准爸爸就是胎教中母亲的第一助手。准爸爸在营造有益的胎教氛围、创造良好的胎教环境以及调节孕妇的胎教情绪等方面发挥了重要的作用。

准爸爸应该经常和胎儿说话、讲故事，胎儿最喜欢听爸爸浑厚的男中音。丈夫要关心、体贴妻子，使孕妇在怀孕期间保持愉快的心情，保证妻子有充足的营养，要陪妻子散步，主动分担家务，和妻子一起选择胎教音乐，购买有趣的童话故事及文学著作，协助妻子记好胎儿日记，每天为妻子听胎心。

准爸爸可以干什么

- ★ 营造有益的胎教氛围
- ★ 经常和胎儿说话、讲故事
- ★ 保证妻子有充足的营养
- ★ 陪妻子散步、选择胎教音乐、产检
- ★ 分担家务
- ★ 协助妻子记好胎儿日记
- ★ 每天为妻子听胎心

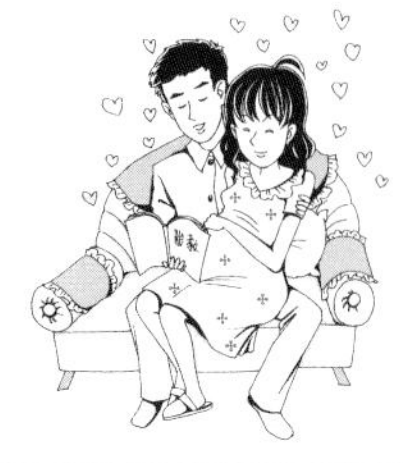

确保妻子情绪稳定

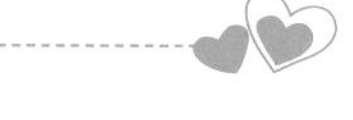

科学结论证明，孕妇情绪的稳定有利于胎儿的发育。为了生一个健康聪明的孩子，除了妊娠妇女要善于自我控制与调节自己的精神情绪外，丈夫也要努力调节好家庭的精神生活，为保证妻子以良好的精神状态作出自己的贡献，使妻子的精神更加愉快，情绪更加稳定。

丈夫的一言一行，往往对妻子的心灵有很大的触动，因此要善于洞察妻子的心理活动，知道她在想什么、有什么心事，希望你如何去做等。针对妻子的心理要求，做一些迎合妻子心理的事情与工作。要加倍体贴关怀正在怀孕的妻子，创造良好的家庭氛围，使家庭更为温馨。如果发现妻子不高兴，丈夫要殷勤地给以安慰，可以给妻子放几段轻松愉快的音乐，谈一些外面的听闻，讲一些幽默动人的故事等，这都是调节孕妇情绪的良好措施。

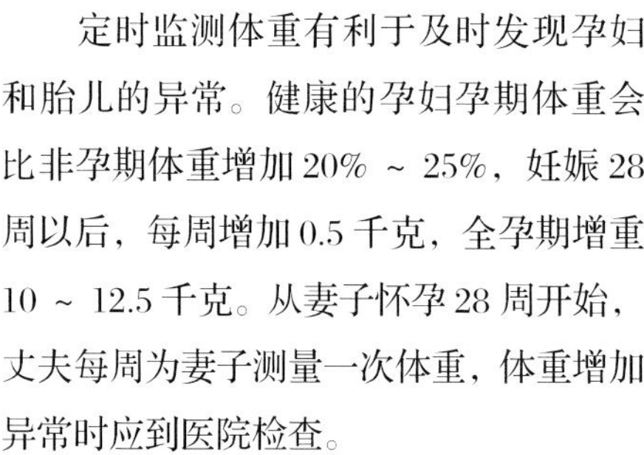

来自准爸爸的关爱

父亲在情绪胎教中有着义不容辞的责任，
只有让怀孕的妻子有良好的情绪，
才能对胎儿有良好的胎教。

- 善于洞察妻子的心理活动
- 做一些迎合妻子心理的事情与工作
- 加倍体贴关怀正在怀孕的妻子
- 善于调节孕妇情绪

可为胎儿做的事

定时监测体重有利于及时发现孕妇和胎儿的异常。健康的孕妇孕期体重会比非孕期体重增加 20% ~ 25%，妊娠 28 周以后，每周增加 0.5 千克，全孕期增重 10 ~ 12.5 千克。从妻子怀孕 28 周开始，丈夫每周为妻子测量一次体重，体重增加异常时应到医院检查。

从怀孕第 4 个月起，丈夫应该帮妻子数胎动。胎动一天有两个高峰，一个是下午 7 ~ 9 时，一个是午夜 11 时至凌晨 1 时。胎动异常时要及时去看医生。

丈夫定期听胎儿的心音，可以掌握胎儿的成长情况。正常情况下胎心每分钟为 120 ~ 160 次，如有异常现象，要及时到医院看医生。

宫底升高的速度反映了胎儿生长和羊水等情况。自妊娠 20 周开始，丈夫可用卷尺测量妻子耻骨联合上缘至子宫底的距离，每周一次，一般每周增加 1 厘米，到 36 周时，胎头进入盆腔，宫底上升速度减慢，或略有下降。

准爸爸可为胎宝宝做什么

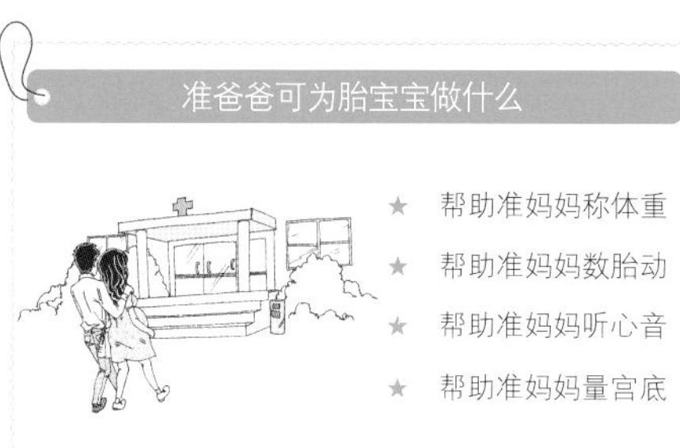

★ 帮助准妈妈称体重
★ 帮助准妈妈数胎动
★ 帮助准妈妈听心音
★ 帮助准妈妈量宫底

提高自己的文化修养

据调查，父母的不良行为、不高尚的行动，会在胎儿大脑中留下痕迹，这不仅影响胎儿的生长发育，甚至会导致孩子在出生后产生不良情绪。所以，准爸爸一定要多读一些有益的书籍，提高自己的文化修养，培养自己各方面的兴趣与素质，以此影响胎儿，为出生后婴儿的成长打下良好的基础。

父母在学识、礼仪、情操等方面的素质，对胎儿都会产生影响。特别是妊娠后期，胎儿已具备了听觉与感觉能力，反复的对话，使胎儿产生了神经条件反射，对父母的言行能作出一定的反应，出生后的新生儿也有所记忆。所以，父母一定要为胎儿的生长发育创造良好的环境。

准父母在胎教中的宜忌

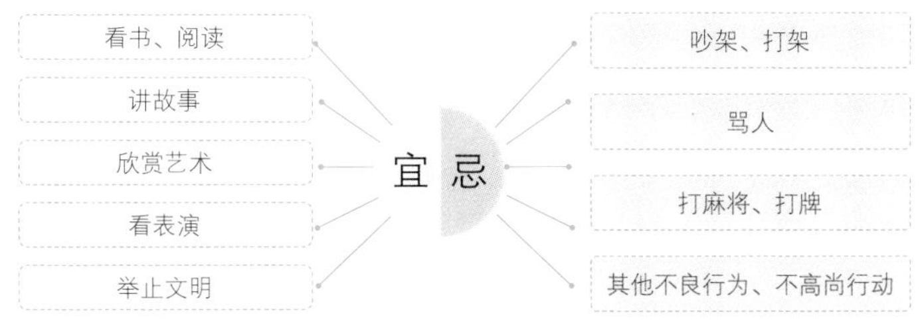

胎儿爱听爸爸的声音

据报道，胎儿的听觉容易接收低频音，因而也容易听到爸爸的声音。如能定时特别是在上床睡觉前，丈夫和妻子一起给胎儿进行抚摸、哼曲、呼唤、对话等，尽“母育父爱”的义务，对胎儿的正常发育很有裨益。

如美国波士顿有个叫大卫的神童，9岁时智商高达159，记者问大卫的母亲莉特太太，怎样才能生育智商高的孩子？她说：秘密在于孕育期间，她和丈夫悦声读念了不少有趣的文章。

经过这些训练生出的婴儿格外活泼，富于好奇心，对文字、音乐会表现出异常的兴趣。这类婴儿情绪高昂，很少哭闹。经过对孕妇产后的随访调查，作过胎教的婴儿智能指数确实会有所提高。

跟胎宝宝说话

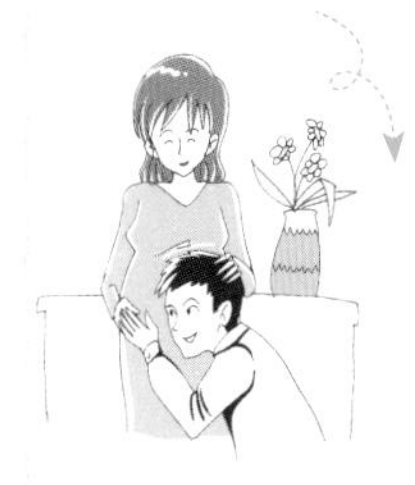

准爸爸跟宝宝交流的内容很多，日常生活用语、童话故事、诗歌、唱歌都可以，以希望、祝福、要求、关心等为主旨，语句简练温和

胎教方式

现如今，胎教方式多种多样，准父母一方面可以对胎宝宝进行任何一种胎教，另一方面要根据胎宝宝的反应喜好有针对性地选择。这要求准妈妈综合、灵活地运用各种胎教方式，为宝宝准备最优胎教方式。

音乐胎教方法

音乐可以给腹中的胎儿留下和谐而又深刻的印象，美妙怡人的音乐还可以刺激孕妇和胎儿的听觉神经器官，促使母体分泌出一些有益于健康的激素，使胎儿健康发育。可见，让胎儿听音乐是一个增进智力的好办法。

孕妇每天可以哼唱几首曲子，要轻轻哼唱，而不必放声大唱。最好选择抒情曲或轻音乐，也可唱些“小宝宝，快睡觉”等类似摇篮曲的歌。唱时心情舒畅，富于感情，如同面对你亲爱的宝宝一样。这时，母亲可想象胎儿正在静听你的歌声，从而达到母子心音的和谐共振。

孕妈妈还可每天多次欣赏音乐名曲，如《春江花月夜》《雨打芭蕉》《江南好》等传统名曲。在欣赏音乐中，借“曲”移情，浮想联翩，时而沉浸于一江春水的妙境，时而徜徉进芭蕉绿雨的幽谷。在这时如醉如痴，旁若无人，如同进入美妙无比的仙境中，神驰魂荡、遐思悠悠。

胎教曲子的挑选原则

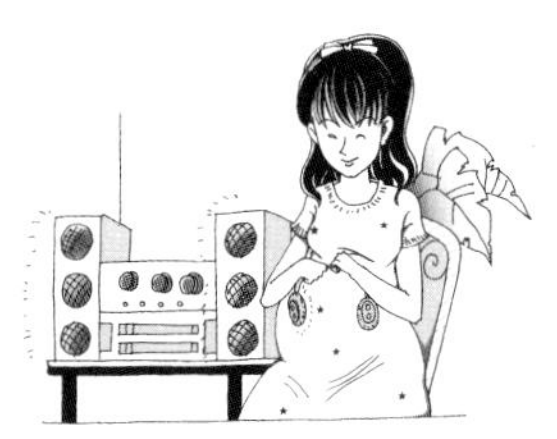

- ★ 孕妈妈自己喜欢的音乐
- ★ 优美、宁静的，如轻风抚过心头的音乐风格
- ★ 音质、音效好的音乐
- ★ 旋律优美、单纯、短
- ★ 放胎宝宝熟悉的音乐

音乐胎教的实施

时间	持续时间	频率	注意事项
孕5个月开始	每次5～12分钟	在胎儿胎动时进行	一次不可超过20分钟
孕6个月以后	每次20分钟	一天1～2次	

胎教音乐的选择

听音乐也不能没完没了，连孕妇本人都感到疲惫不堪，那胎儿的感觉也绝对不会好。在音乐的选择上，也不宜选择快节奏、高音量的音乐，易刺激婴儿的神经，尤其是对脑神经的损害。

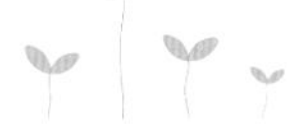

音乐胎教种类

目前市面上销售的胎教音乐有许多，孕妇可以多听一些摇篮曲、圆舞曲以及古典音乐等，特别要多听一些好的古典音乐，因为古典音乐的节奏、速度与母亲每分钟72次左右的心跳相近，胎儿对母亲的心跳最有安全、亲密感。如海顿的《小夜曲》、门德尔松的《春之歌》、民族音乐《彩云追月》等。供胎儿听的乐曲不宜太多，有3～4个曲子反复听就足够了。

适合胎教的曲子与不适合的曲子

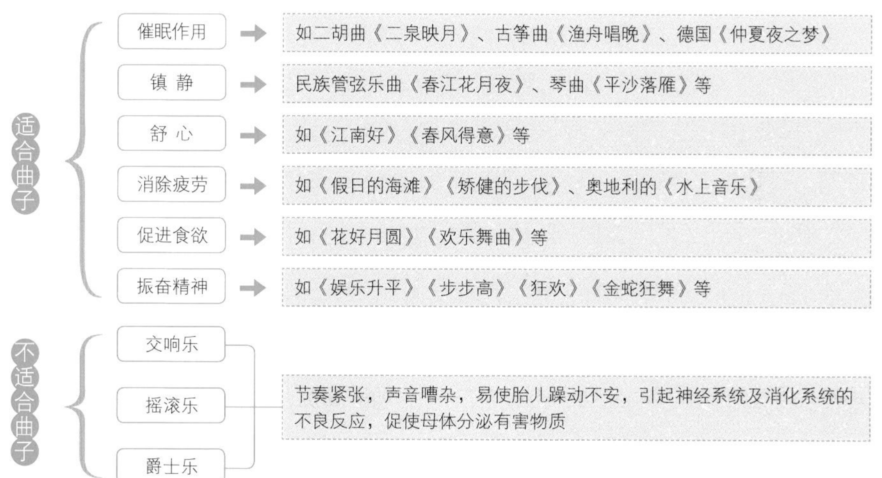

给胎儿唱歌

如果母亲能亲自给胎儿唱歌,将会收到比单纯听音乐更为令人满意的胎教效果。

一方面，母亲在自己的歌声中陶冶了性情,获得了良好的胎教心境;另一方面,母体在唱歌时产生和谐又愉快的物理振动，使胎儿从中得到感情上和感觉上的双重满足。这是任何形式的音乐所无法取代的。

所以，未来的妈妈在工作之余，不妨经常哼唱一些自己喜爱的歌曲，把自己愉快的心情，通过歌声传送给胎儿，使胎儿分享你喜悦的心情。唱的时候尽量使声音往上腭部集中，把字咬清楚，唱得甜甜的，你的胎儿一定会非常喜欢的。

怀着爱心唱歌

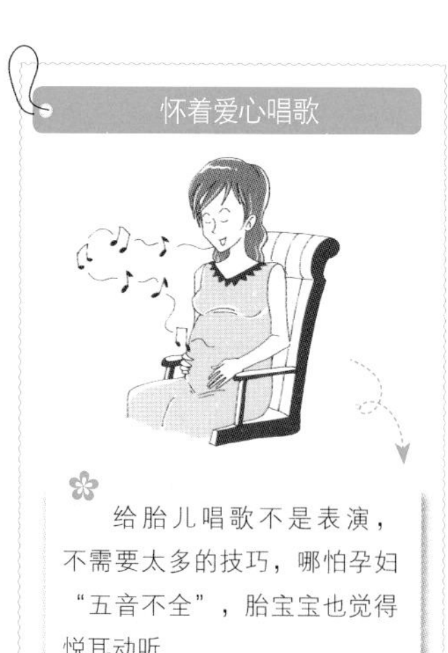

给胎儿唱歌不是表演，不需要太多的技巧，哪怕孕妇“五音不全”，胎宝宝也觉得悦耳动听

抚摩胎教

孕妇本人或者丈夫用手在孕妇的腹壁轻轻地抚摩胎儿，给胎儿触觉上的刺激，以促进胎儿感觉神经及大脑的发育，称之为抚摩胎教。

抚摩胎教可以在妊娠 20 周后开始，与胎动出现的时间吻合，并应注意胎儿的反应类型和反应速度。孕妇躺在床上，全身尽量放松，在腹部松弛的情况下来回抚摩胎儿，具体做法是用一个手指轻轻按下再抬起。开始时，有的胎儿能立即作出反应，有的则要过一阵才有反应。如果此时胎儿不高兴，他（她）会用力蹬腿反抗，碰到这种情况，就应马上停止。

过几天后，胎儿对母亲的手法习惯了，母亲用手按压、抚摩，胎儿就会主动迎上去。到了 6 ~ 7 个月，母亲已能分辨出胎儿的头背时，抚摩应从胎儿头部开始，然后沿着背部到臀部至下肢，轻柔有序。

抚摸胎教的原则

- ★ 在妊娠20周后开始进行
- ★ 每晚临睡前进行
- ★ 每次抚摩5 ~ 10分钟
- ★ 抚摩可与数胎动及语言胎教结合进行
- ★ 父母可同时营造温馨、亲密的气氛

美学胎教

轻快柔美的抒情音乐，能转化为胎儿的身心感受，促进脑细胞的发育。

大自然的色彩和风貌对促进胎儿大脑细胞和神经的发育也是十分重要的。孕妇可在工作之余，欣赏一些具有美的感召力的绘画、书法、雕塑以及戏剧、舞蹈、影视文艺等作品，接受美的艺术熏陶，并尽可能地多到风景优美的公园及郊外领略大自然的美，把内心的感受描述给腹内的胎儿听。

形体美主要是指孕妇本人的气质。首先，孕妇要有良好的道德修养和高雅的情趣，知识广博，举止文雅。其次，孕妇穿着颜色明快、合适得体的孕妇装，会显得精神焕发，这样会使胎儿在母体内受到美的感染而获得初步的审美观。

美学胎教的实施

- 音乐美 ➜ 在音乐中借曲移情，浮想曲中美景
- 大自然美 ➜ 详细为胎宝宝讲述大自然的美丽
- 形体美 ➜ 将内在修养与外在美这样的信息传达给胎宝宝

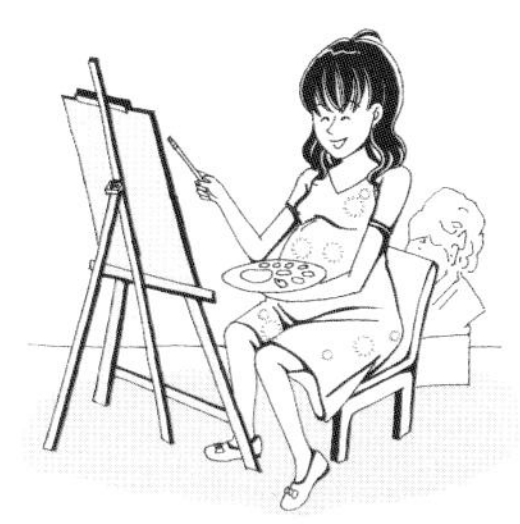

光照胎教

胎儿的视觉能力发育较晚，到妊娠7个月时，胎儿的视网膜才具有感光的功能，即对光有反应。

光照胎教，是指自孕36周开始，当胎儿醒着（胎动）时，用手电筒的微光一闪一闪地照射孕妇的腹部，以训练胎儿对光的感应，促进胎儿视觉功能及大脑的健康发育。

光照胎教可选择在每天早晨起床前与每晚8点左右进行，以便孩子出生后养成早起床、夜睡觉的好习惯。光照胎教时，准妈妈或准爸爸每天定时用手电筒微光紧贴腹壁一闪一灭照射胎儿头部位置。可用4节1号电池的手电筒进行照射。

光照胎教的实施原则

★ 手电筒紧贴孕妇腹壁，照射胎儿头部

★ 光照持续约为5分钟

★ 快结束时，可反复开关手电筒，以便更好刺激胎儿

★ 在胎动时进行，不可在胎儿睡觉时进行

色彩胎教

色彩能够影响人的精神和情绪，它作为一种外在的刺激，通过人的视觉产生不同感受，给人以某种精神作用。因此，精神上感到舒畅还是沉闷，都与色彩的视感有着直接的关系。

看协调悦目的色彩则是一种美的享受。一般来说，红色使人激动、兴奋，能鼓舞人们的斗志；黄色明快、灿烂，使人感到温暖；绿色清新、宁静，给人以希望；蓝色给人的感觉是明静、凉爽；白色显得干净、整洁；粉红和嫩绿则预示春天，使人充满活力；灰色使人沉闷、忧郁；黑色使人肃穆、烦闷、丧气；浅绿浅蓝，使人宁静轻松；橘黄使人胃口大开……

孕妇因体内激素的变化，往往性情急躁，情绪波动较大。因此，有意识地多接触一些偏冷的色彩，如绿色、蓝色、白色等，有利于其情绪稳定，保持淡泊宁静的心境。

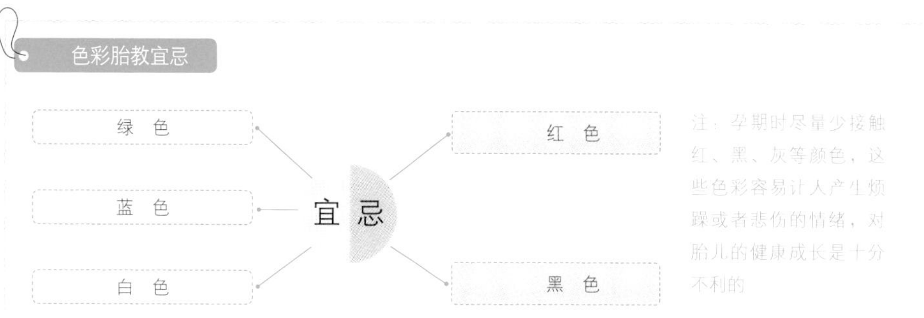

与胎儿交流

胎儿的听觉系统很早就开始发育了，与胎宝宝交流是传达父母之爱的重要手段，任何胎教方式都应伴随着与胎儿的交流，既便于胎宝宝感受温馨的家庭氛围，又有助于大脑发育，在整个胎教过程中意义重大。

母体与胎儿生理信息的传递

母亲与胎儿之间血肉相连，息息相关。母体与胎儿的生理变化都会影响对方，他们之间最早发生的沟通莫过于生理信息的传递。这种生理信息的传递分为两个方面。

● **胎儿方面**

胎儿的存在是妊娠生理现象得以继续进行的基础与先决条件。胎儿的存在促进了母体分泌维持妊娠所必需的激素，并使母体产生孕育胎儿所必需的生理上的变化，如子宫增大、变软、乳腺增殖，乳房增大，基础代谢加快，激素活动增加以及全身各器官的生理功能增强等。

胎盘分泌的一系列激素也在维持妊娠的正常进行。简而言之，胎儿在积极地促使身体分泌一些物质，协助母亲维持自己的生命。就是说胎儿已经能够对自己的生命施加一定的影响。即妊娠后胎儿并不是被动的，其促进身体分泌一定特质，协助母体维持自己的生命，对自己的生命施加一定的影响。

● **母体方面**

母体不断向胎儿传递营养必需物质和生理信息，通过母体自身的变化对胎儿生存施加影响。从胎儿到母体，再从母体到胎儿，母体与胎儿之间就是这样传递着彼此的生理信息，互相影响，互相作用。可以这样说，几乎每一个对孕妇产生影响的外界因素和孕妇自身的因素，都会通过孕妇体内内分泌、激素以及相应化学物质的变化由胎盘传达给胎儿并对其产生影响。因此，孕妇与胎儿之间的生理信息传递是最基本的也是最重要的传递内容。

母婴信息传递

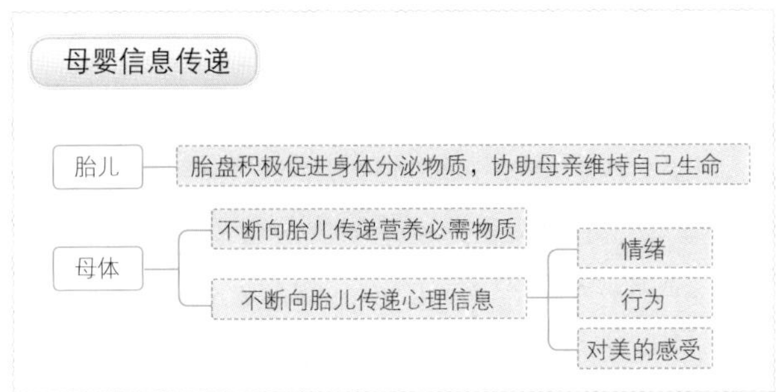

母体不安会影响胎儿发育

母亲遭受不安时，分泌出来的激素可使血液中化学成分发生变化，通过胎盘对胎儿的生长发育产生不利影响。

母体与胎儿情感信息的传递

母体与胎儿之间不仅有生理信息传递，而且还存在着情感信息的交流，母子之间的情感交流或传递，是通过两种方式来进行的。

梦境方式。胎儿能够通过母亲的梦，向母亲传递信息。这一点乍看起来有点荒诞可笑，其实这并不奇怪，因为孕妇的梦恰恰是她在清醒状态下的情绪和思维的反应。所谓“日有所思，夜有所梦”就是这个道理。

神经、内分泌方式。母亲的情感状态，如怜爱胎儿、欢迎胎儿、期望胎儿健康成长的美好愿望及向往，以及紧张、恐惧、不安等信息也将通过类似神经、内分泌的方式和其他方式传递给胎儿，进而对胎儿产生潜移默化、由量变到质变的影响。

因此，母亲要随时保持良好的心态，因为腹中的那个小生命是个善解人意的宝宝，多给他（她）一些爱、温暖和积极的暗示，使其能够在健康的环境中发育成长。

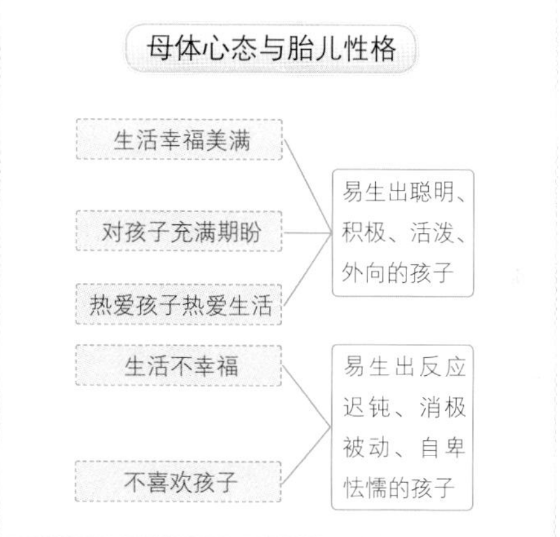

孕妇的求知欲会影响到胎儿

怀孕以后，不少孕妇往往容易发懒，什么也不想干，什么也不愿想。殊不知，这是胎教过程中的一大禁忌。

胎儿能够感知母亲的思想。如果怀孕的母亲既不思考也不学习，胎儿也会深受感染，变得懒惰起来。显然，这对于胎儿的大脑发育是极为不利的。而倘若母亲始终保持着旺盛的求知欲，则可使胎儿不断接受新鲜刺激，促进其大脑神经和细胞的发育。

因此，孕妇要从自己做起，勤于动脑，勇于探索。在工作上积极进取，努力创造出优秀的成绩。要拥有浓厚的生活情趣，凡事都要问个为什么，不断探索新的问题，对于不理解的问题可以到图书馆查阅资料或请教有关专家，弄清根源。

孕妇宜多看书

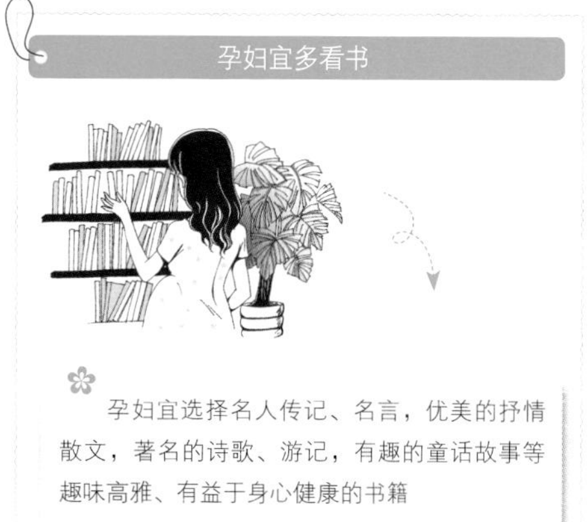

孕妇宜选择名人传记、名言，优美的抒情散文，著名的诗歌、游记，有趣的童话故事等趣味高雅、有益于身心健康的书籍

想象胎儿的样子

母亲与胎儿在心理与生理上是相通的，怀孕时经常强化孩子的形象，等生产后，新生儿的形象在某种程度上与母亲想象的比较相似。这是因为准妈妈在设想胎儿形象的过程中，会使情绪达到最佳状态，使体内具有美容作用的激素增多，使胎儿面部器官的结构组合及皮肤的发育良好，从而塑造出自己理想中的胎儿。

妊娠期通过意念想象可以达到胎教的目的。在妊娠期孕妇可以随时随地想象着孩子未来可爱的样子，如悠闲地躺在躺椅上，就可想象娇儿绕膝的情形；当在公园或其他环境优美的地方时，就可想象自己带着漂亮宝宝，穿着漂亮服装在公园玩耍等。

准妈妈还可以想象孩子的皮肤、眼睛、鼻子、嘴巴等会长成什么样子，母亲就会通过意念进行胎教。

怎样幻想胎儿的形象

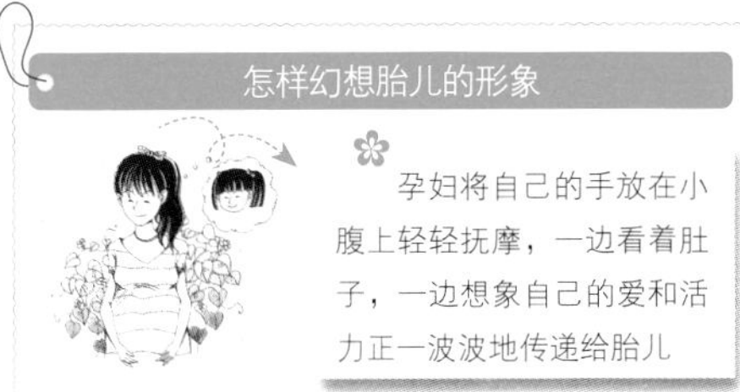

孕妇将自己的手放在小腹上轻轻抚摩，一边看着肚子，一边想象自己的爱和活力正一波波地传递给胎儿

培养胎儿的习惯

一个人的习惯是什么时候养成的呢？其实，早在胎儿时期，一个人的某些习惯就已基本养成。胎儿的生活习惯在母亲腹内受到母亲本身习惯的影响，而被潜移默化地继承下来，这不是哪个人的凭空想象，而是经过科学家实践证明的事实。

瑞典医生舒蒂尔曼曾对新生儿的睡眠类型进行了实验，结果证明，新生儿的睡眠类型是在怀孕后几个月内由母亲的睡眠习惯所决定的。他把孕妇分为早起型和晚睡型两种类型，然后对这些孕妇进行追踪调查，结果发现，早起型的母亲所生的孩子一样的有早起习惯，而晚睡型母亲所生的孩子也同其妈妈一样喜欢晚睡。

母亲的习惯将直接影响胎儿的习惯。如果有些母亲本身生活无规律，那么从你怀孕起就要从自身做起，养成一个良好的习惯，才能培养出具有良好习惯的婴儿。

母亲的习惯对胎儿的影响

↓

一个人的习惯早在胎儿时期已经形成。

早起型孕妇 → 孩子天生有早起习惯

晚睡型孕妇 → 同妈妈一样喜欢晚睡

如何培养胎儿良好的习惯

在宝宝还未出生时，母体的各种习惯都在影响着胎儿，所以培养胎儿良好的习惯，最关键的在于母体要有良好的习惯，比如饮食习惯和生活习惯，母体要有意识地健康饮食、规律生活，这样才能传输给胎儿好的信息，对胎儿的成长发育和良好习惯的养成很有利。

与胎儿对话

母亲和父亲对胎儿说话，胎儿能够通过听觉和触觉感受到来自父母爱的呼唤，这对促进胎儿的身心发育具有十分有益的影响。

未来的父母可以给胎儿取个亲切动听的名字，每天在一起的时间呼唤胎儿的名字，越亲切越好，如果能同时抚摩胎儿就更好，这是父母和胎儿建立感情的好机会。

胎儿出生后会对父母的呼唤和讲话声作出良好的反应。应该特别提醒未来的父亲，父亲对胎儿讲话，不仅能安慰胎儿，还会安慰母亲。

对话可从怀孕3～4个月时开始，每天定时刺激胎儿，每次时间不宜过长，1分钟足够。随着妊娠的进展，每天还可适当增加对话次数。

首先要告诉胎儿一天的生活。从早晨醒来到晚上睡觉，你或你的家人做了什么，想了些什么，有什么感想，说了些什么话，这些都要用你的语言讲给胎儿听。这既是一般常识课，也是母子共同体验生活节奏的一个方法。在把思考转变为语言的过程中，你的思维印象变得更加鲜明，胎儿就会逐渐地接受这些信息。

由于胎儿还没有关于这个世界的认识，不知道谈话的内容，只知道声音的波长和频率，而且，他（她）并不是完全用耳朵听，还用他（她）的大脑来感觉，接受着父母的感情。所以，在与胎儿对话时，父母要使自己的精神和全身的肌肉放松，精神集中，呼吸顺畅，排除杂念，心中只想着腹中的宝宝，把胎儿当成一个站在自己面前的活生生的孩子，这样才能收到预期的效果。

父母要常与胎儿交流

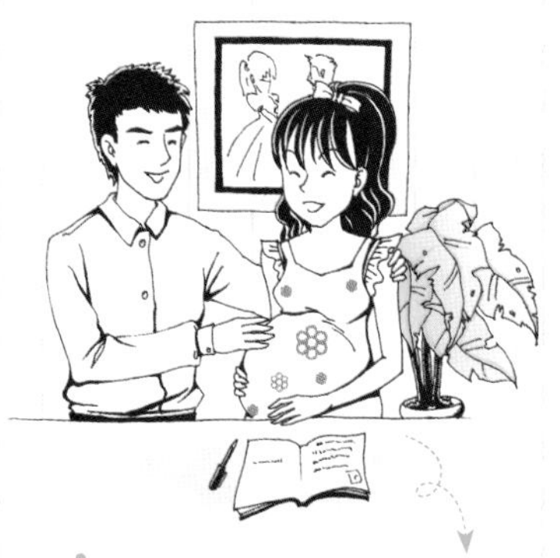

父母通过动作和声音与腹中的胎儿对话，是一种积极有益的胎教手段

与胎儿对话原则

★ 语言温柔，让胎儿感受到父母爱的声音

★ 语调或温柔或俏皮

★ 传递爱意，增进亲子感情

★ 语句不宜太长

★ 每天定时交流，一次交流不超过2分钟

父亲的声音可让胎儿有安全感

研究发现，父亲的声音更富有魅力和感染力，父亲的声音带磁性、低沉浑厚，使胎儿更感到安全有依靠，胎儿出生后会对父亲有深厚的感情。

给胎儿讲故事

母亲给胎儿讲故事，可以加强与胎儿之间的交流，对其施以良性刺激，还可以丰富胎儿的精神世界。这是因为讲故事时，母亲把腹内的胎儿当成一个大孩子，娓娓动听地述说，亲切的语言将通过声波的振动传递给胎儿，使胎儿不断地接受客观环境的影响，在不断变化的文化氛围中发育成长。

讲故事的方式有两种：一种是由母亲任意发挥，讲随意编造的故事，最好始终是以胎儿为主人公的故事；另一种是读故事书，最好是图文并茂的儿童读物。

讲故事时，孕妇保持舒服的姿势，精力要集中，吐字要清楚，声音要和缓，既要避免高声尖气的喊叫，又要防止平淡乏味的读书，应以极大的兴趣绘声绘色地讲述故事的内容。除此之外，还可给胎儿朗读一些轻快活泼的童谣、诗歌、散文等。

故事的选择

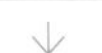

故事的主人公可换成胎儿的名字，
便于胎儿进入故事氛围之中

★ 内容短小的民间故事

★ 童话故事等

★ 不宜选择《灰姑娘》《白雪公主》等易引起恐惧、伤感、令人压抑的故事

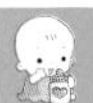

与胎儿做游戏

孕妇和胎儿做游戏，也是很好的胎教形式之一。孕妇与胎儿做游戏主要是玩儿“踢肚游戏”。怀孕5个月的孕妇，可开始与胎儿玩“踢肚游戏”。

当胎儿开始踢妈妈的肚子时，孕妇要轻轻拍打被踢的部位，然后等待其第2次踢肚。一般在一两分钟后，胎儿会再踢，孕妇再轻轻拍儿下，然后停下来。待胎儿再次踢肚子时，孕妇可改换拍的部位，胎儿会向你改变的地方去踢，这说明胎儿已和妈妈在玩儿游戏了。但必须注意改变的位置不要离胎儿一开始踢的部位太远，太远胎儿转动费力，游戏就做不下去了。

这样的游戏每天进行两次，每次可玩儿几分钟至十几分钟。据研究测定，经过这种胎教游戏玩耍的胎儿生下来以后，学站、学走路都会快些，手脚也比较灵敏，而且不爱啼哭。

不宜做游戏的时候

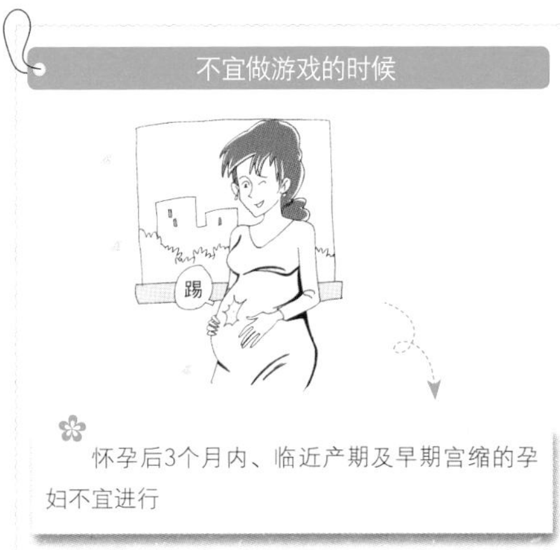

怀孕后3个月内、临近产期及早期宫缩的孕妇不宜进行

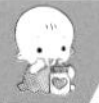

对胎儿进行运动训练

“生命在于运动”，运动可以促使胎儿生长发育得更好。早在妊娠第7周，胎儿就开始了自主运动，但这时由于活动幅度很小，因此只能借助B超才可以观察到。

适时适当地对胎儿进行运动刺激，能激发胎儿运动的积极性，促进胎儿的身心发育。胎儿活动的差异直接影响着他们出生后的活动能力。凡是在母体内受过运动训练的胎儿出生后翻身、爬行、坐立、行走及跳跃等动作都明显早于一般的孩子。

因此，对胎儿进行运动训练确实不失为一种积极有效的胎教手段。有些孕妇对进行胎儿运动训练表示担心，认为锻炼会伤害到胎儿，其实这种担心是没有必要的。胎儿在4个月时胎盘就已经很牢固了，胎儿此时在母体内具有较大的活动空间。

而且，环绕着胎儿的羊水对外来的作用力具有缓冲作用，可以保护胎儿。所以，母亲对胎儿进行运动训练时并不会直接碰到胎儿，这一点孕妇可以放心。

胎儿的运动训练可于怀孕3～4个月时开始。训练时孕妇应仰卧，全身尽量放松，先用手在腹部来回抚摸，然后用手指轻戳腹部的不同部位，并观察胎儿的反应。开始时动作宜轻，时间宜短，几周后，胎儿就逐渐地适应了这种训练方法，能积极作出一些相应的反应。这时，可稍微加大运动量，每次以5分钟为宜。

到了妊娠6个月以后，在腹部已能触摸到胎儿的头部和肢体，从这时起就可以轻轻拍打腹部，并用双手轻轻推动胎儿，帮助其在宫内“散步”。此外，如能配合音乐和对话等方法同时进行，将会收到更为理想的效果。

适合运动训练的时机
当胎儿发育到16～20周时，活动能力大增，母亲也会感到胎动，此时可进行运动训练

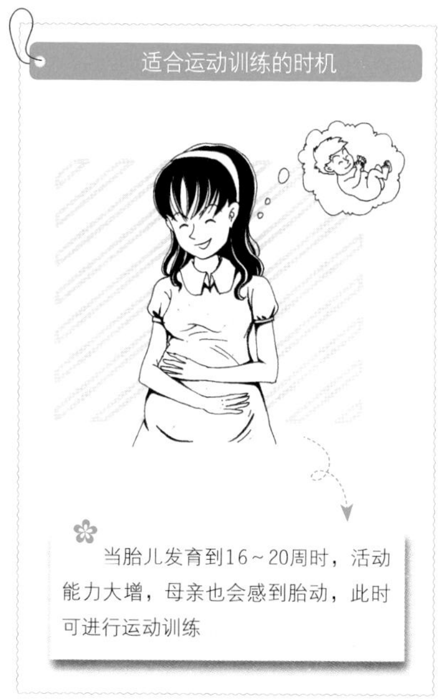

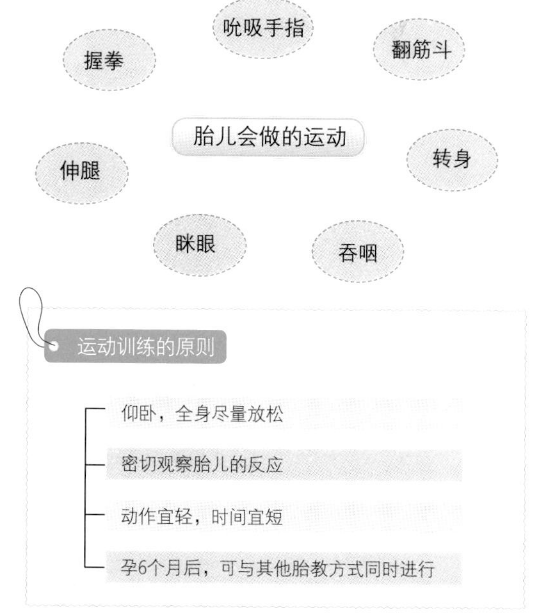

通过大自然陶冶来进行胎教

大自然不仅可使人领略到诗一般的奇观，而且还可以将这些盛景不断地在大脑中汇集、组合，然后经母亲的情感通路，将这一信息传递给胎儿，使其受到大自然的陶冶。

国外曾发生过这样一件令人惊讶的事情。3岁的孩子在人群中大讲异国风光，人们发现他的“乱说一通”竟然大部分是事实。可是周围的人未对他进行过这方面的教育，他怎么知道得这么多呢？经调查，他妈妈在怀孕期间曾旅游过那个国家，母亲的感知变成思维的信息传递给了胎儿。

另外，大自然中新鲜的空气有利于胎儿的大脑发育。有人曾在动物身上做实验，将怀孕的兔子和鼠分别放在箱子里，观察发现这两种动物所生的幼崽儿出现无脑畸形的比率非常高。

这项实验说明了氧气对大脑发育的重要性，这一点对人类来说也是一样的，大自然恰好能给胎儿提供充足的氧气。不仅如此，大自然中如郊外、公园、田野、瀑布、海滨、森林等地对人身心健康极其有益的负离子含量很高，可达数千甚至上万个。

但是在我们城市的室内，只含40～50个负离子。因此，孕妇经常到山川、旷野去，就能有机会获得这种“空气维生素”。

当你从大自然中归来时，皮肤会变得黑红，这正是阳光的无私馈赠。太阳光可以促进血液循环，杀灭麻疹、流脑、猩红热等传染病的细菌和病毒，还能促进母体内钙的吸收，促进胎儿骨骼的生长发育。

怎样通过大自然胎教

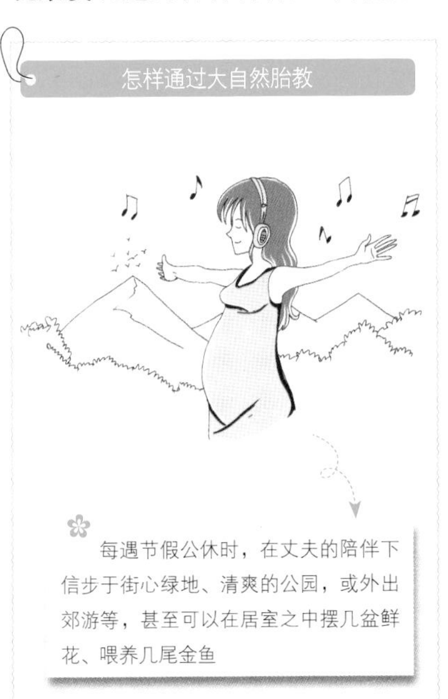

每遇节假公休时，在丈夫的陪伴下信步于街心绿地、清爽的公园，或外出郊游等，甚至可以在居室之中摆几盆鲜花、喂养几尾金鱼

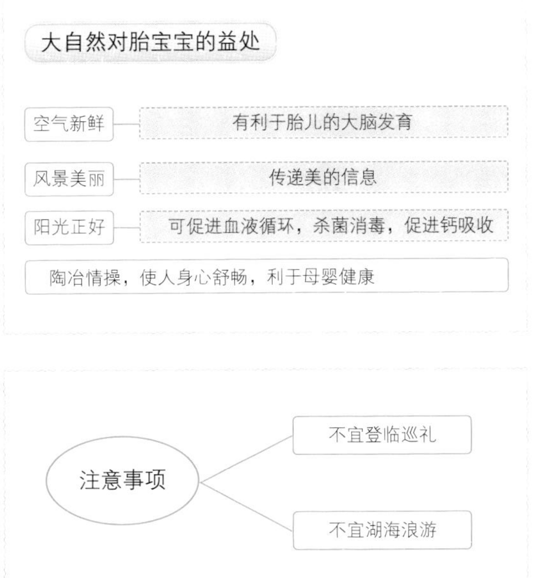

第13章

分娩指导

DI-SHISAN ZHANG

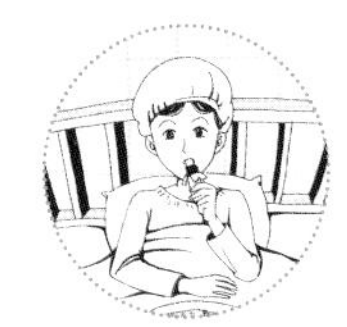

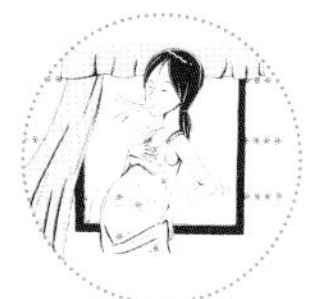

本章看点

十月怀胎，一朝分娩，宝宝早已做好了随时降生的准备，准父母也要做好与宝宝见面的准备。为了轻松应对分娩，准妈妈应及时调整好自己的精神状态，以充沛的体力、饱满的精神迎接即将见面的宝宝。而准爸爸更不能闲着，应准备各种分娩物品，辅助妻子做产前练习，以最好的状态迎接新生命的到来。

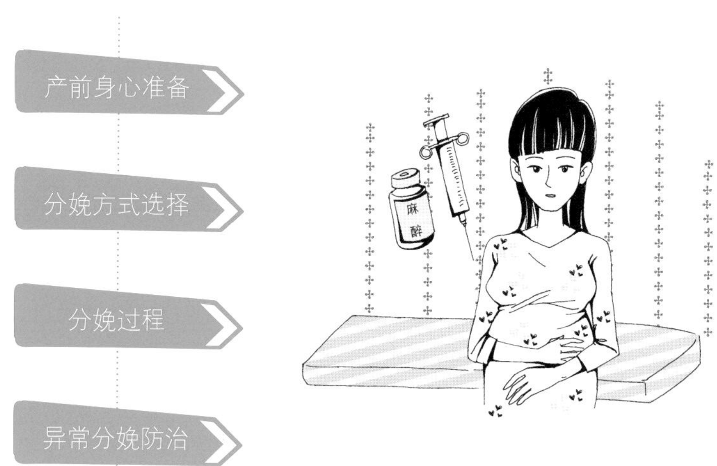

产前身心准备

分娩是生命中一场特殊的活动，事先必须做好充分的物质和精神准备，惟其如此，才能顺利诞下新生命，迎接一个健康可爱的宝宝。反之，准备不足，临阵不免手忙脚乱。

产前身体准备

分娩前两周，孕妇需要保持正常的生活和睡眠，吃些营养丰富、容易消化的食物，如牛奶、鸡蛋等，为分娩准备充足的体力。

生活安排。尽量不外出和旅行，但也不要整天卧床休息，做一些力所能及的轻微运动还是有好处的。

性生活。临产前应绝对禁止性生活，免得引起胎膜早破和产时感染。

洗澡。由于产后不能马上洗澡，因此住院之前应洗澡，以保持身体的清洁。若到公共浴室洗澡，必须有人陪伴，以防止湿热的水蒸气引起孕妇的昏厥。

家属照顾。妻子临产期间，丈夫尽量不要外出，夜间要在妻子身边陪护。

保持充足的休息时间

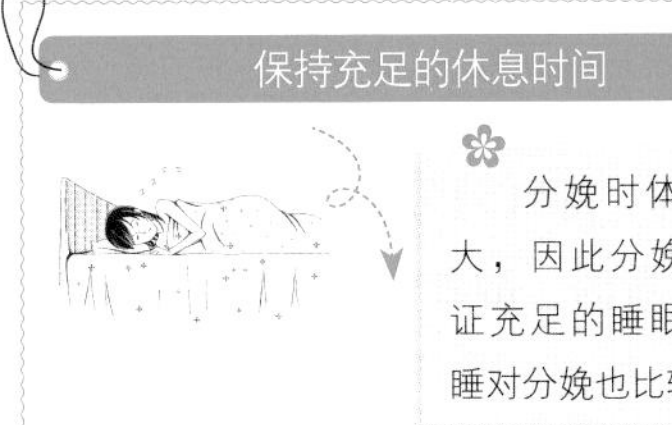

分娩时体力消耗较大，因此分娩前必须保证充足的睡眠时间，午睡对分娩也比较有利

产前物质准备

孕妇可在妊娠第 7 个月开始，着手准备入院分娩应带的用品，怀孕第 10 个月时，要把这些东西归纳在一起，放在家属都知道的地方。这些物品包括：

入院应带的东西

产妇的用品		婴儿的用品	
证件	医疗证、挂号证、医疗保险证	婴儿食品	配方奶粉；补钙用品
衣服	睡衣至少两件；棉质内裤4～6件；棉质、前面或侧面可拉开的胸罩2～3件；棉、单鞋两双	床上用品	活动床或摇篮；一条小毛毯或被子；带栏杆的婴儿床；数条棉质床单；小玩具
日用品	洗脸、脚、下身毛巾；洗下身专用盆；洗漱用具1套；卫生巾、卫生纸	洗澡用品	婴儿专用洗浴用品；两条软毛巾；浴盆；消毒棉球或纱布
母乳喂养品	手动吸奶器1个；乳头保护天然油脂适量；消毒湿巾1条；乳头保护罩1个	人工喂养用品	奶瓶2个；普通奶嘴、防塌陷奶嘴；奶嘴消毒器；漏斗；奶瓶刷
其他	餐具1套；饼干筒1个；纸、笔、电话等	日常用品	棉质尿布或纸尿裤；纯棉质婴儿服装
		特殊用品	体温计；75%酒精

产前饮食准备

在分娩前，产妇一定要重视饮食营养，很多产妇在监控分娩时因子宫阵阵收缩带来疼痛而不愿进食，甚至还会呕吐，这对于分娩是非常不利的。

正确的方法是应该尽量少食多餐，吃些容易消化、高热量、低脂肪的食物，如稀饭、面条、牛奶、鸡蛋等，以增加体力。为有利于分娩，还要注意补充足够的水分，多喝糖水或含铁元素多的稀汤，为分娩时失去过多的水分作准备。

分娩前的食物种类和食谱：临产前可准备1～2千克优质羊肉（或猪肉）、250克红枣、250克红糖、50克黄芪、50克当归。待临产前3天，每天取以上原料的1/3，洗净（除红糖外），加入1升水，同放入锅中煮汤，待煮熟后取出，分为两份，早、晚各1次，服至分娩时为止。这既可增加孕妇的体力，有利分娩，还可以安神，并可防止产后恶露不尽，有益产后体力的恢复。

临产前可吃些巧克力

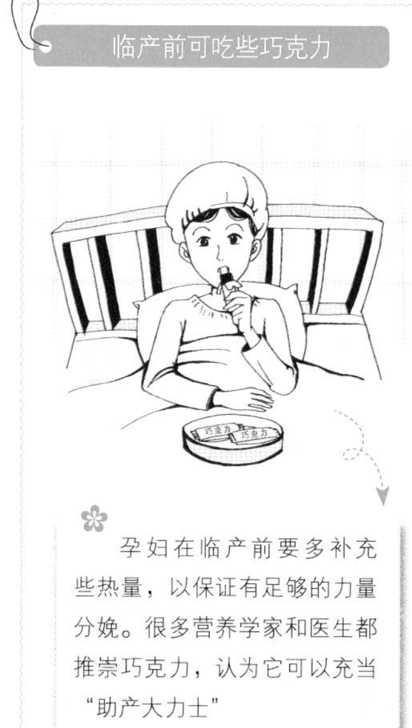

孕妇在临产前要多补充些热量，以保证有足够的力量分娩。很多营养学家和医生都推崇巧克力，认为它可以充当"助产大力士"

产前丈夫的准备

● 清扫布置房间

在妻子产前应将房子清扫布置好，要保证房间的采光和通风情况良好，让母子生活在一个清洁、安全、舒适的环境里。

● 拆洗被褥和衣服

在孕晚期，妻子行动已经不方便了，丈夫应主动地将家中的衣物、被褥、床单、枕巾、枕头拆洗干净，并在阳光下暴晒消毒，以便备用。

● 购置食品

购置挂面或龙须面、小米、大米、红枣、面粉、红糖，这是产妇必需的食品。还要准备鲜鸡蛋、食用油、虾皮、黄花菜、木耳、花生米、芝麻、黑米、海带、核桃等。

丈夫的准备

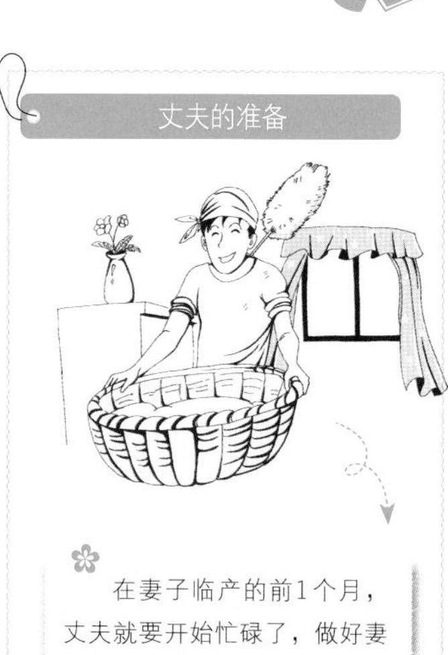

在妻子临产的前1个月，丈夫就要开始忙碌了，做好妻子产前的各项准备，迎接小宝宝的诞生

住院待产的时间选择

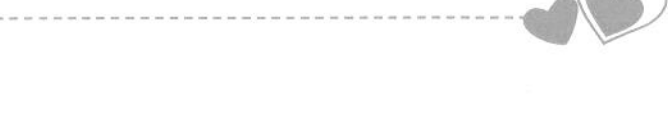

一般来说，分娩不是突然开始的。母体和胎儿在一步一步地做好了分娩的准备以后，才送来信号。

如果平时月经规律，基本上是在预产期前后分娩。临近预产期时，就要做好入院的准备工作。但当你的身体出现以下症状时，说明你的产期越来越近了，分娩可能随时发生，就需要住院待产了。

宫底下降。胎头入盆，子宫开始下降，减轻了对横膈膜的压迫，孕妇会感到呼吸困难有所缓解，胃的压迫感消失。

下腹部疼痛、腹胀。到了怀孕晚期，会感到一日数次肚子发硬、发胀。有的人还会感到疼痛。这是因为子宫在不规则地收缩，要将之与临产时的宫缩区别开，这是假临产现象，是临产先兆之一。这种子宫收缩如以 15 分钟左右的间隔有规律地进行的话，就是临产信号——真正的宫缩了。有的孕妇感觉不到假临产，就开始了真正的宫缩。

大、小便次数增多。胎头下降会压迫膀胱和直肠，使得小便之后仍有尿意，大便之后也不觉舒畅痛快。

分泌物增多。为准备生产，子宫颈管张开，因此阴道分泌物增多，是透明的或是白色有黏性的分泌物。如果出现茶色带血的分泌物，就该住院了。因此，在怀孕晚期，必须经常注意分泌物的形状。

胎动减少。这是由于胎位已相对固定的缘故。但如持续 12 小时仍感觉不到胎动，应马上接受医生诊断。

体重增加停止。有时还有体重减轻的现象，这标志着胎儿已发育成熟。

应提前入院的情况

- ★ 孕妇患有心脏病、高血压等内科疾病
- ★ 经医生检查确定骨盆及产道有明显异常者
- ★ 胎位不正者
- ★ 有急产史的产妇
- ★ 前置胎盘或过期妊娠者

立刻入院的情况
根据宫缩来断定
见红后出现数次宫缩，当宫缩产生阵痛时，应马上入院
根据破水来断定
若产妇阴道中流出白色或淡黄色的水，就应立刻入院
根据产妇其他情况来断定
宫缩间隔时间变短，立刻入院待产

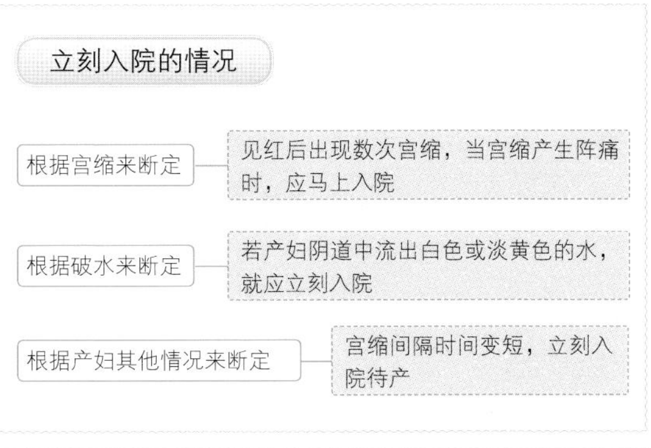

患有妊娠并发症何时入院

患有妊娠并发症的孕妇，医生会根据具体病情决定其入院时间，孕妇及其亲属应积极配合。

产前宜进行盆底肌肉、呼吸锻炼

盆底能支撑盆腔器官于正常位置。盆腔肌肉控制着膀胱和直肠功能，其断裂或功能不良就可引起疾病，如引起张力性尿失禁。盆腔肌肉的收缩也是构成产力的一部分，在分娩过程中其不仅能协助宝宝运动，而且也有助于孕妇产后盆底组织的恢复。它的功能减弱也可能导致难产，所以盆腔肌肉的锻炼就显得十分重要了。

那么如何进行盆底肌肉的锻炼呢？收缩和放松直肠、阴道和尿道，做类似排尿→憋尿→排尿的动作，上提肛门→放松→上提，这样反复练习。练习方法分为快速运动和慢速运动。快速运动就是在几秒钟内迅速收缩和放松，慢速运动是缓慢收缩和尽可能保持，或可以默数到10，然后放松休息几分钟后再重复。

每天锻炼数次，越接近分娩期越要增加锻炼次数，收缩保持的时间也逐渐延长，要坚持到产褥期。

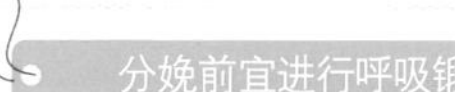

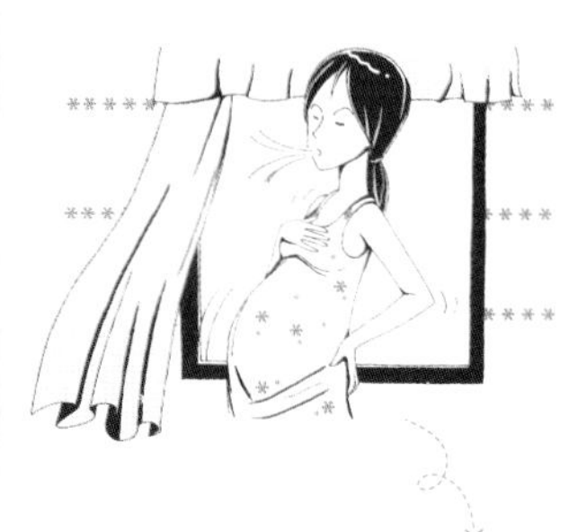

呼吸运动减轻产痛是分娩中最常用的方法，但呼吸练习也要有技巧，学会浅呼吸、深呼吸和短促呼吸

怎样避免产前紧张

初为产妇时往往缺乏心理准备，对生产既感到神秘，又有些惧怕。有的孕妇往往会想象分娩时的疼痛，担心分娩不顺利，忧虑胎儿是否正常及胎儿的性别和长相是否理想等。

孕妇必须从思想上消除对分娩的恐惧心理障碍，保持平静的心情，分娩时也就不会感觉太疼痛了。

要试着消除精神紧张情绪。精神越紧张，就会觉得越痛。心情越紧张，肌肉就会绷得越紧，产道不容易撑开，婴儿不能顺利出来，不但疼痛会更厉害，而且还会造成难产、滞产情形。相反，心情舒展，让肌肉和骨盆放松，婴儿才能顺利通过。

总之，持着“既来之，则安之”的态度，事先对分娩的过程有详细地了解，做好配合助产人员的准备，这种心理状态能很好地帮助产妇克服产前的种种不适和产后的尽快恢复。

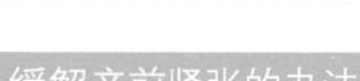

- ★ 定期进行孕期保健、定期检查，确保宝宝的安全，消除担心
- ★ 参加孕妇学校的课程，了解生产的过程和引起疼痛的原因
- ★ 学习和练习分娩镇痛的呼吸和按摩方法
- ★ 接受丈夫和家人的体贴关怀，消除孤独感
- ★ 注意营养与休息，尽可能地放松自己

分娩方式选择

现代医疗条件发达，人们有各种分娩方式可以选择。哪一种生产方式是适合自己的呢？应该从哪些方面考虑自己的选择呢？各种分娩方式各有利弊，综合衡量选择适合自己的。

自然分娩

对于多数孕妇来讲，最好的分娩方式还是选择自然分娩，因为剖宫产并不是十全十美的。自然分娩对产妇来说，没有手术可能出现的并发症和创伤，分娩后活动自如，身体恢复快，子宫上不留瘢痕，如果再次分娩较有瘢痕子宫的产妇危险性小。

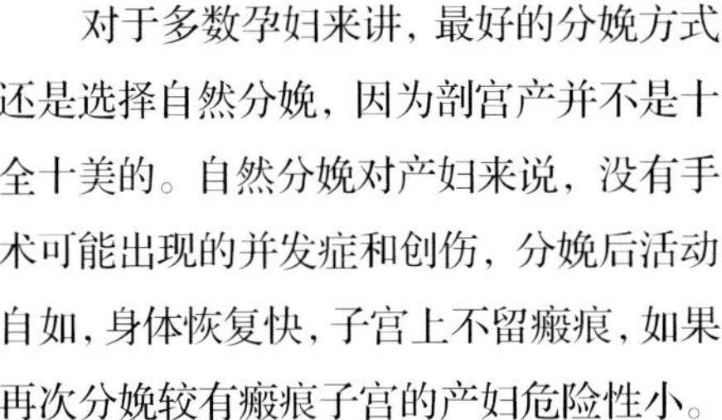

胎儿自然分娩，子宫有节律地收缩使胎儿胸部受到相应的挤压和扩张，从而刺激胎儿肺泡表面活性物质加速产生，使胎儿出生后肺泡富有弹性，容易扩散。在经过产道时，胎儿胸廓受压，娩出后，胸腔突然扩大，产生负压，有利于气体吸入，另外，自然分娩不会出现手术生产时器械损伤新生儿的危险。

自然分娩的优缺点

优点

- ★ 对孩子的感官系统的发育有益
- ★ 减少娩出后窒息发生的危险
- ★ 母亲身体恢复得比较快、比较好
- ★ 对人体造成的不良影响小

缺点

- ★ 胎儿在子宫内可能发生意外
- ★ 可能毫无预警地发生羊水栓塞
- ★ 母体精力耗尽时，对胎儿不利
- ★ 胎儿过大时易难产，对胎儿不利

剖宫产

剖宫产是产妇在分娩过程中，由于产妇及胎儿的原因无法使胎儿自然娩出而由医生采用的经腹切开子宫取出胎儿及其附属物的过程。

剖宫产手术降低了孕产妇及围产儿的死亡率，对产钳及困难的臀位产造成的创伤及新生儿并发症也明显减少。但剖宫产有利也有弊，实施中应谨慎对待。

剖宫产的方法按照手术方式分类，可以分成子宫下段剖宫产术、古典式剖宫产术、腹膜外剖宫产术、新式剖宫产术 4 种，再加上目前的新式剖宫产术（以色列式），共计 5 种。对每一位产妇须根据具体的情况选择不同的术式。

剖宫产的优缺点

剖宫产生下的孩子，因为没有经过产道挤压的过程，并发症会比自然分娩的孩子高。剖宫产婴儿患羊水吸入性肺炎、湿肺性极大，严重时可危及新生儿的生命。

与自然分娩的孩子相比，剖宫产孩子由于缺乏分娩过程中的应激反应，更易得小儿多动症和小脑不平衡综合征。

此外，研究表明，剖宫产孩子抗感染能力也比较差。进行剖宫产手术的孕妇，不但在手术中出血多，产后不易恢复，母乳喂养困难，而且因手术带来的瘢痕、腹腔黏连都可对产妇造成长期影响。因此，孕妇进行剖宫产手术一定要有手术指征。

剖宫产优缺点对比

优点

★ 宫缩未开始前剖宫，免受镇痛之苦

★ 可一并处理产妇腹腔内其他疾病

★ 减少并发症对母婴的影响

★ 阴道分娩不可能时，剖宫产可挽救母婴生命

缺点

★ 婴儿因未经产道挤压，不易适应外界环境的骤变

★ 手术时可能大出血或损伤其他器官

★ 术后可能发生泌尿、心血管、呼吸等系统的并发症

剖宫产应选哪种麻醉方式

每一位即将接受剖宫产术的产妇，都非常关心手术采取的麻醉方法、术中是否会感到疼痛以及药物对自己及胎儿有无影响等问题。

剖宫产术既要求镇痛完善、肌肉松弛满意、对产妇的生理功能影响轻微，又要保证子宫、胎盘血流灌注不受影响，避免母体用药对胎儿产生不良影响。

剖宫产最常用的麻醉方法是硬膜外阻滞，其次是蛛网膜下隙阻滞，要从腰部穿刺、置管、注药，使手术区域无痛感而产妇处于清醒状态。全身麻醉使全身肌肉松弛，呼吸受到抑制，产妇失去意识，胃内容物有可能反流造成误吸，一般不作为首选麻醉方法。局部浸润麻醉操作简单，发挥作用快，但效果较差，镇痛不完善，肌肉不松弛，产妇痛苦大，仅在急症禁食时间不足时应用。

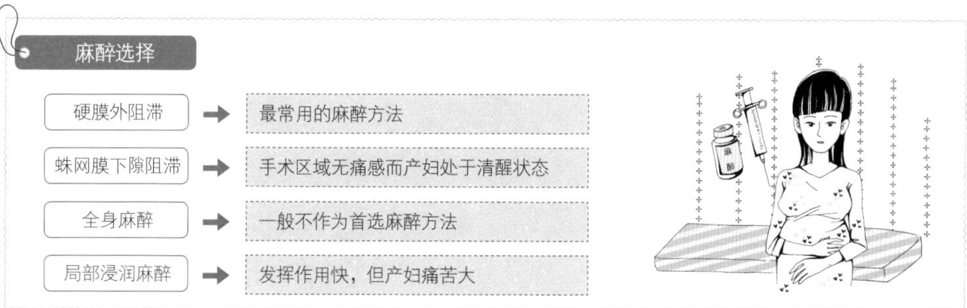

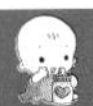

什么情况下选择剖宫产

不少孕妇觉得和自己辛苦分娩相比，剖宫产只是切开一个小小的刀口，是一种轻松便捷且便于产后恢复的分娩方式。因此，不管自己身体状况如何，都会选择剖宫产。这些要看情况，不能盲目。

什么情况下选择剖宫产	
母体方面	胎儿方面
产前已发现明显异常，如骨盆狭窄或畸形	胎位不正
年龄35岁以上的高龄初产妇	胎儿过大
孕妇生殖道受到感染	胎儿窘迫，胎心监护提示胎儿缺氧
孕妇有两次以上不良产科病史	胎儿过重
孕妇以前接受过永久性缝合手术者	胎儿预估体重小于1500克
孕妇以前曾做过子宫手术	多胞胎怀孕
孕妇患有高血压且催生不成功者	胎儿畸形，或胎儿长肿瘤、连体儿
产程停滞处理无效	自然分娩过程中发生问题
孕妇外伤，可能伤及胎儿。孕妇有严重的内科疾病	

无痛分娩

无痛分娩是自然分娩的一种，是在分娩过程中对产妇施行心理或药物麻醉，使产妇感觉不到剧烈的疼痛（疼痛仍会有，只是减轻），胎儿从产道娩出。

大部分孕妇期望自然分娩，但却担心分娩疼痛和胎儿的安全。所以，很多产妇选择了剖宫产。

专家指出，剖宫产是处理高危妊娠和难产的有效方法，但有可能对新生儿和产妇自身造成不必要的损伤。自然分娩的产妇产后恢复快，自然分娩的婴儿有经过产道挤压的过程，因此在呼吸系统等方面的发育也较好。两者利弊显而易见，无痛分娩为害怕生产疼痛的产妇提供了自然分娩的机会。

无痛分娩的优缺点

优点

★ 生产时疼痛减轻

★ 宫缩对胎儿按摩，对日后孩子感觉系统发育有益

★ 减少娩出后窒息发生的危险

缺点

★ 产妇不能有效配合宫缩用力

★ 产程可能延长

★ 麻醉对产妇有一定影响

★ 麻醉药物可能对母乳有影响

产钳与胎头吸引分娩

在怀孕期的检查中，知道有某种程度的异常，分娩时胎儿突然窘迫假死；或产妇在怀孕过程中什么问题也没有，在分娩时却突然发生子痫；还有，就是胎盘早剥，在婴儿还不具备出生条件时，胎盘就剥离了，如果不能及时发现，胎儿会死亡，有时还会对母体产生影响。

发现这些异常时，必须尽快从体内将胎儿取出。为此，要施行产科手术。例如，如果头已进到出口，可施行阴道胎头吸引分娩法或产钳分娩法。

胎头吸引术，是用一种软质材料制成的吸引器利用真空吸力帮助吸出胎头的方法。

还有产钳分娩，用钳子将婴儿的头也就是将双侧颞骨夹住，用力拉出的分娩法。

过去由于产钳分娩引起了颅内出血或死亡，或引起智能障碍，或引起手脚麻痹，其后果是很不好的，所以现在不轻易使用产钳分娩。

适宜胎头吸引术分娩的情况

★ 第二产程延长

★ 有剖宫史或子宫有疤痕者

★ 宫口已全开或接近开全，胎膜已破，胎儿已经达坐骨棘水平以下者

怎样选择分娩方式

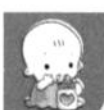

目前，医院一般采用的有三种分娩方式，即自然分娩、无痛分娩和剖宫产。既然分娩有三种方式，不同的分娩方式是由什么来决定的？待产的孕妇应该怎样进行选择呢？

医院会对产妇作详细的全身检查和产科检查，检查胎位是否正常，估计分娩时胎儿有多大，测量骨盆大小是否正常等，如果一切正常，就采取自然分娩的方式。

如果有问题，则采取剖宫产。无痛分娩则是由产妇来决定的，不想忍受产程剧痛又能自然分娩的人可选择无痛分娩。

常见分娩方式的优势对比

	自然分娩	剖宫产	无痛分娩
母体方面	对母亲伤害最小	1.免受镇痛之苦 2.产后阴道不松弛	对母亲影响小
胎儿方面	1.对婴儿感官系统的形成有帮助 2.降低发生娩出后窒息的概率	免受娩出之苦	对胎儿影响小

分娩过程

很多产妇在产前容易紧张，充满种种顾虑，如会不会很痛，孩子是不是健康，母子会不会有危险等，心理压力很大，这样是不利于分娩的。了解有关分娩过程的知识，有助于减轻产妇心理负担。

三个产程

胎儿离开母体要经过 3 个产程：

第一产程从有规律的子宫收缩（5 ~ 6 分钟一次），到子宫口开全。初产妇需要 11 ~ 12 小时，经产妇需要 6 ~ 8 小时。

第二产程从子宫颈开全到宝宝娩出。初产妇需要 1 ~ 2 小时，经产妇一般数分钟即可分娩，最多不超过 1 小时。

第三产程从宝宝出生到胎盘娩出，需要 5 ~ 15 分钟，不超过 30 分钟。

所以，整个分娩过程需要 12 ~ 14 小时。

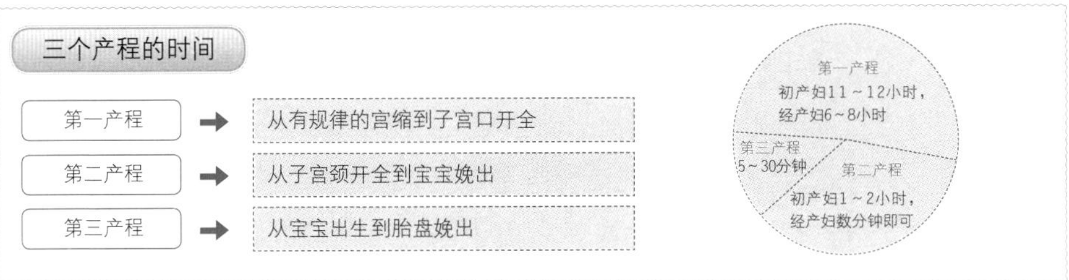

三个产程中，产妇应该做什么

第一产程又称为宫口扩张期。开始时，子宫每隔 10 多分钟收缩一次，后来，子宫收缩得越来越频繁，每隔 1 ~ 2 分钟就要收缩一次，每次持续 1 分钟左右。

第二产程又称为胎儿娩出期。产妇随一阵阵宫缩会想屏气用力，在非自主性子宫收缩力和可受产妇主动调控的腹肌、肛提肌收缩力的协同作用下，胎儿被推出母体。

第三产程，胎宝宝已经成功娩出，产妇的宫缩会暂停一会儿，然后又重新开始。胎盘会从子宫壁剥落，转而向子宫口偏移。产妇应再次用力，胎盘就会顺利娩出。

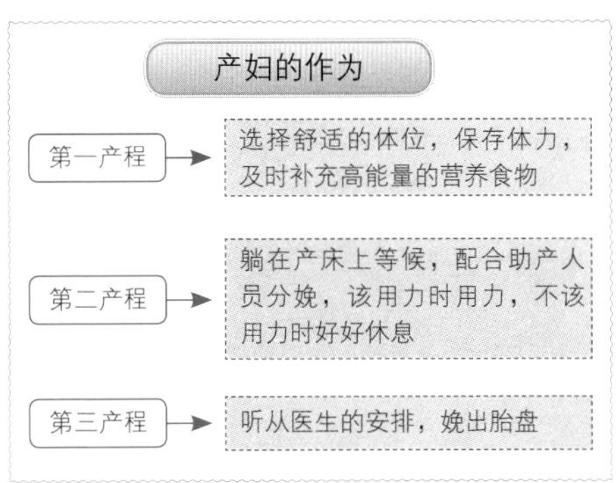

分娩时的饮食

生产就好比是一次重体力劳动，产妇必须有足够的能量供给，才能有良好的子宫收缩力，宫颈口开全后，才能将孩子娩出。

在第一产程中，由于不需要产妇用力，所以产妇可以尽可能多吃些东西，以备在第二产程时有力气分娩。所吃的食物应以碳水化合物性的食物为主，因为它们在体内的供能速度快，在胃中停留时间比蛋白质和脂肪短，不会在宫缩紧张时引起产妇的不适或恶心、呕吐。食物应稀软、清淡、易消化，如蛋糕、挂面、糖粥等。

在第二产程中，多数产妇不愿进食，此时可适当喝点果汁或菜汤，以补充因出汗而丧失的水分。由于第二产程需要产妇不断用力，产妇应进食高能量、易消化的食物，如牛奶、糖粥、巧克力等。如果实在无法进食，也可通过输入葡萄糖、维生素来补充能量。

饮食安排

第一产程 → 蛋糕、挂面、糖粥等以碳水化合物性为主的食物

第二产程 → 牛奶、糖粥、巧克力等高能量、易消化的食物

第三产程 → 休息，产妇一般不想吃东西

产妇临产时要灌肠

孕妇由于便秘经常有粪便堆积。乙状结肠位于小骨盆腔的左后方，肠内如果有大量粪便的堆积，分娩时往往影响胎头的顺利下降及旋转，以致妨碍产程的进展。产妇入院后，如果没有什么禁忌，初产妇可在宫口开大不到4厘米时，经产妇宫口开大不到2厘米时，用温肥皂水灌肠。

灌肠能清除粪便，避免在分娩时肛门放松，粪便排出污染产床及消毒物品，避免会阴侧切口、会阴伤口、产道及新生儿被粪便污染，容易发生产后感染。同时，又能通过反射作用，刺激宫缩，加速产程进展。产妇临床的灌肠，对分娩非常有益。

不宜灌肠的情况

- ★ 胎膜早破
- ★ 胎儿先露部尚未衔接、胎位不正者
- ★ 以往有剖宫产史、子宫收缩较强者
- ★ 有急产史
- ★ 患有心脏病或产前出血等妊娠并发症者
- ★ 有Ⅲ度会阴撕裂或有直肠阴道瘘管者

第13章·分娩指导

产妇不宜大喊大叫

产妇在分娩时大声喊叫既消耗体力，又会使肠管胀气，以致不能正常进食，随之脱水、呕吐、排尿困难等情况接踵而来。

由于腹胀及排尿困难时有憋胀感，宫缩时又要向下用力屏气。接生人员如不加以劝慰或做适当处理，产妇便会筋疲力尽，子宫收缩也逐渐变得不协调，有时因宫缩乏力，宫口迟迟不能开大，产程停滞。有时宫颈因压迫时间过长而发生水肿。

有时即使宫口已经开全，进入第二产程，产妇没有足够的力量来增加腹压，结果本来可以顺利分娩，最终变成了难产，胎儿也易因此而受到损害，胎儿娩出后，在第三产程还有可能发生产后出血。

分娩时不宜大声喊叫

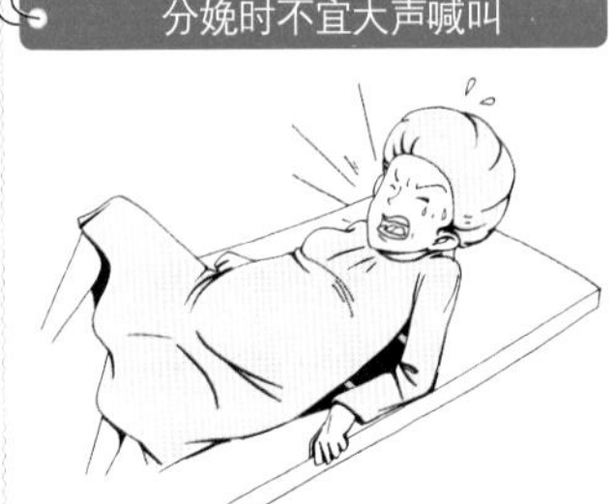

★ 消耗体力

★ 肠管胀气，不能进食

★ 宫缩乏力，不能娩出胎儿，易难产

★ 易发生产后出血

分娩时正确的用力方法

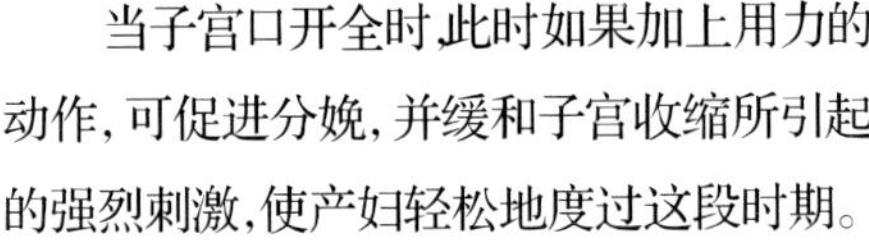

当子宫口开全时此时如果加上用力的动作，可促进分娩，并缓和子宫收缩所引起的强烈刺激，使产妇轻松地度过这段时期。

所谓的“用力”，主要是指头用力形成的腹压若不能顺着产道的方向，简单地说，就是必须和排便时的用力方法相同。或许有人会认为“那太容易了”，但分娩时是躺着而非蹲着的，所以用力并不那么简单，而且容易使人焦躁不安。

练习用力的方法，最好从怀孕第10个月初开始。一天练习两三次，如果只是达到早晚试做的程度，就不必担心会引起早产或破水。但如果出现早产的征兆时，要等情况稳定后再继续练习。

当分娩进展顺利、开始消毒外阴部时，为了保护会阴，助产者会要求产妇改以“仰卧式”的用力方法。如果以这种姿势无法有效用力时，可以利用仰卧抱起双脚的方法，没问题后，再换回收双脚的“仰卧式”用力法。

用力方法

种类	方法
仰卧用力	两腿充分张开，膝盖弯曲，后脚跟尽量靠近臀部。两手向后举，同时充分吸气，紧闭嘴唇，慢慢地像要排便一样逐渐用力，直至吐气完毕
侧卧用力	用力姿势好像排便时采用侧卧一样，任何人都能轻易做到
仰卧时抱住双脚用力	举起双腿，双手从外侧抱住膝盖内侧。双脚尽量靠近下腹部的两侧，并充分地张开，注意深吸气慢呼气

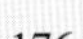

减轻分娩疼痛的方法

分娩的主要动力是子宫收缩。随着产程进展，宫缩的力量加强，宫缩使子宫壁组织暂时缺血并发生化学变化，刺激神经，加之胎头随宫颈口开大而下降压迫腰骶部、盆底组织和直肠，使产妇感到腰、腹酸胀，坠痛。

产程开始初期，产妇无明显不适，可在室内活动。随着产程的进展，宫缩加强，产妇会因子宫收缩感到疼痛。可以运用下述助产动作以减轻腹痛，加速分娩。

● **腹式呼吸**

在第一产程中，可于宫缩开始前做好腹式呼吸准备，坚持重复腹式呼吸动作，宫缩稍过后恢复一般呼吸，切忌喊叫。这样可以增加氧气的吸入，减轻肌肉的疲劳和腹肌对子宫的压力，同时可转移产妇的注意力，使宫缩得以协调，宫颈口顺利开大。

● **体位**

分娩的疼痛在一定程度上是可调整的，如感觉背部剧烈疼痛。这个信号表示该改变姿势了，直到疼痛有所缓解为止。宫缩时随机变换体位姿势，找到比较不痛的体位。

● **胸式呼吸（屏气）**

当宫颈口开全进入第二产程时，产妇自觉有排便感。此时产妇双手握紧产床扶手，两腿屈曲分开，臀部紧贴产床，于宫缩时以胸式呼吸深吸一口气屏住，如解大便样往下用力，持续时间尽量长，然后重复以上动作，直至该次宫缩过去。

宫缩过后，休息片刻，下次宫缩时重复以上动作。在胎儿即将娩出时，要听从接生人员吩咐，做短促呼吸（张口做短暂、反复吸气和呼气动作），臀部保持不动，以免会阴重度撕裂。

树立正确的心态

绝对的无痛分娩是没有的，减轻分娩疼痛和缩短产程的关键在于学会保存体力，减轻思想压力

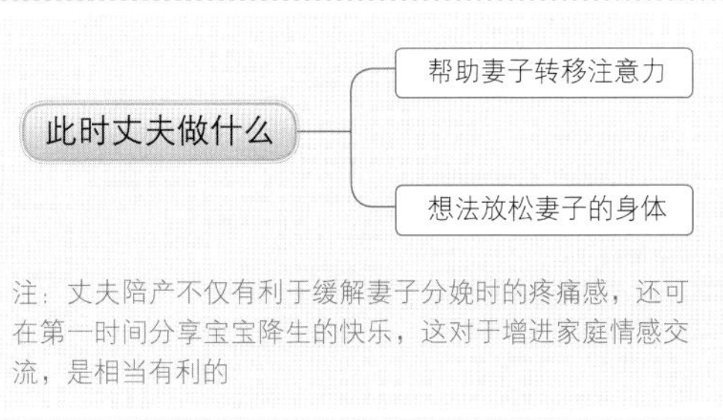

注：丈夫陪产不仅有利于缓解妻子分娩时的疼痛感，还可在第一时间分享宝宝降生的快乐，这对于增进家庭情感交流，是相当有利的

产前不宜操练呼吸法

可于妊娠晚期开始练习腹式呼吸、胸式呼吸，产前只需熟悉做法，不要操练，否则可能发生早产。

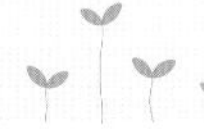

产妇如何配合接生

为了顺利产下宝宝，产妇应从以下方面积极配合医生。产妇应平静地待产，以充足的精力进入分娩，并学习分娩呼吸方法。具体而言，产妇在每个产程的配合方案又有所不同。

第一产程

当分娩处于第一产程时，宫颈口还没有完全打开，产妇无需用力，用力过早会影响宫颈口的打开。此时，产妇应这样配合医生：

●避免焦急心理，保持思想放松。

●选择合适的时机，补充适量营养和水分。

●只有当医生特别要求时，才采用某些特殊分娩体位。除此之外，应选用使自己舒适的分娩体位。

●每两个小时排尿一次，有助于胎头下降。

●在胎膜还没破裂的时候，在医生的许可下，可以适当在待产室内走走。

●在子宫收缩的时候，可以适当地做一些有助于减轻疼痛的动作。

第二产程

产妇的产力在第二产程中是十分重要的，应这样配合医生：

●当子宫收缩或肚子痛时，应深深吸气，增加腹压并用力向下屏气。在子宫收缩的间隔期间，应适当休息，均匀呼吸，以备在下次宫缩时用力。

●在胎头即将娩出时，应遵从医生安排，不要太用力，应放轻松并用嘴哈气，直至胎头娩出。然后，不要继续采用屏气用力的方式，以免导致产道裂伤。

第三产程

产妇应稳定好情绪，在医生的指导下，轻微地用力就可以将胎盘娩出。

在分娩后的两个小时内，产妇应注意休息，吃一些半流质性的食物，及时补充耗去的能量。一旦出现肛门胀坠之感、头晕、胸闷、眼花等症状时，应马上告诉医生。

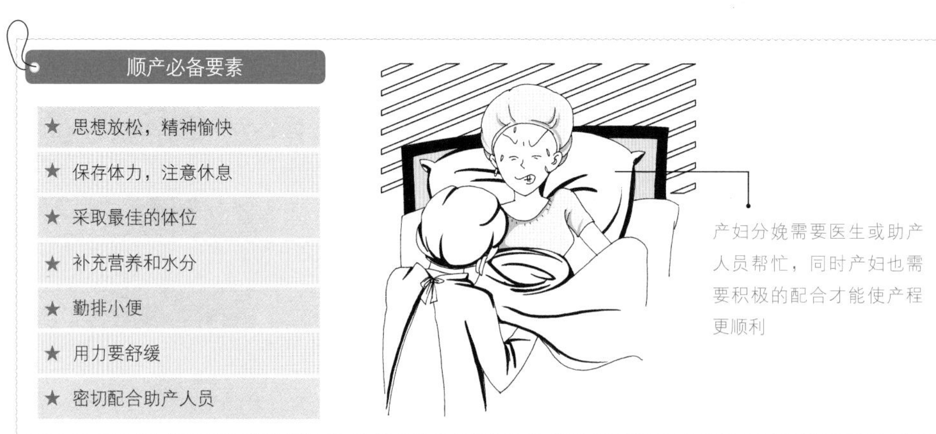

产妇分娩需要医生或助产人员帮忙，同时产妇也需要积极的配合才能使产程更顺利

分娩过程中的会阴保护

会阴在分娩过程中是需要保护的。分娩时产妇躺在床上一般采取膀胱截距位，即两条腿分开放在固定腿架上，医护人员站在右侧，随着分娩的进展，胎头进入阴道内会对会阴部产生很大的压力。

此时如果不对会阴进行保护，胎头突然娩出则有可能造成会阴的裂伤，严重时可造成直肠裂伤。过去产妇大多在家中分娩，有人产后大便失禁就是这个原因。

在胎头将要娩出时，助产人员用一只手托压会阴部，另一只手下压胎头使胎头以最小的径线通过阴道，这样使胎儿的头缓慢下降，阴道壁慢慢扩张，这种做法叫做会阴保护。

在进行会阴保护的同时，助产人员还要指导产妇用力。这时需要产妇积极配合，臀部不要随便移动。产妇与助产护士配合好可以减少会阴裂伤的发生，有利于胎儿顺利娩出。

分娩可能会对会阴造成的伤害

★ 会阴裂伤，产后疼痛

★ 严重时可造成直肠裂伤

★ 产后大便失禁

★ 阴道松弛

分娩会阴侧切

会阴侧切手术是产科常见的手术，是医生为避免阴道或肛门严重损伤而主动做的手术。

对于会阴侧切，不少产妇会感到恐惧，也有的产妇和家属不愿做会阴侧切手术。其实，进行会阴侧切对产妇和胎儿有时是必需的。

会阴切开术，能使已处在缺氧状态下的胎儿迅速娩出，脱离危险；能使产道出口扩大，防止早产儿颅内出血；使第二产程缩短，预防“妊高征”产妇发生“抽风”等。而且会阴切口整齐，易于缝合，愈合好，一般3～5天可愈合，瘢痕小，恢复好，不留后遗症，不影响性生活。

在做侧切手术时，一般要用少量麻醉药，产妇无痛觉。胎儿娩出后，将侧切部分对齐缝好，5天后拆线，便可恢复原样。

需要会阴侧切的情况

★ 胎儿过大

★ 第二产程延长，胎儿出现宫内窘迫情形

★ 施用产钳术、胎头吸引术、足月臀位或牵引术时

★ 产妇患有严禁加大腹压的心肺疾病

★ 产妇曾做过阴道损伤修补术

★ 会阴发育不良者

★ 会阴紧，不切开将发生会阴严重撕裂者

★ 早产或胎儿须迅速娩出者

产妇产后可做什么

刚生完孩子后，产妇往往有完全放松感，还有一点点失落感，同时又想做一些事来表示对下一代的关心，但看着软软的宝宝却不知从何着手。

其实产妇经过艰难的分娩后，身体非常疲惫，不必做很多的事。首先，自己要放松一下筋骨，按摩子宫以减少出血，稍事休息（10 ~ 15 分钟）后清洗乳头，护士处理完宝宝后，产妇就能抱他（她）了，进行早期皮肤接触（半个小时）、吸吮乳头。宝宝吃饱后，自己睡上一觉，以恢复体力。

此外，准妈妈还应听从医师指导，暂时留在产房中。然后，医师会检查子宫有没有大出血，并对产妇的脉搏和血压进行测量确认一切正常后方可回产妇休息室。

分娩后两个小时内产妇的活动

★ 卧床休息

★ 若排小便，请护士帮助扶持

★ 进食半流质食物补充消耗的能量

★ 如有头晕、眼花或胸闷之感均要告诉医生

★ 出产房前最好排1次小便

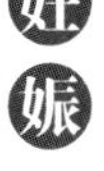

丈夫是最佳的生产陪护人

丈夫陪伴在妻子身边，可以帮助妻子克服紧张心理，丈夫温柔体贴的话语可以使妻子得到精神上的安慰，丈夫的鼓励和支持可以增强妻子顺利分娩的信心。

有所信任的配偶在场，产妇感觉自己有了强大的支撑力。丈夫可以分担妻子的痛苦，也可以分享婴儿安全降生的快乐，这对于增进夫妻感情来说，也是至关重要的。

丈夫还可以在妻子产前学一套缓解妻子痛苦的方法。如用话语为妻子树立顺利生产的信心，或为妻子进行触摸或轻轻揉摸背部、腰部、腹部等部位。在阵痛间隙，可以和妻子一起想象宝宝的模样，讲讲将来怎样培养他（她），生活会如何精彩等，努力制造轻松气氛。

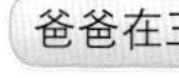

爸爸在三个产程中可做的事

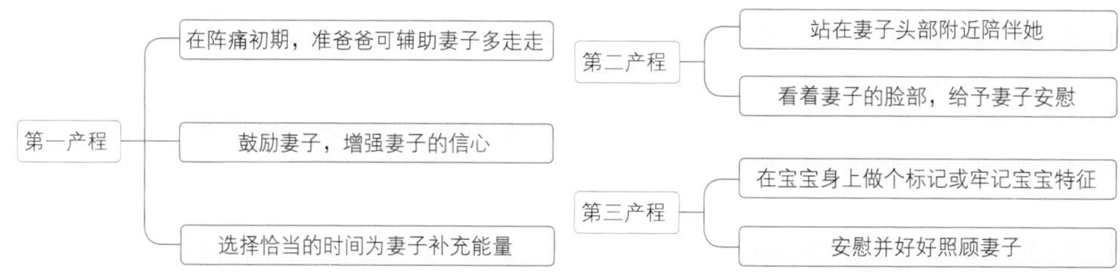

剖宫产前后四不宜

术前不宜进补人参。人参中含有人参甙，有强心、兴奋等作用，会使产妇大脑兴奋，影响手术的顺利进行。而且会使产妇伤口渗血时间延长，有碍伤口愈合。

术后不宜过多进食。因为剖宫产手术时肠管受到刺激，胃肠道正常功能被抑制，肠蠕动相对减慢，如进食过多，肠道负担加重，不仅会造成便秘，而且产气增多，腹压增高，不利于康复。所以，术后6小时内应禁食，6小时后也要少进食。

术后不宜食产气多的食物。产气多的食物有黄豆、豆制品、红薯等，食后其易在腹内发酵，在肠道内产生大量气体而引发腹胀。

术后不宜多吃鱼类食品。鱼类食物中的“EPA”有机酸物质，有抑制血小板凝集的作用，妨碍术后的止血及伤口愈合。

剖宫产应注意的事项

★ 手术前应排空大小便

★ 手术时要听从医生的指挥

★ 局部麻醉后有什么不适感，及时告诉医生

★ 术后应采用去枕平卧位休息

★ 手术后第一二天可吃少量流质食物

★ 排气后可进食半流质食物，术后5天恢复正常饮食

分娩结束产妇仍须留在产房内观察

当胎盘娩出后，分娩结束，但医生并不马上将产妇送回产后休息室，而是将其留在产房观察两小时。

这是因为，产后两小时内是产后严重并发症最易发生的时期，产后出血、产道血肿、心衰、产后子痫等常发生在产后两小时内，故也有将产后的两小时称为第四产程的。

另外，经历了漫长的分娩过程，产妇已很疲劳，有可能发生产后子宫收缩乏力致子宫胎盘剥离、创面血窦开放等情况，并发生产后出血。产后出血是威胁产妇生命的常见并发症之一，是导致产妇死亡的首要原因。通常如能及时发现产后出血，针对原因处理，效果良好。

基于以上原因，产妇在分娩结束后要保持情绪平稳，此时若因生男生女或新生儿情况不佳而沮丧，常常会诱发产后严重并发症。

产妇该留在产房多久

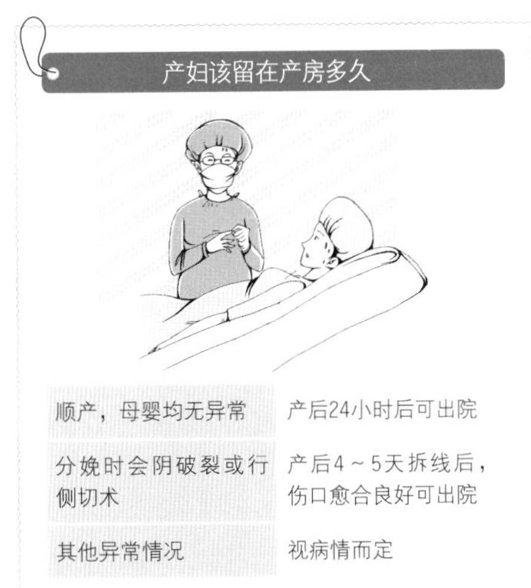

顺产，母婴均无异常	产后24小时后可出院
分娩时会阴破裂或行侧切术	产后4～5天拆线后，伤口愈合良好可出院
其他异常情况	视病情而定

异常分娩的防治

分娩过程中有很多未知的事情，产妇除了积极协助医务人员分娩，还应更多地了解分娩知识，为各种可能出现的异常情况做好准备。一旦遇到异常分娩，更要积极配合，树立积极的心态。

如何避免难产

难产是指分娩时间长、出血过多、母体和胎儿有生命危险的情况。

过强的宫缩可影响胎盘和胎儿的血液供应，使胎儿缺氧，出现胎儿窘迫征象，导致难产。另外，当在产程中出现胎儿心率异常、胎儿先露部下降受阻时，也应警惕难产的发生。要避免难产的发生，应从以下几个方面着手。

●孕期

定期接受产前检查，对于妊娠贫血、高血压、胎儿体重异常、胎位不正等妊娠异常情况，应及时处理，避免成为影响分娩正常进行的潜在异常因素。

●作好分娩准备

分娩是一项耗时耗体力的劳动，既需要良好的机体状况，也少不了要有对分娩过程足够的了解、充分的心理准备作为基础。作为产妇本人应了解在这期间怎样能有所作为，掌握一些有助产程进展、缓解分娩阵痛的技巧。产妇对分娩理解越透，准备越充分、信心越足，分娩成功的可能性就越大。

●产时

凭着充分的信心和准备，做好应该和能够做的事，对左右不了的事，交给医生解决。不要无谓地焦虑，只要尽你所能主动参与分娩，发挥你的主观因素，对分娩施与积极影响，即放松、保证良好的休息与进食，运用你已学习到的助产和镇痛技巧，你就为分娩成功增添了一份保障。

难产的预防	
妊娠期	定时产检 发现异常及时处理 保持良好的孕期
产前	休息充分，保存体力 信心充足 尽可能多地了解分娩过程
分娩时	配合医务人员，不焦虑 了解镇痛技巧 保证进食、休息良好

必要时剖宫产

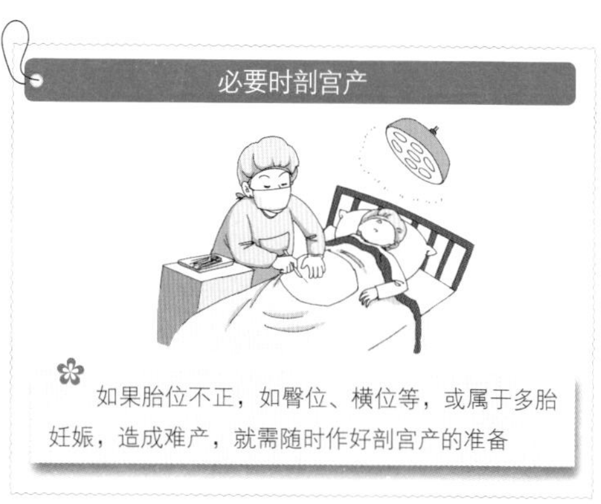

如果胎位不正，如臀位、横位等，或属于多胎妊娠，造成难产，就需随时作好剖宫产的准备

胎位发生变化如何应对

有些产妇在门诊产前检查被告知胎位是正的，而生产过程中却被告知胎位不正。这是因为，在门诊检查时，只要胎头向下时，就认为胎位是正的，但是因胎头（枕部）的朝向和俯屈不同仍有胎位不正的存在，这种胎位不正只有在临产后才能被检查出来。

遇到这种情况时，产妇要有自信心，这一点很重要，它是决定顺产的一个因素。然后，按照医嘱做以下事项：

●在医生的指导下，进行适当的运动，如行走、下蹲、俯卧等。

●按照医生的要求取侧卧、屈腿等。

●不要随意使用腹压，同时及时排大小便。

●向医生了解产钳和剖宫产的利弊，以选择最有利的分娩方式。

●要保持一个正确的心态，相信医生、护士和你是一样的心理，都希望你们母婴健康，尽可能采纳医生的建议。

胎位不正时尽量避免阴道分娩

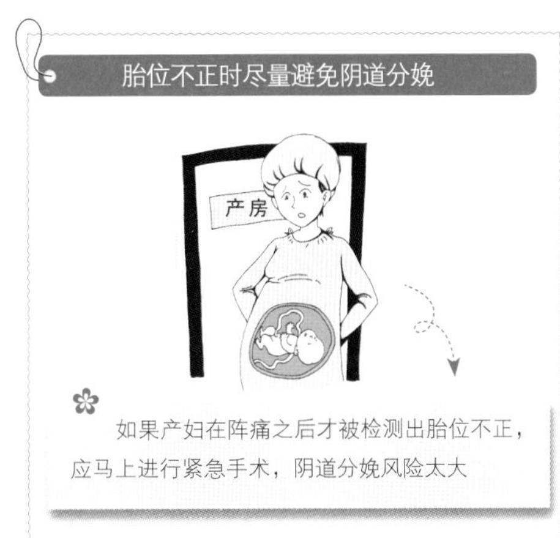

如果产妇在阵痛之后才被检测出胎位不正，应马上进行紧急手术，阴道分娩风险太大

脐带绕颈怎么办

脐带围绕胎儿颈部、四肢或躯干称为脐带缠绕，其中约90%为脐带绕颈，占分娩总数的20%左右。

脐带绕颈的发生与脐带长度有关，脐带长者发生绕颈的机会多，脐带越长绕颈的周数也越多，脐带短于30厘米者不会发生绕颈。

绝大部分脐带绕颈在妊娠期不会对胎儿产生大的危害，只要监测胎动和按时进行产前检查就可以了，如果胎动突然特别频繁或胎动明显减少（12小时胎动少于15次，或较往减少50%），甚至不动，要及时到医院就诊。

在分娩时，脐带绕颈可能会引起胎头衔接困难、下降缓慢、胎儿缺氧等情况，所以有脐带绕颈的产妇，在分娩时要加强监护，只要及时发现异常，及时正确处理。

脐带缠绕需要剖宫产的情况

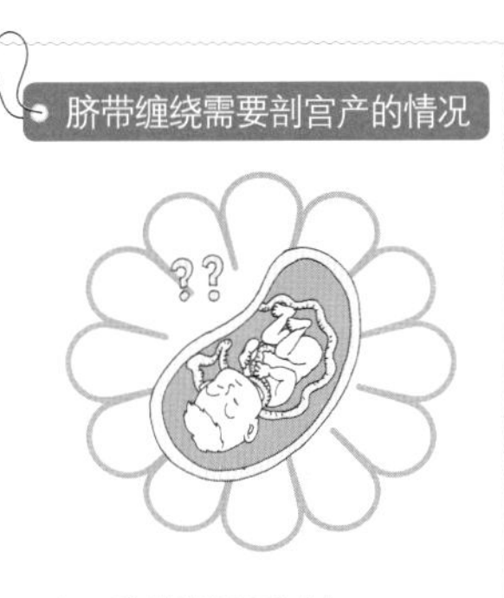

★ 脐带绕颈3周以上

★ 影响胎头下降

★ 发生胎儿缺氧的可能

★ 合并其他剖宫产指征

第13章・分娩指导

如何预防滞产

在分娩过程中，如果因为某种原因使产程延长，超过 24 小时，则称为滞产。

造成滞产的直接原因是子宫收缩乏力。由于临产时间过长，子宫收缩乏力，产妇疲劳，体力消耗，以致肠胀气、排尿困难、脱水，甚至酸中毒，容易造成产后出血及感染。胎儿长时间承受子宫收缩的压力，可造成胎儿缺氧、新生儿窒息，由此增加了手术分娩机会，从而使胎儿产伤、宫内感染的机会也随之增加，出生后容易发生并发症。

预防滞产，产妇要树立良好的心态，了解怀孕、生孩子是妇女的生理过程，打消顾虑，要配合医生，做好自己能做好的一切。

滞产的危害

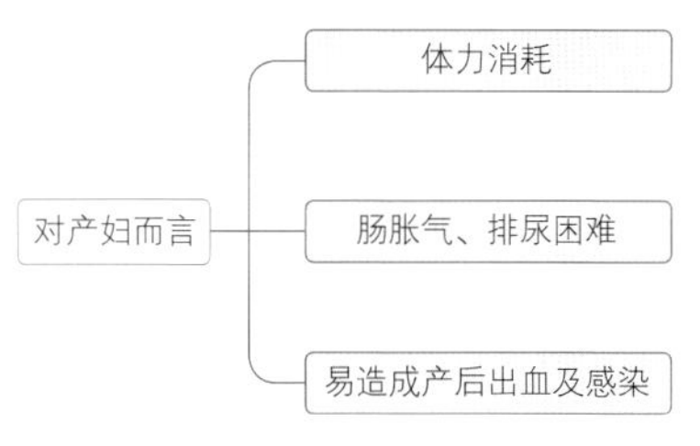

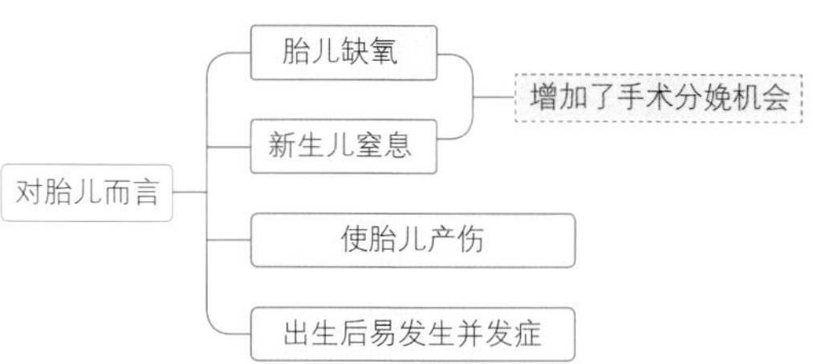

羊水栓塞的防治

羊水栓塞是指在分娩过程中羊水进入血液循环之中，引起肺栓塞、休克和弥散性血管内凝血所致的难以控制的出血等一系列严重症状的综合征。它是产科领域中极为严重的并发症，死亡率极高。

发生羊水栓塞的原因有下面一些。

●羊水栓塞可见于宫缩过强甚至成强直性宫缩者，亦可由于缩宫素应用不当引起。

●凡能引起子宫血管开放的因素，均有可能导致羊水栓塞症，如宫颈裂伤、子宫破裂、剖宫产、前置胎盘、胎盘早剥、大月份流产钳刮术等。

●死胎不下可增加羊水栓塞的发病率，这是由于羊膜强度减弱而其渗透性显著增加所致。

●巨大儿、滞产及过期妊娠等也较易诱发羊水栓塞症，这与产程较长，难产较多，羊水浑浊、刺激性强有一定关系。

怎样预防羊水栓塞

- ★ 定期产检
- ★ 孕期5个月后仍未胎动，立即到医院检查
- ★ 孕期超过4个月又不想要此孩子，建议行引产术
- ★ 记好预产期，避免过期妊娠
- ★ 孕期较长的产妇尽量避免做大月份钳刮术

子宫破裂的预防

子宫破裂是在妊娠晚期或分娩中，子宫上破了一个洞，但此时胎儿已能成活，不包括妊娠早期子宫穿孔或子宫残角妊娠破裂等早期妊娠并发症。它是产科中极严重的并发症之一，最常见的是羊水经破口流入腹腔，造成腹腔感染，甚至引起感染性休克。

当子宫破裂已被确诊时，不论胎儿存活与否，也不论胎儿在子宫内已进入腹腔，一律不要再考虑从阴道分娩，因为此时处于危重状态，多一次不必要的手术操作，徒然增加手术创伤、出血量及感染扩散机会。

在基层医院，凡临产超过24小时的产妇，不论其原因如何，都应及时转往县级以上医院，查清原因，正确处理。有过剖宫产或肌瘤剜除术者应提前入院，弄清前次剖宫产原因及剖宫产术式等，作为此次处理的参考。另外，尽量减少不必要的剖宫产，也是预防子宫破裂的重要措施之一。

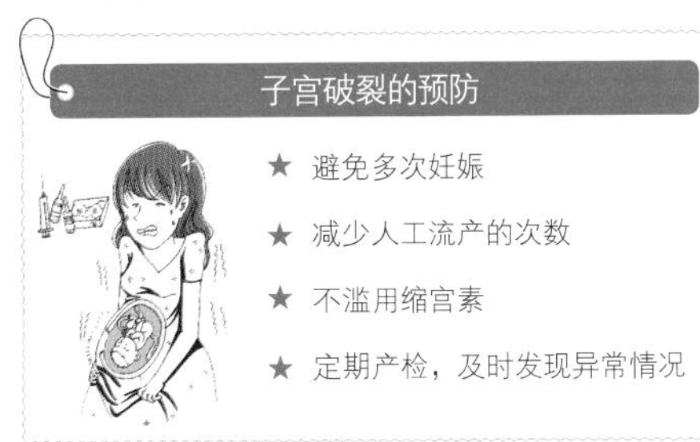

胎儿窘迫的预防

胎儿窘迫是指胎儿在宫腔内缺氧而引起的一系列症状。常因为母体血液中含氧量不足、胎盘功能不全或胎儿血循环受阻（脐带受压）所致。从发生的速度可分为急性和慢性两类。

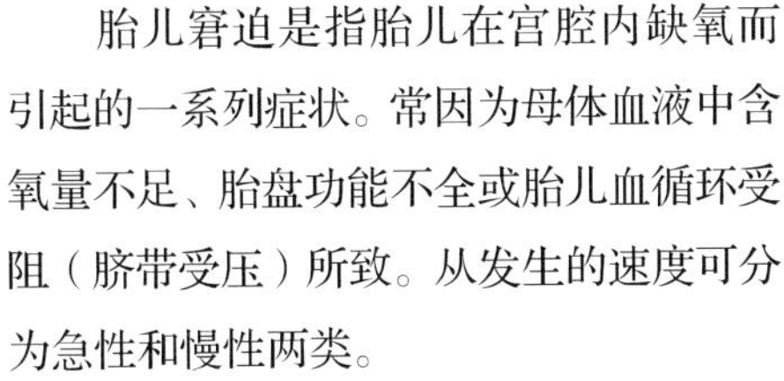

慢性胎儿窘迫常发生于产前阶段，多见于孕妇在怀孕前已有的全身性疾病，如贫血、肾病等；急性则多发生于临产阶段，常见于怀孕后所并发的疾病，如前置胎盘、羊水过多或过少等。

妊娠晚期，准妈妈应按时到医院做产前检查、胎心监测等，并随时观察胎宝宝的胎动情况。胎儿窘迫是胎儿娩出时发生窒息甚至死亡的直接原因。因此，产妇应提高警惕，知道在什么情况下可能发生这种情况，做好预防工作。

怎样预防胎儿窘迫
认真做好产前检查，尽早掌握自己有无可能发生胎儿窘迫的各种原因，积极配合医生治疗

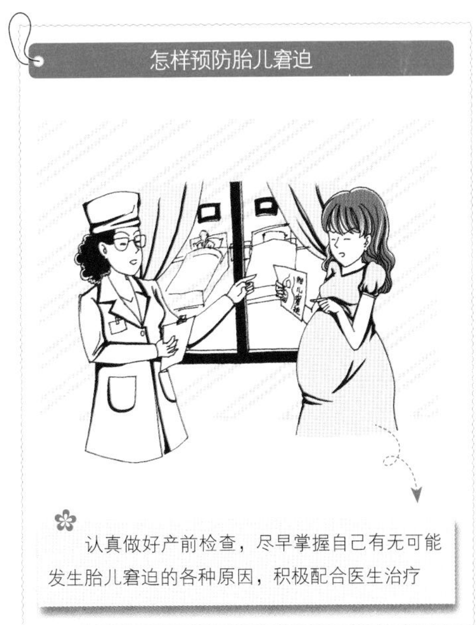

产后出血的预防

在胎儿娩出后24小时内，阴道出血量达到或超过500毫升者，称为产后出血。产后出血是引起产妇死亡的重要原因之一，也是产科常见而又严重的并发症之一，发生率占分娩总数的1%～2%，因此必须积极防治产后出血。

首要的预防方法是做好计划生育工作，响应号召，每对夫妇只生一个孩子，避免生育过多、过密或多次人工流产、刮宫，从根本上预防将来妊娠生产时发生产后出血。预防产后出血应从妊娠、临产及产后各个时期都加以注意，采取相应的措施方能达到预防目的。

妊娠期时，应注意孕妇的一般健康情况，如有无贫血、血压系统疾病或其他异常情况，如发现异常应及时纠正。对有可能发生产后出血的孕妇，如多胎妊娠、羊水过多、“妊高征”或以往有产后出血史者均应做系统产前检查，并应住院分娩，分娩前检查血型及血Rh因子，作好输血准备。

临产期注意饮食和睡眠，消除产妇思想顾虑，防止产程延长，避免消耗体力。

第二产程中应指导产妇适时运用腹压以自然娩出胎儿。分娩时不可用力牵拉胎儿，避免软产道损伤及妨碍子宫的正常收缩，适时进行会阴切开以免发生重度会阴裂伤引起出血，对于有出血可能的产妇，应于胎儿前肩娩出后，立即向静脉或肌内注射子宫收缩剂以促进子宫收缩减少出血量。

在产程过程中产妇要听从医生的指导，不要思想紧张，不要大声喊叫而浪费体力，要积极进食，注意休息，保持体力。对有可能出现子宫收缩乏力的，在胎儿娩出后立即注射缩宫素，促进子宫收缩。

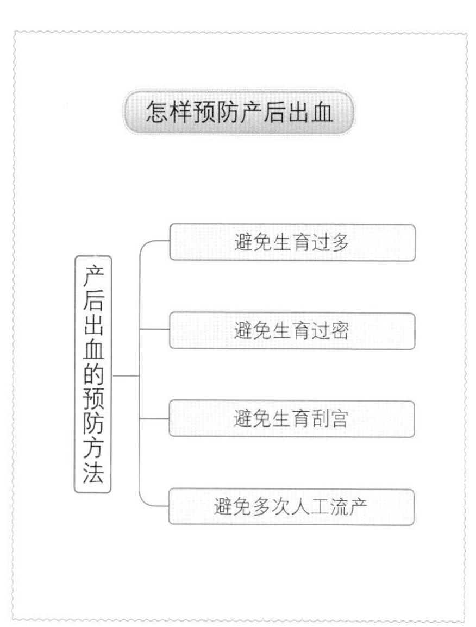

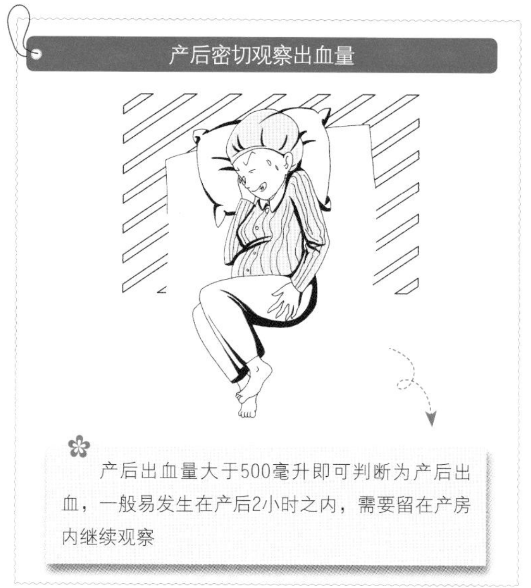

产后出血量大于500毫升即可判断为产后出血，一般易发生在产后2小时之内，需要留在产房内继续观察

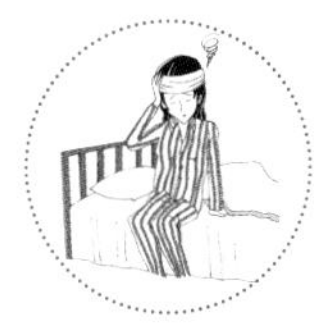

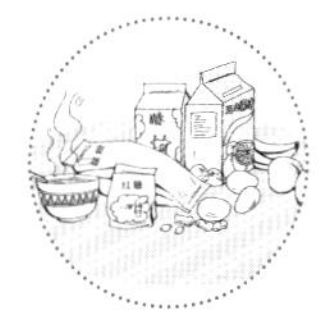

第14章 产褥期保健

DI-SHISI ZHANG

本章看点

产后，产妇开始为期一个月的产褥期，即俗称的“坐月子”。在这一个月中，产妇的生理、心理都易于常人，尤其是生理方面，身体虚弱，抵抗力差，同时还要担负起哺乳和照顾孩子的责任，所承受的也更多，因此家人要比照顾孕妇更细心、体贴，帮助她尽快恢复健康。

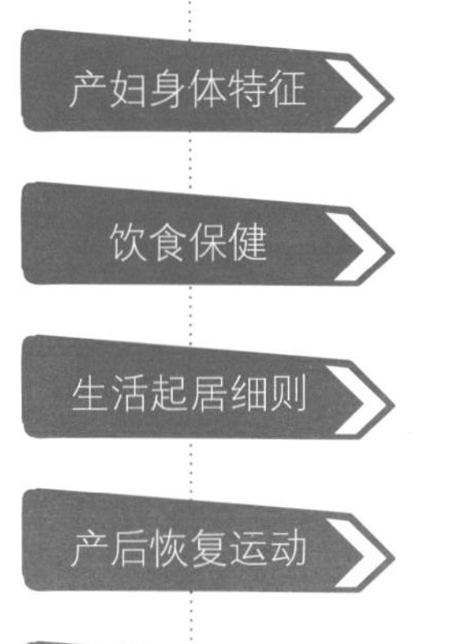

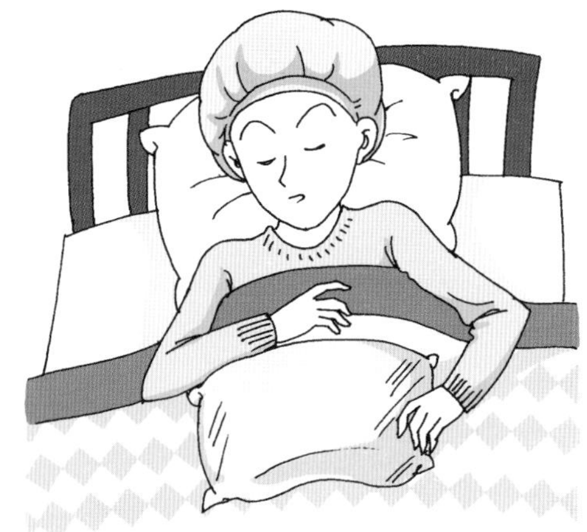

产妇身体特征

产褥期，新妈妈有很多身体方面的不适，身体也很虚弱。产妇要树立良好的心态，明白这是正常的生理过程，不必过于焦虑。度过这一段难熬的时期之后，近一年的不适将全部结束。

产褥期及其特征

胎儿出生后，产妇的身体需要经过一段时间才能复原。从胎盘娩出到全身各器官（除乳房外）恢复或接近未孕状态的时间需要大约 42 天，医学上就把这段时间叫做产褥期，俗称“月子”。月子坐得好不好，对女性的一生都是至关重要的。

在产后的 3 ～ 4 天，产妇乳房开始充盈，血管扩张，产妇会感觉胀痛，局部皮肤发热，也会引起体温短时间内升高，但一般不超过 38℃，且 24 小时内恢复正常。如果产妇的体温超过 38℃或出现持续低热，应请医生检查一下。

产后由于胎盘循环的停止、子宫缩小，再加上卧床休息、活动少，以及分娩后的情绪放松等原因，脉搏往往比较缓慢，但很有规律，每分钟 60 ～ 70 次，于产后 1 周左右逐渐恢复正常。

产后子宫圆而硬，宫底在腹部脐下一指，在腹部可触摸到子宫体，以后逐渐恢复到非妊娠期的大小。子宫复旧的同时，会伴有阵发性的腹痛，尤其在最初的 3 ～ 4 天内。经产妇腹痛比较明显，此为生理现象，一般持续 3 ～ 4 天自然消失，不需特殊处理。重者可做下腹部热敷、按摩，也可应用适量的镇静止痛药物，但必须排除胎盘、胎膜残留或其他疾病。

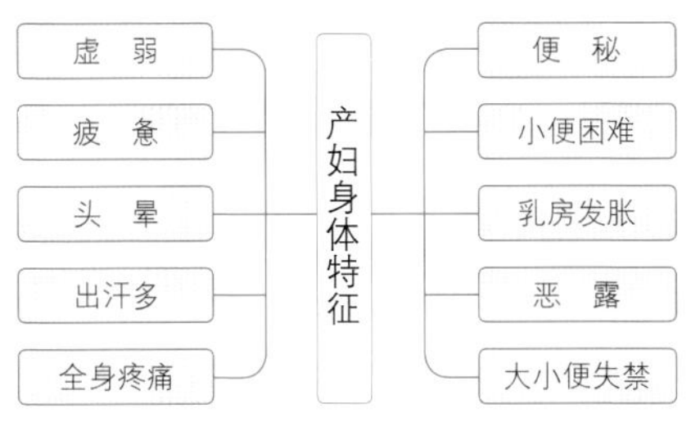

产后什么时候来月经

非母乳喂养的妈妈：产后2～3个月就来正常月经。

哺乳妈妈：产后2～3个月，或产后4～6个月来月经。

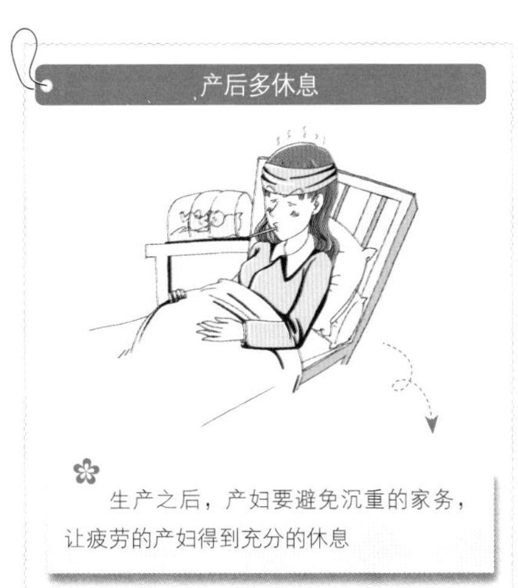

生产之后，产妇要避免沉重的家务，让疲劳的产妇得到充分的休息

产后恶露

产褥期间阴道排出物叫恶露。恶露中含有血液、坏死胎膜组织、细菌及黏液等。

正常情况下，产后三四天内恶露量多，且颜色鲜红（血性恶露）；一周后，恶露颜色慢慢变淡（浆性恶露）；两周后，恶露变淡为黄色或白色（白恶露）；大约产后三周，恶露净止。

如果产后两周，恶露仍然为血性，可能子宫复原不佳或是子宫内有胎膜或胎盘组织残留。正常恶露有血腥味，但不会发臭。如有腐臭味，则是产生感染的征象。

恶露的处置应加以重视，如不注意卫生，会使阴道、子宫感染炎症。

恶露处置前应先洗手，要用消毒纸或药棉，容易过敏的人也可以自己制作。将脱脂棉剪成5厘米大小，经过煮沸消毒后浸泡在2%的硼酸水或来苏液中，或者浸泡在稀释1000倍的消毒皂液中。随之将消毒过的脱脂棉装入带盖的容器中，这样使用起来很方便。脱脂棉煮沸的时间只需要5分钟即可。

更换脱脂棉时应在排尿排便之后，一定要在洗过手之后进行。在擦拭便尿的时候，要由外阴部向肛门方向擦拭。如果相反进行的话，就会把肛门部位的杂菌带入分娩后留下的外阴部的伤口中，有引起感染的可能。如果阴道或会阴有伤口，应特别注意避免从伤口处擦拭。

注意，同一张纸或药棉不可使用两次，每擦一次要更换一块。要勤换卫生巾和内衣内裤，按医嘱服用子宫收缩剂和坐盆等，保持会阴的清洁。

正常恶露与异常恶露的区别

正常恶露	异常恶露
产后三四天内恶露量多	产后两周仍然颜色鲜红
颜色鲜红，有血腥味	有腐臭味
一周后，颜色慢慢变淡	恶露时间长，颜色变为混浊、污秽的土褐色
两周后，恶露变淡为黄色或白色	伴有子宫底部轻度压痛
产后三周左右，恶露净止	

怎样处理产后恶露

- ★ 用消毒纸或药棉
- ★ 药棉每擦一次要更换一块
- ★ 更换脱脂棉时先洗手
- ★ 擦拭便尿时，由外阴部向肛门方向擦拭
- ★ 避免从伤口处擦拭
- ★ 勤换卫生巾和内衣内裤

不可忽视异常恶露

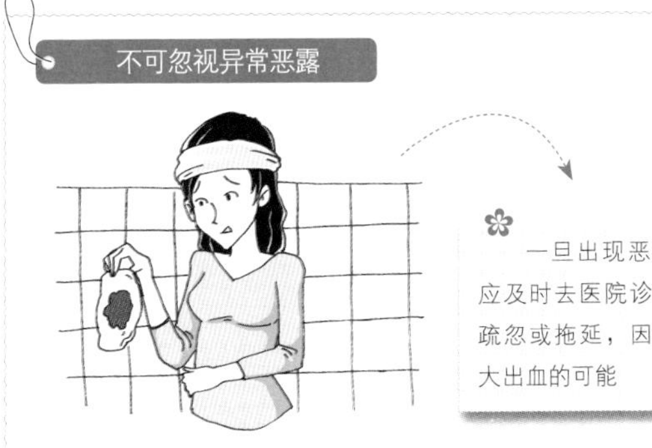

一旦出现恶露异常，应及时去医院诊治，不可疏忽或拖延，因随时都有大出血的可能

产后痛

产后痛是由于产后子宫强直性收缩，子宫本身相对缺血、缺氧所致，通常会持续2～3天。

产后子宫收缩的目的在于帮助子宫止血，并将子宫内残余的血块排出，促进子宫的恢复。通常在初产妇，由于子宫肌肉较为有力，能够持续收缩，故产后痛的感觉较不明显。而经产妇的子宫肌肉力量较差，无法持续性收缩，必须间歇性用力收缩，所以疼痛的感觉会较明显。而怀多胞胎或是羊水过多的产妇，由于肌肉较松弛，子宫不能持续收缩，也会有较明显的疼痛。

通常在生产之后，医师会开帮助子宫收缩的药物。哺喂母奶的产妇，由于宝宝在吮吸的时候会刺激妈妈的脑下垂体后叶分泌催产素，引起子宫收缩，故疼痛也会较厉害。

痛得很厉害怎么办

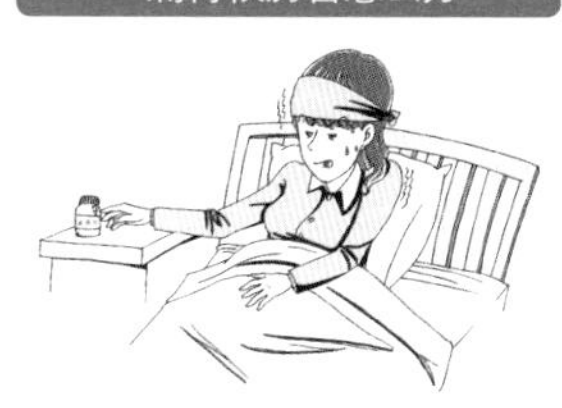

★ 告知医生，视情况停止使用子宫收缩药

★ 请医生开镇静止痛药物

★ 下床活动，帮助子宫排空

★ 采用俯卧姿势，会减轻疼痛

★ 避免吃刺激性或是冰冷的食物

出汗多

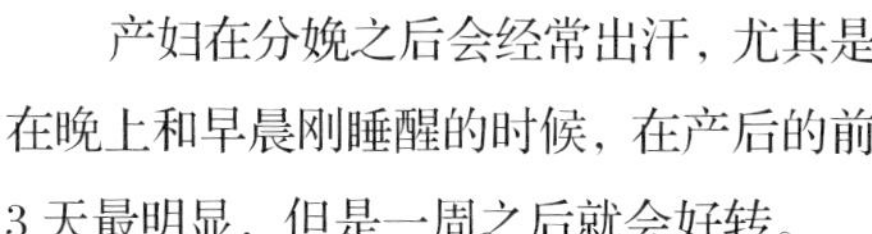

产妇在分娩之后会经常出汗，尤其是在晚上和早晨刚睡醒的时候，在产后的前3天最明显，但是一周之后就会好转。

产后出汗是一种正常的生理现象，因为产妇在孕期积累了大量的水分，而分娩之后，产妇皮肤排泄功能比较旺盛，这些水分就通过皮肤以汗液的形式排出体外。如果产后多汗不必太担心，但是也要加强护理。注意室内的温度不要太高，适当的开窗通风，能减少产妇出汗。同时衣服不要穿得太厚，如果出汗较多，可以用毛巾擦干。爱出汗的产妇要坚持每天洗澡，换掉的衣物也要及时的清洗干净。

一些民间的传统观念认为，在产褥期产妇要避风，其实这些说法是没有科学根据的。在夏天这样做只会让产妇更容易产生中暑，而产后出汗的产妇更会觉得不适。

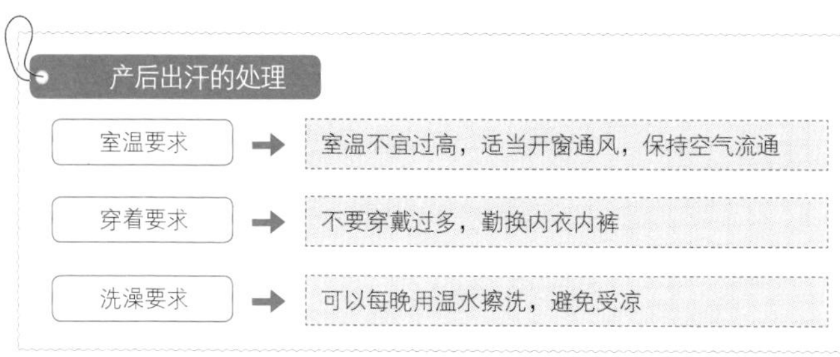

起床后头晕

产妇在下床活动时会出现头晕，这主要是因为头部一过性缺血造成的。

分娩之后，产妇的身体会很虚弱，而且长时间的卧床休养导致身体还不能马上适应直立的状态，就会出现头晕现象。如果在分娩中大量出血，就更容易出现头晕。所以，在产妇下床活动之前，要逐渐适应，不要一下子就下床。可以先在床上坐一会，等到不适感消失之后再下床活动。在产妇活动的过程中，家人要在旁边注意搀扶和保护，避免摔倒。一旦发生晕厥，不要惊慌，立即让产妇平躺，一会儿就可恢复，不需特别处理。

除了产妇身体本身就比较虚弱外，还有可能是产妇产后气虚亏虚所导致的头晕。产妇因气血不足引起贫血、血糖过低、血压过低的症状，所以在这个时期，孕妇要注意补充营养，注意饮食健康。可多进食一点补益气血的食物，例如，大枣、阿胶等，也可喝些补血的汤，如乌鸡汤、鸽子汤等。此外，产妇还要注意多休息，切不可过度劳累，对于身体的恢复锻炼也不可操之过急。

产后头晕

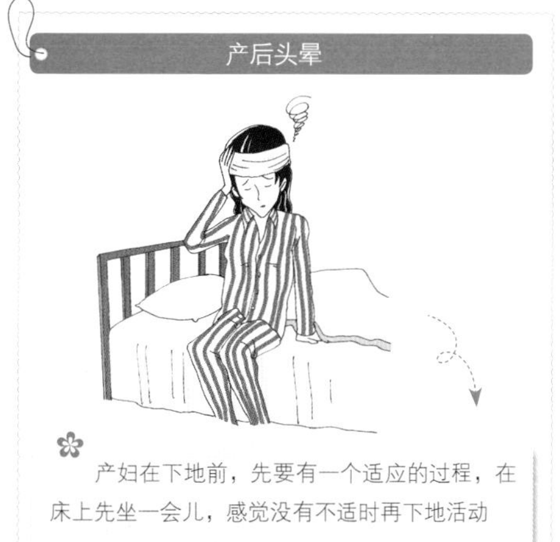

产妇在下地前，先要有一个适应的过程，在床上先坐一会儿，感觉没有不适时再下地活动

会阴疼痛

每天尽量保持会阴部清洁及干燥。会阴部有缝线者，应每天检查伤口周围有无红肿、硬结及分泌物。于产后3～5天拆线。若伤口有感染，应及早拆除缝线，创面每天应换药，并用红外线局部照射，尽量暴露伤口以保持表面干燥促进愈合。

会阴部肿胀者，可用50%硫酸镁温热敷或75%酒精湿敷，平卧时应卧向伤口的对侧，以免恶露流向伤口，增加感染的机会。会阴伤口完全愈合大约需2周，以后可以改为每天一次会阴擦洗。产后月经垫要用消毒后的卫生巾或其他卫生用品，卫生用具及内衣内裤要勤洗勤换，洗后应在阳光下暴晒以达到消毒的目的。

会阴疼痛时注意事项

- ★ 休息的时候尽量平躺
- ★ 产妇可以侧躺在床上喂奶，但是不要久坐不起
- ★ 在上厕所时，产妇可以采用半蹲或者身体向前倾的姿势
- ★ 坚持做骨盆腔收缩运动
- ★ 保持会阴部的卫生和干燥

饮食保健

产后的膳食搭配非常重要，平常膳食要做到富有营养、易于消化、少食多餐、粗细夹杂、荤素搭配、多样变化。不宜食用生、冷、硬的食物，不宜过度、过快进补。

产褥期应保证营养充足

产妇在坐月子时，一般人都知道在这期间应该增强营养，以恢复分娩时消耗的体力，并且为宝宝提供高质量的乳汁，所以把好吃的东西统统拿出来，每顿都是蹄髈汤、鱼汤或大鱼大肉。

能量是保证泌乳量的前提，热能不足将导致泌乳量减少 40% ~ 50%，食物应以奶制品、蛋类、肉类、豆制品、谷类、蔬菜为主，配合适量的油脂、糖、水果。食物应清淡、易于消化，烹调时应少用油炸油煎的方法，每餐应干稀搭配、荤素结合，少吃甚至不吃生冷或凉拌的食物，以免损伤脾胃，影响消化功能。产后虽不要忌口，但要注意不食辛辣之物，如辣椒、大蒜、酒、茴香等，以免引起便秘或痔疮发作。

还有就是应注意尽早活动锻炼，建议在产后 24 ~ 48 小时就开始适度的健身操锻炼，以免多吃少动而发生产后肥胖。同时，锻炼也可以促进食欲，保证所需营养量的摄入。

产妇饮食宜多样化

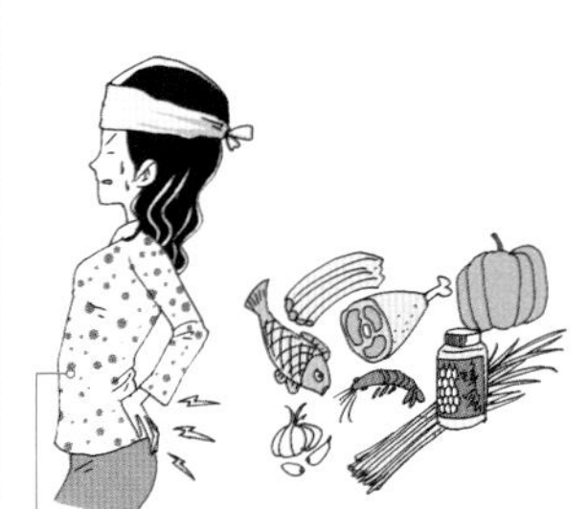

坐月子期间应以充足的能量、高蛋白质、适量的脂肪、丰富的无机盐、维生素，以及充足的水分为原则

产妇应注意滋补

很多产妇为了恢复体形会刻意控制饮食，这是一种不好的饮食习惯，相反，产妇不但不能节食，反而要多摄入脂肪、热量，加强滋补，处于哺乳期的妇女尤其需要。

产后妇女的生殖器官将进行一系列退行性变化。分娩后，血容量逐渐减少，脉搏血压渐趋正常，妊娠晚期潴留于体内的水分逐渐排出，故排尿增加，产后 1 ~ 2 天，常常渴而多饮。产褥期卧床较多，缺少运动，腹肌及盆底肌肉松弛，肠蠕动减弱，易患便秘。

适合产妇食用的食物

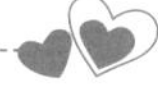

产妇在月子里的食物主要有以下一些：

鸡蛋。鸡蛋为优质蛋白食物，蛋白质、氨基酸、矿物质含量比较高，消化吸收率高，蛋黄中的铁质对产妇贫血有疗效。鸡蛋可以做成煮鸡蛋、蛋花汤、蒸蛋羹或打在面汤里等。传统习俗中，产妇坐月子时，每天至少要吃8 ~ 10个鸡蛋，其实每日进食两三个即可，吃得太多吸收不了，不但浪费，而且容易引起消化不良。

小米粥。小米中的B族维生素、胡萝卜素、铁、锌、核黄素含量比一般的米、面高，可单煮小米或将其与大米合煮，有很好的滋补效果。

芝麻。芝麻富含蛋白质、铁、钙、磷等营养成分，滋补身体，多吃可预防产后钙质流失及便秘，非常适合产妇食用。

蔬菜。蔬菜含有丰富的维生素C和各种矿物质，有助于消化和排泄，增进食欲。西芹纤维素含量很高，多吃可预防产妇便秘。胡萝卜含丰富的维生素A、B族维生素、维生素C，是产妇的最佳菜肴。此外，黄豆芽中蛋白质、维生素C、纤维素等成分含量丰富；黄花菜营养丰富，味道鲜美，含有蛋白质及矿物质磷、铁、维生素A、维生素C及甾体化合物；莲藕营养丰富，清淡爽口，含有丰富的淀粉、维生素和矿物质，也都是很适合产妇食用的食物。

水果。各类水果都可以吃，但由于此时产妇的消化系统功能尚未完全恢复，不要吃得过多。冬天如果水果太凉，可以先在暖气上放一会儿或用热水烫一下再吃。

其他适合产妇食用的食物	
食物种类	作用
花生	养血止血
红枣、红小豆等红色食品	提高血色素，帮助产妇补血、祛寒
鱼	通脉催乳，促进食欲

红糖

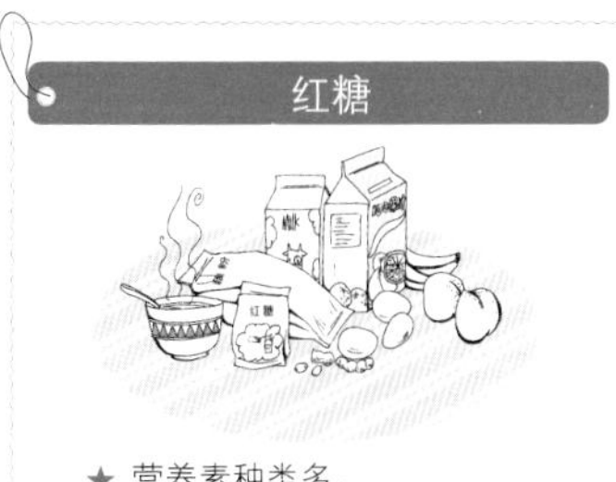

★ 营养素种类多。

★ 帮助子宫收缩，促使恶露排出。

★ 有止血作用，可治疗产后出血。

猪蹄炖黄豆汤

材料：猪蹄200克，黄豆200克，黄酒6克，葱、姜、蒜适量

做法：1.黄豆提前泡水1小时，猪蹄烫水后除毛、去浮皮。

2.葱姜蒜切片，倒入清水中，和猪蹄同煮。

3.沸后撇沫，加黄酒、黄豆小火焖煮至半熟，加盐煮1小时即可。

适合产后补血的食物

如果产妇失血过多，久则气血亏虚，影响子宫复旧和身体康复，因此适当吃一些补血的食物，对产妇的身体很有好处。

金针菜。金针菜含铁质较多，还有利尿和健胃的作用。

龙眼肉。龙眼肉是民间熟知的补血食物，所含铁质丰富。龙眼汤、龙眼胶、龙眼酒等都是很好的补血食物，适合产后新妈妈食用。

咸萝卜干。萝卜干含有丰富的铁质，咸萝卜干吃起来特别有风味。

发菜。发菜色黑似发，质地粗而滑，内含铁质，常吃既能补血，又能使头发乌黑。妇女产后可用发菜煮汤。

胡萝卜。胡萝卜含有B族维生素、维生素C，且含有一种特别的营养素——胡萝卜素。胡萝卜素对补血极有益，用胡萝卜煮汤是很好的补血汤饮。

面筋。面筋的铁质含量相当丰富，是一种值得提倡的美味食品。

产后加强补血

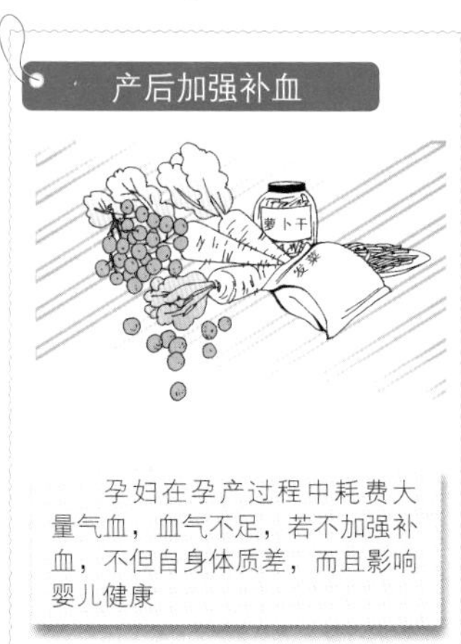

孕妇在孕产过程中耗费大量气血，血气不足，若不加强补血，不但自身体质差，而且影响婴儿健康

产妇应适量摄入食盐

在民间流传着一种说法，说产妇月子里要禁盐，认为母亲吃盐婴儿会得尿布疹。这样产妇吃的许多食物中都不放盐，结果使产妇倒了胃口，食欲不振，营养缺乏。

盐吃多了不好，这是人们都知道的，但也不能不吃盐或吃盐过少。成人每天食盐量4.5～9克，这些盐食用后在消化道全部吸收。盐中含钠，钠是人体必需的物质，如果人体缺钠就会出现低血压、头昏眼花、恶心、呕吐、无食欲、乏力等现象。所以，在人体内应保证有一定量的钠。

如果乳母限制盐的摄入，影响了体内电解质的平衡，不但影响母亲的食欲，而且对婴儿的身体发育也不利。

另一方面，乳母食盐过多也不好，会加重肾脏负担，对肾不利，也会使血压增高。所以，乳母不应过量食盐，也不能忌食盐。

食盐对产妇的利与弊

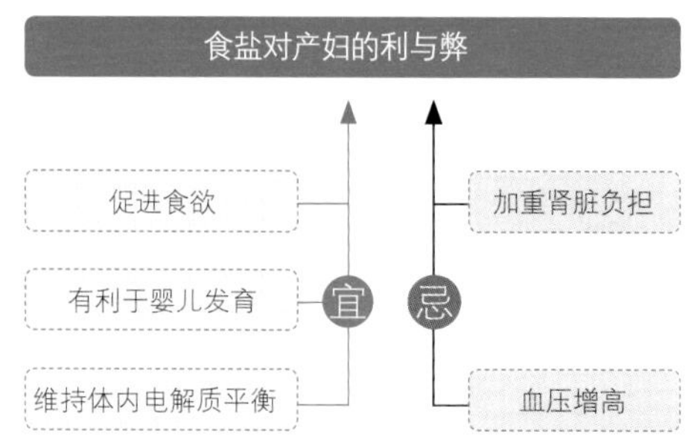

体弱、剖宫产产妇宜选择的食物

有的产妇身体虚弱，这时就应对照自己的身体情况选择合适的食物。

● 产妇阳气虚弱

若身体阳虚，常因产后伤气以致虚弱，主要表现为腰膝酸软、畏寒惧冷、下肢冷痛、头晕耳鸣、尿意频数等症状，或经医生诊断为阳气虚弱者，宜选温补壮阳的食物。

肉类：如羊肉、羊蹄、羊乳、鹿肉、狗肉、鱼、虾、猪肝、鸡肉、鲫鱼、鳝鱼等。

糖类：宜选蔗糖、蜂蜜、砂糖等。

蔬菜类：宜选韭菜、茼蒿、大蒜、蒜薹、蒜苗、洋葱、大豆、黄豆、木耳、黑豆、芝麻、油菜、白萝卜、大葱、南瓜、茴香等，都有温补作用。

水果类：宜选用胡桃、桂圆、大枣、荔枝、甘蔗、红橘、樱桃、杨梅等。

● 产妇阴虚火旺

若产妇流血过多，精血外泄，以致阴虚火旺，虚热内生，自觉头晕耳鸣、颧红、五心烦热、盗汗失眠、小便短赤、大便干燥等症，或经医生诊断为阴虚火旺者，除可以选择精血亏虚者的食物外，还可多选下列既有滋阴作用，又具清热作用的食物。

肉类：如兔肉、兔肝、家鸽、猪肉、牡蛎肉等。

蔬菜类：如冬葵、芹菜、黄花、冬瓜、丝瓜、黄瓜、番茄、苦瓜、紫菜、海带、莲芯、荷叶、百合、白菜、茄子、青萝卜等。

水果类：如梨、西瓜、苹果、柿子等。

剖宫产产妇饮食原则

手术后	可先喝点萝卜汤
第一天	以稀粥、米粉、藕粉、果汁、鱼汤、肉汤等流质食物为主，分6～8次进食
第二天	吃些稀、软、烂的半流质食物，如肉末、鱼肉、蛋羹、烂面等，分4～5次进食
第三天后	可以食用普通饮食了，注意补充优质蛋白质、各种维生素和微量元素

精血亏虚产妇的饮食原则	
症状表现：头晕眼花、心悸少眠、四肢麻木、面色发白或萎黄、肌肤无光泽、口唇指甲淡白	
肉类	猪肉、猪蹄、猪心、猪肚、牡蛎肉、乌贼鱼、黄鳝、海参、鸭等
糖类	宜用饴糖、白糖、冰糖、各类水果糖
蔬菜类	豌豆、豆角、蚕豆、豆芽、木耳、藕、丝瓜、菠菜、银耳、胡萝卜、红萝卜、白萝卜、香菇、蘑菇、马铃薯、苋菜、莴苣、绿豆、黑豆等
水果类	葡萄、苹果、莲子、柚、橙、桃、菠萝、香蕉、柿子等

产后宜多吃鲤鱼

产妇多喜吃鲤鱼，但一般说不出吃鲤鱼的好处。

中医认为，凡营养丰富的饮食，都能提高子宫收缩力，帮助去瘀血。鱼类含丰富的蛋白质，能促进子宫收缩。

据中药食疗方书记载，鲤鱼性平味甘，有利消肿、利小便、解毒的功效；能治疗水肿胀满、肝硬化腹水、妇女血崩、产后无乳等病。如治妇女产后血崩不止，用活鲤鱼一尾，重约500克，黄酒煮熟吃下，或将鱼开膛，除内脏，焙干研末，每日早晚用黄酒送下。这些都是中医临床经验的成果，产后用之确有效果，可见鲤鱼确实有帮助子宫收缩的功效。

此外，鲤鱼还有生奶汁的作用。所以，产后适当多吃些鲤鱼是有道理的。

鲜奶炖鲤鱼

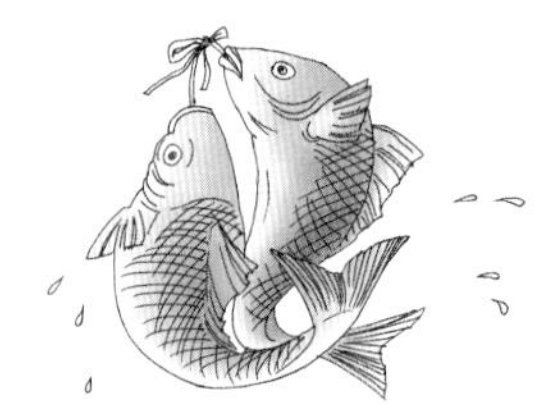

▶ 材料：鲜鲤鱼肉300克，鲜牛奶400克，调味料适量

▶ 做法：将鱼肉洗净切大块，用生姜片、黄酒、盐腌入味。将鱼肉放入小盆，倒入牛奶，隔水炖2小时，加盐、胡椒粉调味即成

▶ 功效：可下乳补虚、美容

产后不宜多吃红糖

产妇分娩后，适量吃些红糖对母婴都有利，但如果吃红糖过多，则对健康不利。

红糖是尚未提纯的粗制食糖，它含有丰富的铁、钙、胡萝卜素等营养物质，具有温补性质。产妇产后食用红糖，可有效补充铁、钙、锰、锌等微量元素和蛋白质。红糖还含有“益母草”成分，可以促进子宫收缩，排出产后宫腔内瘀血，促使子宫早日复原。

产妇分娩后，元气大损，体质虚弱，吃些红糖有益气养血、健脾暖胃、驱散风寒、活血化瘀的功效。但是，产妇切不可因红糖有如此多的益处，就一味多吃。

红糖有活血化瘀的作用，但过多食用反而会引起恶露增多，造成继发性失血。过多饮用红糖水，还会损坏牙齿。红糖性温，如果产妇在夏季喝了过多的红糖水，必定加速出汗，使身体更加虚弱，甚至中暑。

红糖对产妇的利与弊

产妇吃红糖的时间不宜过长，产妇吃红糖以7～10天为宜。

利：
- 补铁、补钙
- 促进恶露排出
- 止血

弊：

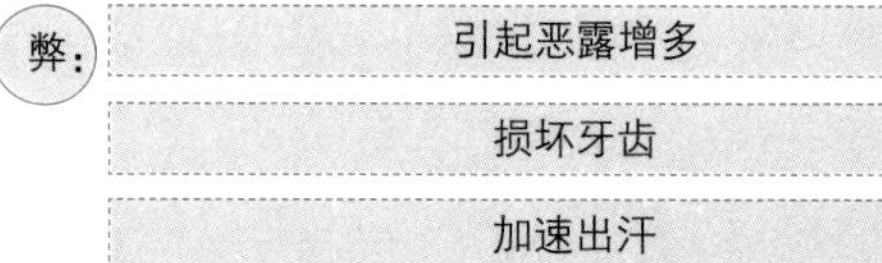

产后不宜过多吃鸡蛋

有的产妇为了加强营养，分娩后和坐月子期间，常以多吃鸡蛋来补充身体的亏损，甚至把鸡蛋当成主食来吃。其实，吃鸡蛋并非越多越好，吃鸡蛋过多是有害的。

医学研究表明，分娩后数小时内，最好不要吃鸡蛋。在分娩过程中，体力消耗大，出汗多，体液不足，消化能力也随之下降。若分娩后立即吃鸡蛋，就难以消化，增加胃肠负担。分娩后数小时内，应以半流质或流质饮食为宜。在整个产褥期间，根据国家对孕、产妇营养标准规定，每天需要蛋白质 100 克左右。因此，每天吃 2 ~ 3 个鸡蛋就足够了。

研究还表明，一个产妇或普通人，每天吃十几个鸡蛋与每天吃3个鸡蛋，身体所吸收的营养是一样的，吃多了并没有好处，还会带来坏处，增加肠胃负担，容易引起胃病。

鸡蛋对产妇的利与弊

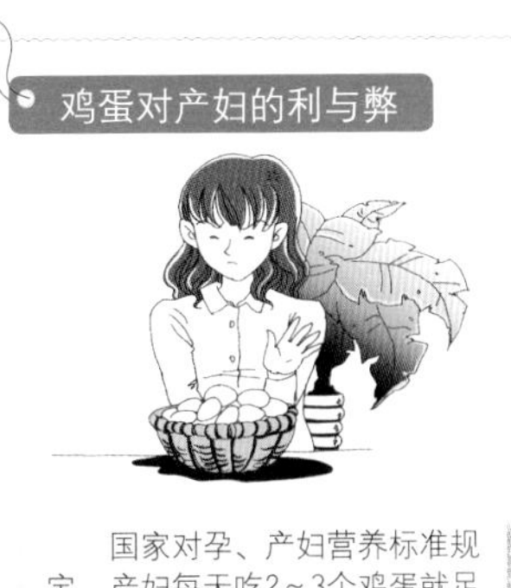

国家对孕、产妇营养标准规定，产妇每天吃2～3个鸡蛋就足够了

产妇吃鸡蛋的利与弊

利：	弊：
补充优质蛋白	增加肠胃负担
补血	有些吃母乳的婴儿对鸡蛋还有过敏反应
易消化、吸收	

产妇不宜多喝茶

产妇分娩以后体力消耗很大，气血双虚，产后应卧床休息，以利体力恢复。多进汤汁类饮食，可以增加乳汁的分泌，但产后不宜多喝茶。

这是因为这段期间要是喝下大量的茶，则茶中含有的高浓度的鞣酸会被黏膜吸收，而影响乳腺的血液循环，会抑制乳汁的分泌，造成奶水分泌不足。同时，茶内的咖啡因还可通过乳汁进入婴儿体内，容易使婴儿发生肠痉挛和忽然无故啼哭现象。

鞣酸可以与食物中的铁相结合，影响肠道对铁的吸收，从而引起贫血。茶水浓度越大，鞣酸含量越高，对铁的吸收影响越严重。茶叶中还含有咖啡因，饮用茶水后，人容易精神兴奋，不易入睡，会影响产妇休息，所以产妇不宜多喝茶。

产后不宜节食

很多产妇为了恢复苗条健美的身材，在分娩之后就开始节食，这样做不仅不利于身体的健康，也不利于母乳喂养。

分娩之后产妇仍然需要补充充足的营养，不必过于节食，因为产妇增加的体重主要是水和脂肪，喂养婴儿的过程中这些脂肪可能还不够，还要从产妇本身所储藏的脂肪中来获取哺乳所需要的营养。如果产后盲目节食会使婴儿获取的营养不足，造成发育缓慢。

产后产妇要注意身体的调理，这是离不开各种营养的。如果产后立刻节食减肥会造成腹肌的紧张，腹腔的压强变大，压力增加，这样就会使得盆腔内的韧带加压，导致子宫脱垂、尿失禁、便秘等症状。而且这些症状会长期伴随产妇，10年之后会更加的明显，甚至会影响以后一辈子的健康。所以产后不要急于节食。

不易发胖的饮食方法

- 每天吃深绿色蔬菜
- 不采用母乳喂养的产妇，保持和孕前相同的热量即可
- 每天喝2杯牛奶
- 每天吃的水果控制在300克以下
- 少吃动物油、肥肉、蛋黄、动物内脏、甜食等

注：产妇产后立即节食不仅影响乳汁分泌，对身体也损害颇大

怎样避免产后发胖

产后发胖是很多产妇都会担心的问题，但又不能过于节食，怎么把握这个度呢？这里有四种方法。

坚持母乳喂养。母乳喂养不仅能够促进婴儿的生长发育，还可以预防产后发胖。因为母乳喂养能够将体内多余的营养成分输送出来。

坚持合理的饮食。虽然孕期和产后都需要补充很多的营养，但一日三餐，养成良好的饮食习惯。以高蛋白、高维生素、低糖、低脂的食物为佳。荤素搭配，粗细结合，多吃蔬菜和水果。

坚持合理的活动。顺产后的第三天就可以下床做一些简单的活动，例如，洗脸、倒开水等，一个月之后，随着身体的康复，可以每天坚持进行体操或者健美锻炼，减少脂肪的堆积。

产妇应避免滋补过量

对产妇的影响 →	营养过剩，产后肥胖，易引发冠心病、糖尿病等糖和脂肪的代谢失调病
对婴儿的影响 →	多余的脂肪通过哺乳到达婴儿的体内，造成胎儿肥胖，不利于身体和智力发育

生活起居细则

分娩时，产妇消耗了很多的体力和精力，所以当婴儿出生之后，产妇就应尽可能的休息，促使身体快速复原。同时，由于产妇的身体比较虚弱、且容易感染，在日常起居方面应注意更多事项。

产后应进行的检查

产妇在分娩之后，体内所产生的生理、内分泌，以及解剖上的变化都要恢复到妊娠前的状态，为了了解产后产妇的身体恢复状况，应该在一周之后到医院进行妇科检查，目的就是为了检查产妇的生殖系统有无异常，并对产妇进行健康教育和避孕指导。

妇科检查的内容包括体重、血压、乳房和乳汁的分泌情况、观察会阴伤口的愈合情况、子宫的恢复情况、产后恶露和盆腔有无炎症、骨盆底肌肉的托力情况等。

孕期患有妊娠期高血压综合征的产妇，在检查时要查看血压的恢复情况，如果还没有恢复正常，就应该进行治疗。孕期小便中有蛋白的产妇，则应该检查尿蛋白的恢复情况和肾脏功能。孕期患有贫血的产妇则应检查血色素。

最重要的是盆腔器官的检查，检查内容包括：

会阴及产道的裂伤愈合情况、骨盆底肌肉组织张力恢复情况，以及阴道壁有无膨出。

阴道分泌物的量和颜色。如果是血性分泌物，颜色暗且量多，则表明子宫复旧不良或子宫内膜有炎症。

子宫颈有无糜烂，如有，可于 3 ~ 4 个月后再复查及治疗。

子宫大小是否正常和有无脱垂。如子宫位置靠后，则应采取侧卧睡眠，并且要每天以膝胸卧位来纠正。

附件及周围组织有无炎症及包块。

行剖宫产术后者，应注意检查腹部伤口愈合情况，以及子宫与腹部伤口有无粘连。

产妇应请医生帮助确定采取适宜的有效避孕措施，不要抱有侥幸心理，人工流产手术对正在恢复身体的产妇来说十分有害。

只有各项检查结果都正常，产妇才可以恢复工作。

产后检查的项目

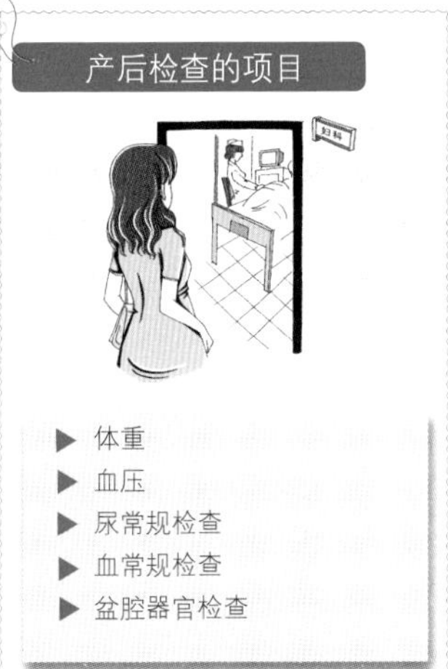

- 体重
- 血压
- 尿常规检查
- 血常规检查
- 盆腔器官检查

预防产后抑郁

由于心理、社会、内分泌变化和相互作用的原因，产后容易发生精神障碍。在出现明显的精神障碍之前，常可见有心情烦躁、容易激动、失眠、焦虑不安、情绪低落、忧郁爱哭等前驱症状。

这一时期，产妇首先要精神愉快。科学家研究发现，没有精神负担的病人，要比有精神压力的病人痊愈得快。女性本多慈、悲、爱、憎、忧虑之心，常不能自拔，产后血虚，血不养心，最易伤动七情，故在产褥期内必须保持精神愉快。

同时，产后还要清心寡欲，即思想清静，欲望不多，倘若产褥期内仍不忘其事业，过度思虑，则使产后气血损伤身体，伤之再伤。

此外，要避免各种刺激，对外界的刺激，要善于通过调节自己的感情去适应，如和喜怒、去忧悲、节思恐等方法，排除各种杂念，消除或减少不良情绪对心理和生理产生的影响。

为什么会出现产后忧郁

生理原因 →	产后雌激素和黄酮体含量下降，影响脑部的高级活动
心理原因 →	生产后，多数产妇会有一种空虚感和失落感
家庭因素 →	家人原本只照顾孕妇一个人，现在分出精力照顾婴儿，产妇感觉被忽视
其他因素 →	暂时不能胜任母亲的角色、经济原因、婴儿哭闹等

产后不宜马上熟睡

在分娩中，产妇会消耗很大的体力和精力，所以当婴儿出生之后，产妇完全放松，就会出现产后疲劳症状，非常想大睡一觉来缓解疲劳。

但是生产之后不宜马上进入睡眠。应该首先闭目养神，用手轻轻地从上腹部向脐部抚摸。先在脐部进行旋转按揉，之后再轻揉小腹，时间要比停留脐部长。完成一下大约需要1分钟。

在完成10 ~ 15次之后，可以慢慢进入睡眠状态，这样做有助于恶露下行。避免、减轻产后的疼痛和产后出血，帮助子宫尽快复旧。在闭目养神一小时以内就可以进入睡眠。

产妇睡觉时保持安静

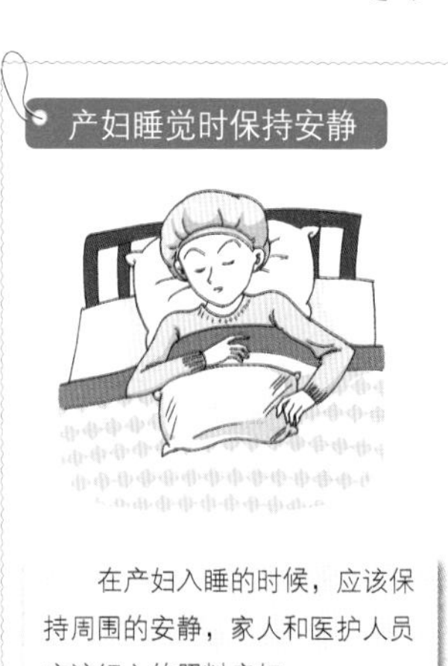

在产妇入睡的时候，应该保持周围的安静，家人和医护人员应该细心的照料产妇

产妇休养环境要求

产妇在妊娠、分娩中付出了很大代价，产后应该有一个安静、舒适的环境。因此，应注意做到以下几点。

● 清洁卫生

在产妇出院之前，室内最好用 3% 的来苏水（200 ~ 300 毫升 / 平方米）湿擦或喷洒地板、家具和 2 米以下的墙壁，2 小时后通风。卧具、家具亦要消毒，在阳光下直射 5 小时可以达到消毒的目的。

此外，可在产妇室内燃烧卫生香，有助于调节室内空气，消毒抑菌。但注意一般一间屋内每次点燃一支卫生香即可，以防化学香精的烟雾引起中毒。

● 温度适宜

产妇居室以冬天温度 18 ~ 25℃、湿度 30% ~ 50%，夏天温度 23 ~ 28℃、湿度 40% ~ 60% 为宜。产妇不宜住在敞、漏、湿的寝室里，因为产妇的体质和抗病力都较低下，居室更需要保温、舒适，否则容易生病。

卧室通风要根据四时气候和产妇的体质而定。产妇居室采光要明暗适中，随时调节。要选择阳光照射和朝向好的房间做寝室，这样，夏季可以避免过热、冬天又能得到最大限度的阳光照射，使居室温暖。

● 保持室内空气清新

空气清新有益于产妇精神与情绪愉快，有利于休息。不可为了庆贺而宾朋满座，设宴摆酒，室内烟雾弥漫，酒气熏人，污染空气。

也要注意避风寒湿邪，因为产妇的身体比较虚弱，抗风寒能力较差，尤其是各种疾病多是藏在产妇生殖器官里的致病菌由于消毒不严格的产前检查，或产妇不注意产褥卫生等而引起。如果室内空气不流通，室内卫生环境差，空气混浊，易使产妇和婴儿患呼吸系统疾病。

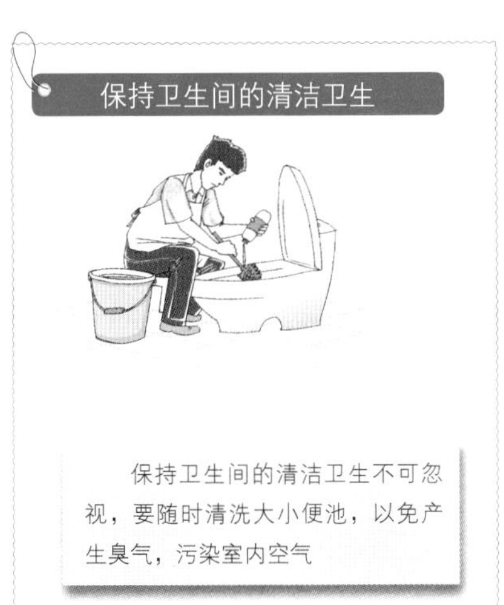

保持卫生间的清洁卫生不可忽视，要随时清洗大小便池，以免产生臭气，污染室内空气

不宜将产妇房间门窗紧闭

民间认为，产妇怕风，认为风是“产后风”的祸首，因此将产妇房间的门窗紧闭，产妇裹头扎腿，这是不科学的。

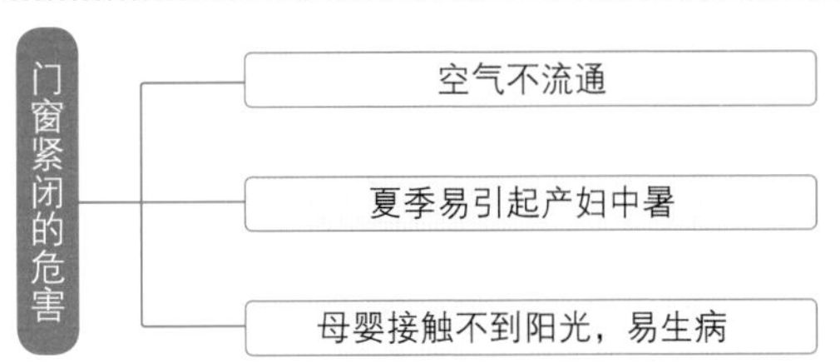

产妇衣着的选择

产妇产后应选择宽大舒适、冷暖适宜的着装，不要穿紧身衣裤，也不要束胸，以免影响血液循环或乳汁分泌。产妇要注意随着四季天气的变化随时增减衣服。

夏季注意凉爽、排汗，冬季注意保暖。不要将身体捂得太严，否则会使汗液不能蒸发，影响体内散热，造成体温升高。尤其在炎热的夏天，捂得太严会造成中暑。夏天，产妇的衣着、被褥皆不宜过厚，穿着棉布单衣、单裤、单袜避风即可。被褥需用棉毛制品，才能吸汗祛暑湿，以不寒不热为佳。若汗湿衣衫，应及时更换，以防受湿。

冬天，产妇床上的铺盖和被盖要松软暖和，产妇最好穿棉衣或羽绒服，脚穿厚棉线袜或羊绒袜。后背和下体尤需保暖。

春秋季节，产妇衣着被褥应较常人稍厚，以无热感为好。可以选择适当的收腹带来收紧腹部，以防腹壁下垂，但不可过紧。

产妇衣着选择原则

春秋注意保暖，衣服舒适、透气即可

冬季 → 穿棉衣或羽绒服，脚穿厚棉线袜或羊绒袜

夏季 → 棉布单衣、单裤、单袜避风即可

产后不宜束腰

一些产妇为了能使体形尽快恢复，往往在分娩后即用收腹带紧紧地束住腹部，待可下床活动时，又穿上健美紧身裤，以为这样有助于体形的恢复。其实这样做是不科学的。

产褥期束腰，不会有助于缓解腹壁松弛的状态。相反，由于腹壁外压力骤然增加，加上产后盆底支持组织和韧带对生殖器官的支撑力下降，易导致子宫下垂、子宫严重后倾后屈、阴道前后壁膨出等。

生殖器官正常位置改变后，盆腔血液运行不畅，局部乃至全身抵抗力减弱，容易引起盆腔炎、附件炎、盆腔瘀血综合征等妇科疾病，严重损害产妇的健康。

妊娠期间，孕妇机体代谢功能旺盛，除供给自身和胎儿所需外，还需蓄积5千克左右的脂肪分布于胸部、腹部和臀部，为妊娠晚期、分娩及哺乳期提供能量，这些脂肪并不会因为产褥期束腰而消失。

适合用腹带的情况

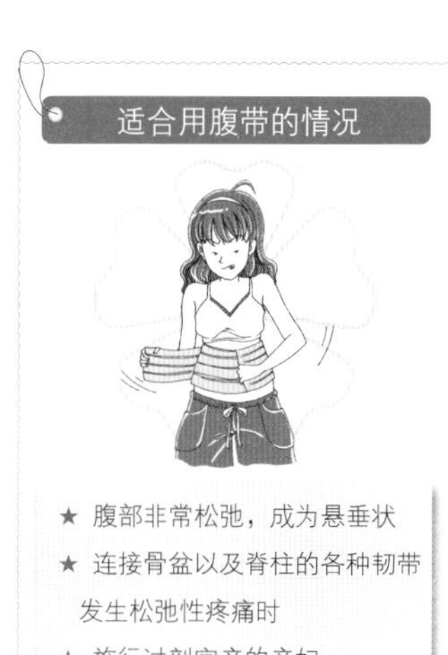

★ 腹部非常松弛，成为悬垂状

★ 连接骨盆以及脊柱的各种韧带发生松弛性疼痛时

★ 施行过剖宫产的产妇

产妇内衣的选择

产妇由于特殊的生理状况，应选择合适的内衣，且内衣裤要勤洗勤换，最好每日更换。

另外，佩戴乳罩往往是产后女性最容易忽视的。她们认为哺乳期不必佩戴乳罩，主要是方便哺乳，另一方面可以增加乳汁的分泌，其实这种观点是错误的。

胸罩有支持和扶托乳房的作用，有利于乳房的血液循环。哺乳女性的乳房普遍增大很多，乳房中的韧带无法托住乳房，如果没有乳罩的帮助，几乎每个女性都会出现乳房下垂的现象，从此失去了使乳房挺拔的美感。其次，乳房下垂压迫了乳房内的血管，会影响血液循环和乳汁的分泌。

因此，产后女性应根据乳房大小调换胸罩的大小和罩杯形状，并保持吊带有一定拉力，将乳房向上托起。胸罩应选择透气性好的纯棉布料，可以穿着在胸前有开口的喂奶衫或专为哺乳期设计的胸罩。

产妇内衣选择原则

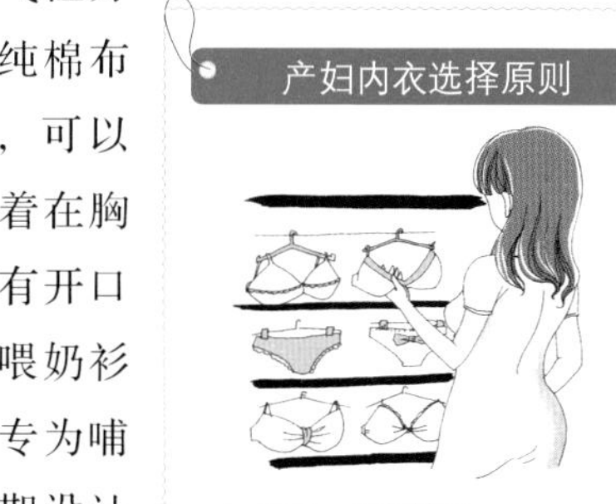

★ 吸汗、透气性好
★ 无刺激性的纯棉布料内衣裤
★ 宽大舒适，不要过于紧身

产妇应采取的睡卧姿势

产妇及家属，特别是有老人侍候月子时，都喜欢将婴儿放在产妇的身边，睡在同一个被窝里，以方便产妇哺乳，实际上这种方式是不妥当的。一方面影响产妇休息。产妇睡卧总是采取一种姿势，活动时总担心会不会压着孩子或者弄醒孩子，这样产妇睡觉时总是很紧张，影响休息；另一方面也不利于婴儿的清洁卫生，所以不要让婴儿和产妇同睡在一个被窝里。

可以将婴儿放在婴儿床上或放到产妇的床边，这样产妇睡卧时可以采取自由舒适的姿势。但产后不要总是仰卧，要经常侧卧及俯卧，以免导致子宫后倾，且有利于产后恶露的排出。哺乳时，用肘关节支撑的时间不宜过长，以免引起关节痛。

另外注意，产妇在睡卧的时候，不要挤压乳房，分娩后儿天，早晚各做一次胸膝卧位，胸部与床紧贴，尽量抬高臀部，膝关节呈 90° 。

适宜产妇的睡卧姿势

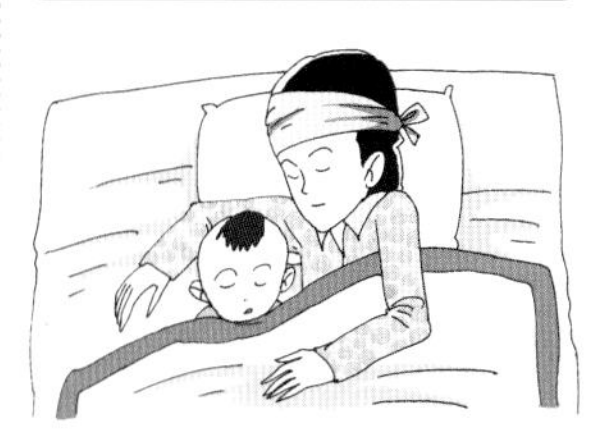

为使子宫保持正常位置，产妇最好不要长时间仰卧。早晚可采取俯卧位，平时可采取侧卧位

月子里不要完全卧床

一般产后第一天，产妇较疲劳，应当充分睡眠或休息好，使精神和体力恢复，但如果产妇身体条件许可，就应在24小时后下地活动，同时周围环境应保持安静，从各个方面给以护理照顾。

如果产妇觉得体力较差，可于下床前先在床上坐一会儿，若不觉得头晕、眼花，可由护士或家属协助下床活动，以后逐渐增加活动量，在走廊、卧室中慢慢行走，循序渐进地做几节产后保健操，活动活动身体，这样有利于加速血液循环、组织代谢和体力恢复。

及早下床活动可以使产妇的体力和精神得到较快恢复，并且随着活动量的加大，产妇可增加食欲，减少大小便的困难，促进腹壁、骨盆底部的肌肉恢复，预防产后容易发生的尿失禁、子宫脱垂等毛病，这对剖宫产的产妇是很重要的。

产后血流缓慢，容易形成血栓。及早下地活动可以促进血液循环与组织代谢，防止血栓形成，这对有心脏病及经剖宫产的产妇尤为重要。

肌肉的功能用进废退，产妇及早进行活动，可以加强腹壁肌肉的收缩力，使分娩后腹壁松弛的情况得到及时改善，有助于产妇早日恢复苗条的身材，防止发生生育性肥胖。

早期适量活动，还可使消化功能增强，以利恶露排出，避免褥疮、皮肤汗斑、便秘等产后疾病的发生，并能防止子宫后倾。长时间卧床还会造成产妇下肢静脉血栓。

所以，医生鼓励产妇产后不要完全卧床，要及早下地活动，单纯卧床休息对产妇来讲是有害无益的，只要运动不过量，就不会出现不良的副作用。

及早下床的好处

- 促进恶露的尽快排出
- 促进身体的恢复
- 防止血栓形成
- 促进消化
- 防褥疮、皮肤汗斑、便秘等产后疾病
- 防子宫后倾

坐月子的误区

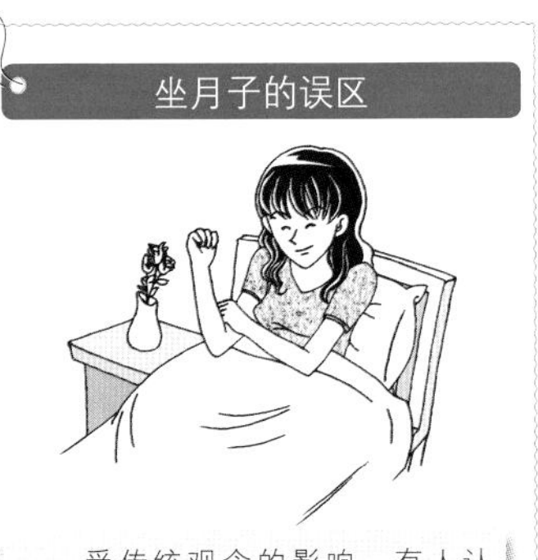

受传统观念的影响，有人认为“坐月子”就是要卧床休息一个月，过早下床活动就会伤身体，其实这是完全不必要的

产后洗澡注意事项

民间认为，产妇分娩时失血，分娩后大量出汗，属气血两虚，产后洗澡容易感受外邪，因此认为产后不能洗澡。其实这种认识是完全没有科学根据的。

产后汗腺很活跃，容易大量出汗，乳房还会淌乳汁，下身又有恶露，全身发黏，尤其是夏天，短时间内就会出现难闻的气味，这也为细菌的侵入创造了条件。所以，产妇就应比平时更讲卫生，保持全身清洁，预防乳腺炎和子宫内膜炎。按科学规律，产后完全可以照常洗澡、洗脚。

有资料表明：与不洗澡的产妇相比，产后洗澡者皮肤清洁，会阴部或其他部位感染炎症的概率明显降低。因为及时地洗澡可使全身血液循环增强，加快新陈代谢，保持汗腺通畅，有利于体内代谢产物通过汗液排出。还可调节自主神经，恢复体力，解除疲劳。淋浴还可促进乳腺分泌乳汁，提高乳汁的质量。

产后洗澡原则

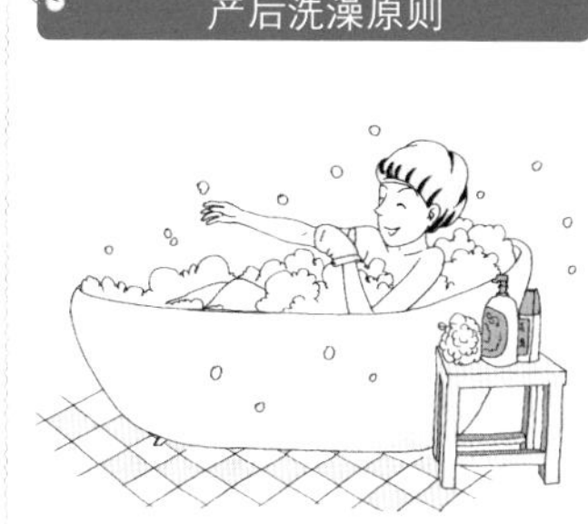

★ 浴后要迅速擦干，穿好衣服，避免着凉

★ 最好淋浴，若只能盆浴，禁忌坐在盆中

★ 剖宫产、体质弱者要用温开水擦洗全身

产妇月子里怎样刷牙漱口

产后月子里也可以照常刷牙，以保护牙齿健康。有人认为月子里不能刷牙，这是不对的。产后口腔仍是人体的一个门户，产妇在月子中需进食大量的糖类、高蛋白类食物，进食的次数也会增加，咽喉、牙齿等部位都有细菌停留，说话呼吸都会带出细菌。

产妇应该每天早晚各刷1次牙，刷牙时要用温水，牙刷不要太硬。刷牙时，不能横刷，要竖刷，即上牙应从上往下刷，下牙从下往上刷，而且里外都要刷到。

每次饭后应漱口，主张产后用手指漱口。方法是：将右手食指洗净，或用干净纱布裹住食指，再将牙膏挤于指上，犹如使用牙刷一样来回上下揩拭，然后按摩牙龈数遍。

在月子里，这样漱口能防止牙龈炎、牙龈出血、牙齿松动等。也可采取盐水漱口、药液漱口等办法，如用陈皮6克、细辛1克，用沸水浸泡，待温后去渣含漱。

产妇不刷牙的危害

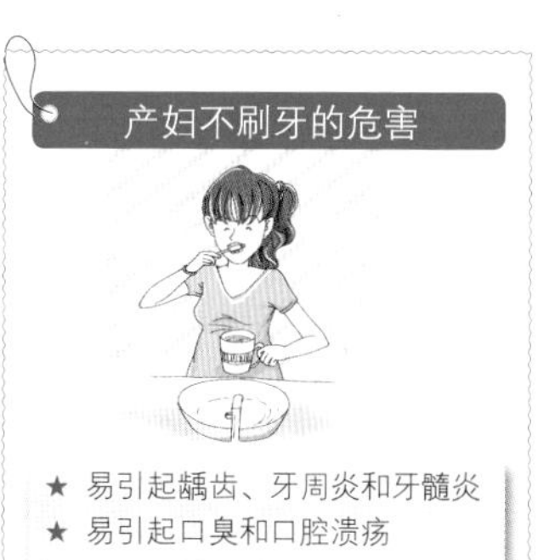

★ 易引起龋齿、牙周炎和牙髓炎

★ 易引起口臭和口腔溃疡

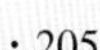

产妇宜常梳头

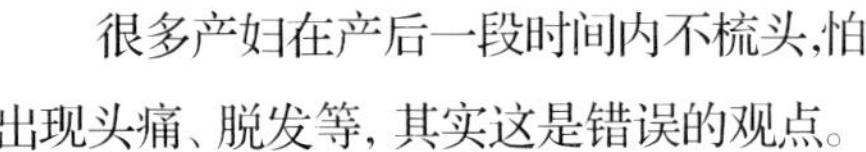

很多产妇在产后一段时间内不梳头,怕出现头痛、脱发等,其实这是错误的观点。

梳头不仅是美容的需要,而且梳头可以去掉头发中的灰尘、污垢,还可刺激头皮,对头皮起到按摩作用,促进局部皮肤血液循环,以满足头发生长所需的营养物质,防止脱发、早白、发丝断裂、分杈等。另外,梳头还可使人神清气爽,面貌焕然一新。

在梳头的时候,产妇不要用新梳子,因为新梳子的齿儿比较尖,不小心会刺痛头皮。最好用牛角梳,可起到保健作用。梳头应早晚进行,不要等到头发很乱,甚至打结了才梳,这样容易损伤头发和头皮。头发打结时,从发梢梳起,可用梳子蘸 75%的酒精梳理。最好产前把头发剪短,以便梳理。

因此,产后宜常梳头。

产妇常梳头的好处

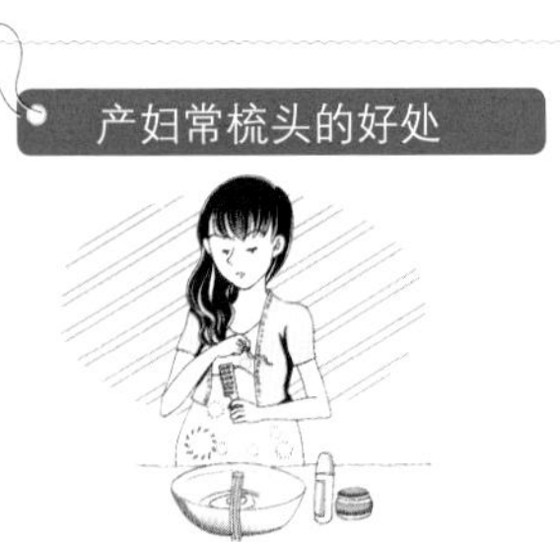

★ 去除头发中的灰尘和污垢
★ 刺激头皮,促进血液循环
★ 按摩头皮,防止脱发
★ 使人神清气爽

产妇不宜多看电视

产妇在月子里注意休息非常重要,要适当控制看电视的时间,观看电视时间不可过长,最好不要超过 1 小时,否则眼睛会感觉疲劳。看电视过程中,可以适当闭上眼睛休息一会儿或站起来走动一下,可以缓解眼睛的疲劳。

另外,电视机放置的高度要合适,最好略低于水平视线。产妇要与电视机保持一定距离,看电视时眼睛和电视屏幕的距离应该是电视机屏幕对角线的 5 倍,这样可以减轻眼睛的疲劳。

最好不要把电视机放在卧室内,不要边哺乳边看电视。因为这样会减少母亲和宝宝感情交流的机会,宝宝听到的是电视里发出的喧闹声,听不到母亲轻柔的话语,看不到母亲温馨的微笑,这对婴儿大脑的发育很不利。而且在观看电视时,母亲往往被电视情节所吸引,也会影响乳汁的分泌。

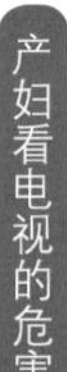

产妇看电视的危害

- 眼睛容易疲劳
- 不利于培养亲子感情
- 边哺乳边看电视还会影响乳汁分泌

注:产妇在月子里看电视,不宜看过于惊险的恐怖题材,还有特别伤感的电视节目,会扰乱产妇的情绪,对于哺乳期的产妇来讲是极不利的

产妇避免直吹电风扇

夏季天气炎热，人体皮肤主要通过辐射、传导、对流、蒸发等方式散热，约散发人体总热量的80%。人体的体温调节中枢主要在下丘脑，它指挥着各系统完成散热任务。人体体温过高或过低，都会导致生理功能紊乱。

产妇在分娩后，汗腺分泌旺盛，产后体质下降，应该避免风直接吹到身上。特别是不要用电风扇直接给产妇降温。

但这并不是说产后一定不能使用电风扇。居室中如果使用电风扇给产妇降温，可以让电风扇吹出来的风刮向墙壁或者其他地方，利用空气对流或者返回的对流风来给产妇降温。同时，还要保持室内宽敞、整洁，开窗通风，降温防暑以保证产妇和婴儿不会发生中暑，顺利度过炎热的夏天。

产妇夏季注意避风

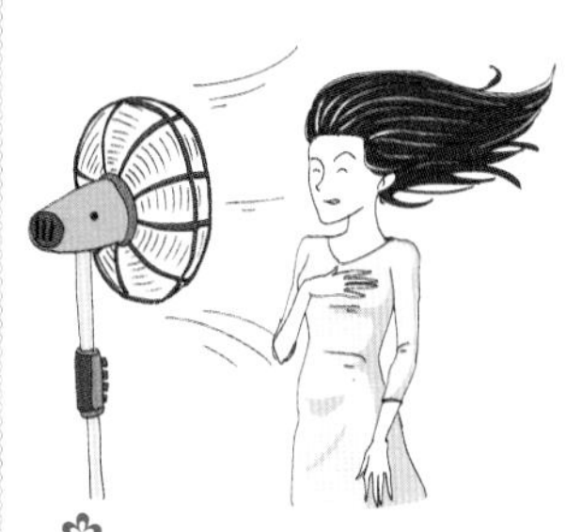

在炎热的夏天，要避免空调和电风扇的冷风直吹，也不要长时间的使用空调，早晚要定时开窗通风

产妇不宜多看书或织毛衣

有的产妇想利用坐月子的时间看看书或织毛活，目的是想学点知识来打发寂寞的日子，这样做并不好。

因为坐月子期间，主要是休息和适当活动。长时间怀胎及分娩的劳累，加之产后哺乳，确实使产妇很累。所以，这个期间应以休息、活动和增加营养为主。

而看书需要长时间盯着书本，会很容易忘记了劳累，时间一久就会出现看书眼痛的毛病。如果一定要看，一定要适量、适时，不要躺着或侧卧阅读，以免影响视力，看书也不能看得很晚，以免影响睡眠，否则睡眠不足会使乳汁分泌量减少。在书籍的选择上，不要看惊险或带有刺激性的书籍，以免造成精神紧张。

织毛衣也是如此，不但会使眼睛疲劳，而且由于长时间不变换姿势，对眼睛更不利，还易影响颈项、腰背部肌肉的恢复，引起腰背疼痛。

产妇看书或织毛衣的危害

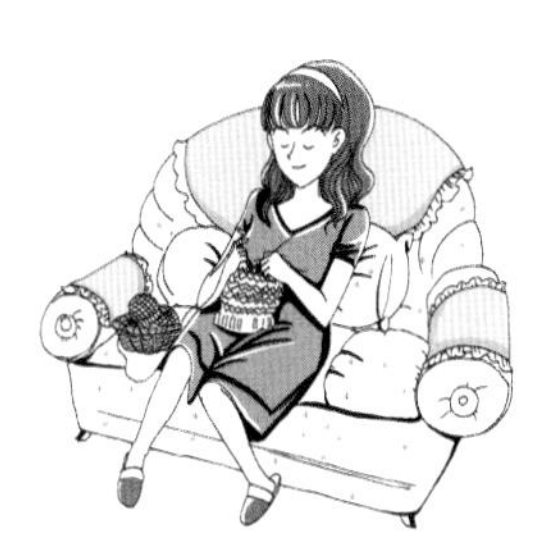

★ 容易出现眼痛、眼疲劳
★ 影响颈项、腰背部肌肉的恢复
★ 容易疲劳，影响乳汁的分泌

产后面部护理

在孕期出现的面部色素沉着称为黄褐斑，由于它在鼻尖和两个面颊最为常见，且对称分布，形状像蝴蝶，也称为蝴蝶斑。这是由于怀孕后胎盘分泌雌孕激素增多而产生的。在日常生活中，应注意以下几个方面，做到养护结合，逐步消除黄褐斑。

★**不急不躁不忧郁**。保持平和的心态和愉快的情绪。产妇要保持向上的心态，把烦恼和不愉快的事情忘掉。只有保持愉快的心情，皮肤才会好。

★**每天要保证充足的睡眠**。睡眠是女人最好的美容剂，要保证每天 8 小时以上的睡眠，要学会利用空闲时间休息，只有保持良好的睡眠，才会有好的气色。

★**多喝开水**。可补充面部皮肤的水分，加快体内毒素的排泄。

★**养成定时大便的习惯**。如果一天不大便，肠道内的毒素就会被身体吸收，肤色就会变得灰暗，皮肤也会显得粗糙，容易形成黄褐斑、暗疮等。

★**选择适当的护肤品**。选用天然成分及中药类的祛斑化妆品，可以用粉底霜或粉饼对色斑进行遮盖，选用的粉底应比肤色略深，这样才能缩小色斑与皮肤的色差，起到遮盖作用。避免日晒，根据季节的不同选择防晒系数不同的防晒品。

★**注意日常饮食**。多食含维生素 C、维生素 E 及蛋白质的食物，如西红柿、柠檬、鲜枣、芝麻、核桃、薏米、花生米、瘦肉、蛋类等。少食油腻、辛辣、刺激性食品，忌烟酒，不喝过浓的咖啡。

维生素 C 可抑制代谢废物转化成有色物质，从而减少黑色素的产生，美白皮肤。维生素 E 能促进血液循环，加快面部皮肤新陈代谢，防止老化。蛋白质可促进皮肤生理功能，保持皮肤的弹性。

适合产妇的祛斑方法

激光法	用先进的激光仪器除去色斑
果酸法	用高浓度果酸剥脱表皮，较以往的化学剥脱安全可靠，可达到“换肤”目的
磨削法	用机械磨削的方法，祛除表层色斑
针灸法	通过调节经络，改善人体内分泌来达到祛斑的目的
药物法	口服维生素C，并结合静脉注射
中草药法	服用具有相应功能的中草药制剂，外加敷中草药面膜，由内而外治愈色斑

产后怎样美容美发

产后的妇女原则上是不宜多洗头的，那么经过多久，才能恢复甚至多洗呢？专家们指出，产后两个星期就可以与平时一样洗头了。

除此以外，发觉头发污秽时，可用干洗方法补救，就是将三块纱布插进头发中，充分梳刷头发及头肌，事前先把适合自己的洗发水均匀地擦在头肌上，如此换过两三次纱布，便相当清洁了。

正式洗头的时候，碱与酸性的洗头剂对于产后的妇女是极不适宜的，还是使用油质的洗发精比较好一点。烫发及染发要到产后一个月以后才可以。

产前一个月至产后一个月内，应该暂时停止涂指甲油，不然的话，指甲会变成极难看的瘀红色。在产褥期，可以使用橄榄油或绵羊油，每星期按摩指甲1~2次，为指甲补充营养，同时指甲应修短些。

在化妆方面，粉底及油脂等化妆品会堵塞毛孔，妨碍皮肤呼吸的化妆品能免则免，但是，皮肤保养却不能忽略，优良品质的营养霜应该天天使用。

产后妇女的身段多少总会变样，如小腹松垂，腰围粗大。为避免这种情形，可以采用肚兜或腹带，为期大约4个月，但要注意切勿过分紧腹，以免影响健康。

此外，产后妇女最担心的要算胸部了。因为在产后还需要哺乳，胸部特别容易下垂，故产后的妇女要配上合适的胸罩。妇女产后由于皮肤容易干燥，故浴后宜擦点乳液，润泽皮肤。手、足及口唇也特别容易干燥，最好选用含有维生素A及维生素D的油膏。

婴儿不喜欢妈妈化妆

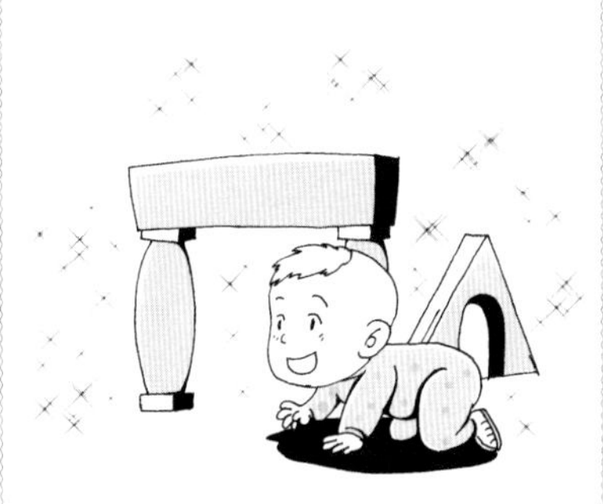

婴儿的各种感觉中，嗅觉最灵敏，总能将头部转向母亲气味的方向，尤其对母亲的乳味深有好感。妈妈化妆后，自身的气味会被掩盖，婴儿闻不到妈妈的气味，会哭闹，用手乱抓，甚至不食

产妇怎样防治脱发

- ★ 积极乐观，保持良好的心情
- ★ 多吃蔬菜、水果、海产品、蛋类等
- ★ 不挑食，养成合理的饮食习惯
- ★ 经常使用木梳梳头，常洗头，或者使用手指按摩头皮
- ★ 适当服用维生素B_1和维生素B_6、养血生发胶囊和钙片
- ★ 用生姜片经常擦洗脱发的部位
- ★ 多喝黑芝麻糊

产妇怎样保持好气色

- ★ 保持充足的睡眠
- ★ 合理饮食
- ★ 多补水
- ★ 适当护肤
- ★ 定时排便
- ★ 保持心态平和

何时可以恢复性生活

产妇应当在产后定期检查时，得到医生准许后再开始性生活，合适的时间是产后两个月以后。同时，还要看产妇体力恢复与恶露是否完全干净等情况。对于有产钳及有缝合术者，应在伤口愈合，即产后约70天后才能同房。对于剖宫产者，最好在3个月以后同房。开始时双方必须谅解，动作轻柔，以免发生损伤，并注意避孕。

需要等待这么一段时间的理由是：女性生殖器官的恢复需要6 ~ 8周时间。分娩时被撑开了的阴道黏膜非常薄，脆性增加，弹性变差，性交时易发生撕裂，甚至引起大出血。

如果在子宫颈口尚未完全关闭之前性交，细菌就会通过子宫颈口侵入子宫，再经未修复好的胎盘附着面侵入人体，引起严重的产褥感染，易引起子宫内膜炎、子宫肌炎、急性盆腔结缔组织炎、急性输卵管炎、急性腹膜炎及败血症等。

产后性生活注意事项

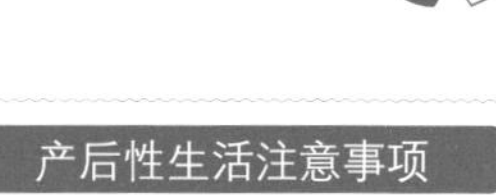

★ 丈夫动作要轻柔

★ 第一次性生活持续的时间不宜过久

★ 丈夫要有耐心，“事前戏”很重要

★ 双方要怀宽容之心，互相谅解

保持乳房弹性的方法

女性在哺乳期，应佩戴合适的胸罩，将乳房托起。在有奶胀的感觉时就马上给孩子喂奶，这样既可以促进乳汁分泌，也可以防止支持组织和皮肤过度伸张而使弹性降低。

哺乳时不要让孩子过度牵拉乳头。每次哺乳后，用手轻轻托起乳房，按摩10分钟，并保持乳房的清洁，每天至少用温水清洗乳房两次，这样可以增强韧带的弹性，是防止乳房下垂的好方法。在孩子满10个月时应给孩子断奶，不要长期哺乳，那样对母婴来说均没有好处。

导致乳房松垂的另一个重要原因就是肥胖，因此应适当控制脂肪的摄入量，增加水果、蔬菜的进食。同时，产后适当运动，做做产后胸部健美操，可以使胸部肌肉发达有力，也有助于乳房弹性的恢复。

产妇怎样保养乳房

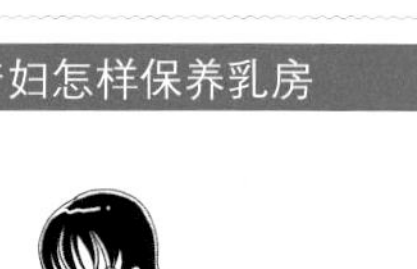

★ 佩戴可将乳房托起的胸罩

★ 奶涨时立刻给孩子喂奶

★ 哺乳时不要让孩子过度拉乳头

★ 每天至少用温水清洗乳房两次

★ 适当控制脂肪的摄入

产后不宜快速减肥

当婴儿降生之后，产妇的体重仍然要比怀孕之前重很多，但是经过哺乳期之后，增加的体重会慢慢减轻，所以产后不要急于减肥，这样不利于产后恢复，也不利于婴儿哺乳。

有的产妇为了能够尽快地恢复体形，进而过早的参加大量的运动，甚至节食减肥，这样根本起不到效果。一般情况下，健美运动的重点是躯干和四肢的运动。在运动的过程中，产妇的腹肌会有紧张感，腹部的压力增强，这种压力会使盆腔内的韧带更加松弛，很容易造成子宫脱垂、尿失禁和排便困难。

还有的产妇在产后一个月就开始跑步减肥，而且每一顿都吃的很少，虽然体重会有所下降，但是很快就会出现头晕、失眠、尿失禁等症状，精神越来越差，甚至还会影响到工作。

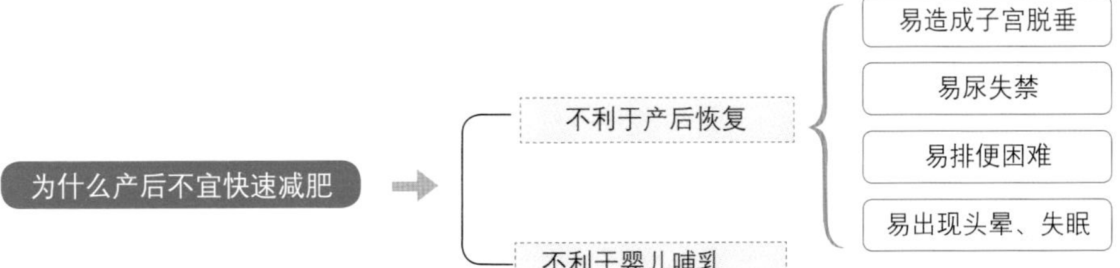

怎样淡化妊娠纹

孕后期，因为腹部不断膨胀。在膨胀超过一定限度时，皮肤弹性纤维发生断裂，腹直肌腱也会发生不同程度的分离，于是就出现了妊娠纹。妊娠纹一旦产生就无法消退，这就给爱美的产妇带来了烦恼，但是有些方法可以淡化妊娠纹，甚至防止妊娠纹的出现。

妊娠纹的发生与个人体质有关，与遗传也有很大的关系。不是每个孕妇都会有妊娠纹，而妊娠纹的严重程度也会因人而异。避免或减轻妊娠纹要从平时的保养开始。在孕前要注意锻炼身体，经常做按摩，坚持冷水擦浴，增强皮肤的弹性；同时也要注意营养，多吃富含蛋白质、维生素的食物。在怀孕后，要保证饮食均衡、营养丰富，避免摄入过多的碳水化合物和热量，导致身体的体重增长过多；淋浴时水温不宜过高等。

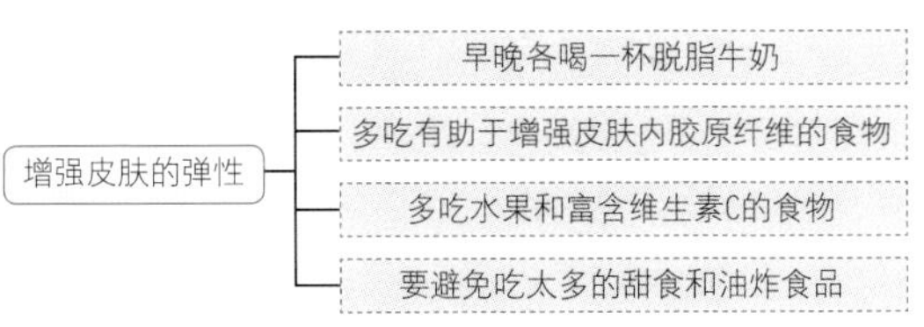

剖宫产后的自我护理

剖宫产手术伤口很大，创面广，是产科最大的手术，有很多并发症和后遗症，产科医生在不得已的情况下才会施行此项手术。

● 采取正确体位

进行剖宫产后的产妇应采取正确体位，去枕平卧6小时，后采取侧卧或半卧位，使身体和床呈20° ~ 30° 角。

● 合理安排产妇产后的饮食

进食营养丰富、易消化的食物，以补足水分，纠正脱水状态。术后6小时可进食炖蛋、蛋花汤、藕粉等流质食物。术后第2天可吃粥、鲫鱼汤等半流质食物。应注意补充富含蛋白质的食物，以利于切口愈合，还可选食一些有辅助治疗功效的药膳，以改善症状，促进机体恢复，增加乳汁。

● 产妇应及早下床活动

麻醉消失后，上下肢肌肉可做些收放动作，术后24小时应该练习翻身、坐起，并慢慢下床活动。这是防止肠粘连、血栓形成、猝死等状况的重要措施。

● 防止腹部伤口裂开

咳嗽、恶心、呕吐时应压住伤口两侧，防止缝线断裂。

● 及时排尿

一般于手术后第2天补液结束即可拔除留置导尿管，拔除后3 ~ 4小时应及时排尿。如还不能排尿，应告诉医生，直至能畅通排尿为止。

● 注意体温

停用抗生素后可能会出现低热，这常是生殖道炎症的早期表现。如超过37.4℃，则不宜出院。无低热出院者，回家一周内，最好每天下午测体温一次，以便及早发现低热，及时处理。回家后如恶露明显增多，如月经样，应及时就医。

坚持补液，预防血液浓缩、血栓

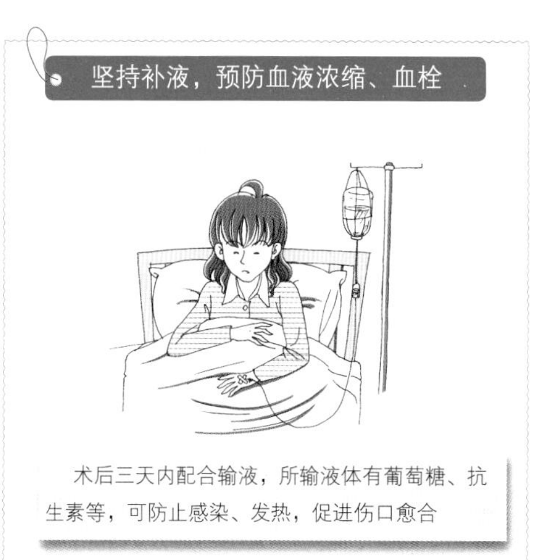

术后三天内配合输液，所输液体有葡萄糖、抗生素等，可防止感染、发热，促进伤口愈合

剖宫产易出现的并发症

- 子宫出血
- 尿潴留
- 肠粘连
- 肺栓塞
- 羊水栓塞
- 慢性输卵管炎
- 宫外孕
- 子宫内膜异位症

产后恢复运动

妊娠十月，子宫不断增大，胎儿不断需要营养，以及产后滋补身体、为哺乳增加的营养，这些都导致产妇的身体严重走形，这些都为爱美的妈妈带来极大的苦恼，产后恢复运动就很有必要。

何时可以锻炼

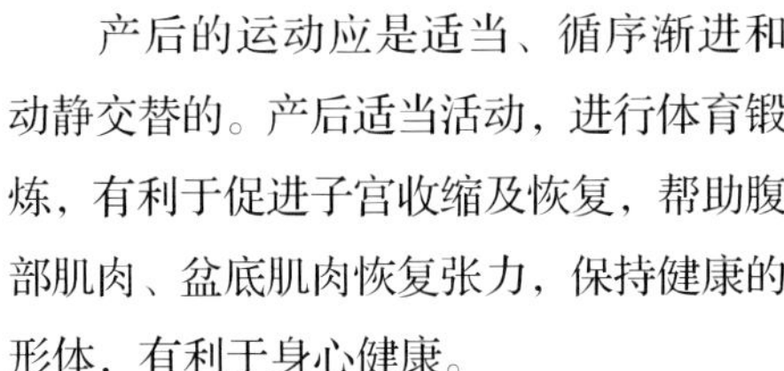

产后的运动应是适当、循序渐进和动静交替的。产后适当活动，进行体育锻炼，有利于促进子宫收缩及恢复，帮助腹部肌肉、盆底肌肉恢复张力，保持健康的形体，有利于身心健康。

产后 12 ～ 24 小时产妇就可以坐起，并下地进行简单活动。生产 24 小时后就可以锻炼。根据自己的身体条件可做些俯卧、仰卧屈腿、仰卧起坐、仰卧抬腿运动及肛门、会阴部与臀部肌肉的收缩运动。

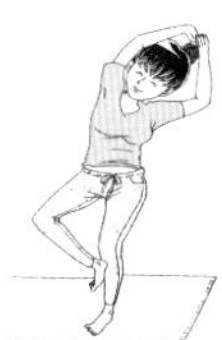

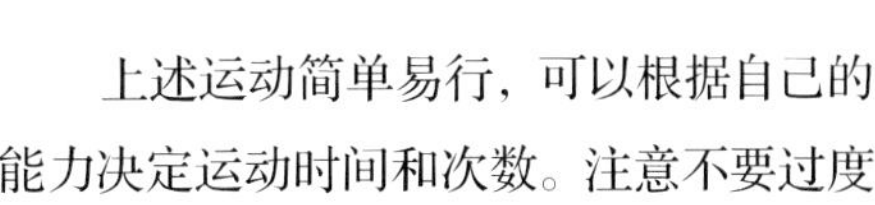

上述运动简单易行，可以根据自己的能力决定运动时间和次数。注意不要过度劳累，开始做 15 分钟为宜，每天 1 ～ 2 次。

开始锻炼的时间

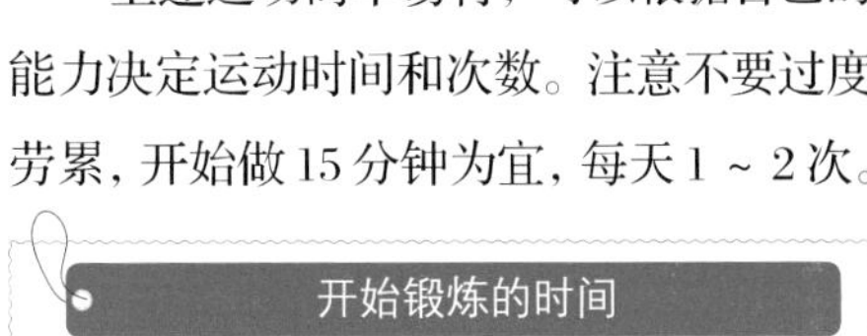

随时可进行的锻炼方式

产后锻炼不一定要拿出完整的一块时间，生活当中随时都可以进行锻炼。

走在路上等待红绿灯时，不要只是站着，可以做紧缩臀部的动作。打电话时，用脚尖站立，使腿部和臀部的肌肉绷紧。孩子睡着时，为避免发出声响，也可以踮着脚尖走路。拿着较重的物品时，可以伸屈手臂，锻炼臂部的肌肉。

因为产后忙于换尿片及抱孩子，总是弯腰，所以有机会要深呼吸、伸直背、挺直腰杆。平时乘坐电梯时，尽量贴墙而立，将头、背、臀、脚跟贴紧墙壁伸直，这样做可以使你的身材保持挺拔。

哪些锻炼可随时进行

紧缩臀部锻炼	臂部肌肉锻炼	腰部肌肉锻炼	腿部肌肉锻炼	盆底肌肉锻炼

产褥期康复体操

产褥期的康复体操可以补充产褥早期起床活动的不足，并能促进腹壁及盆底肌肉张力的恢复，还可防止产后尿失禁、膀胱及直肠膨出、子宫脱垂等。一般产后24小时可进行以下体操锻炼，若剖宫产需根据情况推迟及减少锻炼的时间和强度，以后逐渐增加运动次数及运动量。

在做任何动作之前所取的姿势均相同，即身体平卧、头平直、胸部挺起。运动开始时先深吸一口气，在运动时呼吸暂停，然后慢慢呼气。每日做5 ~ 10次，下面列举产褥康复体操的几个简单动作。

● 加强肛提肌的运动

仰卧，双腿屈曲，双膝分开，双足平放床上，双臂放于身体两侧。用力将双腿向内合拢，同时收缩肛门，然后再将双腿分开，并放松肛门。

● 加强臀肌及腰背部肌肉的运动

仰卧，髋与膝稍屈，双脚平放在床上，两臂放在身体的两侧。深吸气后，尽力抬高臀部，使背部离开床面，然后慢慢呼气并放下臀部，归回原位。

除上述运动外，产妇平时在床上随时都可做收缩肛门及憋尿的动作，每日30 ~ 50次，以促进盆底肌肉张力的恢复。平时躺卧时，也不要总是仰卧，应当有时俯卧，有时侧卧，以防子宫后倾。如身体条件允许，可在床上仰卧起坐，以锻炼腹肌张力。

腹部运动

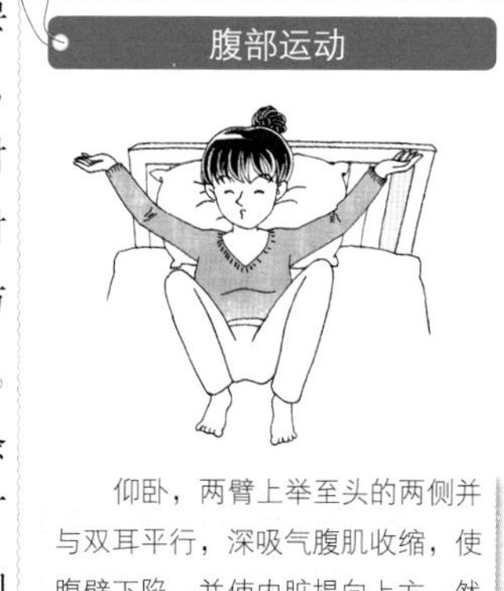

仰卧，两臂上举至头的两侧并与双耳平行，深吸气腹肌收缩，使腹壁下陷，并使内脏提向上方，然后慢慢呼气，两臂复原

不宜做体操锻炼的情况

- 产妇体虚发热者
- 血压持续较高者
- 有较严重心、肝、肺、肾疾病者
- 贫血及有其他产后并发症者
- 产褥感染者
- 会阴严重撕裂者
- 做剖宫产手术者

喝奶影响身材误区

有些产妇月子里不注意运动，吃饱了就睡，养得胖胖的。因此有人误认为是喂奶影响了体形，把喂奶和发胖联系起来，这种看法是不正确的。产褥期间除注意调整饮食起居外，还要加强锻炼，做康复体操，这样不但有益于健康，对体形的恢复也是大有好处的。

产后恢复体形操

深呼吸运动。仰卧、闭口，先深吸气使腹部下陷，然后呼气，使腹壁复原，重复 10 次。其目的是锻炼腹肌，于产后第 1 天开始。

抬头运动。仰卧，将头抬起前屈，下颏靠近胸部，然后再将头慢慢恢复原位，重复 10 次。其目的是收缩腹肌，舒展颈、背部肌肉，于产后第 2 天开始。

缩肛运动。平卧，收缩肛门，持续 3 ~ 5 秒钟，然后放松，重复 10 次。其目的是锻炼盆底及会阴部肌肉，促进局部血液循环及伤口愈合，促进膀胱控制力的恢复，于产后第 2 天开始。

双臂外展运动。仰卧，两臂伸直、上举，两手手心相对，然后外展放下，重复 10 次。其目的是锻炼胸部肌肉，增强乳房韧带张力，恢复乳房的支撑力，于产后第 2 天开始。

抬腿运动。仰卧，两腿伸直，轮流上举，膝部伸直，髋关节呈直角，然后将腿放下复原，重复 10 次。其目的是锻炼腹部和腿部、臀部肌肉，于产后第 4 天开始。

抬臀运动。仰卧，两腿稍分开，足底平放，抬起背部和臀部，保持数分钟，然后还原，重复 10 次。其目的是锻炼臀部、背部和腿部肌肉，于产后第 7 天开始。

膝胸卧位。两膝分开，与肩同宽，跪于床上，大腿与床面垂直，两肘屈曲，面转向一侧，胸部贴近床面，持续 5 ~ 10 分钟。其目的是预防或纠正子宫后位，于产后第 10 天开始。

腿后伸运动。跪式，双臂伸直，撑于床面，两腿轮流向后高举，重复 10 次。其目的是锻炼腹、腰部肌肉，于产后第 10 天开始。

屈腿运动

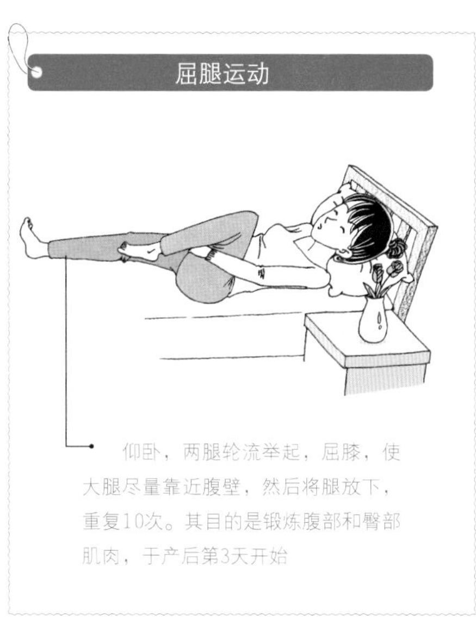

仰卧，两腿轮流举起，屈膝，使大腿尽量靠近腹壁，然后将腿放下，重复10次。其目的是锻炼腹部和臀部肌肉，于产后第3天开始

仰卧起坐

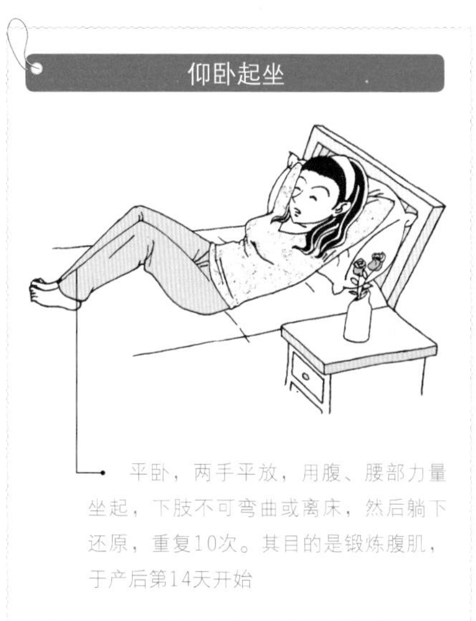

平卧，两手平放，用腹、腰部力量坐起，下肢不可弯曲或离床，然后躺下还原，重复10次。其目的是锻炼腹肌，于产后第14天开始

产后健美操

产后第一天产褥操：

盆底肌运动。练习缓慢蹲下和站起，可以根据自己身体的具体情况，每天尽量多练习几次。这项运动可以增强盆底肌，如果分娩时有缝合的伤口，还可以有利于伤口的愈合。

脚踩踏板运动。能改善血液循环，防止腿部肿胀。踝部用力向上弯，再向下弯，反复练习。

腹部肌肉运动。仰卧，两臂上举，吸气时收腹，再两臂平放在身体的两侧，呼气，腹肌放松，反复练习。

胸式呼吸。面朝上平躺，双手放在胸前，慢慢吸气、呼气，每次10遍，每日2～3次。

腹式呼吸。面朝上平躺，双手放在腹部，吸气至下腹部凸起，然后呼气，再深呼吸。每次10遍，每日2～3次。

踝部操。可以加速脚部血液循环，加强腹肌，有助于子宫早日恢复。左右双脚相互交错做伸屈运动，脚腕左右交替转动，每次各做10遍，每日2～3次。

抬头操。可以使头脑清醒。吸气慢慢抬头，抬头静止一会儿，呼气慢慢放下，不要使膝盖弯曲，每次10遍，每日3次。

骨盆倾斜操。可以使腰部变得苗条。面向上平躺，脊背贴紧床面，双手放在腰上。右侧腰向上抬起，停顿2秒钟后再恢复初始状态，然后抬起左侧腰，左右交替进行，每次5遍，每日3次，注意不能屈膝。

第二天产褥操		
项目	方法	作用
双臂操	面朝上平躺，手掌向上，双臂水平展开，两肩成一线。双掌向上抬，在胸前稍用力，两手掌合起、不能屈肘。每日3次	促进血液循环，解除肩膀疲劳
下肢操	面朝上平躺，腿、胳膊自然伸直，然后两腿交替向上慢慢抬起、放下。每次5遍，每日3次，以不勉强为限	促进下肢血液循环

第3天健美操

1. 面向上平躺，双腿屈起，双手放在腹部
2. 仿照大便时的要领，提肛
3. 然后放松，再重复此运动

后4天健美操

第4天、第5天 → 腹肌操

第6天、第7天 → 抬腰操、下肢操

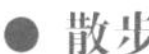产后体疗瘦身

● **散步**

每天饭后慢步40分钟，有瘦身功效。在平地或坡地慢慢散步，速度以每分钟60～70步为宜。饭后2小时或3小时进行这样的散步更具瘦身的效果。

● **呼啦圈瘦腰**

买一个呼啦圈，如能每天坚持晃呼啦圈30分钟，则是一种很好的瘦腰方法，腰部线条会越来越好。

● **爬楼梯瘦腿**

即使住在十几层的楼房，也不要坐电梯，尽量爬楼梯，以锻炼腿部的肌肉，练掉多余的脂肪，并使双腿的肌肉紧实。

在爬楼梯前还可以重点练一练小腿的肌肉，站在阶梯边踮起脚尖，踮脚尖时背要挺直，停留2～3秒，然后脚跟自然放下。如此重复20次。

● **按摩瘦腿**

睡觉前替疲惫的双腿按摩一下，不但舒服，还可紧实松弛的小腿，促进脂肪燃烧。

水中慢跑

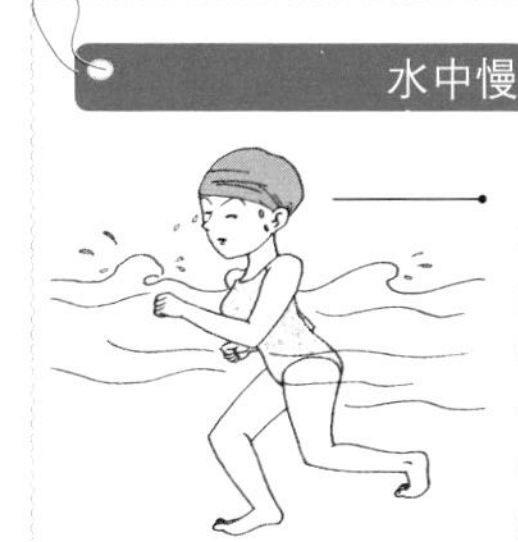

陆地上全力跑100米大约消耗146千焦热量，但在水中慢跑则消耗272千焦热量。每个星期进行1～2次水中慢跑，有助于产妇减肥

产后锻炼注意事项

产后锻炼的运动量要循序渐进，产妇也不适宜太早进行锻炼，一般都是等到产后1个月之后开始锻炼，至少也要等阴道分泌物消失之后开始。如果是剖宫产的产妇，应该推迟锻炼的时间，在正式进行运动项目的锻炼时，应该征求医生的意见。

当产妇在锻炼时某身体部位出现疼痛、阴道出血或有排泄物、头晕、恶心、呕吐、呼吸短促、极端疲劳或感觉无力等任何一种情形就应该立刻终止锻炼。情形特别严重的要马上去医院就诊。

产妇进行锻炼时要穿合适的鞋，产后脚的尺码会发生变化，如果觉得之前的鞋尺码太小，则应该换大号的鞋。

另外，在进行锻炼之前的1小时多吃一点含高蛋白和碳水化合物的食物，并积极地进行预热活动。在停止锻炼时要慢慢地放缓速度，给身体一个缓冲的时间。在运动之后要尽快补充水分，并洗澡换衣服。

产后锻炼注意事项

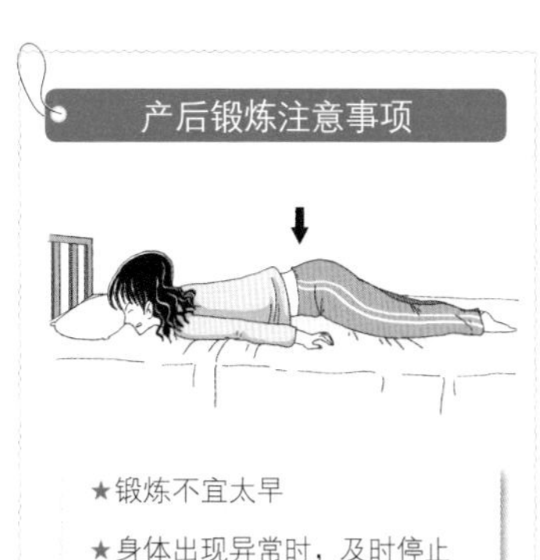

★锻炼不宜太早

★身体出现异常时，及时停止

★穿着合适的鞋

★循序渐进，不宜急于求成

常见产后病的预防

分娩过后，在坐月子的时间里，新妈妈的生理、心理都会发生很多变化，而且自身的身体衰弱，身体的抵抗力很差，如果护理不当，就会伴随着产生各种疾病。在这一方面，产妇们一定要注意调节，预防各种疾病的产生。

产褥感染的预防

产褥感染又叫产褥热，是由于致病细菌侵入产道而引发的感染，这是产妇在产褥期易患的比较严重的疾病。产褥感染的病情轻重根据致病菌的强弱和机体抵抗力的不同而不同，发病前有倦怠、无力、食欲不振、寒战等症状。

轻微的产褥感染，常常在会阴、阴道伤口处发生感染，局部出现红肿、化脓、压痛明显等症状，拆线以后刀口裂开。如果感染发生在子宫，则可形成子宫内膜炎、子宫肌炎、脓肿。

发烧、腹痛、体温升高是产褥感染的一个重要症状。

大部分产妇发病在产后 1 ~ 2 天开始到 10 天之内，体温常超过 38℃，热度持续 24 小时不退。子宫复旧差，恶露量多，有臭味，子宫有压痛。

如果继续扩散，可引起盆腔结缔组织炎，炎症蔓延到腹膜，则可引起腹膜炎。这时除寒战、高烧外，还会出现脉搏加快、腹痛加剧、腹胀、肠麻痹等症状。若细菌侵入血液，则可发生菌血症、败血症，这时体温的变化很大，而且出现全身中毒症状，情况比较严重，如不及时治疗，则可危及生命。

因此，对于产褥感染，必须重视预防。有生育要求的女性在怀孕前应作好充分准备。加强孕期卫生，保持全身清洁，妊娠晚期避免盆浴及性生活。做好产前检查，加强孕妇营养，增强孕妇体质，防止贫血。

临产时应多进食和饮水，抓紧时间休息，避免过度疲劳，以免身体抵抗力降低。积极治疗急性外阴炎、阴道炎及宫颈炎，避免胎膜早破、滞产、产道损伤及产后出血。接生时注意保护会阴，避免不必要的阴道检查及肛诊。

产后要注意卫生，保持外阴清洁，注意环境卫生，尽量早期下床活动，以使恶露尽早排除。

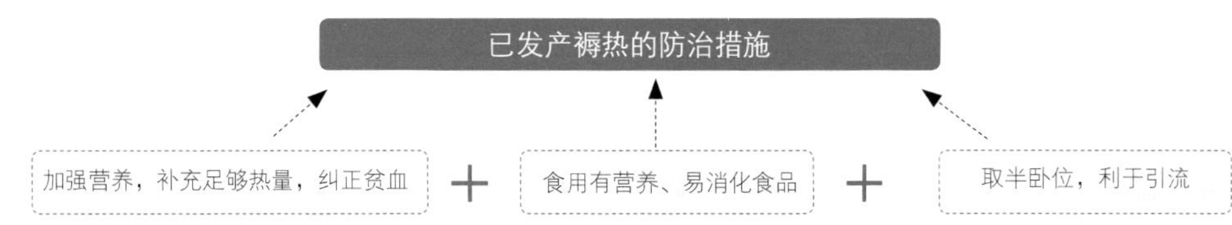

恶露不下的防治

如果分娩后恶露不下，或所下甚少，致使瘀血停蓄，可引起腹痛、发热等症，称为恶露不下。在防治时，注意观察恶露的性状，恶露一般可持续20天左右，若恶露始终是红色，或紫红色，有较多瘀血块，其量不减，甚至增多，时间超过20天或所下极少，均属于病理情况，应引起注意。

若分娩时产妇感受寒邪，从而引起恶露被寒气所凝滞，产生下腹疼痛，按之更甚，痛处可触及肿块，恶露极少。可采用按摩法：产妇取半坐卧式，用手从心下擀至脐，在脐部轻轻揉按数遍，再从脐向下按摩至耻骨上缘，再揉按数遍，如此反复按摩10 ~ 15次，每天2次。

若分娩后产妇情绪不好，或因操劳过度，或因悲伤过度，而致恶露不下，可采用热熨。选用陈皮、生姜、花椒、乳香、小茴香等1 ~ 2味，炒热包熨下腹；也可用薄荷6克、生姜2片泡开水当茶饮。另外，产妇一定要保持精神愉快，避免各种影响情绪的因素。

引起恶露不下的原因

- 产妇分娩时间过长
- 产妇分娩时感染风寒
- 产妇分娩后情绪低落
- 产妇分娩后情绪低落

产后贫血的治疗

如果妊娠期贫血未得到纠正和分娩时出血过多，就易造成产后贫血。贫血会使人乏力，食欲不振，抵抗力下降，容易引起产后感染，严重的还可引起心肌损害和内分泌失调，因此应予以及时治疗。

产后贫血有轻度、中度、重度之分。血色素90克每升以上者属轻度贫血，血色素60 ~ 90克每升者属中度贫血，血色素低于60克每升者属重度贫血。

轻度贫血可通过食疗纠正，应多吃动物内脏、瘦肉、鱼虾、蛋、奶，以及绿色蔬菜等。

中度贫血除改善饮食外，还需药物治疗，可以口服硫酸亚铁、叶酸等。

重度贫血单靠食疗效果缓慢，应多次输入新鲜血，尽快恢复血色素，减少后遗症的发生。

防治贫血食谱

材料：
生猪骨200克，枸杞子12克，黑豆25克，大枣8颗

做法：
所有材料加水煮至熟烂，料、汤同服

食用方法：
每天1次，半个月左右即可

产后尿潴留的防治

产后因暂时性排尿功能受到障碍，使部分或全部的尿不能从膀胱排出，这种现象称尿潴留。

一般来讲，产妇在产后 4 ～ 6 小时就会自动解小便，如产后 8 小时仍不能排尿（无尿除外）则为尿潴留。这种情况并不少见。

尿潴留的原因主要是由于分娩时产程过长，胎儿头部在产道内的位置不正常，胎儿的头部长时间压迫膀胱，使膀胱黏膜充血水肿，尤其尿道内口水肿，膀胱张力下降，收缩力差，尿意迟钝和逼尿肌无力，无力将尿液排出，造成排尿困难。

其他如产程中导尿和阴道检查的刺激；分娩时阴道高度扩展或产钳、胎头吸引器手术刺激和损伤膀胱、尿道均影响排尿；会阴伤口疼痛会引起尿道痉挛、排尿痛，使产妇宁愿少喝水或憋着尿不敢排尿；分娩后腹壁肌肉松弛使膀胱对充盈不敏感，即使积尿很多仍引不起尿意。这些原因使得尿液积存，膀胱越胀越大。

产后发生尿潴留，胀大的膀胱妨碍子宫收缩会引起产后出血，也会引起泌尿系统感染。因此，必须积极采取措施，尽量设法让产妇自己排尿。

产后 4 小时，产妇就应当起床排尿一次，不要等到感到有尿意再解。产妇不习惯卧床排尿时，可坐起或下床小便。排尿时要增加信心，放松精神，平静自然地排尿，要把注意力集中在小便上。以后每隔 4 ～ 5 个小时起床排尿一次，定时排尿反射可刺激膀胱肌肉收缩。

产后24小时可适当下地活动，并逐日增加活动时间和活动范围，做抬腿运动、仰卧起坐运动可锻炼腹肌，预防尿潴留。

缓解尿潴留的方法

★ 打开水龙头，利用流水的声音来刺激神经来排尿

★ 用500克食盐炒热后用布包好，趁热敷在腹部

★ 将少量的皂角粉末吹到皮重让产妇打喷嚏即可促使成功排尿

★ 调整呼吸来促进排尿

★ 在排尿的时候对小腹部进行按摩加压就可以促进排尿

尿潴留的形成因素

▶ 产妇在分娩的过程中，产程过长，胎儿压迫膀胱，导致膀胱张力下降

▶ 分娩后，腹壁松弛，导致排尿乏力

▶ 产妇会阴疼痛，本身对排尿有抗拒心理

▶ 产后抵抗能力弱，细菌侵入导致尿路感染

产妇产后腹痛的处理

在产后的1周内，有些产妇时常出现阵发性下腹痛，尤其在最初1～2天内更明显，生育多胎的产妇，这种疼痛就更剧烈，医学上称之为产后宫缩痛。

产后腹痛主要反应在产后子宫复原的过程中，子宫发生阵发性收缩，逐渐恢复到正常大小。多胎生育的妇女，由于子宫肌肉纤维的变性，子宫肌肉内含弹性纤维的平滑肌逐渐减少，而弹性差的结缔组织则逐渐增加，子宫恢复就较困难。只有加强收缩，才能恢复正常，所以给产妇的感觉是腹痛加剧。

初产妇因子宫肌纤维较为紧密，子宫收缩不甚强烈，易于复原，而且所用复原时间也短，疼痛不明显。宫缩产生的腹痛，一般持续3～4天后自然消失，不需作特殊护理。

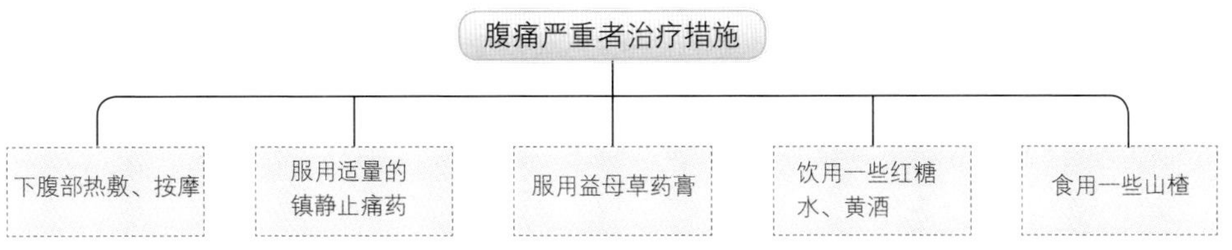

脱发的预防

经常有些产妇出现产后脱发现象。头发的茂盛与血液的关系密切，产妇分娩时要流失一些血液，因而易患脱发，医学上称为“分娩后脱发”。若有产后大出血现象，脱发会更严重，甚至连阴毛、腋毛都会脱掉。此外，脱发还与精神因素、微量元素的缺乏有关。据统计，35%～45%的产妇会出现脱发。

产后脱发大多属于生理现象，一般在6～9个月后即可恢复，重新长出秀发，不需要特殊治疗。

用何首乌浸泡在醋液中，一个月后，取醋液与洗发水混合洗头，吹干后再将何首乌醋液喷一些在头发上，不仅可防止脱发，还有美发、养发的功效。

另外，将黑芝麻炒熟、捣碎，加糖拌匀，每天2～3次，每次1～2勺，持续服用一个月，对防治产后脱发也会有明显的效果。

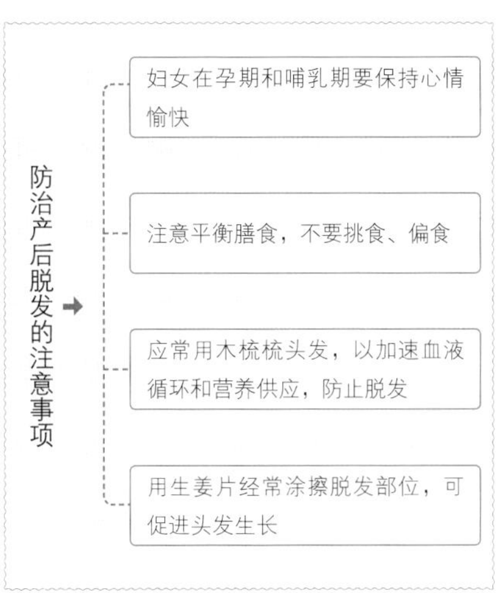

便秘的预防

产后由于腹压消失，饮食中缺少纤维素，产妇长时间卧床，导致胃肠蠕动减慢，难产手术时的会阴切口疼痛，致使产妇不敢做排便动作，产褥期出汗较多等，都可能造成产后便秘。

预防产后便秘的方法如下：

适当活动，不能长时间卧床，产后头两天，产妇应勤翻身，吃饭时应坐起来。健康、顺产的产妇，在产后第二天即可开始下床活动，逐日增加起床时间和活动范围。

在床上做产后体操，进行缩肛运动，锻炼骨盆底部肌肉，促使肛门部位血液回流。方法是：做忍大便的动作，将肛门向上提，然后放松。早晚各做一次，每次10 ~ 30回。

在饮食上，要多喝汤、饮水。每日进餐应适当配一定比例的杂粮，做到粗细粮搭配，力求主食多样化。在吃肉、蛋食物的同时，还要吃一些含纤维素多的新鲜蔬菜和水果。

平时应保持精神愉快，心情舒畅，避免不良的精神刺激，因为不良情绪可使胃酸分泌量下降，肠胃蠕动减慢。

注意保持每日定时排便的习惯，以便形成条件反射。

每天绕脐顺时针进行腹部按摩2 ~ 3次，每次10 ~ 15分钟，可以帮助排便。

防治便秘的方法

四物五仁汤	当归、熟地各15克，白芍10克，川芎5克，桃仁、杏仁、麻仁、郁李仁、栝楼仁各10克，水煎2次分服
开塞露、甘油栓	两种药物塞入肛门即可
温肥皂水	取少量灌肠
中药大黄10克、蒲公英10克	煎汁100毫升灌肠

防治便秘小偏方

发生便秘时，可用黑芝麻、核桃仁、蜂蜜各60克煮食。先将芝麻、核桃仁捣碎，磨成糊，煮熟后冲入蜂蜜，分两次一日服完，能润滑肠道，通利大便。也可用中药番泻叶6克，加红糖适量，开水浸泡代茶品饮。

痔疮的预防

产妇产后由于子宫收缩，直肠承受胎儿的压迫突然消失，使肠腔舒张扩大，粪便在直肠滞留的时间较长，容易形成便秘，加之在分娩过程中撕裂会阴，造成肛门水肿疼痛等。因此，产后注意肛门保健和预防便秘是预防痔疮发生的关键。

防止便秘可以预防痔疮，产后早下地活动，多吃青菜、水果等富有纤维的食物，勤喝水，大便就容易通畅。便秘较顽固者可以服酚酞或番泻叶代茶饮，局部使用开塞露等通便，可防止痔疮加重。

此外，还应勤换内裤、勤洗浴。这样不但保持了肛门清洁，避免恶露刺激，还能促进肛门周围的血液循环，预防外痔。

另外，要养成每天排便的良好习惯，注意适度运动。产后妇女不论大便是否干燥，第一次排便一定要用开塞露润滑，以免撕伤肛管黏膜而发生肛裂。

痔疮的防治方法

33%硫酸镁溶液湿热敷	→	痔核脱出时，敛肌消肿
槐角丸、安纳素栓	→	止血、消炎、止痛
手术切除	→	产后2~3个月才能进行

手脚痛的预防

产后手腕痛也叫做桡骨茎突狭窄性腱鞘炎。日常生活中频繁使用手部，使肌腱在腱鞘内来回滑动，引起腱鞘的充血、水肿、增厚、粘连，导致狭窄性腱鞘炎。产妇虽然不进行重体力劳动，但长时间重复单一的动作，如冷水洗尿布、洗衣服、抱孩子等均容易引起该病。另外，产妇体内的内分泌激素波动也可能与该病有关系。

妇女产后脚痛常常发生在脚跟部，足跟痛的原因是脚跟脂肪垫退化所引起的。产妇在月子里如果不注意下地活动，脚跟脂肪垫也会出现退化现象，这样一旦下地行走，则由于退化的脂肪垫承受不了体重的压力和行走时的震动，就会出现脂肪垫水肿、充血等炎症，从而引起疼痛。

防治产后手脚痛的措施	
预防措施	治疗方法
★ 注意充分的休息，不宜做过多的家务劳动 ★ 减少手指和手腕的负担 ★ 洗尿布时一定要用温水，避免寒冷的刺激 ★ 在休养的同时应适当下床活动 ★ 坐月子后期，要经常下地走动	★ 热敷：热毛巾直接敷或者加一些补气养血、痛经活络、祛风祛湿的中草药敷 ★ 按摩：在痛点由轻到重压，压30秒放15秒，交替进行即可

产褥中暑的防治

产褥中暑是指产妇在高温、闷热的环境中，因体内余热不能及时散发而引起的中枢性体温调节功能障碍，也称为产褥期热射病。

尤其是在温度高、通风不良的环境中，产妇特别容易中暑。产妇中暑时首先表现为心悸、恶心、四肢无力、头痛、头晕、口渴多汗、胸闷等，接着体温升高、皮肤干燥无汗、脉搏和呼吸增快、胸闷烦躁、口渴、进一步高热，体温可达 40 ~ 42℃，继而尿少、神志不清、谵妄、狂躁、昏睡、昏迷、抽搐，严重时引起死亡。

检查可发现颜面潮红、脉细数、瞳孔缩小、呼吸短促、皮肤灼热、干燥无汗。

产后中暑关键在于预防，具体来说应从以下几个方面采取综合防护措施。

产妇的生活环境应该选择朝向好、通风好、保持清洁的房间，要经常开窗开门，通风透气，炎热的季节注意室内空气流通，让室内温度维持在 28℃左右。产妇的床上可以铺凉席，也可以使用扇子，产妇的床不能让“穿堂风”直吹，空调要间断开启，空调不要连续运转，也不要用电风扇直吹。

产妇要有良好的个人卫生习惯，夏季产妇衣服要宽大、凉爽、舒适、透气，利于散热。产后坐月子期间，每天都要做到用温热开水擦洗身上，产妇体质较差时家人要给予帮助。要多喝开水，多吃一些营养全面、稀薄、易消化、生津解暑的食物，如西瓜、西红柿、黄瓜等，少吃过于油腻的食品。产妇还要注意休息，保证足够的睡眠，以加快恢复、增强体质，提高对环境的适应能力。做到以上这些，就可以预防产褥中暑。

不宜直吹风扇

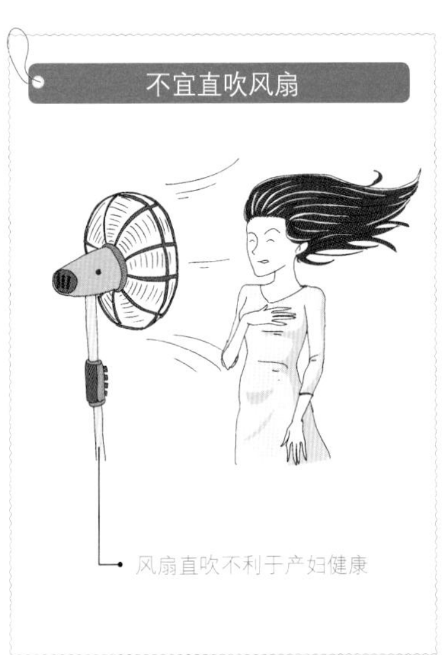

风扇直吹不利于产妇健康

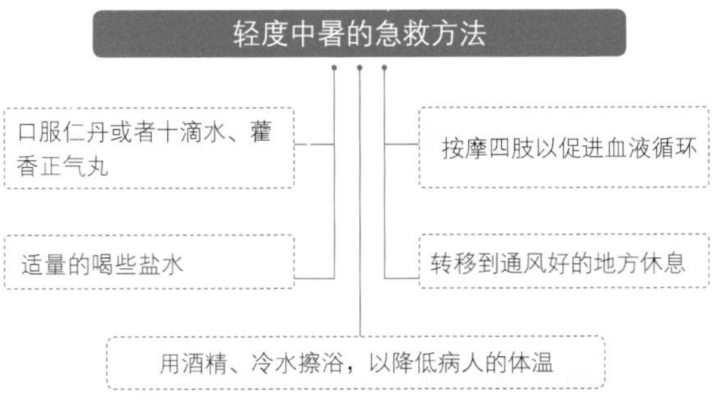

产褥中暑的原因及症状表现

原因	症状表现
温度过高	口渴多汗、四肢无力
通风不良	头晕恶心、胸闷心悸
衣服过厚或者不透气	神志不清、狂躁抽搐

腰腿疼痛的防治

不少产妇产后会觉得腰腿疼痛，这是因为骶髂韧带劳损或骶髂关节损伤所致。

一是因产妇分娩过程中引起骨盆各种韧带损伤，再加上产后过早劳动和负重，都会增加骶髂关节的损伤机会，引起关节囊周围组织粘连，妨碍了骶髂关节的正常运动所致。

二是由于产后休息不当，过于长久站立和端坐，致使产妇妊娠时所松弛了的骶髂韧带不能恢复，造成劳损。

三是产后起居不慎，闪到腰部以及腰骶部，以及腰骶部先天性疾病，如隐性椎弓裂、骶椎裂等诱发腰腿痛，产后更剧。

预防该病的关键在于产后要注意休息和增加营养，不要过早长久站立和端坐，更不要负重，避风寒，慎起居，每天坚持做产后操。

产后关节痛的治疗方法

	治疗措施
产后关节酸痛	材料：老母鸡1只，桑板60克，水、调味品适量 制作方法：老母鸡去毛和内脏，布包桑板，两者加水共炖至鸡烂汤浓，加调味品 服用方法：吃鸡肉、喝汤
	材料：葱白100克，苏叶9克，桂枝6克，红糖适量 制作方法：所有材料放入水中，水煎后加红糖 服用方法：热服，每天一次，连用3~5天
	消炎痛栓塞肛每晚1次，连用7天

产后阴道松弛的改善措施

分娩时，胎儿由子宫经阴道自然娩出，使阴道和外阴极度扩张，常常造成阴道组织和会阴的裂伤。因此，产后妇女普遍会存在阴道松弛的情况。

产妇产后可以进行一些“爱肌”的锻炼。如缩肛运动，用力收缩并上提阴道和肛门肌肉，停顿片刻，然后放松，每天反复做20 ~ 30次。还可以进行排尿中断训练，排尿时有意识使尿道括约肌收缩，中断尿线。还可用手指浅浅地插阴道，训练阴道口的吮吸动作能力。

产后引导松弛产生的原因及影响

原因	胎儿自阴道分娩时，阴道和外阴极度扩张	影响	性快感降低 心绪低落，产妇出现心理疾病 夫妻关系紧张 导致婚姻关系破裂

子宫脱垂的预防

产妇如发生子宫脱垂，就会感到下腹、外阴及阴道有向下坠胀感，并伴有腰酸背痛，若久立、活动量大时，这种感受会更加明显，倘若病情继续加重，严重者将影响活动。

如果属于早期子宫脱垂或症状较轻者，可取平卧位或稍坐一会儿，即可使阴部恢复常态；重症子宫脱垂则不易恢复，即使用手帮助回纳，但若起立后仍可向外脱出。

如果子宫脱垂的同时，还伴有膀胱膨胀，往往会有频尿、排尿困难或尿失禁等。倘子宫脱垂兼有直肠膨出，还可出现排便困难。

子宫脱垂多是由急产造成的。产程从子宫正规阵缩到胎儿娩出少于3小时，就会由于骨盆底组织和阴道肌肉没有经过渐进的扩张过程，而被强大胎头突然地压迫撕破，又未能及时修补，进而造成子宫脱垂。滞产也容易造成上述情况，形成子宫脱垂。

子宫脱垂因程度不同，有轻、中、重之分。轻度子宫脱垂（Ⅰ度）者大多数没有什么感觉，有的只是在长期站立或重体力劳动后感到腰酸下坠。中度子宫脱垂（Ⅱ度）者会有部分子宫颈或子宫体露在阴道外。重度子宫脱垂（Ⅲ度）者的整个子宫颈与子宫体全部暴露于阴道口外。

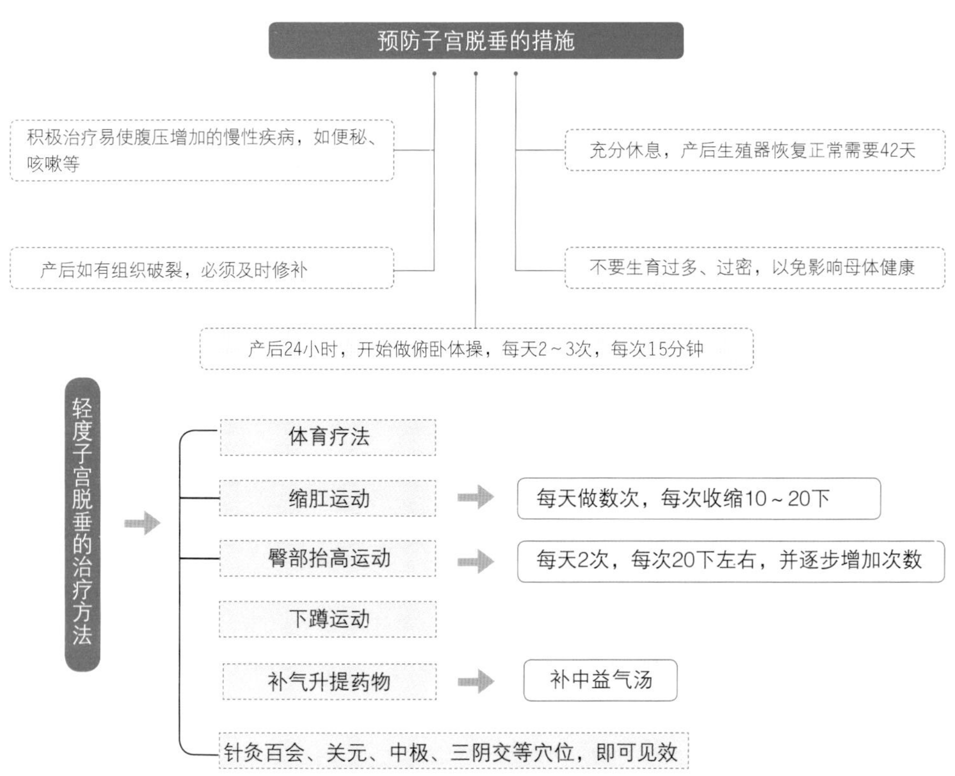

第15章

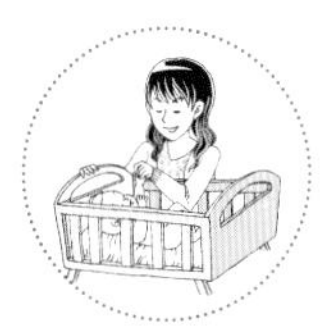

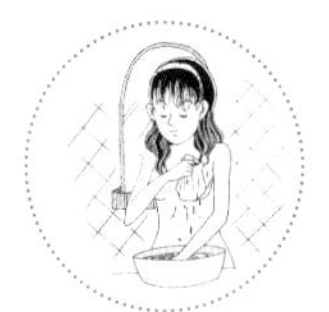

新生儿发育状况与保健

DI-SHIWU ZHANG

本章看点

降生一个月以内的婴儿被称为新生儿。宝宝刚刚来到这个世界上，身体和各种功能发育还没有完全成熟，对外面的世界也不能完全适应，各种各样的不适也会随之而来。这个阶段的宝宝处在人生最脆弱的阶段，所以父母一定要做好新生儿的各项工作，和宝宝一起度过这关键的时刻。

新生儿发育特征
新生儿的喂养
起居护理
早期简单教育
新生儿常见疾病预防

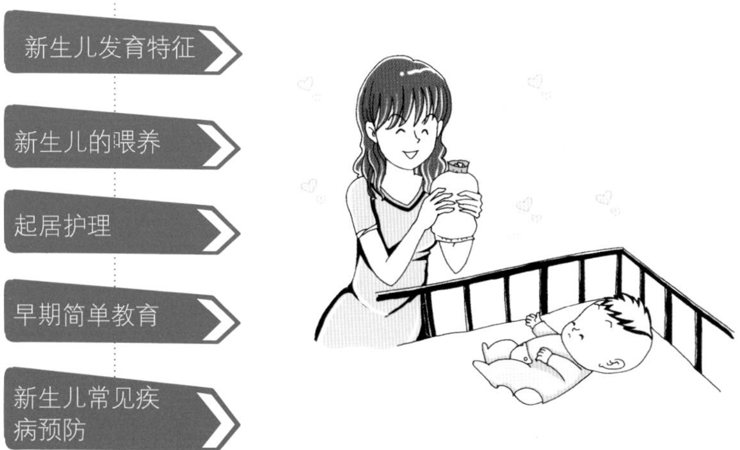

新生儿发育特征

新生儿的发育主要指的是身体发育和生理发育，身体发育主要从身高、体重、胸围和头围四个方面来讲，而生理发育则表现在睡眠、体温、呼吸、体态等多个方面，这具体都有哪些特征呢？在本小节中可以了解一下。

新生儿各项指标

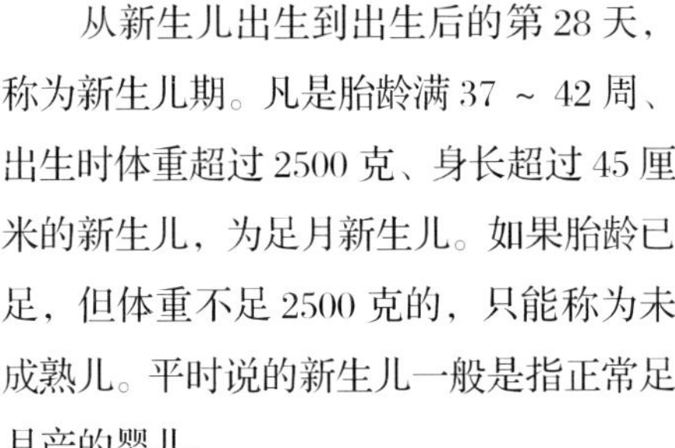

从新生儿出生到出生后的第 28 天，称为新生儿期。凡是胎龄满 37 ～ 42 周、出生时体重超过 2500 克、身长超过 45 厘米的新生儿，为足月新生儿。如果胎龄已足，但体重不足 2500 克的，只能称为未成熟儿。平时说的新生儿一般是指正常足月产的婴儿。

正常新生宝宝出生后就对光亮和声响有所反应，当强光照射时宝宝会立即闭上眼睛，当周围突然发出较大响声时婴儿会出现惊跳现象，这些反应说明婴儿的视觉和听力是正常的。

孩子在这一时期脱离母体来到一个完全崭新而陌生的世界，开始独立生活，但其生理调节和适应能力还不够成熟，容易发生一系列的生理和病理变化。这一阶段的新生儿不仅发病率高，死亡率也高，因此这一时期的护理就显得特别重要。

正常新生儿的各项指标

- ★ 体重：2 500～4 000克
- ★ 身长：45～52厘米
- ★ 头围：34厘米
- ★ 胸围：32厘米
- ★ 坐高（颅顶一臀）：33厘米
- ★ 呼吸：40～60次/分
- ★ 心率：140次/分

新生儿的体温

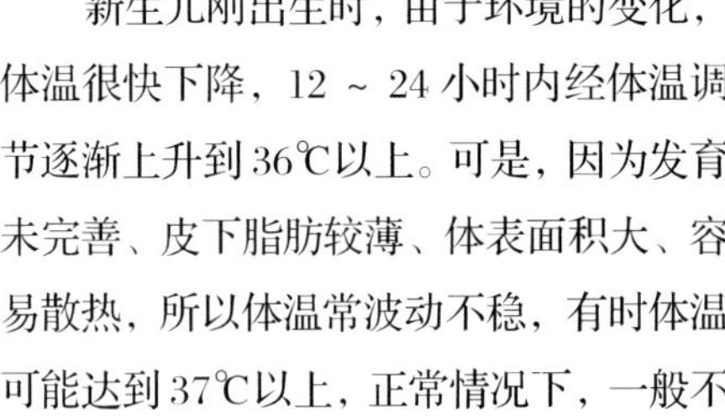

新生儿刚出生时，由于环境的变化，体温很快下降，12 ～ 24 小时内经体温调节逐渐上升到 36℃以上。可是，因为发育未完善、皮下脂肪较薄、体表面积大、容易散热，所以体温常波动不稳，有时体温可能达到 37℃以上，正常情况下，一般不会超过 37.5℃。

妈妈要注意宝宝体温的变化。刚出生宝宝居室的温度应保持在 22 ～ 24℃，室温过低会影响宝宝代谢和血液循环；若过高会引起发热。

宝宝的体温调节功能不健全，受环境影响体温会出现过冷过热现象。不注意护理，容易出问题。一般可以摸宝宝的面额、手心等部位，以温热无汗为合适。如果宝宝四肢发凉，皮肤出现紫花纹，要立即加热水袋保暖（水温应在 50℃左右），还要检查室内温度、宝宝的衣被等每个环节。

新生儿一日尿量

新生儿在出生后12小时应排第一次小便。通常第一天的尿量很少，为10～30毫升。随着哺乳摄入水分，孩子的尿量逐渐增多，每天可达10次以上，日总量可达100～300毫升，满月前后可达250～450毫升。

由于新生儿出生时肾单位数量已与成人相同，但发育尚不成熟，过滤能力不足，肾脏浓缩能力差，故尿色清亮、淡黄。

孩子尿的次数多，这是正常现象，不要因为孩子尿多，就减少给水量。尤其是夏季，如果喂水少，室温又高，孩子会出现脱水热。

通常新生儿会在出生后12小时开始排便，这称为胎便，胎便呈墨绿色黏稠糊状，这是胎儿在母体子宫内吞入羊水中的胎毛、胎脂、肠道分泌物而形成的大便，出生后三四天胎便即可排尽。吃奶后，大便逐渐转成黄色。如果新生儿出生后超过24小时仍无胎便排出，应到医院检查是否有先天性肛门闭锁症或先天性巨结肠症。

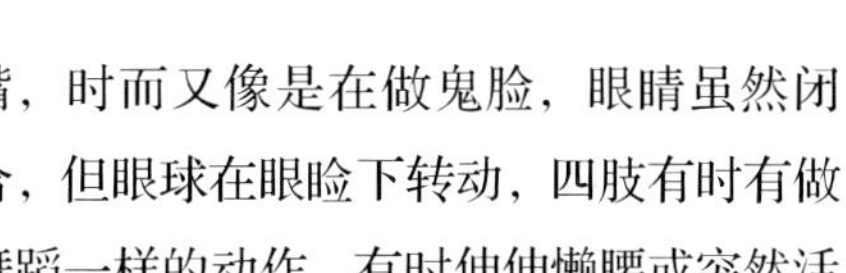

从新生儿到学龄儿童的每日尿量

年龄	每日尿量
新生儿	100～300毫升
婴儿	400～500毫升
幼儿	500～600毫升
学龄前儿童	600～800毫升
学龄儿童	800～1400毫升

新生儿的睡眠

人一生中睡眠时间最多的时期就是新生儿期，每天有18～22小时处于睡眠状态中，只是在饥饿、尿布浸湿、寒冷或者有其他干扰时才醒来。但也有少部分“短睡型婴儿”，出生后即表现为不喜欢睡觉，或者说睡眠时间没有一般婴儿多。

新生儿的睡眠周期约为45分钟。随着婴儿的成长，睡眠周期会逐渐延长，成人为90～120分钟。睡眠周期包括浅睡和深睡，在新生儿期浅睡占1/2，以后浅睡逐渐减少，到成年只占总睡眠的1/5～1/4。

新生儿在深睡时很少活动，平静、眼球不转动、呼吸均匀；而浅睡时有吸吮动作，面部表情很多，时而微笑，时而噘嘴，时而又像是在做鬼脸，眼睛虽然闭合，但眼球在眼睑下转动，四肢有时有做舞蹈一样的动作，有时伸伸懒腰或突然活动一下。

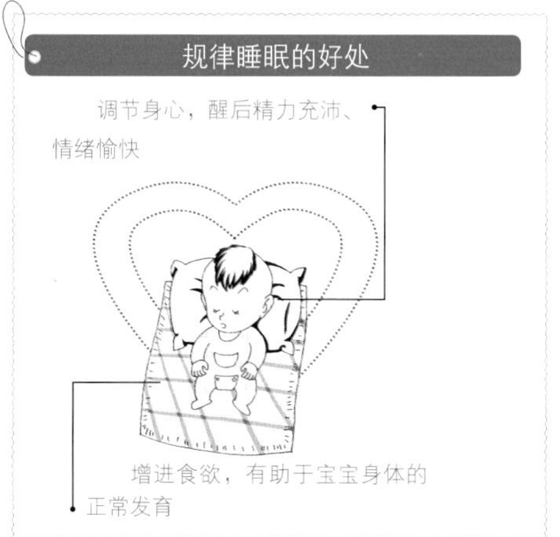

新生儿第一周的生长发育

刚出生的新生儿皮肤粉红、细嫩，头发湿润地贴在头皮上，四肢较短，取外展和屈曲的姿势，小手握得很紧，哭声响亮。新生儿头部比较大，由于分娩过程中的压迫而有些变形。头顶囟门呈菱形，可以看到皮下软组织明显的跳动，这是头骨尚未完全封闭形成的，要防止被碰撞。

宝宝的小脸看上去有些肿，眼皮较厚，鼻梁较扁，每个宝宝都有些相像。

新生儿面临的第一个任务就是适应外界这个全新的生活环境。与宫内环境相比，外面的世界陌生、寒冷，光线明亮，声音嘈杂，而且四周一下子变得那么开阔。

宝宝出生后第一周，母亲可能还没有真正下奶，这很正常，耐心地坚持下去，很快乳汁就会多起来。新妈妈往往对自己的宝宝是否吃饱了没有把握，特别是当宝宝总是哭闹或者刚喂完奶不久就又要吃的时候，妈妈就会感到很困惑。其实这是很正常的，因为这个时期的宝宝基本上仍是吃饱就睡，睡醒就吃，吃奶及大小便次数多且无规律。

婴儿出生一周的特征

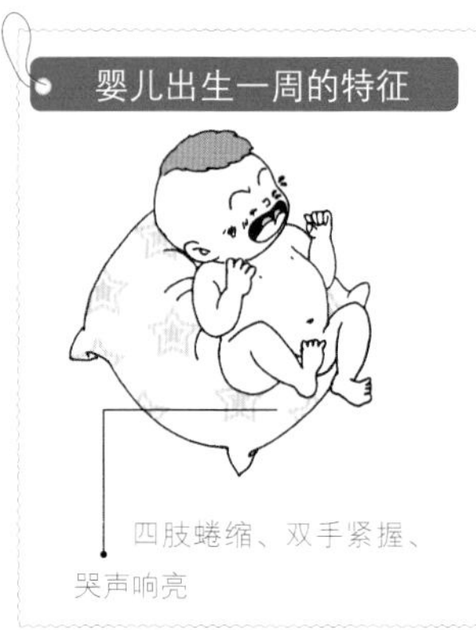

四肢蜷缩、双手紧握、哭声响亮

新生儿第二周的生长发育

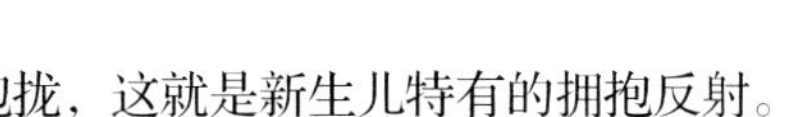

宝宝出生后第二周，他就已经在努力地适应外部环境。对他而言，外面的世界与妈妈的子宫相比，又喧闹又明亮，有些不习惯。但是你会发现宝宝每天都在进步，他的适应能力是很强的。

宝宝出生后一周内体重有一个生理性下降，一般下降量不超过400克。在第7天到第10天可逐渐恢复到出生时的体重，也有晚至第三周才恢复到出生体重的，但并不影响以后的发育。

同时你会发现宝宝的四肢运动是不自主的、无意识的条件反射，比如受到较大声音的惊吓时，四肢会下意识地向胸前抱拢，这就是新生儿特有的拥抱反射。

到第1个月的月末，你将会发现随着宝宝肌肉控制能力的发展，他的动作逐渐变成有意识的。从出生到第56天，宝宝还具有一种神奇的本领——行走反射，从宝宝出生第8天开始，可以利用这一先天能力加以训练，不仅能使宝宝提前学会走路，还能促进大脑发育成熟和智力发展。

睡眠中的宝宝

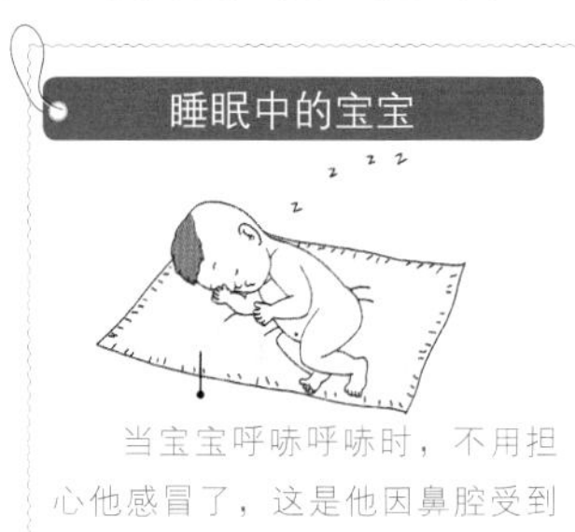

当宝宝呼哧呼哧时，不用担心他感冒了，这是他因鼻腔受到异物干扰努力呼吸的声音

新生儿第三周的生长发育

出生三周的宝宝已建立起了各种条件反射。当你用手指轻触他的掌心时，他就会紧紧地握住你的手指不松手；当妈妈把他抱在胸前，准备喂奶时，或是宝宝因饥饿而啼哭时，他都会把头左右摇摆，张开小嘴，拱来拱去地找妈妈的乳头，他已经可以很熟练地掌握吸乳的本领，小嘴一下一下吸吮得十分有力；当你把手慢慢凑近宝宝眼前，到一定距离时，宝宝就会不由自主地眨动眼睛。

宝宝现在已经能够和你对视，但不能持续较长时间。当宝宝注视你的时候，你也应该很专注地看着他，给他一个充满爱意的笑脸，向他点点头，轻轻地呼唤宝宝的名字，这些都会让宝宝感到快乐。

宝宝现在还不会有意识地去触摸物体，但是他喜欢你给他做按摩操，喜欢妈妈温柔的触摸、亲切的声音、和蔼的笑脸。这时宝宝的身体还很柔软，抱他的时候一定要注意托住颈部、腰部和臀部。

宝宝的条件反射

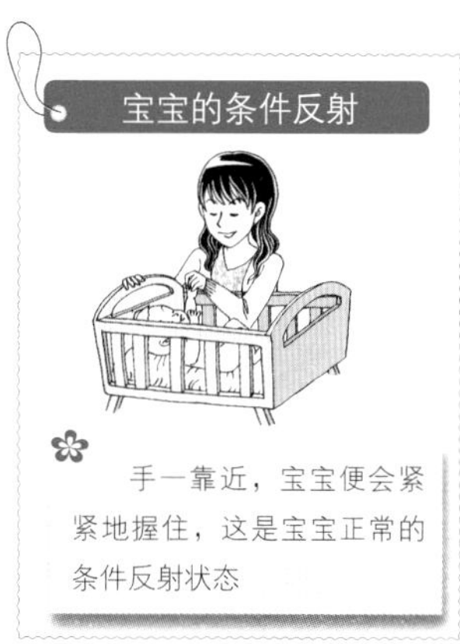

手一靠近，宝宝便会紧紧地握住，这是宝宝正常的条件反射状态

新生儿第四周的生长发育

到第四周时，宝宝就已经满月了，与前几周相比，宝宝已经有了明显的进步，看起来更加招人喜爱。

这个时期宝宝的颈部力量已有所加强，可以趴在床上或大人的胸前，以腹部为支撑，把头稍稍抬起一会儿，而且还能左右转动他的小脑袋。如果你把宝宝抱起来或让宝宝靠坐在你的身上，宝宝的头已可以直立片刻，但时间不要长，以免宝宝疲劳。宝宝胳膊和腿的动作也协调了一些，说明他控制肌肉的能力有所增强。

现在宝宝已初步形成了自己的睡眠、吃奶和排便习惯。这时的宝宝已能辨别妈妈的声音和气味，即使妈妈不在眼前，只要听到妈妈的声音，宝宝就会表现出兴奋的样子。如果宝宝正因寂寞无聊而啼哭，听到妈妈的声音，宝宝会很快安静下来。

满月宝宝的体格特征

	平均体重（kg）	平均身高（cm）	平均头围（cm）	平均胸围（cm）
男婴	4.3（2.9~5.6）	54.6（49.7~59.5）	37.8（35.4~40.2）	37.3（33.7~40.9）
女婴	4.0（2.8~5.1）	53.6（49.0~58.1）	37.1（34.7~39.5）	36.5（32.9~40.1）

婴幼儿头围、胸围增长规律

宝宝头围的增长速度在生后的第1年内非常迅速，它反映了脑发育的情况。刚出生时宝宝平均头围大约34厘米，到6个月时增至42厘米，1岁时增至46厘米。以后速度逐渐减慢，2岁时为48厘米，而在2～14岁的10余年，头围仅增加6厘米左右。

宝宝的胸廓在婴幼儿时期呈圆桶形，即前后径与左右径几乎相等。随着年龄增长，胸廓的左右径增加而前后径相对变小，形成椭圆形。整个胸围在出生第1年增长最快，可增加12厘米，第2年增加3厘米。以后每年只增加1厘米。

宝宝头围与胸围的大小有一定关系，这个关系可反映宝宝身体发育是否健康。出生时宝宝头大，胸围要比头围小1～2厘米；至1～2岁时二者大小应差不多；而1～2岁后胸围要比头围大，若是小于头围则说明营养不良，胸廓和肺发育不良。

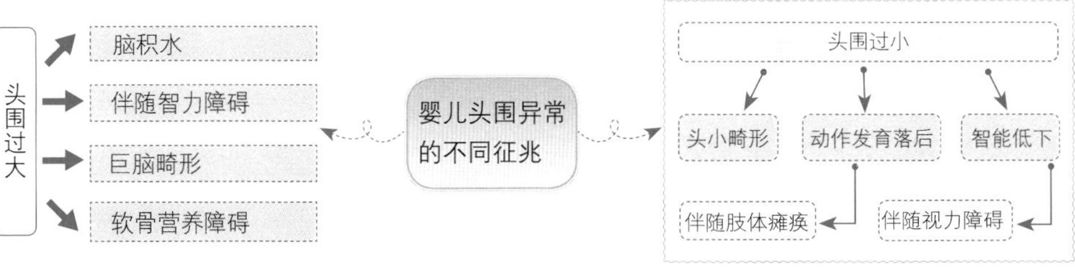

新生儿应做哪些预防接种

刚出生的宝宝没有抵抗细菌和病毒的能力，容易受感染患病。做预防接种的目的就是要通过给宝宝少量的病毒疫苗、菌苗、类毒素等，刺激机体产生抗体。当有病毒、细菌侵入时，抗体予以抵抗之。

新生儿期应做的预防接种是卡介苗，预防结核病。如果因病错过接种，那也要在病愈后尽快补种上。还要常规注射乙肝疫苗第一针，预防乙型肝炎。

新生儿出生后24小时内接种卡介苗，乙肝疫苗需分别于出生后24小时内以及满1个月和6个月时注射。宝宝注射疫苗后要适当休息，不要剧烈活动，也不要吃刺激性食物，暂时停止洗澡。

通常，宝宝接种卡介苗后都无明显的发热等反应。卡介苗接种后2～8周，局部有可能出现红肿，而且还渐渐形成白色的小脓包，以后有的自行消失，有的破溃形成浅表溃疡，然后结痂，痂皮脱落后形成永久疤痕。接种后2～3个月即产生有效免疫力，为了保险起见，最好于接种后8～14周，到结核病防治所检查结果，如果接种失败，可以及时补种。

不宜做预防接种的情况

★ 空腹或饥饿时不宜注射
★ 宝宝患病或体温在38℃以上
★ 宝宝患传染病的恢复期
★ 宝宝有免疫性缺陷
★ 患过敏性疾病
★ 宝宝有腹泻症状
★ 有严重皮肤病

新生儿喂养

母乳喂养是最合适的新生儿喂养方法，不光方便省力、经济实惠，而且母乳还是宝宝必需的理想食品。母乳中含有婴儿生长发育所必需的各种营养素，而且营养比例最适合婴儿消化吸收，因此是其他代乳品所不及的。

母乳是婴儿最理想的食物

由于母乳所含蛋白质组成成分合理，其成分及比例还会随着宝宝的生长和需要相应改变，即与婴儿的成长同步变化，以适应婴儿不同时期的需要，所以母乳是婴儿最理想的食物。

牛奶中酪蛋白的 as 成分在胃中容易形成凝乳，难以消化，母乳中只含微量 as 成分，所以母乳比牛奶更容易消化。

牛奶中 β－乳球蛋白含量较多，β－乳球蛋白容易引起过敏反应，而母乳中则没有这种成分。

乳铁蛋白在母乳中的含量比牛奶高，乳铁蛋白可结合铁，对肠道内的某些细菌有抑制作用，可以预防某些疾病。

母乳中的溶酶菌有抗菌作用，母乳的抗菌力比牛奶高 3000 倍，这是其他任何食品不能比拟的。母乳中丰富的分泌型免疫球蛋白 IgA，能保证宝宝增强抵御疾病的能力，婴儿不易发生胃肠道、呼吸道、泌尿系统的感染，并可降低腹泻和肺炎的发病率。所以，母乳喂养的孩子在 4 ～ 6 个月之前很少得病，这种免疫作用是母乳所特有的。虽然牛奶中的 IgG 比母乳多，但有时可引起婴儿肠绞痛。

母乳中的牛磺酸对婴儿大脑的发育有促进作用，其含量是牛奶中的 80 倍。

母乳中所含的无机盐仅是牛奶含量的 1/6 ～ 1/4，大大减轻了宝宝肾脏的负担，对肾脏发育尚不完全的宝宝是很有利的。

因此，年轻的母亲都应该回归自然，用母乳来喂养自己的宝宝。

母乳喂养对妈妈的好处

- 可减少经济支出，节约各种开支
- 促进子宫复旧，减少产后出血，有助于排净恶露
- 消耗脂肪，减轻孕期增加的体重
- 减少乳腺癌和卵巢癌的发病概率
- 可免除人工喂养的劳累，利于孕产妇体力和健康的恢复

母乳对宝宝的好处

- ★ 含有丰富的乳铁蛋白，有抑菌作用
- ★ 牛磺酸含量丰富，促进婴儿大脑发育
- ★ 含有无机盐，利于宝宝肾脏发育
- ★ 有助于提高宝宝的免疫力
- ★ 含有较多的脂肪酸和乳糖，易于宝宝消化

利用好初乳

初乳是指母亲产后3～7天内分泌的乳汁，这种乳汁浓稠而呈淡黄色。此后的乳汁称为成熟乳。初乳的量很少，但与成熟乳汁相比，初乳含脂肪较少，有丰富的蛋白质，而且大部分是球蛋白。

新生儿通过吃初乳可得到大量的免疫球蛋白和免疫细胞，保护新生儿免受感染。其中的免疫球蛋白A，宝宝吃后可以黏附在胃肠道的黏膜上，抵抗和杀死各种细菌，从而防止宝宝发生消化道、呼吸道的感染性疾病。此外，初乳中的巨噬细胞、T淋巴细胞和B淋巴细胞可吞噬有害细菌，具有杀菌和免疫作用。

初乳中含脂肪量较低，正好与刚出生的小儿胃肠道对脂肪消化吸收能力差的特点相适应。

宝宝一降生就会哭，这是正常现象。可是，有的妈妈总是担心宝宝是因奶水太少饿的，从而采取一些错误做法，如加糖水、牛奶，最后导致母乳喂养失败。宝宝是伴随着水、葡萄糖、脂肪的储存而诞生的，最初几天，少量的初乳完全能满足要求。以后只要坚持喂养，让宝宝频繁地吸吮，奶量就会越来越多。

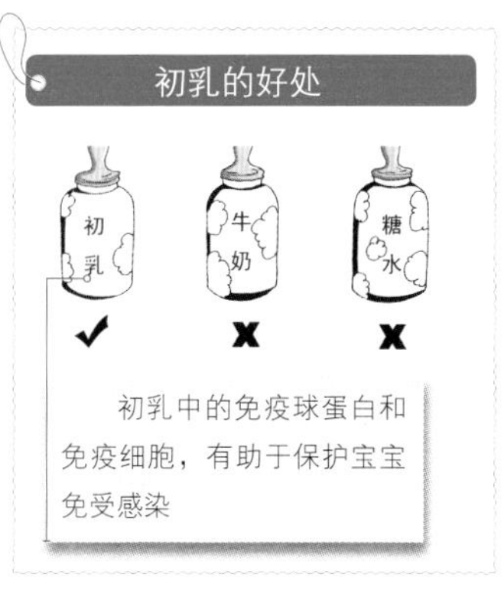

初乳中的免疫球蛋白和免疫细胞，有助于保护宝宝免受感染

产后哺乳越早越好

现在多主张早开奶，在孩子出生后的30分钟内，处理好脐带并擦干净婴儿身上的血迹后，就应该立即将他裸体放在产妇怀中，但背部要覆盖干毛巾以防受寒，然后在助产护士的帮助下让孩子与产妇进行皮肤与皮肤的紧密接触，并让孩子吸吮产妇的乳头。这样的接触最好能持续30分钟以上。

为什么要这么做呢？这是因为胎儿胎盘娩出后，产妇的脑垂体可立刻分泌催乳素，而且新生儿在出生后20～50分钟时正处于兴奋期，此时的吸吮反射最为强烈，过后可能会因为疲劳而较长时间处于昏昏欲睡的状态中，吸吮力也没有出生时那么强了。

因此，要抓住这一大好时机，让孩子尽早地接触母亲，尽早地吸吮乳汁，这样会给孩子留下一个很强的记忆，过一两个小时再让他吸吮时，他就能很好地进行吸吮。未尽早吸吮的孩子往往要费很大力气才能教会他如何正确进行吸吮。

正确的喂奶方法

正确的哺乳方法可减轻母亲的疲劳，防止乳头的疼痛或损伤。无论是躺着喂、坐着喂，母亲全身肌肉都要放松，体位要舒适，但一般采用坐位，这样有利于乳汁排出。

哺乳前先用肥皂洗净双手，用湿热毛巾擦洗乳头、乳晕，同时双手柔和地按摩乳房 3 ~ 5 分钟，可促进乳汁分泌。然后，要精神愉快，眼睛看着孩子，抱起婴儿，使孩子的脸、胸、腹部和膝盖都面向自己，下颏紧贴母亲的乳房，嘴与乳头保持同一水平位。

母亲将拇指和其余四指分别放在乳房的上、下方，呈“C”形，托起整个乳房（成锥形）。若乳汁过急，可用剪刀式手法托起乳房。先将乳头触及婴儿的口唇，在婴儿口张大、舌向外伸展的一瞬间，快速将乳头和大部分乳晕送入宝宝口腔，同时用温柔爱抚的目光看着宝宝的眼睛。

这样婴儿在吸吮时既能充分挤压乳晕下的乳窦（乳窦是贮存乳汁的地方），使乳汁排出，又能有效地刺激乳头上的感觉神经末梢，促进泌乳和喷乳反射。只有正确的吸吮动作，才能促使乳汁分泌更多。

然后，让婴儿先吸空一侧乳房，再换另一侧，下次哺乳相反，轮流进行。哺乳结束时，让宝宝自己张口，乳头自然从口中脱出。喂奶后要抱直宝宝轻拍其背，让宝宝打个“嗝”，以防溢乳。若宝宝入睡应取右侧卧，以防吐奶呛入气管引起窒息。

婴儿满月前喂奶宜忌

满月前给婴儿喂奶的次数和时间间隔不要硬性规定，只要小宝宝饿了就应喂，即使夜里也是如此，小宝宝能吃多少就喂多少。

用湿热毛巾擦洗乳头乳晕的好处

可促进乳汁分泌

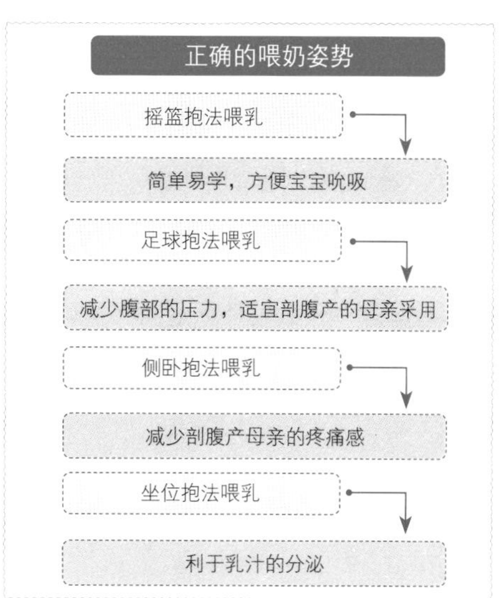

夜间如何喂养新生儿

新生儿的月龄越小，就越需要夜间哺乳。新生儿长大一点儿，晚上就可以不哺乳。因为年龄越小，新陈代谢越旺盛，需要的热能越多。年龄越小，胃的容量也越小，每次哺乳量也少，哺乳次数也随之增多，少量多餐。故新生儿年龄越小，夜间哺乳次数应该越多。

新生儿期夜间哺乳要求达到3～4次。随着年龄增长，夜间的哺乳次数可逐渐减少，到3个月时夜间可减为1次哺乳，到5个月时夜间可以不哺乳了。总的原则是根据新生儿饥饿情况，以给新生儿吃饱为度。

至于夜里哺乳的姿势，最好采取坐着的姿势。因为乳母晚上睡意较浓，如果躺着哺乳，充满着乳汁的乳房很容易堵住小婴儿的鼻孔，或者由于乳汁过急地流出，小婴儿来不及吞咽发生呛乳窒息。这样的意外事故也屡见不鲜。

除此之外，有些乳母为了方便自己让宝宝一整夜都含着奶头，这对宝宝是极其不利的。这样容易造成宝宝消化不良，还给宝宝养成了不好的吃奶习惯，更影响了宝宝的睡眠质量。

夜间喂养的注意事项

- 关好窗户，盖住宝宝的四肢，以防着凉
- 宝宝有需要时再喂，保证宝宝的睡眠
- 不要将乳头整夜放入宝宝的嘴中
- 逐次调整宝宝夜间吃奶的次数
- 夜间喂养时，灯光不宜过亮，以免刺激宝宝

母乳是否充沛的判断方法

母亲都想知道自己的乳汁是否满足婴儿的需要。那么，怎样知道母乳是否够吃呢?

婴儿吃奶时有连续的咽奶声，吃完后能安静入睡3～4小时，醒后精神愉快，每月体重稳步增加；每天大便2～3次，色泽金黄，呈黏糊状或成形，表示奶量充足。

如果婴儿吸奶时要花很大力气，或吃空奶后仍含着奶头不放，有时猛吸一阵便吐掉奶头而哭，吃完奶后睡了1小时左右就醒来哭闹，喂奶后又入睡，反复多次；大便量少或呈绿色的稀便，都表示母乳不足。

日常生活中经常会遇到这样的情况，当哺乳的母亲遭受巨大不幸而受到强烈刺激时，她的奶水会明显减少甚至没有；而如果心情愉快，奶水就会喷涌而出。这表明乳汁的产生和射出会受到母亲情绪的影响。因此，母亲在哺乳期间，一定要注意保持自己良好的情绪，以一种积极的心态来喂哺自己的孩子。

母乳充沛与否的判断方法

★ 观察孩子能否吃饱

★ 换尿布

★ 称宝宝体重

★ 哺乳时间长短

★ 哺乳间隔时间长

★ 观察乳房是否胀满

使乳汁充沛的方法

不少产妇因为奶水不足甚至无奶而焦急。下面介绍一些使乳汁充沛的方法：

早吸吮、勤喂奶是奶水增加的最好方法。早开奶能使乳汁及早分泌，而勤喂奶能加速乳汁的产生和分泌。资料表明，婴儿吸吮刺激越早，母亲乳汁分泌就越多。即使母乳尚未分泌，吸吮乳头几次后就会开始分泌乳汁。

哺乳时要按需哺乳，奶胀了就喂，婴儿饿了就喂，如果乳汁一次吃不完，要挤出来，让乳房排空，这样才能产生更多的乳汁。否则，乳房老是胀着不排空，奶就憋回去了。

不要随意给婴儿添加牛奶或糖水，不要给婴儿使用带有橡皮奶头的奶瓶。因为橡皮奶头可以使婴儿产生乳头错觉，会使其不愿意用力吸吮母乳，从而使母乳分泌越来越少。

此外，母亲要加强饮食营养，多吃含蛋白质、脂肪、糖类丰富的食物，多吃新鲜水果和蔬菜，保证维生素的需要，同时汤类食物也必不可少。充足的睡眠、良好的情绪也是保证乳汁分泌的重要因素。

缺乳宜食用的食物	
症状表现	宜食用食物
产褥期气血虚弱，乳汁不足	猪蹄、鲫鱼、鱼头、花生、羊蹄、黄豆、豆腐、赤豆等
乳房胀满、乳腺不通而缺乳	丝瓜、苋菜、芹菜、莴笋、番木瓜等

两个乳房奶水不均怎么办

有些新妈妈常常出现一只乳房奶水充足，而另一只较少的情况。这多是因为母亲往往喜欢让宝宝先吃奶胀的一侧乳房，当吃完这一侧乳房时，宝宝大多已经饱了，不再吃另一侧乳房。这样，奶胀的一侧乳房因为经常受到吸吮的刺激，分泌的乳汁越来越多，而奶水不足的一侧由于得不到刺激，分泌的乳汁就会越来越少。久而久之，就会出现妈妈的乳房一边大一边小、一边胀一边不胀的情况，断奶以后也难以恢复。

宝宝长期只吃一侧乳房的乳汁，时间长了，会造成偏头、斜颈、斜视，甚至小脸蛋也会一边大一边小，后脑勺一边凸一边凹，这对宝宝的健康十分不利。

出现一只乳房奶胀，另一只乳房奶少的情况时，可以在每次哺乳时，先让婴儿吸吮奶少的一侧，这是因为宝宝饥饿感强，吸吮力大，对乳房的刺激强，奶少的那一侧乳房泌乳会逐渐增多。大约 5 分钟，宝宝可以吃到乳房中大部分的乳汁，然后再吃奶胀的一侧。这样两侧乳房的泌乳功能就会一样强。

哪些情况不宜母乳喂养

母亲患以下几种常见疾病时应暂时停止母乳喂养，如不加以注意，会给婴儿带来不良后果。

感染性疾病。患上呼吸道感染伴发热，产褥感染病情较重者，或必须服用对孩子有影响的药物者。梅毒、结核病活动期也不宜哺乳。

心脏病。Ⅲ～Ⅳ级患者或孕前有心衰病史者。此类患者哺乳极易诱发心力衰竭，可危及生命。心功能Ⅰ、Ⅱ级伴有心功能紊乱的患者，必须在纠正心功能紊乱后才能进行母乳喂养。

肺结核。对于患有活动性（传染期）肺结核的产妇娩出的婴儿，应当立即接种卡介苗，并与乳母隔离6～8周，不能母乳喂养。这样既可以减少产妇的体力消耗，又能避免传染婴儿。

癫痫病。由于抗癫痫药对婴儿危害较大，故多主张禁止母乳喂养，但少发作或用药量少的，也可母乳喂养。

糖尿病。患糖尿病的产妇不宜母乳喂养。

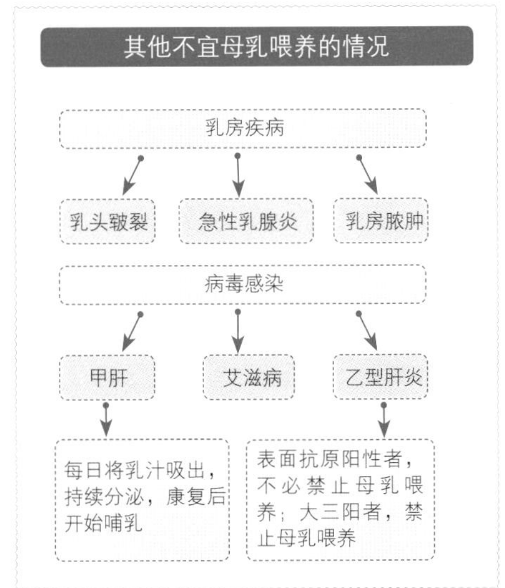

产后漏奶怎么办

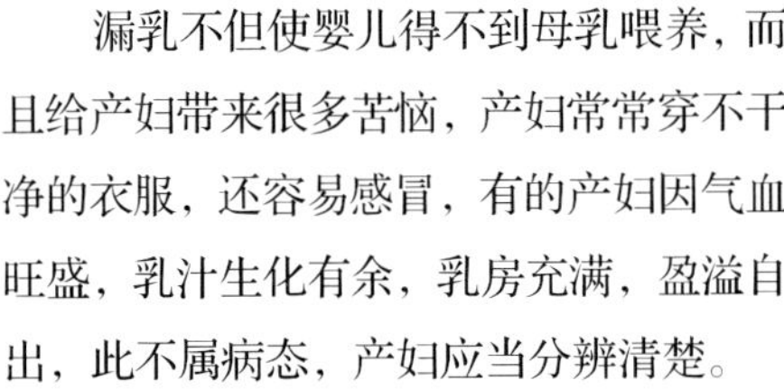

漏乳不但使婴儿得不到母乳喂养，而且给产妇带来很多苦恼，产妇常常穿不干净的衣服，还容易感冒，有的产妇因气血旺盛，乳汁生化有余，乳房充满，盈溢自出，此不属病态，产妇应当分辨清楚。

凡乳汁自出者，除求医治疗外，还应当注意勤换衣服，避免湿邪浸渍。冬天可用2～3层厚毛巾包扎乳房，或用牡蛎粉均匀地撒于两层毛巾中间，药粉厚如硬币，以之包扎乳房，可以加强吸湿的作用。

乳汁自出食疗方法两例：

★米60克，益母草12克，香附子9克，芡实18克，把用药用纱布包好，煎汤后去渣，入米煮粥服食，每天一次，3～5天为一疗程。

★母鸡一只，煮成白汤，用此鸡汤，加水，加入当归10克、芡实5克，煎汤饮下。

不要用奶瓶喂奶、喂水

女性在哺乳期哺育婴儿时，有时会出现一种比较反常的现象，孩子虽然很饿，但是不愿吸吮母亲的乳头，刚吸一两口就大哭不停。这是因为这些孩子往往都使用过橡皮奶头。这种现象医学上称为“奶头错觉”。

因为用奶瓶喂养与母亲哺乳形成的婴儿口腔内的运动情况是不同的，用奶瓶喂养时，橡皮奶头较长，塞满了整个口腔，婴儿只需用上、下唇轻轻挤压橡皮奶头，不必动舌头，液体就会通过开口较大的橡皮奶头流入口内。

而吸吮母亲乳头时，婴儿必须先伸出舌头，卷住乳头拉入自己的口腔内，使乳头和乳晕的大部分形成一个长乳头，然后用舌将长乳头顶向硬腭，用这种方法来挤压出积聚在乳晕下（乳窦中）的奶汁。

如果婴儿拒绝吸吮母亲的乳头，这样就严重地影响了母乳喂养的顺利进行。因此，年轻的乳母一定要注意，不要用奶瓶或橡皮奶头给孩子喂奶喂水。

用奶瓶喂奶的坏处

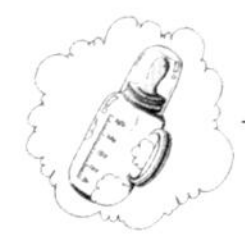

橡皮奶头虽然容易得到乳汁，但影响母乳喂养的进行，所以要避免

如何进行混合喂养

当发现母乳喂养婴儿吃不饱时，就需加喂代乳品，如牛奶、羊奶、奶粉等，这个方法就是通常说的混合喂养法。采用此法喂养应注意以下两点：

每次应先喂母乳，让婴儿把乳汁吸完后，再喂代乳品。因为婴儿往往吃代乳品时吃得快、吃得香，而吃母乳时却不高兴，不是哭闹就是睡觉，使乳房不能排空，影响乳汁分泌，母乳会因此而越来越少。

代乳品不能配得太甜，宝宝吃惯了比较甜的代乳品，就会觉得母乳淡而无味了，这会使之不愿吃母乳。另外，橡胶奶嘴的孔不要过大，婴儿吃惯了容易吸吮的奶头，就不愿吃母乳了。

混合喂养方法

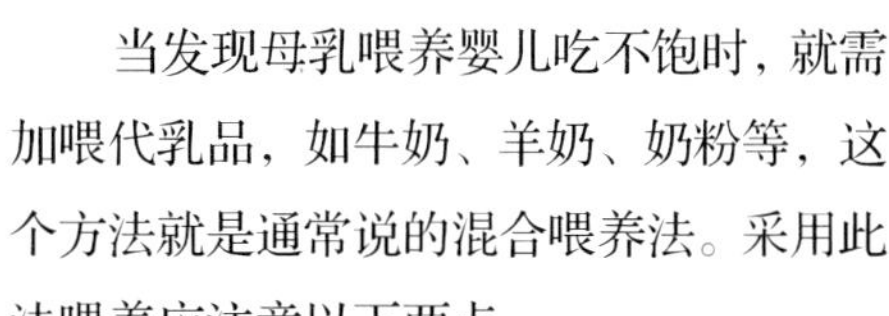

以母乳为主，母乳完毕后再喂牛奶、羊奶等代乳品

混合喂养的搭配方法

混合喂养最好不要一顿全部吃母乳，另一顿全部吃代乳品。如果因为某些原因母亲不能按时给婴儿喂奶时，可用代乳品代替一次，但一天内用母乳喂哺不能少于3～4次。母乳喂养次数过少也会影响乳汁的正常分泌。

怎样人工喂养宝宝

妈妈必须先洗净双手，提前 15 分钟准备好调制奶粉所需的用具，然后拿出消过毒的奶嘴、奶瓶、奶粉和所需水量。把准备好的 50 ～ 60℃的热水 2/3 量倒入奶瓶中。用奶粉罐所附的汤匙，按说明加入适量奶粉。晃动奶瓶，让奶粉充分化开，不要有结块。将剩余的 1/3 热水加入奶瓶中，然后把奶瓶放平，通过刻度查看是否够量。盖上奶瓶盖后再轻轻晃动一次，不要太用力，以免起泡沫。妈妈先在胳膊弯处滴几滴试试温度，稍感温热即为适宜。

妈妈选择自己感到舒服的姿势，如坐在床边，可以放一个坐垫在腿上，以此来调整高度，避免手臂很快酸痛。一手拿奶瓶，另一手让宝宝头枕在手肘上，用小臂支撑住宝宝的身体。

随着奶瓶中奶量的减少。逐渐增加奶瓶的倾斜度，可将奶瓶盖松开少许，让空气进入瓶内。

竖着抱起宝宝，让头靠在妈妈身上，妈妈轻拍宝宝后背，让其将吞进胃内的空气排出。

奶瓶的消毒方法如下：喂奶后立即用奶瓶专用刷，彻底清洗每一个部分，然后用清水冲洗；奶嘴不仅要用专用刷刷洗外面，里面也要认真刷洗。在消毒用的锅里盛满水，将奶瓶、计量勺、瓶夹子放进去，点上火，在开水里煮 5 ～ 6 分钟。用蒸煮器需要 10 分钟。奶嘴的消毒有 3 分钟就行，在停火前 3 分钟放进去即可。

奶具消毒

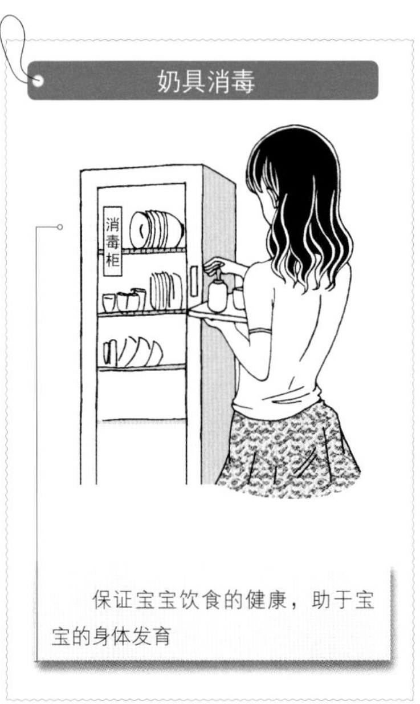

保证宝宝饮食的健康，助于宝宝的身体发育

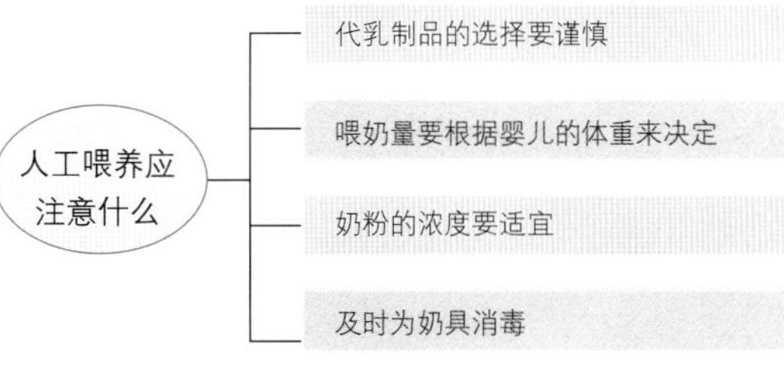

调乳前奶具要控水

如果马上就要调乳的话，不管消毒用的是锅还是蒸煮器，都应在盘上铺上擦拭布，用消过毒的镊子或奶瓶夹将消过毒的喂奶用具逐个取出，把水控干才可使用。

人工喂养注意事项

喝牛、羊奶时，一定要加糖，因牛、羊奶中糖的含量较少，不能供给小儿足够的热量，一般在500克奶中加25克糖为宜。以牛奶为主食的婴儿，每天喝牛奶不得超过1千克。超过1千克时，大便中便会有隐性出血，时间久了容易发生贫血。

鲜奶要煮开后再喝，这样既消毒又可使奶中的蛋白质容易吸收。每次喂奶时，都要试试牛奶（羊奶、奶粉）的温度，不宜过热或过凉，可将奶汁滴几滴在手背上，以不烫手为宜。

奶头的开孔不宜太大或太小，太大奶汁流出太急，可引起婴儿呛奶，太小婴儿不易吸出。喂奶时，奶瓶应斜竖，使奶汁充满奶头，以免小儿吸入空气而引起吐奶。

要注意奶具的卫生，奶瓶、奶头、汤匙等食具每天都要刷洗干净，然后煮沸消毒一次（煮沸消毒时间一般为水开后再煮10分钟，奶头煮3分钟即可）。每次喂奶都应用清洁的奶头，喂完后马上取下，并洗净放入干净的瓶内，临用时用开水泡3～5分钟。

正确的喂奶方法

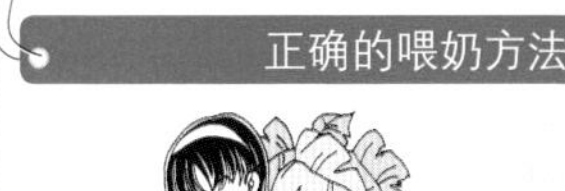

奶瓶斜竖，方便吸奶汁，避免宝宝吸入空气后吐奶

奶瓶选购要点

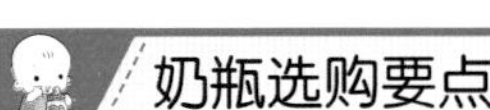

奶瓶是每个宝宝的必需品，现在市场上的奶具品种繁多，很多父母不知道到底哪一种更适合自己的宝宝，还有的家长认为随便买一种都可以给宝宝喂奶。奶具是宝宝进食的主要工具，如果选择的不好，宝宝就会产生抗拒，所以选择奶具很重要。

奶瓶使用一段时间后会出现变形、透明度差、刻度不清、内盖溢扣等情况，应该及时更换新产品。选购时，应查看产品标签是否规范，是否符合国家规定的标注方法及事项，是否标明生产厂家的名称、地址及相关说明。一般好的奶瓶透明度很好，能够清晰地看到奶的容量和状态。另外，奶瓶的瓶身上最好不要有太多的图案和色彩。

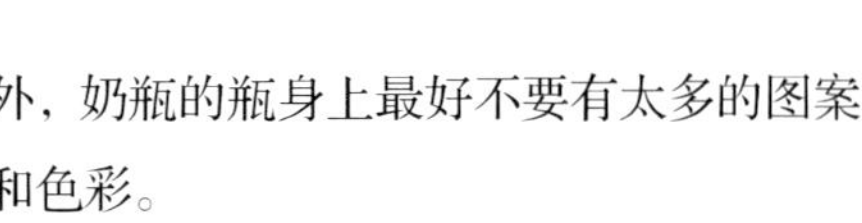

奶嘴是奶瓶最重要的部分，现在市场上的奶嘴大多用硅胶制成，这种材质更接近母亲的乳头，软硬适中，可以促进宝宝的唾液分泌，容易被宝宝接受。

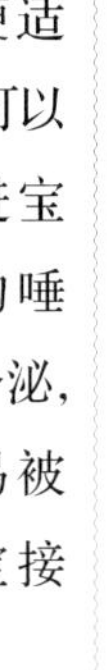

选购奶瓶注意事项

- 瓶身光滑，瓶底无毛刺
- 奶嘴形状及流量适合婴幼儿需求
- 奶瓶内盖旋转自如，无溢扣现象
- 奶瓶外盖盖上后不会轻易被碰掉
- 瓶身透明度高，毫升数及刻度显示清晰
- 瓶身图案不含铅、不掉色
- 选择知名品牌，可保证用品设计合理、无毒无害

奶瓶的辅助用品

奶瓶的辅助用品有清洁、加热、过滤、消毒等几类，不同的用品有不同的作用。

奶瓶刷。一套奶瓶刷包括一大一小两个刷子，大刷子用于刷瓶端，小刷子用于刷奶嘴。海绵奶瓶刷适合清洗塑料奶瓶，尼龙奶瓶刷适合清洗玻璃奶瓶，所以要根据不同的奶瓶选择适宜的奶瓶刷。

奶瓶消毒锅。煮沸消毒是最常用的也是最有效的消毒方法，但通常需要以火源加热，比较麻烦。专用的消毒锅利用电能，13 分钟自动断电，使用方便、安全。

暖奶器。间接加热瓶装食品，方便、卫生、安全。食品放入暖奶器时间不能过长，不然食品会变质。

奶瓶专用过滤器。主要用于过滤果汁中的杂质。消毒后使用，保证绝对卫生。

一次性奶袋。将奶袋与奶瓶内盖衔接，然后装入奶粉，冲水即可。这种奶袋为即用即弃型，免去了清洗消毒的步骤，适合外出使用。奶袋还有专门的奶瓶桶，为无底中空，比常用奶瓶稍大一点儿，有利于妈妈手拿哺喂宝宝。

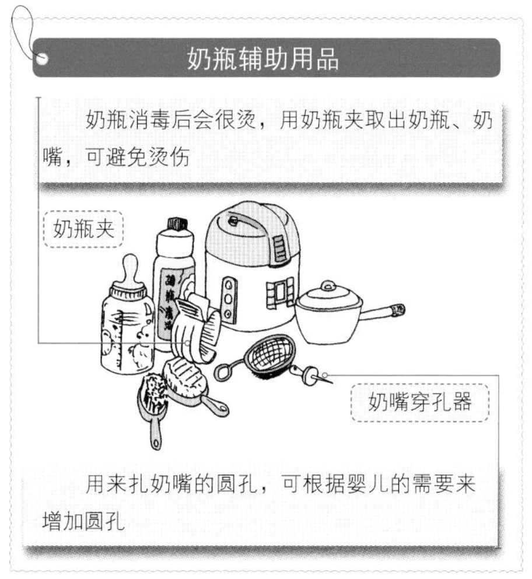

不宜用暖瓶保存鲜奶

暖瓶是用来保温开水的，但有的家长喂养小儿贪图方便，将煮好的牛奶灌入暖瓶里保温，以为可随吃随取，方便省事，殊不知经常饮用存放时间长的牛奶对人体是不利的。

牛奶营养丰富，灌入保温瓶贮放时间过长，随瓶内温度下降，细菌在适宜的温度下会大量繁殖，用不了 3 ~ 4 小时，瓶中牛奶就会腐败变质，小儿吃了这种牛奶，容易引起腹泻、消化不良或食物中毒。

因此，牛奶应随吃随煮，如暂时不吃，可放少许砂糖和少许食盐。

经煮沸过的牛奶，最好立即分装到已消毒的奶瓶内，或放在原消毒锅内不动，但要加盖，防止空气中尘埃细菌污染，然后放在冷水或冰箱、冰库保存。但在冬天，如保存时间超过了 24 小时，炎热天超过 12 小时的，食前要加热煮沸 2 分钟。此外，可在已消毒的牛奶中加过氧化氢溶液（有杀菌作用），每 100 毫升牛奶加 1 毫升过氧化氢溶液。

新生儿喂鲜奶应掌握的量与次数

牛奶脂肪粗大，不易消化吸收，而且容易被细菌污染，牛奶中不含预防感染的白细胞和抗体，人工喂养的婴儿较易得腹泻及呼吸道感染引起的疾病。喂牛奶可适当补充糖水和果汁。

凡给新生儿喂牛奶，必须加水稀释后才能喂食，一般一两周内新生儿宜用2～3份牛奶加1份水。三四周小儿宜用3～4份牛奶加1份水，满月以后小儿不宜加水，可喂全奶。

喂牛奶的婴儿，要规定时间，因为牛奶要比母乳难于消化：同时，1天所需奶的总量约等于孩子的体重千克数×100～孩子的体重千克数×120毫升，1天奶的总量不应超过1000毫升。

羊奶的营养是非常高的。它与牛奶的营养价值近似，但所含维生素B_{12}、叶酸量不足，长期喂羊奶不加辅食易发生营养性贫血（巨幼红细胞型贫血），如及早添加辅食，可以避免。

凡新生儿喂哺羊奶，必须稀释后再喂，生后不到一周的婴儿，羊奶与水的比例为1：3，也就是1份羊奶3份水；生后三四周的婴儿为1：2；生后两三个月的婴儿为1：1；以后水量可逐渐减少，待婴儿长到7个月后就可以喝全奶了。

不能给新生儿喂酸奶，虽然酸奶具有较高的营养价值，但对新生儿是不合适的。

这是因为酸奶中含有乳酸，这种乳酸由于新生儿肝脏发育不成熟而不能将其处理，结果使乳酸堆积在新生儿体内，而乳酸过多是有害的，所以新生儿不能长期用酸奶喂养，只能作为临时性喂养。

给婴儿喂羊奶应掌握的量

月龄	出生1周	8～14天	15～28天	1～2个月	3～6个月
喂食次数	7～8次/每日	7次/每日	6次/每日	5～6次/每日	5次/每日
喂食量	婴儿体重（kg）×100				

注：喂羊奶时，必须将羊奶煮沸，在饮用时加入适量的糖，但不可加太多，过多的糖会导致宝宝腹泻

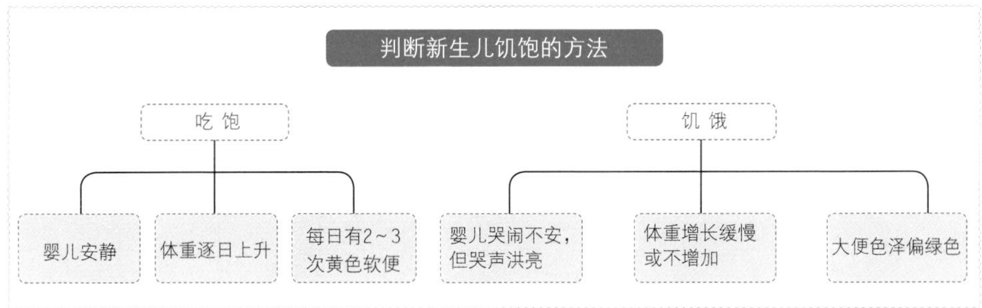

调配奶粉的注意事项

冲泡奶粉时，奶粉袋或罐上都写有奶粉的使用法和比例等，要照说明去做。一般奶粉和水的比例是1∶60毫升或1∶30毫升，也可以根据奶粉包装袋上的说明来调配，不能随意的改变浓度。奶水浓度过浓或过稀，都会影响宝宝的健康。如果奶粉浓度过高，幼儿饮用后，会使血管壁压力增加，胃肠消化能力和肾脏的排泄能力难以承受，发生肾衰竭。如果奶粉浓度太稀，会导致蛋白质含量不足，引起营养不良。

调配奶粉时还要注意以下几点：首先用肥皂洗净双手。将开水冷却至50～60℃，往消过毒的奶瓶里倒进必需量的一半。将必需量的奶粉一点点地往里放，一边摇动一边就溶解了，等完全溶解后再倒进剩下的一半热水。盖上奶嘴和奶嘴罩，冷却到不烫人的程度，以把奶滴在手腕的内侧感到温热为准，温度在40℃左右，夏天可再凉些。

调配奶粉

调配奶粉前，注意清洁双手，给奶嘴、奶瓶消毒

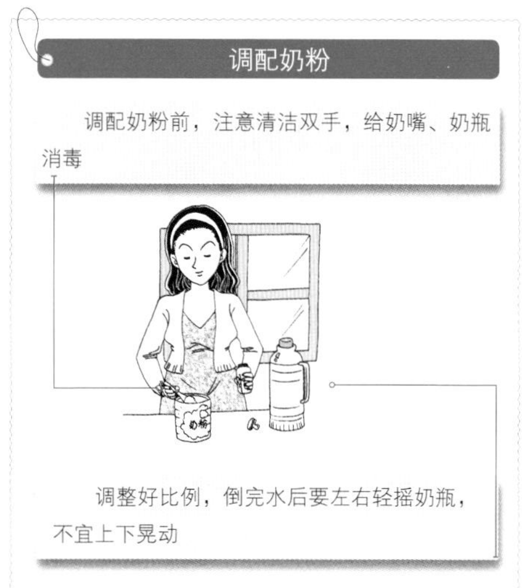

调整好比例，倒完水后要左右轻摇奶瓶，不宜上下晃动

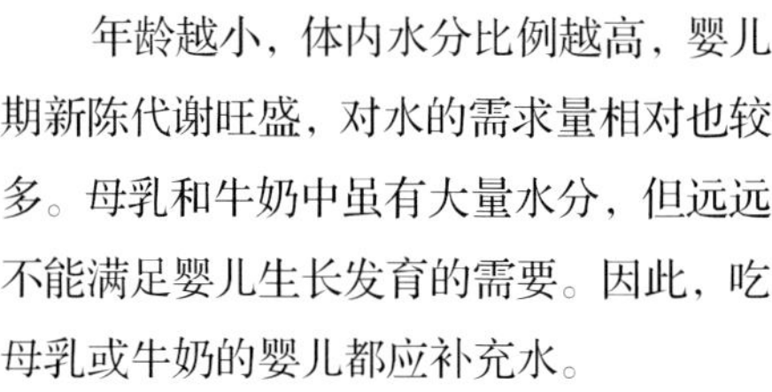

怎样为孩子补充水分

年龄越小，体内水分比例越高，婴儿期新陈代谢旺盛，对水的需求量相对也较多。母乳和牛奶中虽有大量水分，但远远不能满足婴儿生长发育的需要。因此，吃母乳或牛奶的婴儿都应补充水。

一般情况下，婴儿每天的饮水量是每千克体重120～150毫升，应去除喂奶的量，余量一般在一日中每两顿奶之间补充水分。可给婴儿喝白开水、水果汁、蔬菜汁等，夏季可适当增加喂水次数。

给宝宝补水时，如果宝宝不愿喝水，大人一定要有耐心，在两次喂奶间或宝宝心情好的时候喂。一开始喝多少没关系，慢慢就会习惯了，但不能以糖水代替白开水。

宝宝刚开始吃辅食时会因消化不良而有拉肚子的情况发生。拉肚子时钠和钾会随着水分而流失，所以要十分注意宝宝是否有脱水症的病征。这时要给宝宝补充充足的水分，如喝一点开水或稀释后的果汁。

给新生儿喂水宜忌

★ 不能喂太甜的水，易造成宝宝腹部胀气

★ 不宜喝果汁饮料，刺激肠胃，引起宝宝肠胃不适

★ 喝白开水

★ 夏天汗多时，可适量在白开水中加盐，补充盐分

哺乳期妈妈禁用的西药

儿乎所有的药物都可能通过血液循环而至乳腺，并从其分泌的乳汁而出，影响乳儿。由于婴儿对药物非常敏感，肝脏解毒能力差，即使母体仅仅使用治疗剂量，仍可使婴儿蓄积中毒，对早产儿更是危险。因此，产妇用药就要当心，否则会通过乳汁影响宝宝的健康。比如说，抗甲状腺药物、抗肿瘤药物、四环素、抗凝药物等。

新生儿体内的药物浓度一方面可能是产妇分娩前或分娩时使用的药物通过胎盘留下的；另一方面是通过乳汁得到的。哺乳期妇女服用的大多数药物或多或少都会出现在乳汁中，且新生儿代谢和排泄药物的功能尚不成熟。新生儿排除药物非常缓慢，比如给大人服用咖啡因，清除一半咖啡因的时间不到 4 小时，但新生儿则需要 80 个小时以上才能清除。

因此，在哺乳期用药时必须注意药物是否会从乳汁排出，乳儿吸入后是否会产生危害。

乳汁中药物浓度和服药剂量有关，故乳母给药应给最低的有效量，这样尽可能降低乳汁中的药物浓度，以减少对宝宝的影响。

产妇不要滥用药物，如果必须用药，应在医生指导下使用。乳母在服用任何药物之前，都应了解此种药物能否对孩子有影响，最好征求医生的意见。如果确需服药，可暂停哺乳或断奶。

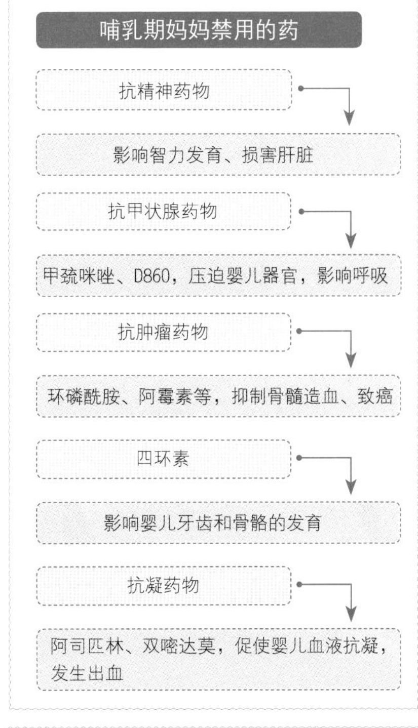

用药禁忌
易引起婴儿贫血
此外，大剂量的雌性、雄性激素，麦芽、薄荷等有回奶的作用，喂养者不宜服用

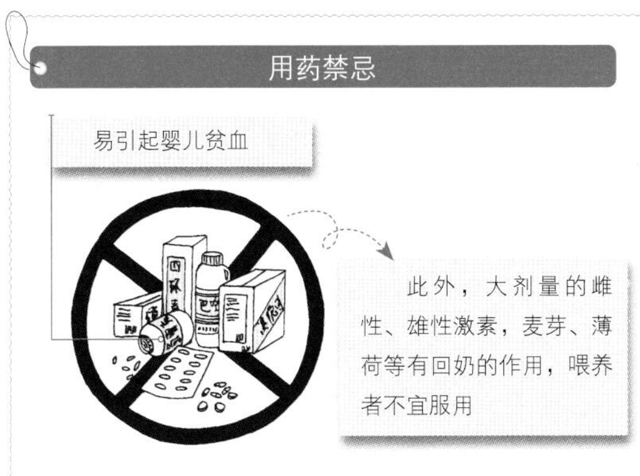

哺乳期妈妈忌用的中药

中药方面，在产后一定要忌用大黄，因为该药不仅会引起盆腔充血，阴道流血增加，还会进入乳汁中，使乳汁变黄，宝宝吃了会造成腹泻。此外，炒麦芽、逍遥散、薄荷也有回奶作用，产妇也要忌用。

起居护理

通常，刚刚出生不久的宝宝对生活环境的要求很高，他从安静的环境到适应现实环境需要一定的时间。新生儿的身体功能尚不健全，外界环境的改变能影响新生儿的生长发育，甚至患病。因此，母亲要为孩子布置一个既舒适又安全的生活环境。

新生儿的居室布置

新生儿的卧室要阳光充足，并保持空气的流通，室温应保持在 18 ~ 22℃，湿度以 60% ~ 65% 为宜。还应经常拖地板，保持室内的清洁。可在婴儿床头挂一个温度计，以便随时观察室温变化，调整新生儿的盖被。新生儿室内不能吸烟。

新生儿的睡床不宜放在窗边，以免直接吹风，使宝宝受凉感冒。床的上方和周围也不要堆放箱子、盒子、镜子、瓶子之类的危险品，以防碰落伤着宝宝。

刚出生的宝宝，尤其要注意避开太阳的光线照射，避免让婴儿的眼睛正对着直射的灯光或日光。婴儿的小床应安排在母亲的睡床附近，以便妈妈随时观察照料婴儿。

新生儿的卧室还要保持安静。刚出生的宝宝神经系统尚未发育完全，易受惊吓。成人不应在有宝宝的室内大声说话，以保证婴儿充足的睡眠。

新生儿寝具的选择

最好给新生儿准备一个婴儿床，可以确保安全。有很多做父母的为了让婴儿睡得舒服，往往买上一张沙发软床或弹簧软床给婴儿，认为婴儿睡软床，不会碰伤孩子的身体。其实，这种做法是有害的，对婴儿的生长发育不利。

婴儿出生后，全身各器官都在发育生长，尤其是骨骼生长更快。婴儿骨中含无机盐少，有机物多，因而具有柔软、弹性大、不容易骨折等特点。但是由于小儿脊柱周围的肌肉、韧带很弱，容易导致脊柱和肢体骨骼发生变形、弯曲，一旦脊柱或骨骼变形，以后纠正就麻烦了。所以，不要让婴儿睡软床，采用木床、平板床为宜，以保证小儿脊柱、骨骼的正常发育。如果是买新床，不妨尽量选择可以利用到 2 ~ 3 岁的大型婴儿床，比较经济实惠些。但是，为了节省空间，也可以购买折叠式婴儿床。

新生儿的衣着要求

经专家认定，新生儿应该从一出生即开始穿内衣，特别是在天气寒冷时出生的婴儿。新生儿的皮肤，毛细血管丰富，角化层薄，表皮细嫩，汗腺发育不良，排尿次数多，生长发育快。

因此，新生儿的衣物应质地柔软、通透性能好、吸水性强、不伤肌肤，最好选用纯棉制成的软棉布或薄绒布。这两种面料不仅质地柔软，还有容易洗涤、保温性、吸湿性、通气性好的特点。同时，衣服颜色宜浅淡，应无花案。衣缝要少，要将缝口朝外翻穿。式样要简单，衣袖宽大，易于穿脱，便于小儿活动。

新生儿不必穿裤子，因为经常尿湿，可以用尿布裤；穿的衣服一般比妈妈多一层就可以。如果婴儿的胸、背部起鸡皮疙瘩或者脸色发青、口唇发紫，说明衣服穿得过少；如果婴儿皮肤出汗，则表示衣服穿多了，要注意减衣。

新生儿的衣着

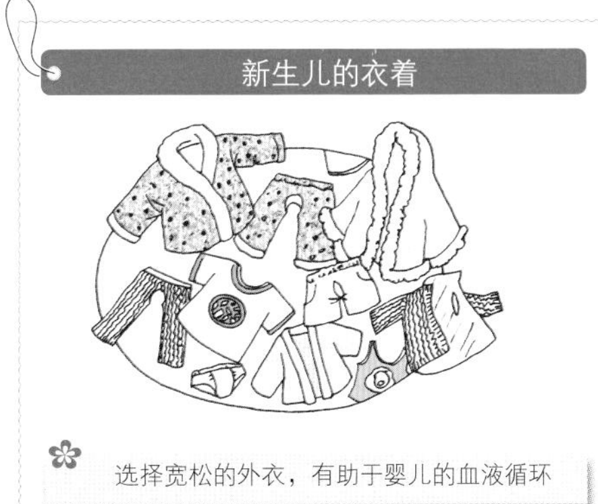

选择宽松的外衣，有助于婴儿的血液循环

怎样给新生儿洗澡

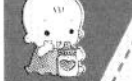

在给新生儿洗浴前首先要作以下一些必要的准备。

关闭门窗，避免空气对流，要求室温最好在24 ~ 26℃，水温最好在38 ~ 40℃之间，如果没有温度计，可以手腕内侧试温度，不凉不烫即可。

洗澡时间最好选择在婴儿吃完奶两小时左右，以减少吐奶。沐浴前先准备好洗澡用品，如浴巾、毛巾、纱布、棉棒、尿布、换洗的衣服、婴儿肥皂、浴液、爽身粉等，脐痂未脱前还要备好消毒棉棒和75%的酒精。

洗澡前还要清洗双手，清洁浴盆等。

每次给宝宝洗澡时间不能过长，一般不要超过2 ~ 3分钟。浴后一手紧托其腋下，一手紧托下身，用双手小心紧抱宝宝离开浴盆，小心手滑。用浴巾包裹，将爽身粉轻轻抹于宝宝的全身，尤其是颈下、两腋窝、两侧大腿内侧等有褶皱的地方，然后穿好衣服，将新尿片换上。

新生儿洗浴的三大目的

- 清洁皮肤，使婴儿感到舒服
- 预防感染，做好新生儿皮肤和脐部的护理
- 观察婴儿全身情况，以便早期发现病症

新生儿脐带的护理

新生儿出生后脐带根部已由接生员进行结扎、消毒和包扎，正常情况下，脐带结扎剪断后 3 ~ 7 天会干燥脱落，血管闭死变成韧带，外部伤口愈合向内凹陷形成肚脐。

由于新生儿脐带残端血管与其体内血管相连，是新生儿感染的易发部位，如果处理不当，细菌就会乘机通过脐带进入血液，引起全身性感染，导致新生儿败血症。

那么如何保护好新生儿的脐带呢？

脐带进行结扎后 24 小时之内要密切观察有无出血，每天洗浴后要用 75%酒精消毒，擦时从脐根中心呈螺旋形向四周擦拭，不可来回乱擦，以免把周围皮肤上的细菌带入脐根部，然后撒些脐带粉，盖上小方纱布，发现婴儿脐带布湿了，应该立即更换，不要用脏手、脏布去摸、擦肚脐。

如果发现脐根有肉芽、脓性分泌物、红肿及臭味，有可能是脐部感染，应及早找医生治疗，以防病情发展恶化。

脐带护理注意事项

★ 妈妈护理宝宝时，要注意清洗手部

★ 保持婴儿的衣着和包被清洁干爽

★ 婴儿排尿、排便之后要及时更换尿布

★ 大、小便后清洗臀部及会阴部

怎样给新生儿测体温

测量新生儿的体温时，肛温比较恒定可靠。口腔温度受外界温度影响较大，尤其是刚喝完热水测量，影响会更大，腋下温度可因夹得松或紧、摩擦、出汗等而有所变化，应该以夹紧、不摩擦、无汗为准。

新生儿测体温常取腋下。量体温之前，将体温计甩到 35℃以下，用棉花蘸酒精擦拭消毒后再用。温度表的水银囊那头放在宝宝的腋下，将表夹住，经 3 ~ 5 分钟后取出。看温度计的刻度时，应横持温度计，缓慢转动，便可以看清温度计所示的刻度。体温计用完后，要用 75%酒精消毒后存放备用。

如果没有体温计，可以通过触摸小儿的额头或身体来确定是否发热或体温过低，这就全凭大人的感觉了。早产儿、重病小儿不但不发热，还可能会出现低体温。可触摸小儿的小腿和腋窝来判断，如发冷，常预示体温不升。有时小儿包裹不当，手脚也会发凉。40℃以上为超高热，应当及时采取措施降温。

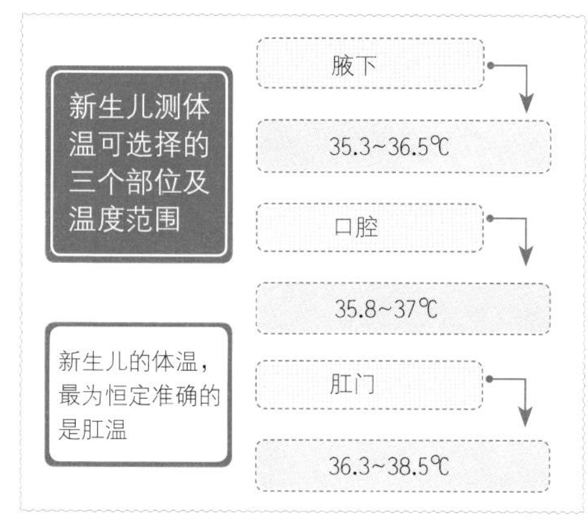

新生儿的肚子须保暖

婴儿自出生以后，肠胃就不停地在蠕动，当新生儿腹部受到寒冷的刺激，肠蠕动就会加快，内脏肌肉呈阵发性的强烈收缩，因而发生阵发性腹痛，新生儿则表现为一阵阵哭啼，食乳减少，腹泻稀便，常常有奶瓣。

由于寒冷的刺激，男孩易发生提睾肌痉挛，使睾丸缩在腹股沟或腹腔内，就是人们常说的“走肾”，这时婴儿腹部疼痛转剧，表现为烦躁啼哭不止。

发生上述情况后，只需用热水袋敷腹或下腹部，或用陈艾、小茴香炒热，用布包着热熨腹部，疼痛会逐渐缓解。

因此，平时应注意给新生儿腹部保暖，即使是夏天天气炎热，也应防止新生儿腹部受凉，宜着单层三角巾护腹，冬天宜着棉围裙护腹。需要注意的是，婴儿的居室在冬天室温应维持在20~24℃之间。在为宝宝换尿布时，也不宜把尿布放在宝宝的腹部，以免引起宝宝受凉。天气暖和的时候，也可带宝宝外出呼吸新鲜空气，但要注意保暖。

新生儿腹部受凉的危害

★ 内脏肌肉强烈收缩，引发腹痛

★ 宝宝大声啼哭

★ 食乳量减少

★ 腹泻稀便

★ 有奶瓣产生

怎样给新生儿换尿布

新生儿尿布要随时更换，才能保证干净卫生。

尿布应事先准备好，取两块尿布分别叠成长方形和三角形，将长方形尿布放在三角形尿布上，使之呈T字形，叠好后放在床边备用。

如果孩子有哭闹或估计孩子已经有大小便时，应先洗手，然后取两块叠好的尿布一齐塞在婴儿臀下，将上面长方形尿布盖住会阴部，再将三角形尿布的三个角在会阴部上方系在一起，再在孩子的臀部的上、下两面各垫一小棉垫子，既可保证孩子能自由舒服地伸腿活动，又能避免尿湿被褥。

应为新生儿选用白色旧被单或旧棉衣服改制而成的尿布，既柔软，吸水性强，又无刺激性。如大人的旧棉毛衫、棉毛裤、旧棉被里、旧床单等，剪成合适的大小，洗干净后开水一烫，太阳晒干即可使用。

市面上销售的成品有一次性无纺尿布，一般不会损伤孩子肌肤，只是价格较贵，作为临时应急或外出时使用较好。

换尿布注意事项

▶ 尿布要勤换，否则易引起尿布疹

▶ 宝宝大便后，用温湿尿布擦干会阴部，保持局部干燥

▶ 动作要快，以免宝宝着凉，尤其在冬季

新生儿尿布的清洗与消毒

因为新生儿的皮肤非常的娇嫩，很多新生儿并不适应纸尿裤，容易引起尿布疹，所以还是需要传统的尿布，尤其是夏天，应该两者结合来使用。尿布的使用频率很高，所以在换洗的时候一定要注意清洁和消毒。

新生儿每天用过的尿布一定要认真地清洗。小儿每天用过的尿布很多，如能一块一块地洗最好，集中起来清洗也可以，但一般每天要集中洗 3 ~ 4 次。

清洗尿布时最好不要用碱性太强的肥皂，更不要用洗衣粉，以免刺激婴儿肌肤，引起过敏反应，出现湿疹、瘙痒等症状。清洗尿布时可以加几滴醋。

洗净的尿布，应在晾晒前用沸水烫一烫，既干净又消毒。最好能在日光照射下好好地晒晒，这也是消毒的一个必要手段。如果在梅雨天，不能日晒可用熨斗烫干，既可达到消毒的目的，又能去掉湿气，婴儿也会感到舒服。

尿布清洗与消毒

- ★ 尿布有一点尿湿就清洗
- ★ 需要洗的尿布放在固定的地方，不要放在宝宝的卧室
- ★ 沾有尿液的尿布，漂洗后用开水烫一下
- ★ 沾有粪便的尿布，先用专用刷去除粪便后再清洗
- ★ 晒尿布要放在阳光下晒，紫外线助于消毒
- ★ 阴雨天用电熨斗将尿布熨干，既消毒又祛湿
- ★ 放尿布的地方注意防灰防湿

新生儿不宜用枕头

有些人习惯认为，睡觉就必须睡枕头，于是就给刚刚出生的新生儿也枕上一个小枕头。其实，这样做对新生儿的正常发育是很不利的。

新生儿的脊柱从侧面看几乎是直的，或仅稍向后突出，生理性的弯曲还没有形成。当小儿生后 2 ~ 3 个月开始抬头，就会出现颈椎前凸（第一个弯曲）；6 ~ 7 个月开始会坐，会形成胸椎后凸（第二个弯曲）；在练习行走时形成腰椎前凸（第三个弯曲）。

因此，新生儿时期不宜用枕头，只是床头部稍垫高些，或在枕部垫一个软垫。有些人给小儿“睡头形”，这是不合适的。

当婴儿长到 2 ~ 3 个月时，颈部脊柱开始向前弯曲，这时睡觉时可枕 1 厘米高的枕头。长到 6 ~ 7 个月开始学坐时，婴儿胸部脊柱开始向后弯曲，肩的发育增宽，这时孩子睡觉时应枕 3 厘米高左右的枕头。

板块：新生儿不同时期脊柱的发育状况

月龄	发育状况
新生儿	脊柱生理弯曲还未形成，几乎呈直型
2~3个月（开始抬头）	颈椎前凸
6~7个月（开始坐）	胸椎后凸
11~12个月（开始学行走）	腰椎前凸

在婴儿脊柱还未形成弯曲之前，婴儿不宜用枕头，易影响脊柱发育。

怎样护理早产儿

胎龄越小，器官的缺陷和功能障碍对早产儿的生命和健康的危害就越大，出生后可能遇到的问题也越多，往往需要给予特别的监护，帮助其度过发育不足时期。早产儿所需要接受的监护与其出生时的胎龄和体重密切相关。

注意保暖。早产儿的体温调节功能差，因此出生后要特别注意保暖。为避免出现体温异常波动，早产儿室内温度保持在24℃为宜。早产儿所用的尿布、衣服及包被等，都应在火上烘烤后再使用；头上要戴帽子。

合理喂养。早产儿生长发育快，正确喂养十分重要。对早产儿来说，最好的营养物质仍是母乳。母乳的营养成分不会因提早结束妊娠而缺少。

预防感染。早产儿免疫功能低下，很易感染，要特别注意预防。

早产儿易出现的问题

★ 体温不正常
★ 呼吸不规则或呻吟
★ 面部或全身青紫、苍白
★ 烦躁不安或反应低下
★ 惊厥
★ 早期或重度黄疸
★ 食欲差、呕吐、腹泻、腹胀，出生3天后仍有黑便
★ 硬肿症
★ 出血症状
★ 24小时仍无大小便

注：一旦发现上述任何情况，要及时向医生报告，及时处理

怎样抱新生儿

对于新生儿，爸爸妈妈是又想亲近，又常感无从下手，担心弄疼弄伤宝宝。下面三种抱婴儿的方法比较科学，更适合婴儿的特点。

将婴儿抱于手臂中。左臂弯曲，让婴儿的头躺在左臂弯里，右手托住婴儿的背和臀部，右臂与身子夹住婴儿的双腿，同时托住婴儿的整个下肢体。左臂要比右臂略高10厘米左右。这样抱孩子，使孩子的头部及肢体比较舒服，让新生儿有安全感。

将婴儿面向下抱着。将左手放在婴儿的腹部托着他的下身，将右手放在身侧，托着婴儿的上身，使婴儿的下巴及脸颊靠近你的臂弯，这样可以让婴儿的手脚自由活动。

让婴儿靠住大人的肩膀抱着。你的一只手放在婴儿的臀下，支持其体重；另一只手扶住孩子的头部，使孩子靠住你的肩膀，竖直卧在你的胸前。这样抱孩子不但会使孩子感到安全，而且直立，无压迫感。

当妈妈要交给爸爸抱时，接宝宝的爸爸要靠近妈妈身体，并将双手插到递宝宝的妈妈胳膊之上。确定爸爸的双手已抱住宝宝了，妈妈才可将自己的手抽出，切不可随便交给爸爸，这样容易把宝宝摔在地上。

新生儿躺卧宜采用的体位

新生儿躺在床上时，要不断地变化体位，不要长时间平卧，可适当俯卧，俯卧对锻炼其呼吸功能大有好处。要睡平板床，去枕，头转向右侧，两手两脚平摆于两侧。俯卧时要有专人密切观察，时间不宜太长。

一般在新生儿出生的第1天应采用头略低于脚的侧卧位，以利于吐出在分娩时吸入的羊水和黏液。第2天即应让新生儿的上半身和头部高于下半身，一般不必枕枕头，即使用枕头，枕头高度也不要超过3～4厘米，在每次喂奶后宜右侧卧位，以利于胃的排空，防止溢奶，并可避免溢奶时奶液吸入呼吸道，引起窒息。

因为新生儿的身体非常的柔软，在喂奶的时候很不容易被抱起来，所以可以将新生儿包裹起来，既让宝宝感受到足够的温暖和安全，也能方便母亲将宝宝抱起来。

不宜将新生儿包裹的过紧

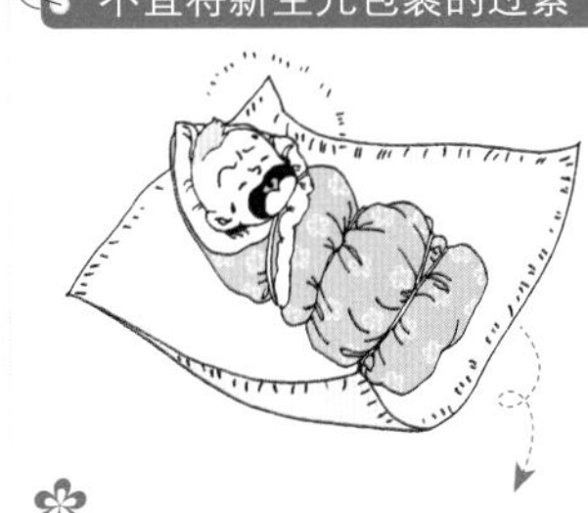

将新生儿包裹得过紧，束缚了宝宝四肢和胸廓的运动，不利于宝宝身体的发育

婴儿睡觉不要过分摇

据科学家们研究，轻轻地摇晃婴儿，可以使他们的内耳前庭受到刺激，产生平衡感觉，有利于其动作发育。但过分剧烈地摇晃婴儿，对孩子却是十分危险的。

当成人用手反复摇晃来哄婴儿时，由于婴儿头部相对较大难以控制，在摇晃中就会急速晃动，使大脑不断撞击颅骨内壁，引起大脑皮层膨胀，使脑组织受震荡并缺血，从而出现烦躁不安、食欲减退、恶心呕吐等症状，严重的还会产生发作性癫痫。这些统称为“摇动婴儿综合征”，多见于6个月内的婴儿。

为此，哄孩子时一定不要过分用力地摇晃，以免造成不良后果。

抚爱婴儿正确的方法是轻轻抚摸婴儿的全身。摇晃婴儿常常作为一种止哭的方法，当婴儿大哭时只要轻轻一摇或轻拍，婴儿的哭声就会停止，如果轻轻哼上儿句催眠曲，婴儿会睡得更快，这是大家所具有的常识。

在婴儿睡觉的时候，是可以规律地轻摇婴儿的。除了利于宝宝的睡眠外，还可刺激宝宝的平衡能力，有助于宝宝动作能力的培养。

轻摇婴儿的好处

- ★ 促使宝宝内耳前庭接受刺激产生平衡感觉
- ★ 有助于帮助宝宝入眠
- ★ 加快宝宝学步的进程
- ★ 促进宝宝动作能力的发展

不能给满月的婴儿剃头

中国民间传说认为，婴儿满月应剃光头发，这样可以使头发增多变粗，有人连婴儿的眉毛也一起剃掉。这种做法是没有科学根据的。

露出皮肤表面的毛发是毛干，埋在皮肤里的是毛根，两者都是已经角化并且没有生命活力的物质。生长毛发的能力取决于毛根下端的毛球，它隐藏在真皮深处。因此，无论怎样剃、刮甚至拔，触及到的只是未起作用的毛干和毛根，对起决定性作用的毛球却一点也未触及，根本不可能改变头发的质量。

给新生儿剃头，不但不会给小儿带来任何好处，反而可能会给婴儿造成不必要的麻烦，导致疾病的发生。

一般来说，头发生长得如何与遗传因素及妈妈孕期的营养有较大关系，有的宝宝会随着年龄的增长，头发越长越好。妈妈可在宝宝稍大些时，添加一些有利于毛发生长的食品，而不必靠剃头来提高、改善发质。

给婴儿剃头的坏处

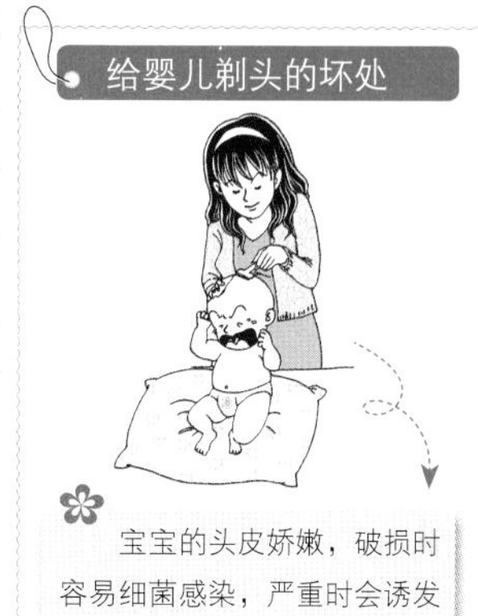

宝宝的头皮娇嫩，破损时容易细菌感染，严重时会诱发败血症，危害婴儿生命

为婴儿清洁口腔

新生儿刚出生时，口腔里常常有一定的分泌物，这是正常现象，一般无须擦去。为了清洁口腔，妈妈可以定时给婴儿喂些温开水，就可清洁口腔中的分泌物。

如果一定要清除脏物时，让婴儿侧卧位，用小毛巾或围嘴围在婴儿的颌下，防止沾湿衣服。家长用香皂洗净双手，用棉签蘸上淡盐水或温开水，先擦口腔内的两颊部、齿龈外面，再擦齿龈内面及舌部。

如果婴儿闭口不配合，家长可以用左手拇指、食指捏婴儿的两颊，使其张口，再进行清洁，但动作一定要轻巧，因为婴儿的口腔黏膜极柔嫩，唾液少，易损伤而致感染，产生发炎溃烂等现象，故在清洁口腔时一定要注意。

为婴儿清洁口腔注意事项

- 定时喂婴儿温开水，帮助清除口腔分泌物
- 清洁口腔时，婴儿要侧卧
- 家长需清洁双手，用棉签蘸上淡盐水或温开水为宝宝清洁口腔
- 清洁时，顺序依次为：口腔两颊部、齿龈外部、齿龈内部、舌部
- 家长的动作要轻柔，以免损伤婴儿口腔黏膜

给婴儿剪指甲

父母应该经常给宝宝剪指甲，虽然宝宝的指甲很柔软，但是对于宝宝娇嫩的皮肤来说也很锋利。在宝宝活动的时候，很容易划伤自己的皮肤，而且婴儿的指甲长得特别快，一两个月的婴儿指甲以每天0.1毫米的速度生长，所以要间隔1周左右就要给孩子剪一次。

剪指甲时，要在婴儿不动的时候剪，最好等孩子熟睡时剪；由于婴儿的指甲很小，很难剪，所以尽量用细小的剪刀来剪，剪得不要太多，以免剪伤皮肤；婴儿喜欢用手抓挠脸部和身上其他部位，往往会抓破皮肤，所以剪指甲时不要留角，要剪成圆形。

如果不慎在剪指甲的时候让宝宝的手指受伤了，也不要过于紧张，只需要在宝宝的手指上缠一张干净的纸巾，轻轻捏一会即可止血。千万不要在宝宝的手上缠上绷带，因为宝宝会经常吮吸自己的手指，绷带很可能会掉进嘴里，导致窒息。

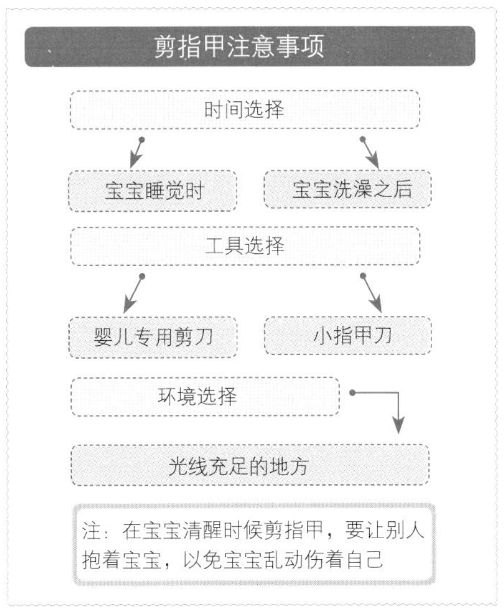

怎样保护新生儿的囟门

刚出生的婴儿，在头顶部有一块软的区域，称为囟门。头顶常有两个囟门，位于头前的叫前囟门，约2.5厘米 ×2.5厘米，6 ~ 7个月骨化后逐渐缩小，1岁到1岁半时闭合；位于头后部的叫后囟门，约0.5厘米 ×0.5厘米，生后2 ~ 4个月自然闭合。

很多人可能会认为宝宝的囟门是禁区，既摸不得，也碰不得。必要的保护囟门是应该的，但如果因为这样连清洗都不允许，那反而不利于新生儿的健康。

婴儿出生以后，皮脂腺的分泌加上脱落的头屑，常在前、后囟门部形成结痂，对牛奶过敏的宝宝，更容易形成奶痂。这些东西，不及时清洗会使其越积越厚，影响皮肤的新陈代谢，有时还会引发脂溢性皮炎。要是结痂后用手去抠，那就更糟，很容易损伤皮肤而感染。

防止奶痂形成的方法

- ★ 经常清洗，清洗时动作轻柔、敏捷
- ★ 清洗囟门时，不用手抓，用具保持卫生
- ★ 室温和水温相适宜，和洗澡同时进行
- ★ 若囟门结痂，用消过毒的植物油或0.5％金霉素膏涂敷痂上即可
- ★ 除痂后，用温水、婴儿香皂清洗

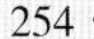

怎样保护新生儿的眼睛

婴儿出生时经过母亲阴道，阴道分泌物常会浸到眼内。如果阴道分泌物中有细菌，这些细菌就可随着分泌物侵入眼内，引起新生儿患各种眼炎。

保护新生儿的眼睛应从预防着手，新生儿出生后，接生者应给婴儿的眼睛内滴药。正常时，出生第一周，新生儿的眼睛都应用药棉浸生理盐水（或3%硼酸水）把眼洗净，头三天滴0.25%氯霉素眼药水、小檗碱或磺胺醋酰钠等眼药水，每天一次。如没有眼药水，也可用鸡爪黄连蒸水涂眼，每天一次，2～3次即可。此后无异常就不要再滴药了。

大多数父母不能把药水滴进宝宝的眼睛里，主要原因是孩子不睁眼，当家长试图用手指将孩子上下眼睑分开时，孩子反而闭得更紧。

这时，首先要设法让孩子睁开眼，可将孩子背着光线水平地抱起来，上下摇动其上身和头部。这样，孩子就会自动睁开眼睛，随之可将眼药水或眼药膏点在下眼睑的穹隆部。要注意，点药时切勿触到孩子的上下眼睑，以免引起孩子闭眼，导致滴药困难。

造成宝宝眼睛分泌物多的原因

★ 宝宝体内积热

★ 眼部感染细菌

★ 鼻泪管发育不健全

★ 宝宝的眼睛可能患有湿疹

值得注意的是，当发现宝宝发热、有湿疹的时候，父母应立即带宝宝上医院检查。

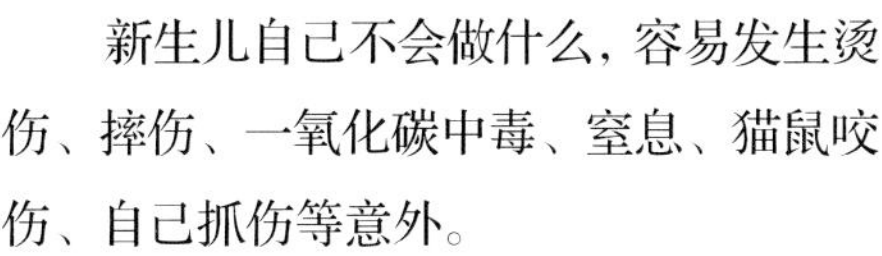

防止新生儿发生意外情况

新生儿自己不会做什么，容易发生烫伤、摔伤、一氧化碳中毒、窒息、猫鼠咬伤、自己抓伤等意外。

有孩子的家中最好不要养小动物，比如狗、猫等，因为小动物有可能抓伤、咬伤小儿，动物的某些疾病也会传染给孩子。有些家长为防止抓伤皮肤，常给小儿戴上小手套而不注意松紧程度，或用些小细线缠住小儿手指，这样会影响手指正常的血液循环，严重的还会导致局部组织坏死，落下终身残疾。

冬季室温过低，有些家长常常使用热水瓶或热水袋给小儿保暖。使用这些物品保暖时，注意一定不要直接接触小儿的皮肤，水过烫或塞子不紧了、漏水都易烫伤小儿。给孩子洗澡时，澡盆、存放热水的容器、取暖设施摆放位置一定要合理有序，水温要合适，洗澡中途时，应先抱出小儿，加入热水，调好温度后再给婴儿洗。

怎样预防宝宝窒息

▶ 避免将宝宝包裹过严

▶ 奶瓶的奶头不要过大

怎样给新生儿喂药

由于新生儿期味觉反射尚未成熟，所以对于吃进的各种饮食味道并不太敏感，可把药研成细粉溶于温水中给小儿喝；如病情较重可用滴管或塑料软管吸满药液后，将管口放在患儿口腔颊黏膜和牙床间慢慢滴入，并要按吞咽的速度进行，第一管药服后再滴第二管；如果发生呛咳应立即停止挤滴，并抱起患儿轻轻拍其后背，严防药液呛入气管。

新生儿病情较轻者，可使用乳胶奶头，让患儿自己吸吮也可服下，但要把沾在奶瓶里的药加少许开水涮净服用，否则无法保证足够的药量。

也可以将溶好的药液，用小勺紧贴小儿嘴角慢慢灌入，等小儿把药全部咽下去再喂少量糖水。

在喂汤剂中药时，煎的药量要少些，以半茶盅为宜，一日分3 ~ 6次喂完。加糖调匀后倒入奶瓶喂用，注意中药应温服。

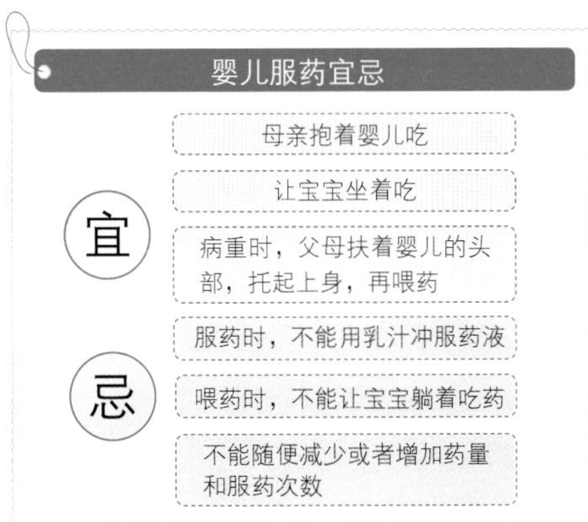
婴儿服药宜忌

宜	母亲抱着婴儿吃
	让宝宝坐着吃
	病重时，父母扶着婴儿的头部，托起上身，再喂药
忌	服药时，不能用乳汁冲服药液
	喂药时，不能让宝宝躺着吃药
	不能随便减少或者增加药量和服药次数

为新生儿按摩

给新生儿按摩，可以促进母婴间的交流，有利于新生儿身体健康和发育，增加睡眠。下面是一套给新生儿按摩的手法：

头部。用双手拇指从前额中央向两侧滑动；用双手拇指从下额中央向外侧、向上滑动；两手掌面从前额发际向上、后滑动，至后、下发际，并停止于两耳后乳突处，轻轻按压。

胸部。两手分别从胸部的外下侧向对侧的外上侧滑动。

腹部。两手从腹部右下侧经中上腹滑向左上侧；右手指肚自右上腹滑向右下腹；右手指肚自右上腹经左上腹滑向左下肚；右手指肚自右下腹经右上腹、左上腹滑向左下腹。

四肢。双手抓住上肢近端，边挤边滑向远端，并揉搓大肌肉群及关节。下肢与上肢相同。

手足。两手拇指指肚从手掌面边缘侧依次推向指侧，并提捏各手关节。足与手相同。

背部。婴儿呈俯卧位，两手掌分别由背部中央向两侧滑动。

为新生儿按摩注意事项

- ★ 不能重复太多相同的动作
- ★ 宜在他不太饥饿或不烦躁时进行
- ★ 按摩时可放一些柔和的音乐
- ★ 按摩前先温暖双手

怎样为新生儿健身

研究显示，新生儿以及婴儿时期的身体锻炼，对人们预防一些成人病大有帮助，它越来越引起人们的关注。新生儿由于很多组织器官发育还不完善，“抱、逗、按、捏”就成了新生儿期简便易行的锻炼方法，对新生儿身心健康有良好的促进作用。

抱。抱是母子感情信息的传递，是新生儿最轻微、最得体的活动。新生儿在哭闹不止时，大人如果抱抱孩子，他就可以得到精神上的安慰。有的家长怕惯坏了孩子而不愿意抱，这对孩子的身心健康和生长发育是很不利的。因此，为了培养孩子的感情、思维，特别是在那种哭闹的特殊语言要求下，不要挫伤孩子幼小心灵的积极性，要适当地多抱一抱孩子。

逗。在新生儿期，逗是最好的一种娱乐形式。逗可以使小宝宝高兴得手舞足蹈，使全身的活动量进一步增强。有人观察，常被逗弄、与之嬉戏的孩子要比长期躺在床上很少有人过问的孩子表现得活泼可爱，对周围事物的反应显得更加灵活敏锐，这对新生儿以后的智力发育有着直接的影响。

按。按是家长用手掌给孩子轻轻地按摩。先取俯卧位，从背部至臀部、下肢；再取仰卧位，从胸部至腹部、下肢，各做10 ~ 20次。按不仅能增加胸、背、腹肌的锻炼，减少脂肪的沉积，促进全身血液循环，还可以增强心肺活动量和胃肠道的消化功能。

要注意的是，在这所有的健身活动中，除了“抱”以外，其他均不宜在进食中或食后不久进行，以免小儿呕吐，甚至吐出的食物可能被吸入气管而导致呛咳、窒息。因此，时间一般选择在食后两小时进行。操作手法要轻柔，不要用力过度，以让新生儿感到舒适、满足为度。

同时还要注意不要让新生儿受凉，以防感冒。在与孩子逗玩时，表情要自然大方，不要做挤眉弄眼等表情怪诞的动作，以避免给小儿留下深刻印象，经常模仿而形成不良习惯。在这个时期，是宝宝发育的关键时刻，也是人体脂肪细胞生长最活跃的时期，所以在这个时期要注意宝宝的身体锻炼，避免以后发生肥胖症。

新生儿健身的方法之一——捏

- ★ 捏可以比按稍加用力，使全身和四肢肌肉更加结实
- ★ 从四肢开始，再从两肩到胸腹
- ★ 各做10 ~ 20次为宜
- ★ 适合脾胃虚弱、消化功能不良的小儿

新生儿健身注意事项

- ★ 除了“抱”，均不宜在进食或食后不久进行，以免引起宝宝呕吐
- ★ 时间宜选在食后两个小时
- ★ 操作时，动作轻柔，要让宝宝有舒适感
- ★ 注意婴儿保暖，以防感冒
- ★ 在逗弄宝宝时，表情要自然大方，不宜挤眉弄眼

双臂交叉与屈腿运动

新生儿的运动来源于两部分，一是原始的反射活动，坐起和行走反射就是典型的例子，这部分的因素在2个月之后会逐渐消失。二是后天运动能力的培养，父母在生活中可以有意识的培养新生儿的运动能力。

双臂交叉运动。这套运动适合于两个月以下的婴儿。孩子仰卧在床上，操作者将大拇指插入孩子的小拳头里，其余四指扣在孩子的手腕上，轻轻地将孩子的胳膊从肘关节处微微弯曲，活动1 ~ 2次。最后，操作者将孩子的双臂在胸部交叉，再活动1 ~ 2次。

屈腿运动。这套运动适合于两个月以下的婴儿。孩子平躺在床上，操作者轻轻抓住孩子的脚腕，将两腿拉直，再将两膝盖弯曲。

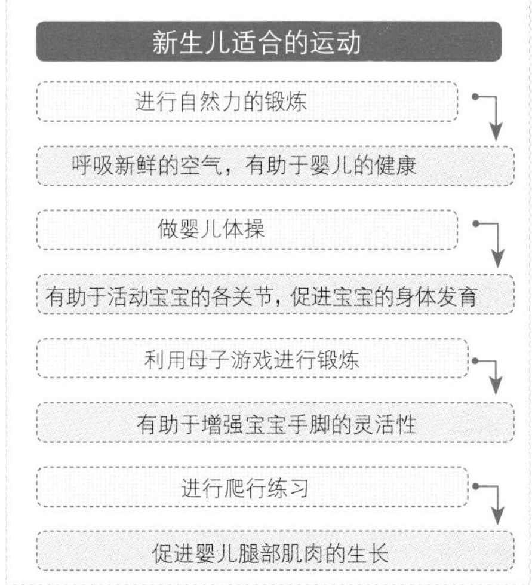

新生儿的户外活动

通常来讲，未满月的新生儿不必到户外去呼吸新鲜空气，可以将窗户打开放些新鲜空气进来。不过新生儿天生就喜欢赤身裸体地在户外活动，如果让他赤身裸体地在户外晒晒太阳，他会感到非常满足，这对于新生儿生长发育很有益处。如果天气非常暖和，也可以将新生儿抱出去散步5分钟左右。

户外活动以春秋季为最好，冬天要在无风或风很小的时候进行，夏天要在阳光不太强的树荫下活动，但不要隔着玻璃晒太阳，因为紫外线大多不能穿透玻璃，这样起不到晒太阳的作用。

适当的户外活动，对新生儿来讲，可以开阔视野，有助于调节心情，提高晚上的睡眠质量。在户外活动中，可以提高宝宝对周围环境的适应能力，促进血液循环的流通，促进钙磷的吸收，有助于智力的发展。

新生儿晒太阳的好处
加大钙磷的吸收，有助于宝宝身体的发育
需要注意的是，夏季不能让太阳直射宝宝，不宜到人多的地方，以防宝宝感染疾病

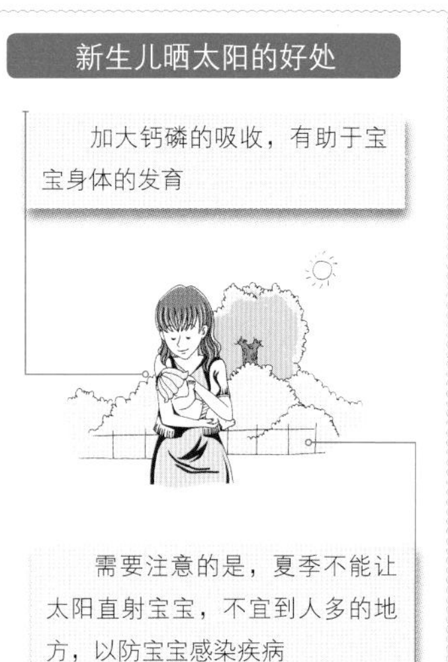

早期简单教育

新生儿出生之后就具有一些本能的反射运动，这些简单的本能反射可以判断宝宝的神经系统是否正常。除此之外，虽然宝宝还小，但他的各种器官能力已开始形成了。因此，家长们应及早的对宝宝进行各种简单的感官训练。

影响儿童智力的几种因素

对孩子的智力开发应从新生儿期开始，下面是影响儿童智力的几种因素。

运动不足。运动可以促进血液循环和新陈代谢，促进大脑神经细胞的开发和思维能力的发展，因此运动不足不仅影响宝宝的身体发育，还不利于智力的开发。

睡眠欠佳。良好而充足的睡眠不仅有益于儿童的身体发育，而且对儿童智力的发展有良好的促进作用，因此睡眠欠佳也会影响到宝宝智力的发展。

大便秘结。便秘使粪便及有毒物质在肠道内停留过久,毒物被大量吸收，损害大脑神经细胞，可导致儿童记忆力下降、注意力不集中、思维迟钝等智力发育不全。

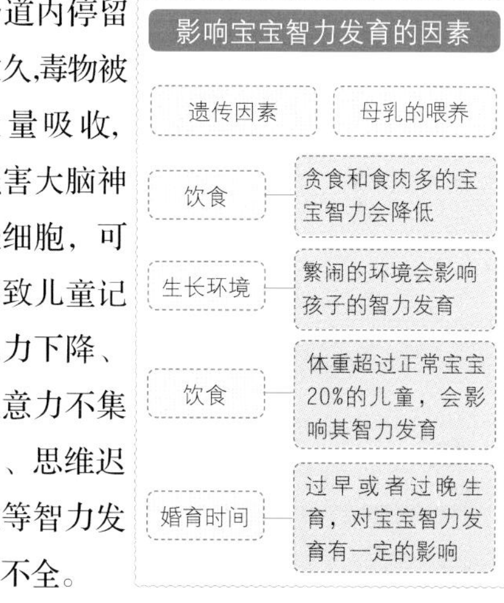

新生儿视力的发展

一般而言，宝宝的视觉是逐渐发育成熟的。刚刚出生两周的时候，当妈妈给宝宝喂奶时，宝宝就喜欢盯着妈妈的脸，这就表明宝宝已经初步有了视觉能力。在出生后 10 周左右时，宝宝就能学会辨别不同的颜色了。因此，早一点对宝宝进行色彩的训练，是有助于孩子视觉发育的。

首先，可以吸引孩子注意灯光，进行视觉的刺激，然后让孩子的眼睛跟踪有色彩或者发亮和移动的物体。可在房间里张贴美丽或色彩斑斓的图画，悬吊各种颜色的彩球和玩具。周围可见的刺激物越多，越能丰富新生儿的经验，促进其心理的发展。

可以和新生儿做看月亮游戏，训练新生儿的视觉。用一块红布蒙住手电筒的上端，开亮手电。将手电置于距婴儿双眼约 30 厘米远的地方，沿水平和前后方向慢慢移动几次。此训练可在婴儿出生后半个月开始进行。

新生儿听觉的训练

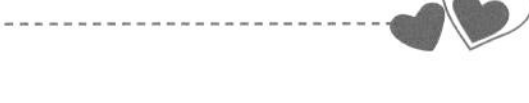

婴儿在出生以后，很快就可以利用在胎儿期积累起来的经验，去对周围丰富多变的声音世界进行探索。新生儿出生后几分钟就有听觉反应；出生后 2 ~ 3 天就能对不同的声音建立起条件反射；5 天就能辨别发声物体的位置，而且表现出对声音集中精力倾听，即听见声音就能完全停止他正在进行的动作。

为了发展新生儿的听力，可以听音乐、玩有响声的玩具。通过听音乐可以训练孩子的听觉、乐感和注意力，陶冶孩子的性情。妈妈可以在给孩子喂奶时，放一段旋律优美、舒缓的乐曲。

妈妈还要经常跟新生儿小声谈话、唱歌或低声哼唱，虽然他还听不懂，但却为他创造了一个训练听力和语言能力的好机会，并通过这种交谈方式进行母子感情的交流。

妈妈在给宝宝喂奶时，将录音机和音响的音量调小，播放一段旋律优美、舒缓的乐曲。此活动在宝宝出生后几天即可进行。

注意：不要给婴儿听很多不同的曲子，一段乐曲一天中可以反复播放几次，每次十几分钟，过几周后再换另一段曲子。

新生儿触觉的训练

宝宝一出生就有了触觉，而且最敏感的部位是嘴唇，因而一遇到东西就会做出吮吸的动作。宝宝大脑的发育与外部刺激紧密相关，而触觉是接受刺激的最佳方式，因此家长应多抱宝宝。通过搂抱等抚触动作，不仅表达家长对宝宝的爱，也让宝宝的感觉器官受到刺激，锻炼宝宝的触觉。

如果用手轻摸孩子的脸，他会转动头部，寻找刺激源。通过触觉的训练，可以扩大孩子认识事物的能力，可以把粗细、软硬、轻重不同的物体以及圆、长、方、扁等不同形状的物体给孩子触摸，还可以让孩子体验冷热等温度的感觉，让孩子碰一碰那些没有危险的物体。

可以和新生儿做抓手指游戏，训练新生儿的触觉。

妈妈伸出大拇指或食指，放在宝宝的手心里，让宝宝抓握。等宝宝会抓以后，再把手指从小儿的手心移到掌的边缘，看小儿是否也能去抓。需要注意的是：妈妈的指甲应该剪短，以免刮伤婴儿。

触觉训练

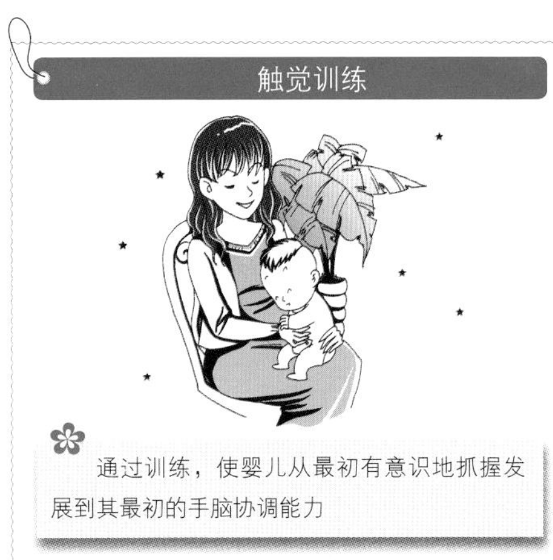

通过训练，使婴儿从最初有意识地抓握发展到其最初的手脑协调能力

新生儿语言的训练

孩子从一出生开始，就应该注意训练其语言能力，父母要有意识地在不同的场合、不同的时间对孩子进行语言训练。在孩子睡醒、吃奶、玩耍、做游戏、被爱抚时要和孩子说话。

比如，在孩子吃奶时可以说“宝宝吃奶了”，玩耍时说“宝宝来做游戏了”，听音乐时告诉孩子听的是什么曲子等。

孩子在2 ~ 3周时会发出“哦哦”的声音来应答大人的声音。父母讲得越多，孩子应答得越勤。另外，可以有意地给孩子讲故事、说儿歌，训练孩子的语言能力。

在宝宝清醒时，妈妈也可以用缓慢、柔和的语调和他说话，比如“宝宝，我是妈妈，妈妈喜欢你”等。这种活动有助于宝宝早日开口说话，并促进母子之间的情感交流。不过要注意的是：对宝宝说话时要尽量使用普通话。

新生儿语言的训练

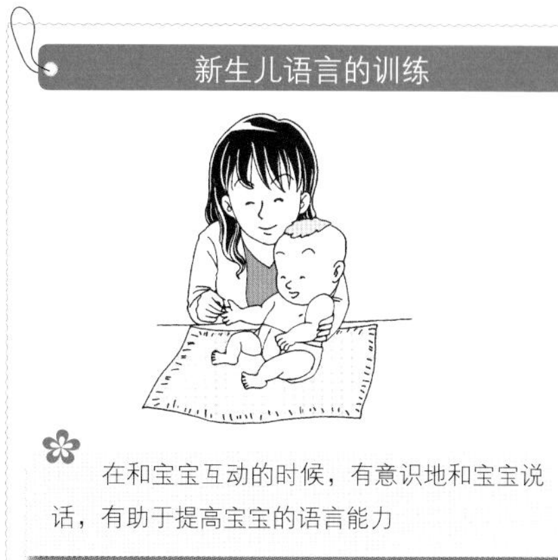

在和宝宝互动的时候，有意识地和宝宝说话，有助于提高宝宝的语言能力

科学开发新生儿大脑的潜力

人的大脑有左半球和右半球之分，左右脑的功能虽然无法完全分开，但两者在功能优势及功能发展的时间上存在着差异。左大脑拥有语言优势，右大脑拥有感觉优势，时间差异主要指在人生早期，大脑功能的发展主要集中在右脑半球，而右脑半球的发育又将决定左脑半球功能的发展。这就为早期教育提供了重点和目标，即加强宝宝的各种感觉训练。

家长应给宝宝创造一个有声环境，家人日常生活中的各种声音，如走路声音、流水声音、扫地声音、说话声音、开关门声音、洗刷声音，以及屋外的嘈杂声、车声、人声等。这些形形色色的声音都会对宝宝的听觉形成刺激，有助于宝宝听觉的健康发育。同时，家长还可以为宝宝买些能发出声音的玩具，从而让宝宝拥有一个有声世界，这也有助于宝宝大脑的开发。

促进右脑发育的方法

★ 对着左耳说话，声音不要太大。每日2 ~ 3次，每次5分钟左右

★ 听没有歌词的古典音乐

★ 按紧左鼻孔，用右鼻孔呼吸

★ 进行早期感官教育，包括视、听、嗅、触觉等训练。

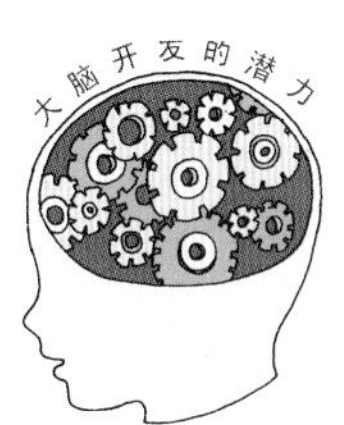

与新生儿进行情感交流

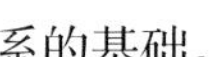

美国心理学家加达德博士说过:“让婴儿以婴儿的见解去亲自体验自己对人生是抱着信赖和幸福感，还是不信任感或绝望感，关系着婴儿与父母的关系融洽与否。”

初为父母，是在与孩子建立了亲密的交流关系之后，逐渐获得了自信和为人父母的感觉，孩子也因为有了与父母的接触而获得安全、幸福和信赖的感觉，这些基本的满足感是孩子日后成长、发展人际关系的基础。

父母可以通过目光的交流、爱抚、拥抱、轻柔的呼唤、身心的交流传递亲子之情，发展孩子对外界事物的认知和感受能力，促进孩子健康而愉快地成长。父母也要在生活中，注意培养宝宝良好的生活和卫生习惯，因为好的习惯可以使宝宝受益终身，不良的习惯一旦形成，则很难纠正。

手指益智法

手是认识物体的重要器官，也是触觉的主要器官。研究显示，通过活动手指可刺激大脑，增强大脑的活力，并可延缓脑细胞的衰老。这对人类智力的开发，尤其是孩子智力的开发十分重要。

俗话说“心灵则手巧”。这里所说的“心”不是指心脏，而是指大脑。“心灵”与“手巧”是辩证的关系，手脚灵了，头脑才会聪明，笨手笨脚必然笨头笨脑。训练孩子的手，等于给孩子做“大脑体操”。手的动作，代表着孩子的智慧，因为大脑用来处理来自手的感觉信息和指挥手的运动占的比例最大。

大脑有许多细胞专门处理手指、手心、手背、腕关节的感觉和运动信息。所以，手的动作，特别是手指的动作越复杂、越精巧、越娴熟，就越能在大脑皮层建立更多的神经联络，从而使大脑变得更聪明。因此，早期训练孩子手的技能，对于开发智力十分重要。

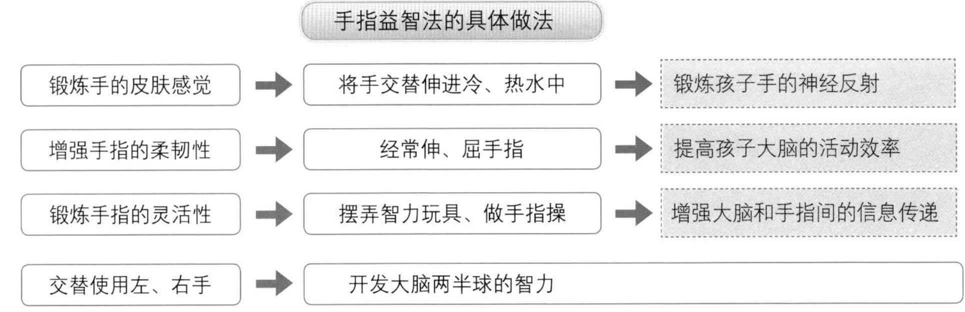

新生儿常见疾病预防

新生儿处于一个特殊的生理阶段，因此生病后常常症状不明显、不典型，不易被人察觉，并且病情变化和进展迅速，短期内即可恶化，不能及时发现，常可引起不良后果。所以，产妇及家人应了解一些基本知识，提高警觉性，以便及时发现新生儿的病态。

如何判断新生儿是否生病

一般母亲及家人可以通过观察新生儿的面色、哭声、吃奶、大小便情况及精神状态等方面来判断新生儿是否生病。其中，最为重要的两点是吃奶情况和哭声。

新生儿吃奶减少，吸吮无力，或拒绝吃奶，都可能是生病的早期表现。另外，要注意区别新生儿的哭声。新生儿正常的哭声，洪亮有力，且边哭边四肢伸动，一般是因饥饿引起，吃饱后便不再啼哭，安然入睡。

如果触及新生儿某一部分时哭声加剧，应将新生儿衣服及尿布等全部解开，仔细检查全身各部位是否有异常，或衣服、包被、尿布上有无异物。如果四肢有骨折，则骨折部位会有肿胀，且碰一下哭得更厉害。如果新生儿腹部、背部有严重感染，则局部会出现红肿，抱起来或换尿布时，常常会哭声加剧。

总之，如果新生儿哭声异常或较长时间不哭、吃奶情况异常或不吃奶以及睡眠异常时，就要及时寻找原因，看孩子是否生病。特别是如果吃奶、哭声、睡眠三方面情况都与往常不一样时，更应提高警惕。

新生儿生理性黄疸

正常新生儿有50%～70%在出生后2～3天皮肤渐渐发黄，4～5天达到高峰，10～14天消退，这就是新生儿生理性黄疸。

这是因为胎儿在母体内处于血氧浓度相对较低的环境，胎儿体内有较多的红细胞携带氧气供给胎儿。出生后，新生儿建立了外呼吸，体内血氧浓度升高，红细胞的需求量减少，于是大量的胎儿红细胞被破坏，产生大量胆红素；而新生儿肝脏功能不成熟，与胆红素代谢有关的酶不足，不能及时地将过量的胆红素处理后排出体外，过多潴留于血液内的胆红素随着血液的流动，将新生儿的皮肤、黏膜和巩膜染黄，而出现黄疸。

新生儿黄疸一般很轻微，不需治疗，喂些葡萄糖水即可。早产婴儿发生黄疸较为严重，出现得早而退得晚，3周左右消退。

新生儿疝脐

脐疝，就是所谓的“鼓肚脐”。有些新生儿脐部有圆形或卵圆形肿块突出，在孩子啼哭或咳嗽时更为明显。仔细观察肿块周围的皮肤颜色是否正常，当孩子睡眠和安静时肿块可消失，如用手指加压，可将肿块推回腹腔，此时一般不会有其他症状。这说明孩子患了脐疝。

脐疝的发生是因新生儿脐部未完全闭合，肠管自脐环突出至皮下而致。婴儿得了脐疝一般不需治疗，会在 1 ~ 2 岁时自愈，有时即使到了 3 ~ 4 岁，仍可有望自愈。

在这期间，父母应尽可能减少孩子的哭闹和咳嗽，因为哭闹和咳嗽会使腹内压增大，不利于脐疝的愈合。也可在医生指导下采用绕婴儿两周半的皮带，加上棉花包硬币围腰压紧脐疝的方法来治疗，并严格防止脐部发炎和大便干燥，尽量减少婴儿哭闹。同时，还可给婴儿口服维生素 B_1，每次 5 毫克，每天 3 次。

如果脐孔直径超过 2 厘米左右，无自愈的可能时，应及早去医院做手术修补。

新生儿脱水热

少数新生儿在出生后的 3 ~ 4 天有一次性的发热，热度一般在 38 ~ 40℃，多见于夏季。宝宝表现为烦躁不安、啼哭不止、尿量减少等症状，这是由于体内脱水引起的，医学上称这种情况为新生儿脱水热。

发生此病的原因是新生儿体内含水量多，体表面积相对大，环境温度较高时，就会从呼吸和大小便中丢失很多水分；而且妈妈在宝宝刚出生的头几天里奶少，因而婴儿液体摄入量少于身体丢失的水分，造成体内水分不足而发生脱水热。

如果给婴儿补充水分后仍不见好转，或者有其他症状，就要留意婴儿是否患上了围生期细菌或病毒感染的疾病，如新生儿败血症、化脓性脑膜炎、肠炎以及呼吸道和消化道病毒感染。特别是妈妈患感染性疾病，或者在生产过程中出现胎盘、羊水感染，均可导致婴儿在出生前就已被感染，可在出生后的几天内出现发热。如发生这种情况，必须立即带婴儿就医，不得延误。

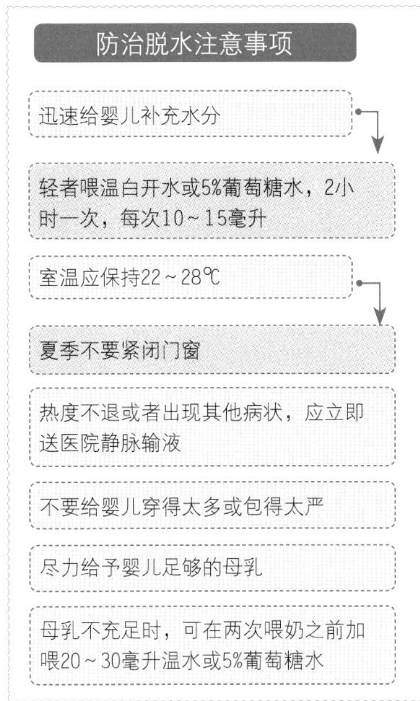

新生儿尿布疹

尿布疹是宝宝常见的皮肤病损。婴儿的尿布被大小便污染，没有及时调换而长时间与婴儿皮肤接触，刺激皮肤，开始仅见肛门周围皮肤发红，以后逐渐扩散至尿布所覆盖的皮肤，如臀部、会阴部、大腿内侧等，重者出现一些小水疱，局部有渗液或糜烂，还可继发细菌感染。又由于局部的疼痛和不适，患儿常常哭闹不安。

预防此病的关键为勤换尿布，保持局部皮肤干燥、清洁。最好不要给孩子使用塑料布、油布等不透水、不透气的材料做垫子，以免影响局部水分的蒸发和透气。对腹泻小儿，尤其应注意做好臀部的护理。

当新生儿患尿布疹时，要注意保持新生儿臀部皮肤干燥、清洁，保持局部透气，很快就会痊愈。必要时可以局部涂擦鱼肝油软膏或鞣酸软膏，涂抹植物油如香油、花生油等。再换上干净的尿布包好，一般每天涂擦 4 ~ 5 次。如出现脓疱，则需要医生处理。

尿布疹的注意事项

★ 经常换洗尿布，纸尿裤要选择高质量的

★ 便后温水清洗、吸干，擦一点宝宝润肤油

★ 忌用塑料或者油布做尿布

★ 洗尿布时不用成人洗涤剂

怎样预防新生儿肺炎

肺炎是新生儿时期的常见病之一，早产儿更容易患此病。新生儿肺部感染可发生在产前、产时或产后。产前如果胎儿在宫内缺氧，吸入羊水，一般在出生后 1 ~ 2 天内发病。

产时如果早期破水、产程延长或在分娩过程中胎儿吸入污染的羊水或产道分泌物，也可使胎儿感染肺炎。婴儿出生后如果接触的人中有带菌者，也很容易受到感染。另外，也可能由败血症或脐炎、肠炎通过血液循环感染肺部引发肺炎。

新生儿肺炎一年四季均可发生，夏季略少。预防新生儿肺炎要治疗孕妇的感染性疾病，临产时严格消毒，避免接生时污染，出院接回家后应尽量谢绝客人，尤其是禁止患有呼吸道感染的人进入新生儿房间，产妇患有呼吸道感染时必须戴上口罩接近孩子。

新生儿肺炎的症状及防治

症状表现	防治方法	
口周发紫 呼吸困难 精神委靡 少哭或不哭 拒奶或呛奶 口吐泡沫	轻度肺炎	看门诊，服用抗生素或者打青霉素即可
	重症肺炎	住院治疗，通过静脉输液来补充热量
	注意事项	给宝宝提供一个干净、舒适的生活环境，喂养宝宝用具应注意消毒，发现宝宝有感染情况，要立即治疗

新生儿发热能不能用退烧药

婴儿身体的正常温度因部位的不同而有所不同。其中，肛门处为36.5 ~ 37.5℃，口腔处为36.2 ~ 37.3℃，腋窝处为35.9 ~ 37.2℃。如果超出这个范围0.5℃以上，则表明宝宝患有发热。宝宝体温虽高，但不足38℃时为低热，超出39℃时为高热。

因为新生儿在服用退烧药后，常可使体温突然下降，出现皮肤青紫，严重者还可出现便血、吐血、脐部出血、颅内出血等，如因抢救不及时可致死亡。所以，父母一定要慎重，不可在新生儿发烧时乱用退烧药。

当新生儿发热到38 ~ 39℃时，先将新生儿的包裹或衣物松开，通过皮肤散温，并多喂些开水；如果体温上升到39℃以上，可洗温水浴，水温要比体温低1 ~ 2℃。一旦体温降下来，则应及时取消降温措施。

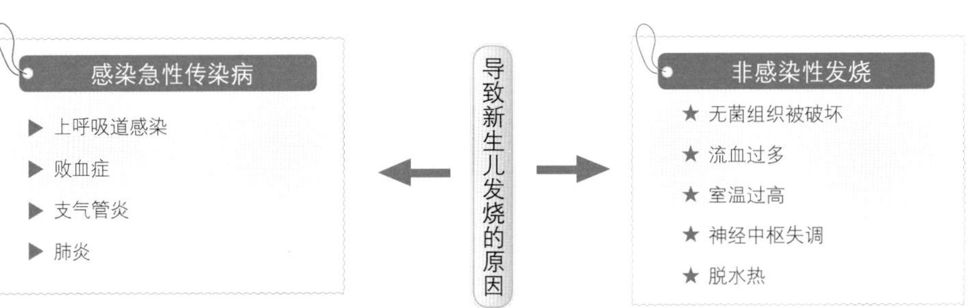

新生儿腹泻该怎么办

宝宝的免疫系统发育不成熟，细胞免疫和体液免疫尚未成熟，因而抵御感染的能力也不高。通常来讲，母乳喂养的新生儿很少发生腹泻，这是因为母乳不仅营养成分比例恰当，适合于新生儿的需要。人工喂养的新生儿，常因牛奶放置时间过长、变质或食具消毒不严而造成消化道感染，导致腹泻的发生。另外，气候骤变、牛奶或奶粉冲配不当都可造成新生儿消化道功能紊乱，发生腹泻。

轻度的腹泻，大便为黄绿色，可带有少量黏液，有酸臭味，呈薄糊状；若每天大便多达10次以上，症状就会加重，出现明显脱水、小儿哭声低微、体重锐减、尿少等。如不及时治疗还会出现水与电解质紊乱和酸中毒等严重症状。

新生儿腹泻

轻度腹泻症状表现：
低热、吃奶少、呕吐、紧张不安、精神萎靡、轻度腹胀、酸中毒、轻度脱水

重度腹泻症状表现：
发热、体温不升高、不吃奶、尿液减少、四肢冰凉、呕吐、反应迟钝、面色苍白、酸中毒

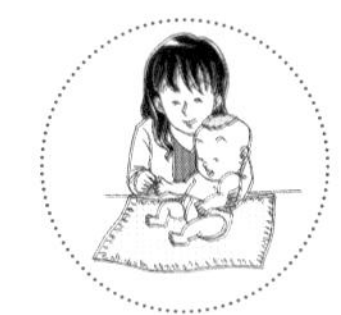

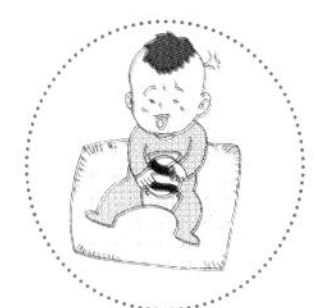

第16章 二个月宝宝

DI-SHILIU ZHANG

本章看点

满月之后的宝宝，最大的变化在外形特征上。宝宝越来越漂亮，身体的各部位也有很大的变化，同时也开始注意周围的世界。对着周边的声音，他会咿呀着附和，这个阶段宝宝的身体发育很快，所以饮食健康就显得格外重要。除此之外，父母还要经常和宝宝互动，给宝宝创造一个舒适的生长环境。

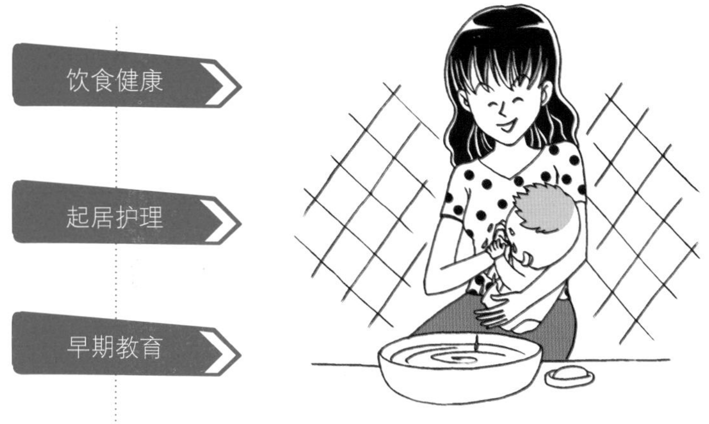

饮食健康

饮食的健康与否，直接关系着宝宝的身体状况。宝宝 2 个月的时候，身体各器官的发育还不健全，饮食基本上都是母乳或者牛奶。给宝宝喂奶时，有哪些注意事项呢？这是妈妈们最想了解的，此节就主要讲一下宝宝的饮食问题。

2月宝宝的喂养

妈妈应该坚持用母乳喂哺自己的宝宝。乳母应该保持精神愉快，坚定母乳喂养的决心，同时多吃些容易下奶的食物或催乳药物，以促进乳汁的分泌。

人工喂养的宝宝，若上月是吃稀释奶，这个月可以改喂全奶了。一日奶量大致可按每千克体重 100 ~ 125 毫升计算。但每个宝宝的食量不同，活动量也不同，不能强求一致。市场上出售的鲜牛奶浓度差异较大，妈妈可根据自己宝宝的特点和消化能力来调整奶量。1 个多月的婴儿通常已养成了按时进食的习惯。

给宝宝喂奶时间表

月龄	喂奶时间
1个月	随时喂食
2个月	每隔3~4小时一次，一天6~8次
3个月	每隔4~5小时一次，一天不超过6次
宝宝越大，一次喂奶的量就越大，中间间隔时间越长，喂奶次数就越少	

不宜一哭就喂

在母乳不足的情况下，采用宝宝一哭就喂的方法容易出现以下问题：首先，频繁地喂奶会使妈妈心神不定，不能得到充分的休息，以致影响乳汁分泌，使奶水越发不足。其次，宝宝由于每次都吃不到足够的乳汁，过一会儿又饿得啼哭起来，易形成恶性循环。第三，频繁喂奶，易使妈妈乳头破裂。

当喂奶不久宝宝便啼哭时，应看一看是不是尿布湿了。还有的宝宝啼哭只是想让妈妈抱抱，这样的宝宝只要抱起来就不哭了。若不管是尿布湿了或是想要抱抱都让宝宝吃奶，反而容易造成婴儿消化功能紊乱。

宝宝一哭就喂易导致的问题

- ★ 母体得不到休息，致使乳汁分泌不足
- ★ 宝宝吃不到足够的乳汁，饿得啼哭
- ★ 喂奶频繁易导致乳头破裂
- ★ 导致宝宝消化功能紊乱

怎样给宝宝换奶

有的妈妈奶量不足，或者有其他情况出现，不能再继续母乳哺喂；或者由于原人工营养品不适合婴儿食用，这时就面临着给宝宝换奶的问题。给宝宝换奶是父母和宝宝的大事，不容疏忽。

从母乳换成配方奶粉。婴儿配方奶粉多以牛奶粉为主，以母乳化为设计理念，和母乳营养成分较接近。但婴儿配方奶粉仍然不含可帮助宝宝消化的酵素，因而从母乳换成婴儿配方奶粉，应该从一小匙配方奶粉的量开始测试，婴儿吃后如没有不良反应，就可逐渐增加至全量的奶粉。所以，宝宝可以同时吃母乳和婴儿配方奶粉而不致有不良反应。

从一种配方奶粉换成另一种奶粉。从一种奶粉换成另一种奶粉，换奶的基本原则为减少 1 小匙原配方奶粉，改成新配方奶粉 1 小匙，如婴儿没有不良反应再互为增减 2 小匙，以此类推。

换奶易引发的症状及原因

★ 腹泻→奶粉浓度不当

★ 过敏→新、旧奶粉配方成分差别过大

换奶时，先清楚奶粉的使用说明，选择与原奶粉成分相似的产品

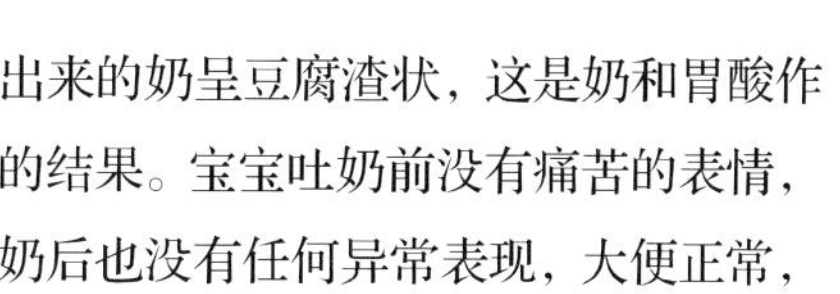

漾奶和吐奶

婴儿漾奶是指喂奶后随即有 1 ~ 2 口奶水返流入嘴里而从口角边溢出来。喂奶后未拍出嗝或改变体位，易出现漾奶。漾奶会于出生后 6 个月内自然消失，不会影响宝宝的生长发育。

有的宝宝在出生后 1 ~ 2 个月内有吐奶的毛病，有时吃完奶一会儿就都吐出来了；有时吃完奶过 20 分钟又全吐出来，吐出来的奶呈豆腐渣状，这是奶和胃酸作用的结果。宝宝吐奶前没有痛苦的表情，吐奶后也没有任何异常表现，大便正常，精神很好，也不发烧。这是一种习惯性吐奶，不必管它，逐渐就会好转。

如果宝宝呕吐频繁，吐出物除奶外还有黄绿色或咖啡色液体，或伴有腹泻、发烧等症状，应去医院检查治疗。

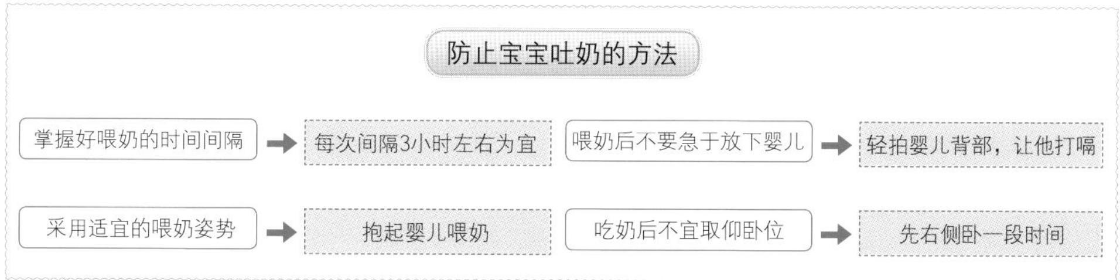

起居护理

二个月的宝宝，一方面，体温调节功能尚不完善，容易受凉，需要做好保暖工作；另一方面，宝宝的生长发育很快，新陈代谢旺盛。该怎么做好宝宝的日常起居护理工作，这也是父母们必须学习的一个课程。

婴儿四季穿衣的学问

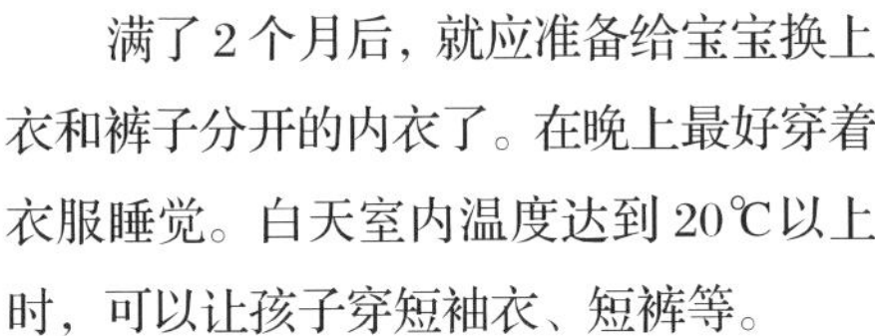

满了2个月后，就应准备给宝宝换上衣和裤子分开的内衣了。在晚上最好穿着衣服睡觉。白天室内温度达到20℃以上时，可以让孩子穿短袖衣、短裤等。

婴儿的夏季衣料应凉爽轻柔，可选用棉布、麻布或丝纺织品，利于排汗。冬季衣料应温暖轻便，可选用绒布、棉毛布类等。

婴儿冬、春、秋季可戴上布制或毛绒织的小帽子，如果婴儿有湿疹，最好戴布制的帽子。这个年龄的婴儿冬天可不穿鞋子，只穿连脚裤即可。春、秋季可穿棉线织的小袜，再穿上软底软帮的布鞋，如用一块布缝的帮底自然相连的“豆包”鞋，也可穿用毛线编织的小软鞋。夏季婴儿只穿一双小袜就可以了，不须再穿鞋子。

怎样给婴儿洗手和脸

给1～2个月的婴儿洗手、脸时，大人可用左臂把婴儿抱在怀里，或让婴儿平卧在床上，也可让他坐在大人的膝头，使他的头靠在大人的左臂上，由大人蘸水擦洗。洗手脸的顺序是先洗脸，后洗手。洗完要用毛巾沾去婴儿脸上的水，不要用力擦洗。

给3个月前的婴儿洗手、洗脸时，要注意不要让孩子的皮肤受到损伤。水温不要太热，以和体温相近为宜。要给婴儿配备专用的脸盆和毛巾。

3个月前的婴儿洗脸不用肥皂，以免刺激皮肤。婴儿经常会把手放到嘴里，也会用手去抓东西。因此，洗手时可适当用些婴儿皂。

婴儿洗脸洗手忌用肥皂

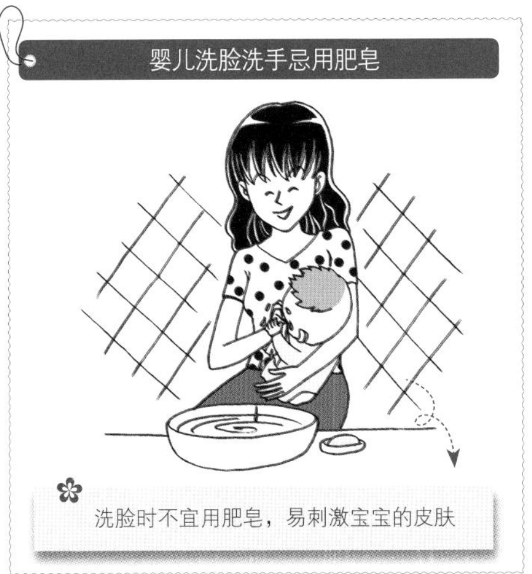

洗脸时不宜用肥皂，易刺激宝宝的皮肤

怎样给婴儿洗头

婴儿新陈代谢旺盛，有的婴儿前囟处的头皮上常有一层奶痂。因此，婴儿应常洗头，以保持头部清洁，避免生疮，同时也有利于头发的生长。

每天给婴儿洗澡时可先洗头，不能每天洗澡时，可根据季节每隔 2 ~ 3 天洗一次。夏天婴儿出汗多，每天洗 1 ~ 2 次澡，可同时洗头。头上结痂，可适当涂些热过的植物油，使之软化后再逐渐洗去。

洗头时，大人可坐在小椅子上，用左臂腋下挟着婴儿身体，左手托着婴儿头部，使其面朝上，用右手轻轻洗头。一般不用肥皂，可间隔使用婴儿洗发液，每周 1 ~ 2 次，注意不要让水流到婴儿的眼睛及耳朵里。洗完后可用软的干毛巾轻轻擦干头上的水，用脱脂棉沾干耳朵，及时除去不慎溅入的水。

婴儿洗头的好处

- 促进头发的生长
- 减少了生疮的可能性
- 利于婴儿的生长发育
- 降低婴儿生病的几率

怎样给婴儿洗澡

1 ~ 3 个月的婴儿新陈代谢快，皮肤分泌物多，如果不勤洗澡，常常会出现皮肤发臭，甚至皮肤感染。因此，要经常给婴儿洗澡，条件许可时应每天给婴儿洗澡。

婴儿皮肤细腻，易发生感染，因此，要给婴儿配备洗澡专用盆，在洗澡之前必须把盆洗刷干净。

给婴儿洗澡时，室温最好在 24 ~ 26℃，水温最佳为 37 ~ 38℃，试水温的简单方法是用大人的肘弯部试水，感到不凉或不过热即可。水的深度，要没过婴儿全身的大部分。

先洗脸、头，然后解去包在婴儿身上的绒布或毛巾，将婴儿放入盆中，左手臂托住婴儿的头、颈、背，使婴儿斜躺盆中，用右手轻柔地洗。

洗完后，将婴儿抱出，放在浴巾上裹好，轻轻地给婴儿擦干，要注意擦干腋下、颈下、腹股沟等部位，并适当用些爽身粉或滑石粉。

给婴儿洗澡前需要准备的东西

★ 婴儿要更换的衣服及尿布
★ 纱布或柔软的小毛巾
★ 大浴巾或者婴儿毛巾被
★ 婴儿皂或者婴儿浴液
★ 爽身粉
★ 热过的植物油
★ 脱脂药棉棒

适度地抱婴儿

在婴儿长到2个月时，大多数妈妈都尽量不抱婴儿，怕养成抱癖。然而，这样做的结果是，婴儿的运动能力得不到充分发展。尤其是老实的婴儿，既不生气也不哭闹，当然也就不用抱了。可是，这样却会导致小儿抬头晚、起坐迟。

婴儿到了2个月时，每天累计应抱2个小时左右。抱起来时，想看东西的婴儿就要使用颈肌。婴儿被抱着时总是想立起身体，这样就可以锻炼背肌、胸肌和腹肌。婴儿高兴时还会活动双手，这样胳膊的肌肉也就得到了锻炼。常抱婴儿还可以开阔婴儿的眼界。老躺在床上的婴儿，其视力范围很小，不利于眼睛的发育。常抱婴儿，使他可以看到室内花花绿绿的东西，尤其到室外，可以看到飞跑的汽车、五颜六色的花草，还可看到别的孩子玩耍，对婴儿来说是件很愉快的事情。

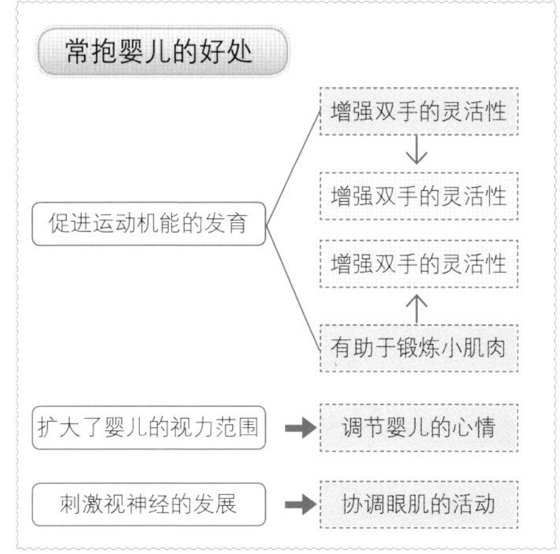

抱婴儿到外面晒太阳

阳光中的紫外线可促使皮肤合成维生素D，利于钙质吸收，多晒太阳还可以预防佝偻病。婴儿太小时，不能直接到室外暴晒。一般要等出生后2个月左右开始日光浴。开始时可在气温高于20℃时进行，在炎热的夏天，太阳不能直晒宝宝，可以选择上午8～9点钟、下午4～5点钟，在树荫下、屋檐下都能收到较好的效果。冬天则要选择天气较好的中午。晒太阳时注意保护眼睛。

日光浴时尽量让婴儿少穿衣服。开始先晒手和脸，每日1～2次，每次5～10分钟。以后逐渐让身体更多的部分暴露在外面晒太阳，时间逐渐延长至每日1小时。

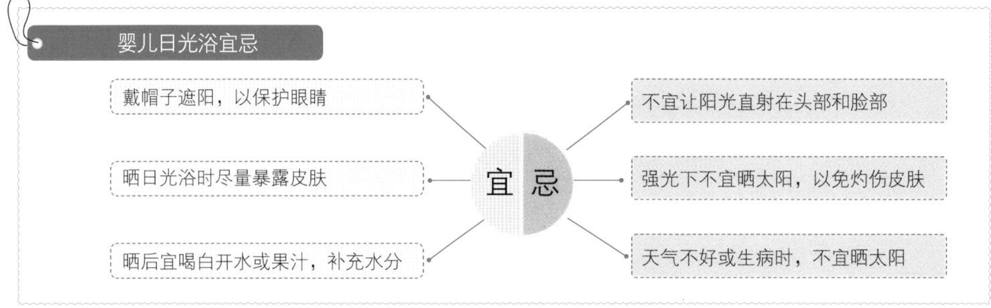

夜啼怎么办

孩子哭闹时，首先要想法把孩子弄醒，有些孩子清醒后就不哭了。重要的是分清哭闹是否有病，尤其注意有无外科急腹症：孩子是否阵发性哭闹，伴有呕吐、面色发黄、大便带血；皮肤是否有皮疹、出血点、虫蚊咬伤、针扎等。

腹部检查甚为重要，如果你按压腹部时孩子哭闹加重或拒按，可能有外科情况；如按摩腹部时孩子停止哭，可以排除外科情况。还要看孩子手足是否发凉，体温是否升高，如一切正常，就不必害怕，不是什么重病引起的哭闹，不必深夜求医。如天天夜间哭闹，可在睡前服镇静药，让孩子安静睡几天，也许哭闹会停止。

引起婴儿夜啼的原因

	夜啼原因		夜啼原因
前半夜	做噩梦 室温太高或被窝天热 口渴想喝水 憋尿或大便前腹痛 肠痉挛引起的腹痛	后半夜	蛲虫引起肛门周围或会阴部瘙痒 晚饭未吃引起的饥饿 刚睡醒害怕黑暗

宝宝要做42天检查

宝宝的身高、体重已经开始按照正常生长标准发育，随妈妈一同到医院做一个全面检查，测量身长、体重，听诊心肺，检查四肢、会阴部是否有隐性畸形，还要测查神经行为发育情况，了解宝宝的发育情况和健康水平，还可以尽早发现是否有先天畸形或遗传代谢性疾病，及早采取预防或治疗措施。

除了做检查以外，这个时期就可以开始训练婴儿把尿了。婴儿越小，排尿间隔越短，可在睡前、睡醒时、哺乳后15～20分钟把尿。

抱婴儿两腿稍外展，大人可给予固定的声音强化排便动作，使婴儿对排尿形成条件反射，解开尿布时婴儿排尿，宜做“嘘嘘”声，使其与尿意及排尿联系起来。

宝宝做42天检查的项目

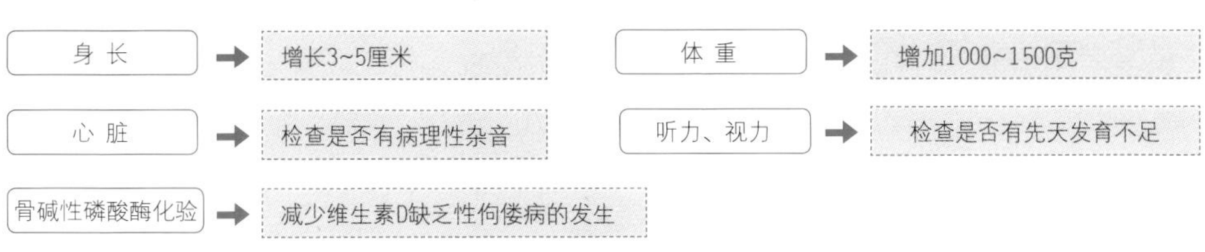

第16章 · 二个月宝宝

婴儿湿疹的处理

婴儿湿疹，又称奶癣，是常见的新生儿和婴儿过敏性皮肤病之一，通常在宝宝2～3个月时发病，多见于有过敏体质和喂牛奶的婴儿。

这种湿疹常对称地分布在婴儿的脸、眉毛之间和耳后。表现为很小的颗粒状红色丘疹、疱疹，散在或密集在一起，有的还流黏黏的黄水，干燥时则结成黄色的痂。此病虽无大的危险，但宝宝因皮疹的剧烈瘙痒而吵闹不安，不好好吃奶和睡觉，并伴有食欲差、消化不良等现象。

婴儿患湿疹的原因比较复杂。一般认为除孩子体质外，食物过敏为致病的主要因素。例如人工喂养的一般食品牛奶、奶粉、鸡蛋，都有可能使新生儿过敏生病。另外，奶癣与宝宝的一些内在因素（如消化不良）和外界刺激（如碱性肥皂、皮肤摩擦等）也有很大关系。

新生儿患湿疹后，患处只能用消毒棉蘸些消毒过的液状石蜡、花生油等油类浸润和清洗，不可用肥皂或温水清洗。局部黄水去净、痂皮浸软后，用消毒软毛巾或纱布轻轻揩拭并除去痂屑，再涂上少许蛋黄油或橄榄油。

过敏严重的可在医生的指导下服用一些抗过敏药，如氯苯那敏、阿司咪唑、异丙嗪，同时还可服用维生素C、维生素B_1、维生素B_6片，以减轻痒感，让婴儿静静地安睡，这样有利于病情好转。

在日常生活中，不论是饮食还是周围环境，都应该避免宝宝接触易引起过敏的东西。乳母也应该尽量减少会引起过敏的食物，如鱼、虾等。平时要注意婴儿双手的清洁，定时给宝宝剪指甲。给宝宝洗浴时，温水最宜，不要用强碱性肥皂，以免刺激皮肤，引起过敏。护肤品要选择适合宝宝肌肤的，以方方面面防止婴儿过敏的发生。

严重过敏的婴儿可用药

★ 氯苯那敏

★ 阿司咪唑

★ 异丙嗪

★ 维生素C

★ 维生素B_1、维生素B_6

上述药物需在医生指导下进行。

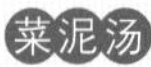

婴儿湿疹食疗小方案

菜泥汤

菜泥汤——祛湿止痒

材料：白菜、胡萝卜、卷心菜、盐、蜂蜜

制作方法：菜洗净切碎块，水煮一刻钟。取出捣成泥状，加盐服用，菜汤加入蜂蜜食用

丝瓜汤

丝瓜汤——适用于奶癣有渗出液的婴儿

材料：新鲜丝瓜30克左右、盐

制作方法：将丝瓜切成小块，熬汤。熟后加盐，汤和丝瓜均可食用

早期教育

不管是有一定认知能力的宝宝，还是新生的婴儿，都有自己个性的一面，也有不同的表达感情的方式，父母在照顾宝宝的时候，不仅仅要关注宝宝的身体健康，还要时刻了解宝宝的心理需要，对宝宝的各种能力进行引导和培养。

2月宝宝特征

宝宝2个月时，眼睛能看清东西，注视眼前出现物体的时间也长了。这个时期是丰富宝宝视觉刺激的好时机，同时宝宝的先天性个体差异也愈加明显。

2个月的宝宝，大小便的次数比上个月稍有减少。有的宝宝大便较有规律，一天2～3次。也有的宝宝经常是两天排1次大便（只要不干燥，排出时不费劲儿，就不必在意），还有的宝宝每次换尿布时，尿布上都有一些大便。这是生理上的差异，妈妈不必介意。

2个月宝宝的体格特征

	平均体重（kg）	平均身高（cm）	平均头围（cm）	平均胸围（cm）
男婴	5.2（3.5～6.8）	58.1（52.9～63.2）	39.1（37.0～42.2）	39.5（36.2～43.4）
女婴	4.7（3.3～6.1）	56.8（52.0～61.6）	38.6（36.2～41.0）	38.7（35.1～42.3）

语言能力训练游戏

宝宝2个月大的时候已经开始对自己周围的事物给予关注了，父母就要开始教宝宝发声，经常做些口型和各种表情，来引导宝宝，激发宝宝的语言能力。

模仿面部动作。经常在宝宝面前张口、吐舌或做多种表情，使宝宝逐渐会模仿面部动作或微笑。通过模仿，有助于培养宝宝的语言能力。

引逗发音发笑。用亲切温柔的声音，面对着宝宝，使他能看得见口型，试着对他发单个韵母a（啊）、o（喔）、u（呜）、e（鹅）的音，逗着孩子笑一笑，刺激他发出声音。快乐情绪是发音的动力。

模仿面部表情训练时注意事项

★ 选择宝宝高兴的时候做训练

★ 表情要多变，尽量重复说一些话

★ 不要做一些奇怪或者恐怖的面部表情

★ 在宝宝烦躁的时候不要逗弄宝宝

社交能力训练游戏

宝宝2月大的时候，每天会花费很多时间观察周围的情况，试着认识周围的世界，聆听人们的谈话声。看到大人喂养自己、关注自己、逗自己，心里会很开心，会本能地微笑。当感觉幸福的时候，他会做出更多的面部表情表达自己对这个友善世界的喜爱，会通过吸吮使自己安静下来。所以，父母在对他进行社交能力的训练时，可以经常逗宝宝笑。

在宝宝面前走过时，要轻轻抚摩或亲吻孩子的鼻子或脸蛋，并笑着对他说"宝宝笑一个"，也可用语言或带响的玩具引逗孩子，或轻轻挠他的肚皮，引起他挥手蹬脚，甚至渐渐咿呀发声，或发出"咯咯"的笑声。注意观察哪一种动作最易引起宝宝大笑，经常有意重复这种动作，使宝宝高兴而大声地笑。

快乐的宝宝

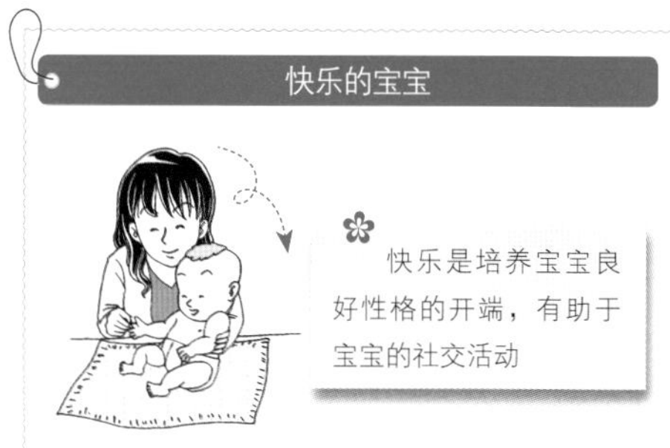

快乐是培养宝宝良好性格的开端，有助于宝宝的社交活动

情感培养训练游戏

不管多大的宝宝，他们都有自己的感情需要，只是表达的方式不同而已。父母应该时刻关注宝宝的需求，经常和宝宝互动，满足宝宝的心理需求，增强宝宝的幸福感和安全感，加深宝宝和父母之间的情感联络。

呼唤婴儿。妈妈（或爸爸）经常俯身面对婴儿微笑，让其注视自己的脸。然后，妈妈将脸移向一侧，轻声呼唤婴儿的名字，训练婴儿的视线随妈妈的脸移动，有助于提高宝宝的视力，同时也增强了母子（父子）间的情感联络。

看脸谱。给婴儿看各种脸谱，如猫、狗、兔、猴及人物脸谱。婴儿喜欢看脸，看到这么多形形色色、色彩鲜艳的脸谱，婴儿会高兴得"咿咿呀呀"直叫，并伸出小手去摸。这各种各样的脸谱，有助于提高宝宝情感的丰富性。

做情感训练时宜忌

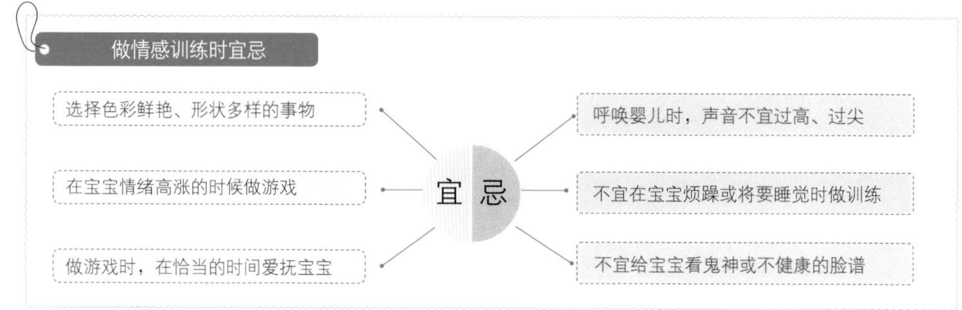

听觉能力训练游戏

听声音。将各种音高、响度均不同的发声体如哗铃棒、八音盒、钟表、小勺、橡皮捏响玩具等，在婴儿视线内让他听，并告诉他名称。待其注意后，再慢慢移开，让婴儿追声寻源，当婴儿辨出声源后，再变换不同方向。用多种发声体训练听觉辨别力和方位听觉。

转头。妈妈手持色彩鲜艳的玩具（最好是可摇响的），在离孩子眼睛 30 厘米远的地方，慢慢地移到左边，再慢慢地移到右边。让婴儿的头随着玩具作 180° 的转动。这是集动作训练、视觉训练和听觉训练于一体的综合训练。

随乐曲舞动。当宝宝心情放松的时候，给宝宝选择一些轻柔的音乐听，如中外古典音乐、轻音乐，或者胎儿时期常为宝宝听的音乐。每次放 10 分钟左右，让宝宝在音乐的旋律中感受平静、关爱。家长也可跟着音乐的拍子抱着宝宝跳舞，宝宝在随家长晃动的过程中，有助于促进听觉、位置觉和平衡觉地发展，为以后的学坐、站和走等运动打下基础。

做听觉能力训练时注意事项

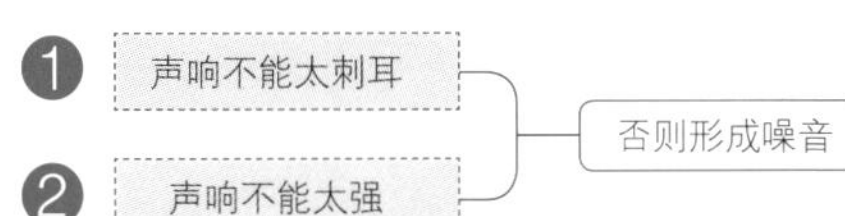

否则形成噪音 → 妨碍听觉系统的发展，甚至造成日后的拒听

视觉能力训练游戏

看气球。在婴儿睡床上方约 7.5 厘米处悬挂一个体积较大、色彩鲜艳的玩具，如彩色气球。妈妈一边用手轻轻触动气球，一边缓慢而清晰地说："宝宝看，大气球！" "气球在哪儿啊？"

注意悬挂的玩具不要长时间固定在一个地方，以免婴儿的眼睛发生对视或斜视。悬挂的物品也不要过重或有尖锐的边角，以防不慎坠落时伤着婴儿。悬挂的玩具或物品还应定期更换。

这个游戏可以引导婴儿去看悬挂的玩具，训练婴儿逐渐学会用眼睛追随着视力范围内移动的物体。

看世界。挑选一个好天气，把婴儿抱到室外，让他观察眼前出现的人和事物，如大树、汽车等，并缓慢清晰地反复说给他听。这时的婴儿会手舞足蹈地东看西看，非常开心。

外面的世界

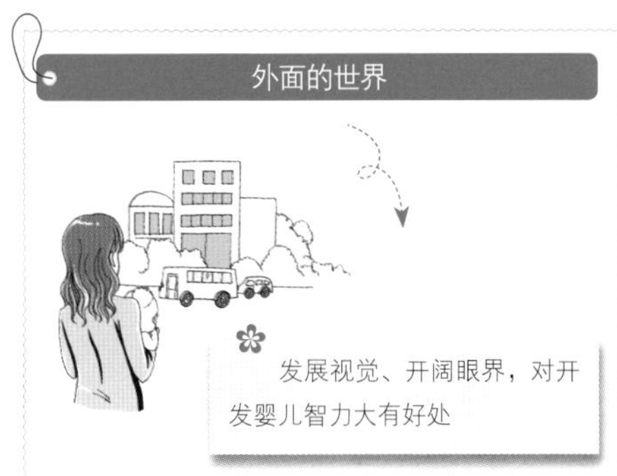

发展视觉、开阔眼界，对开发婴儿智力大有好处

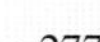

感觉能力训练游戏

抓玩具。分别把不同质地的玩具放在婴儿的手中保留一会儿。如果婴儿还不会抓握，可轻轻地从指根到指尖抚摸他的手背，这时他的握持反射就会中断，紧握的小手就会自然张开。此时，可把玩具塞到他的两只手里，并握住婴儿抓握玩具的手，帮助他抓握。有利于提高触觉能力，训练手的技能。

握手指。把食指放在婴儿的手心让他抓握，并轻轻触动他的手向他"问好"，引起他的兴趣。待婴儿会抓后，父母再把手指从宝宝的手心移到手掌边缘，看他能否抓握。反复此动作，直到婴儿熟练。这对提高触觉和手的技能有很大的帮助。

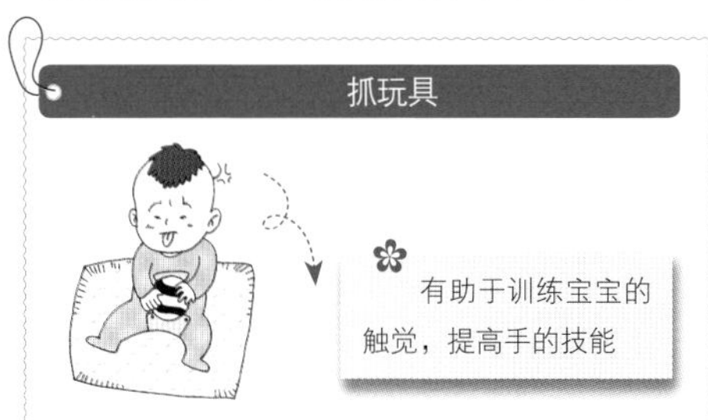

动作能力训练游戏

2 个月大的宝宝，还会让自己的全身都参与到和大人的互动中。如，他会张开手，将手向上举，四肢随着大人的音调有节奏地运动。所以，父母在对宝宝进行动作能力训练的时候，一定要针对宝宝这个时期的特点来训练。

抬头。竖抱抬头、俯腹抬头和俯卧抬头。经过训练，婴儿不但能抬起脸部观看前面响着的哗铃棒，而且下巴也能短时离床，双肩也能抬起来。在进行动作训练的同时，也有助于训练宝宝的视力。

在训练宝宝俯卧抬头时，可选择在宝宝睡醒后，吃奶前 1 个小时进行，把宝宝放在床上，让其俯卧。然后，父母拿来一些颜色鲜艳或者有声音的玩具，引逗宝宝，宝宝看到玩具或者听到声响后，就会依着玩具的方向，努力抬头，待宝宝把头抬起大约 45° 时，父母换个位置，让宝宝也随着转动。这个训练不但可以提高宝宝的动作能力，还有助于锻炼宝宝的肌肉。

学习"爬"。在俯卧练习抬头的同时，可用手抵住宝宝的足底，虽然此时他的头和四肢尚不能离开床面，但婴儿会用全身力量向头方蹿行，这种类似爬行的动作是与生俱来的本能，与 8 个月时的爬行不同。这个训练游戏，不是让宝宝马上学会爬行，而是在整个过程中，锻炼宝宝身体的协调能力，从而激发宝宝智能的发育。

宝宝动作能力训练的作用

- ★ 开阔视野，丰富视觉信息
- ★ 增强颈部张力
- ★ 促进小儿大脑感觉系统的健康发展
- ★ 有助于开发智力潜能
- ★ 有助于激发快乐情绪

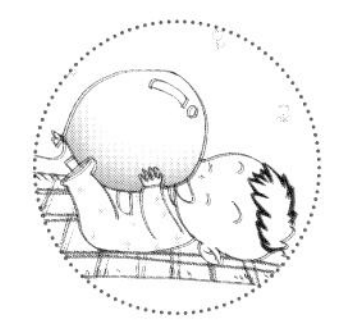

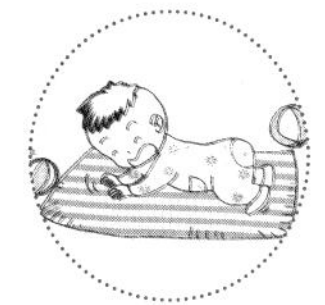

第17章 三个月宝宝

DI-SHIQI ZHANG

本章看点

宝宝一天一天地长大，身体也逐渐灵活了，偶尔还会咿呀的和你打招呼，当你逗弄他的时候，他还会给一个甜甜的笑，俨然一个可爱的“开心果”。宝宝出生后的第3个月，是他生长发育最重要的阶段。所以，父母应该在保证宝宝日常饮食、起居的健康之外，也要鼓励和引导宝宝进行各种促进身体功能发育的训练。

饮食健康

起居护理

早期教育

饮食健康

宝宝在这一时期生长发育特别迅速。食奶量因每个宝宝初生体重和个性的不同而有所差异。由于营养的好坏关系到婴儿今后的智力和体质，妈妈们必须注意饮食，以保证母乳的质和量，在喂食宝宝的时候，才能对宝宝的生长发育有所帮助。

3月宝宝的喂养

这一时期宝宝消化道中的淀粉酶分泌尚不足，不宜多喂健儿粉、米粉等含淀粉较多的代乳食品。为补充维生素和矿物质，可用新鲜蔬菜给宝宝煮菜水喝，也可将水果煮成果水或榨成果汁在两顿奶之间喂给孩子。

3个月以内的宝宝，生长发育很快，新陈代谢很旺盛，对水的需求量很大。母乳和牛奶中虽然含有大量水分，但远远不能满足宝宝对水的需要，因此父母应牢记为宝宝补充水分。一般情况下，3个月以内的宝宝，每日每千克体重需要补水120～150毫升，夏季则可适当增加喂水量。喂水时间，应在两次喂奶之间。宝宝所喝的水，可以是白开水，可以是糖水，也可以是水果汁、蔬菜汁。

果汁、蔬菜汁的好处

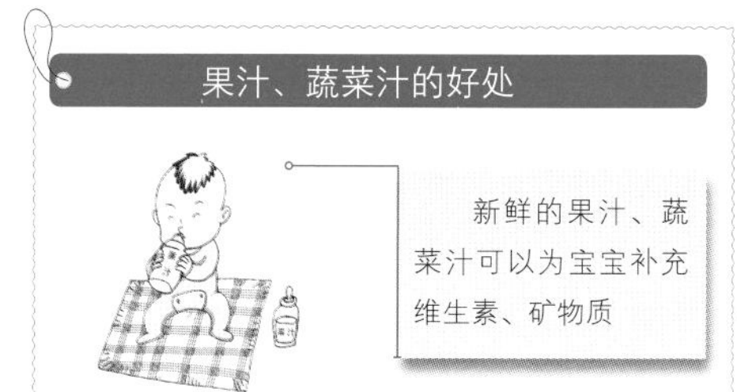

新鲜的果汁、蔬菜汁可以为宝宝补充维生素、矿物质

3个月以内勿吃盐

此时期的小宝宝肾脏功能尚差，肾小球过滤率、肾血流量都不及成人，肾小管排泄与再吸收功能也未发育完善，吃咸食必然会增加宝宝的肾脏负担，影响其正常发育。

宝宝3个月后可适当吃盐，6个月后可将食盐量限制在每日1克以下，1岁以后再逐渐增多。在夏季出汗较多时，或有腹泻、呕吐现象时，食盐量可略有增加。

盐对3个月内宝宝的危害

- 导致宝宝缺锌
- 造成上呼吸道菌群失调
- 唾液分泌量减少，加大上呼吸道感染病毒的几率
- 降低口腔黏膜的抗病毒能力
- 加重宝宝心脏、肾脏负担

鱼肝油、果汁与菜汁的添加

虽然对婴儿来说，母乳是最合适的营养品，它基本上可满足3个月以内婴儿的营养需要，但它也有一些自身的缺陷。比如，母乳中的维生素C、维生素D、B族维生素和铁质的含量都比较少，不能满足婴儿生长发育的需要。因此，哺乳期内需要及时添加各种营养素和辅食，以防止营养素的缺乏。

鱼肝油的添加。母乳中的维生素D含量不足，而鱼肝油主要含维生素A和维生素D，故应从出生后半个月时就要开始添加鱼肝油，早产儿可于生后1～2周添加。维生素D的生理需要量为400～800国际单位，采用强化维生素D配方奶喂养的婴儿可给予半量，添加时应从少量添加，观察大便性状，有无腹泻发生。

果汁与菜汁的添加。母乳中维生素C的含量较不稳定，如果母亲偏食，摄入维生素C（水果、新鲜蔬菜）较少，其乳汁中维生素C含量亦偏低。牛乳中的维生素C含量只有人乳的1/4，且于煮沸后破坏殆尽。

所以，人工喂养的婴儿更容易发生维生素C缺乏。一般于出生后1～2个月开始添加新鲜果汁、菜汁，以补充维生素C。

给宝宝喂果汁，开始时可用温开水将果汁稀释一倍，第一天每次只喂1汤匙，第二天每次2汤匙，第三天每次3汤匙……这样一天一天地逐渐增加，满10汤匙时，就可以用奶瓶喂。等孩子习惯后就可以用凉开水稀释，一天可喂3次，每次喂30～50毫升。喂奶前不要喂果汁或菜汁，最好在奶间或洗澡、活动后喂。

果汁和菜汁的制作方法

食物名称	做法
果汁	选择富含维生素C的新鲜水果（柑橘、草莓、西红柿、桃子等），洗净去皮，切丁或绞碎放入碗中，用汤匙背或者消毒纱布挤压出果汁即可
菜汁	取少许新鲜的蔬菜（菠菜、小白菜、油菜等），洗净切碎，放入到烧开的水中，水复开后，再煮3分钟关火，不烫手时，将汁倒出加少量白糖即可

喂汁注意事项

在喂汁时注意，若孩子出现呕吐、腹泻应暂停添加，待正常后，可再从少量开始添加或改变果汁的种类。在水果中，苹果、西红柿有收敛作用，可使大便变硬，川橘、西瓜、桃子有使大便变软的功能。

起居护理

在宝宝不断成长的过程中，饮食是宝宝补充身体热量、维持身体健康的主要来源，但日常的起居护理也不容小觑。比如说，宝宝的眼睛该如何保护？如何养护宝宝的听觉器官？宝宝的头发长出来，该怎么打理等，这些都需要父母去了解和学习，这样才能为宝宝提供一个舒适的成长环境。

保护婴儿的眼睛

婴儿出世以后，从黑暗的子宫到了光明的世界，生长环境已发生了巨大的变化，对光要有逐步适应的过程。因此，婴儿到户外活动不要选择中午太阳直射时，且要戴太阳帽。家中的灯光要柔和。父母要给婴儿配备专用脸盆和毛巾，每次洗脸时应先洗眼睛，眼睛若有分泌物时，用消毒棉签或毛巾去擦眼睛。婴儿在洗完澡用爽身粉时，要避免爽身粉进入眼睛，要防止沙尘、小虫等进入眼睛。一旦异物入眼，不要用手揉擦，要用干净的棉签蘸温水冲洗眼睛。

多给婴儿看色彩鲜明（黄、红色）的玩具，多到外界看大自然的风光，对婴儿视力的提高很有好处。

保护婴儿的听力

婴儿的听觉神经和器官发育不够完善，外耳道较短、窄，耳膜较薄，所以不宜接受强声刺激。还要防止婴儿将细小物品如豆类、小珠子等塞入耳朵，这些异物容易造成外耳道黏膜的损伤，如果出现此类问题，应该去医院诊治，别掏挖，以免损伤耳膜耳鼓，引起感染。

宝宝耳道尚未发育成熟，大多呈扁平缝隙状，皮肤娇嫩。稍有不慎，轻者掏伤宝宝皮肤，导致感染甚至引起疖肿，重者掏破鼓膜，造成宝宝听力丧失。

耳垢可随咀嚼、张口或打哈欠，以及借助下颌等关节的运动而自行脱落、排出。若因“油耳”或耳垢实在太多而阻塞耳道影响听力时，应该带宝宝去医院请医生处理。

婴儿慎用药物

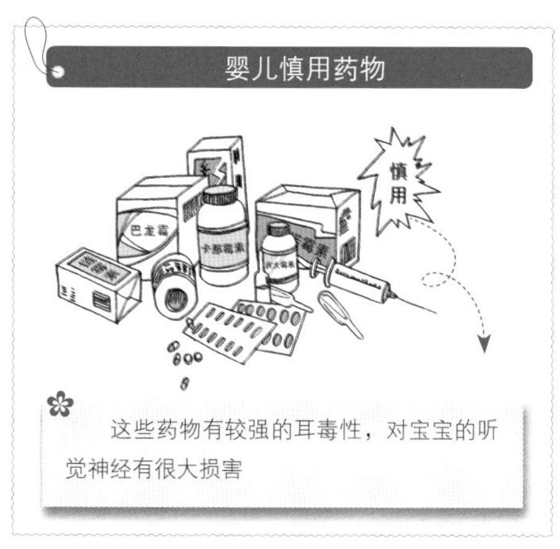

这些药物有较强的耳毒性，对宝宝的听觉神经有很大损害

怎样给婴儿理发

婴儿头皮十分柔嫩，抵抗力差，理发时稍不注意，就会擦破头皮发生感染。因此，最好在婴儿3个月后再开始理发。夏季，为避免婴儿头上生痱子，可适当理发。给婴儿理发的工具最好先用75%的酒精消毒，不可用剃头刀为婴儿剃头。

在给宝宝理发的时候，要注意以下几个小细节：①尽量不要给宝宝理光头，应保留一些头发茬，理得太短，理发工具可能会损伤头骨和神经系统。②最好要干发理，理好之后再洗。因为婴儿头发很软，洗湿了再理会增加理发难度。洗发的时候，最好采用仰面洗头的方式，避免碎发弄到宝宝的眼睛里。③在整个理发过程中，要多跟宝宝交流，分散宝宝的注意力，避免宝宝不配合。④理发的时候动作要轻柔，注意观察宝宝的表情，如果宝宝不高兴，应立即停止，避免宝宝哭闹时理发器碰着头皮。

理发步骤

1. 准备好理发器，并用酒精消毒
2. 将刀柄触宝宝的头部，以让他适应震动
3. 理发从额头顺着头发生长方向逆向剃发
4. 先剔去宝宝头部2/3的头发，耳朵边的不要剔
5. 检查是否均匀

怎样防治痱子

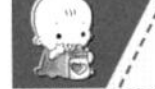

婴儿皮薄肉嫩，排汗功能也不完善，炎热的天气或包裹太严，就容易起痱子。几乎所有的婴儿都曾经长过痱子，一般容易长在颈肩部出汗多皮肤褶皱多的部位。因为气候的差异，南方的婴儿在夏季要比北方的婴儿生长痱子的几率高。

预防的关键是保持皮肤清洁干爽，勤洗澡，使汗液排出顺畅，屋内经常开窗通风，保证空气新鲜，衣服被子不要厚、紧。当婴儿皮肤生了痱子时，可以给患儿涂擦炉甘石洗液。

需要注意的是，成人痱子粉所含的薄荷脑、樟脑比小儿痱子粉多3～4倍；升华硫多10倍；而对皮肤刺激大的水杨酸多1倍。尤其是成人痱子粉中含有硼酸，而在小儿痱子粉中这是禁止的。

导致宝宝长痱子的因素

- 气温潮湿
- 宝宝穿的多
- 宝宝出汗过多
- 汗腺导管口闭塞

宝宝长痱子防治方法

黄瓜汁防治法

材料 嫩黄瓜1根

做法 将黄瓜洗净切片，捣烂取汁

用法 将黄瓜汁于宝宝洗澡后或者睡前涂在患处。一日两次即可

宝宝地图舌的防治

有的母亲在给孩子喂奶或孩子打哈欠时，有机会看到婴儿的舌头，当看到自己孩子的舌面变得不规则，红白相间、呈地图状时，一定会很紧张，担心孩子的舌头是不是出了什么毛病。

其实每个婴儿舌头表面都有不同程度的变化，只是有的变化明显，有的变化不明显而已，并不是什么毛病。

正常人舌的表面是平整的，没有明显的凸起和凹陷。但有些人的舌部出现一道道纵、横沟纹，深浅、长短不一，随着年龄的增长可逐渐加重，这种表现称沟纹舌，又称裂纹舌。

地图舌一般在婴儿2～3个月时就已出现了，孩子多无明显不舒服的症状，有的可出现轻度瘙痒或对有刺激性食物稍有敏感，这种症状可长达数年，随着年龄的增长可自然消退。

发生地图舌后，应注意口腔卫生，适当地给予口腔清洗。症状明显时可涂用1%的金霉素甘油等。服用B族维生素及锌剂也有一定疗效。

宝宝出现地图舌的原因
体质弱
疲劳
营养缺乏
消化功能不良
肠内有寄生虫
缺乏B族维生素元素

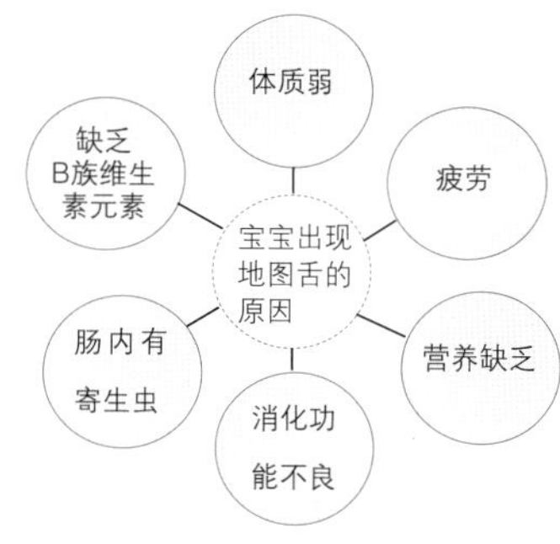

怎样防治小儿便秘

新生儿便秘有可能是消化道畸形或其他疾病引起的。如果在没有发现身体异常情况下，小儿便秘大都与生活习惯和喂养方法有关。如果生活不规律或缺乏有意识训练孩子按时排便的习惯，都会出现排便困难。

排泄大便是反射性的动作，经过训练会养成按时排便的习惯。3个月以上的孩子，每天要有意识地培养小儿坐便盆或用排便小椅，通常在清晨哺食之后，训练其按时排便。也可定时做腹部肌肉按摩，促进肠蠕动。

吃奶的婴儿便秘时，可多加些糖，并添加橘子汁、红枣汁、白菜汁和蜂蜜水等。正在断奶期间的婴儿便秘时，在增加辅食时，除了考虑高营养的蛋类、瘦肉、肝和鱼类外，还要增加纤维素较粗的五谷食品，将鲜牛奶改换为酸牛奶。同时，还要增加体育锻炼。

婴幼儿便秘时，原则上不要用泻药，必要时临时用甘油栓或开塞露。如果新生儿因消化道畸形引起便秘，需要到医院检查，手术治疗。

防治小儿便秘的原则

★ 改善饮食结构
★ 训练排便习惯
★ 加强体格锻炼
★ 不宜用泻药

早期教育

这个月龄的宝宝手脚的活动能力越来越强，已经能抓住玩具握很长时间。宝宝笑出声音的时候也多了起来。情绪好时，独自发出某种声音的时间也多起来。同时，宝宝也会有一些不好的小动作，这时就需要父母的正确引导，对宝宝进行早期的教育。

3月宝宝的特征

几乎所有3个月的婴儿都会把手指放到嘴里吮吸。这并不是因为没有满足婴儿的欲求，而是婴儿快活的一种表现。妈妈大可不必为此焦急，更不必采取往手指上抹药水、辣椒，或戴上小手套等办法强行制止宝宝的这种自娱行为。可以采取转移宝宝的注意力，让宝宝手握玩具玩耍的办法减少宝宝吮吸手指的时间，以免宝宝养成长久地吮吸手指而对周围其他事物不感兴趣的习惯。

宝宝的睡眠时间变得和成人一样，但午睡时间却因人而异，既有午前或午后各睡2~3个小时的爱睡的宝宝，也有午前或午后只睡一次的爱活动的宝宝；既有晚上入睡后一觉睡到大天亮的宝宝，也有夜间醒来2～3次，吃点奶再睡的宝宝。

3个月宝宝的体格特征

	平均体重（kg）	平均身高（cm）	平均头围（cm）	平均胸围（cm）
男婴	5.9（4.1～7.7）	61.1（55.8～66.4）	40.8（38.2～43.4）	41.2（37.4～45.7）
女婴	5.5（3.9～7.0）	59.5（54.5～64.5）	39.8（37.4～42.2）	40.1（36.5～42.7）

婴儿玩具的选择

给婴儿选择玩具时，必须要注意玩具的安全性。千万不要把玩具用绳子系在摇篮上，不要让宝宝在无人看管的情况下接触带松紧线的圆珠笔，以避免缠绕窒息；不要选择那种带有小颗粒的材料，比如扣子、珠子等玩具，防止宝宝误食；尽量避免那种线条比较锋利的金属质玩具，防止划伤宝宝的皮肤。

婴儿往往有啃咬玩具的习惯，而玩具上可能沾染上病毒、细菌、灰尘等。常给玩具消毒，特别是那些塑料玩具，否则可引起婴儿消化道疾病。在为塑料玩具消毒时，可用肥皂水、漂白粉、消毒片稀释后浸泡，半小时后用清水冲洗干净，再用清洁的布擦干净或晒干。

宝宝练翻身

热身训练

先练两臂支撑力。宝宝 2 个月后，妈妈要在小床的上方大约 60 厘米高处悬挂一个色彩鲜艳的玩具，或能发出清脆悦耳声音的风铃。让宝宝先趴在床上，两臂向下支撑着身体，妈妈这时可在一旁摇动玩具或风铃，逗引宝宝抬头，挺胸往上看，让宝宝控制 2 分钟。一开始宝宝可能支撑得并不太好，需逐渐练习。

再练身体各部位运动协调性。调整气球等玩具的高度，以宝宝仰面躺着小手和小脚都能够着为原则。妈妈摇动大气球，吸引宝宝用小手和小脚去抓碰。

翻身动作训练

让宝宝仰面躺在床上，妈妈轻轻握着宝宝的两条小腿，把右腿放在左腿上面，宝宝的腰自然会扭过去，肩也会转过去。多次练习后宝宝即学会翻身。

让宝宝侧身躺在床上，妈妈在宝宝身后叫宝宝的名字，同时还可用带声响的玩具逗引，促使宝宝闻声找寻，让宝宝顺势将身体转成侧卧姿势。待宝宝这一动作练熟后，再把宝宝喜爱的玩具放在身边。妈妈不断逗引宝宝去抓碰，宝宝可能会在抓玩具时顺势又翻回侧卧姿势。如果宝宝做得有点费劲，妈妈可轻轻帮一下。

待宝宝练熟了从仰卧变成侧卧后，妈妈可在宝宝从仰卧翻成侧卧抓玩具时，故意把玩具放得离他稍远一点，这样宝宝就有可能顺势翻成俯卧。但不要把玩具放到拿不到的地方，这样会使宝宝失去练习的兴趣，延长学会独立翻身的时间。

需要注意的是，宝宝大约 3 个月才能开始翻身,6 个月左右才能比较熟练地从仰卧翻成俯卧。因此，妈妈要有绝对的耐心，让宝宝在愉快之中进行训练，在训练的过程中，也要温柔的对待宝宝，不要过于粗鲁，以免伤了宝宝。在宝宝学会独立翻身后，妈妈仍要继续让宝宝练习，不只为了熟练这一动作，更为宝宝日后学爬打下基础。

帮宝宝翻身的好处
有助于锻炼宝宝两臂的支撑力

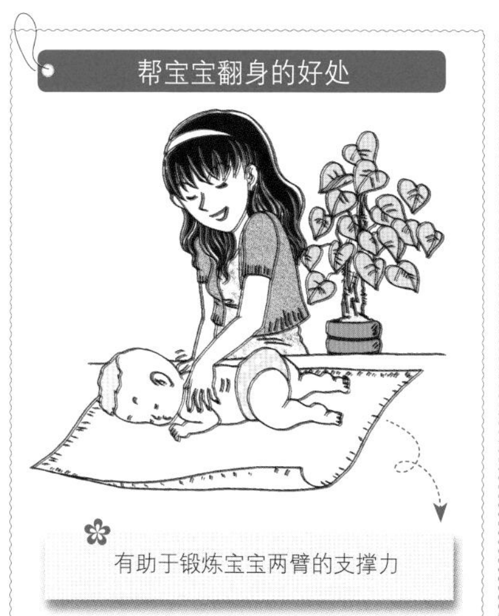

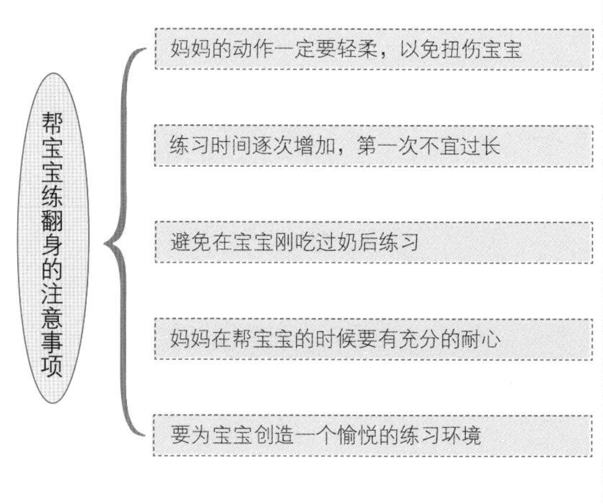

婴儿抱摆操

横托抱。妈妈站立或跪立，左手托在宝宝颈肩部，右手托臀部，双手根据宝宝的反应加大或缩短距离。通常，随着妈妈双手距离的加大，宝宝会反射性地挺胸，当不挺胸时，妈妈应缩短双手距离。

该操适合于0～4个月的宝宝（出生第一天即可做）。可以刺激宝宝骶脊肌及背部肌肉力量的增长，使宝宝躯干姿态挺拔。

横托摆。妈妈横托抱宝宝，双手距离缩短后再以腰带动手臂，做横向摆。根据宝宝的适应情况逐渐加快速度。

该操适合于0～4个月的宝宝（出生第一天即可做），可以刺激宝宝大脑前庭，提高宝宝的身体平衡自控能力。

竖托抱。妈妈左手托住宝宝的背、肩、颈，食指、中指分开，托住宝宝头的下部，右手托住其臀部，手指托住腰部，使宝宝保持腰直；右手放在宝宝两腿之间，左手向上托使其从水平状过渡到45°（可随时改变角度）。

该操适合于0～4个月的宝宝，可刺激宝宝运动感觉，使宝宝开始了解肢体的位置与运动的感觉。

竖托摆。第1节：妈妈竖托抱宝宝，以腰部的旋转带动手臂，随着宝宝的适应逐渐加大幅度。第2节：妈妈竖托抱宝宝，双脚前后站立，腰部前后运动，带动手臂，使宝宝沿身体的纵轴运动。第3节：妈妈托抱宝宝的方法与竖托抱基本相同，只是右臂在宝宝的左侧，横摆到一侧时，利用惯性使宝宝的身体纵向移动90°。

抱摆操的作用

类别	作用
横托抱	锻炼骶脊肌及背部肌肉，有助于宝宝的骨骼发育
横托摆	提高宝宝的身体平衡自控能力
竖托抱	帮助宝宝认识四肢，培养运动感
竖托摆	刺激眼肌，开发宝宝的视觉学习能力

宝宝的动作训练

除了抱摆操外，训练婴儿的骨骼肌肉，还可以让婴儿做俯卧动作，抱宝宝放在有点硬的床上，让他俯卧。父母引导宝宝抬头，这样不仅可以训练宝宝的肌肉，还有助于促进血液循环。但在训练时，应以半个小时为宜，以免宝宝劳累。

语言能力训练游戏

找声源。拿一个拨浪鼓，在距离孩子前方30厘米处摇动，当孩子注意到鼓响时，对孩子说："宝宝，看拨浪鼓在这儿。"让宝宝的眼睛盯着鼓，张开手想抓鼓。休息片刻，在宝宝的后方，让他看不到你的脸，拿这个拨浪鼓摇动，稍停一会儿再问："拨浪鼓在哪里呢？"再分别将拨浪鼓慢慢移到孩子能看到的左、右方摇动。游戏中，注意观察宝宝的眼、耳和手的动作，看宝宝对声源方向的反应。这不仅可以激发宝宝开口说话，也可帮助提高宝宝的动作能力。

和婴儿"对话"。3个月的婴儿会咯咯地发笑，高兴的时候还会自发地"咿"呀"啊"呀地"讲话"，这时妈妈同样"咿"呀"啊"呀地去应答他，和他"对话"，可使其情绪得以充分地激发。这不仅是对婴儿最初的发音训练，而且也是母子情感交流的方式。

3个月宝宝的语言特点及激发方法	
语言特点	自发细小喉音
	父母对宝宝说话时，宝宝会点头附和激发方法
激发方法	定时听音乐
	给宝宝唱儿歌
	尽量和宝宝说话，逗宝宝笑

社交能力训练游戏

有的人觉得，无法理解宝宝的思想，宝宝也不知道大人在说什么，这样的交流没什么意义，所以选择不和宝宝说话，尤其是一些年轻的爸爸们。其实跟宝宝聊天，是一项很好的亲子活动，可以安抚宝宝的情绪，也可以拉近母婴的关系，大人要常跟宝宝一起聊天，这对促进宝宝的社交能力也有一定的作用。

在宝宝情绪愉快时，父母可用愉快的口气和表情，或用玩具，让他发出"呢"、"啊"声，或"咯咯"的笑声，一旦逗引宝宝主动发声，你就要富有感情地称赞他，亲热地抚摩他，以示鼓励，并与他你一言、我一语地"对话"，诱导孩子出声搭话。一方面可激发宝宝说话，培养宝宝的语言能力；另一方面，在互动的过程中，加深了亲子感情，更重要的是提高了宝宝的社交能力。

社交能力训练小游戏

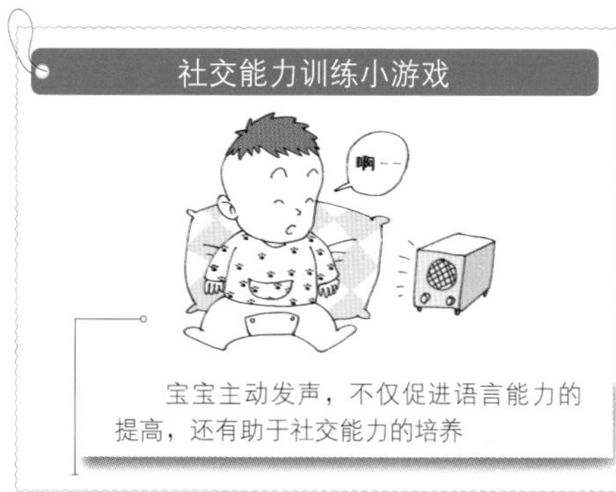

宝宝主动发声，不仅促进语言能力的提高，还有助于社交能力的培养

感知能力训练游戏

分辨形状。用不同颜色的电线（红、黄、蓝、绿）弯几个直径为 20 厘米大小的正方形、长方形和三角形（接头处用胶布缠好，勿伤孩子皮肤），当孩子哼、哈讲话时大人举起来让他看清后说：这是正方形，这是长方形，这是三角形，还可让小手拿一拿、攥一攥，多次反复练习，直至长大一些会说会认了再增加新内容。

现代研究表明，婴儿在 3 月龄时已有分辨形状的能力。为此，应早日发掘强化这方面智能，逐渐通过可见形象物，以熟悉抽象的数学概念，初步感知基本图形概念。

感知。继续让小儿多看、多听、多摸、多嗅、多尝。如玩具物品应当轻软、有声、有色，让他能摸的都摸一摸，能摇动的都摇一摇，能发声的都听一听，如钟表声、动物叫声、风声、流水声等；结合生活起居自然地让他听音乐；让他闻闻醋，尝尝酸。锻炼他完整的感知事物的能力。

分辨形状

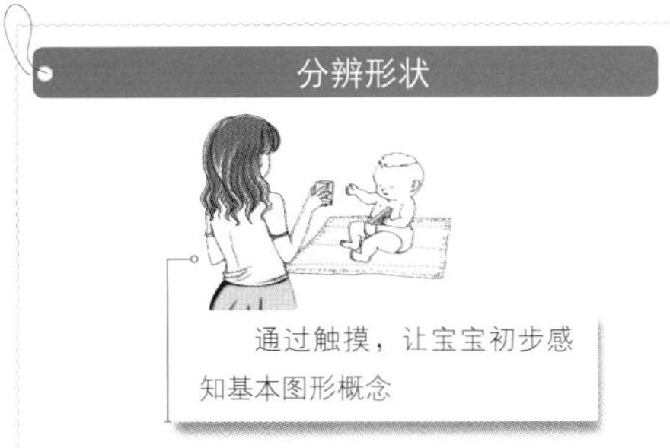

通过触摸，让宝宝初步感知基本图形概念

认知能力训练游戏

藏猫猫。将宝宝抱在怀里，让他对着你。对宝宝说话或是扮鬼脸以吸引他的注意。如果宝宝开始注意你了，就用手帕盖住你的头和脸，他还会奇怪呢："咦，人呢？"几秒钟后，移开手帕，对宝宝展开一个大的笑容，然后说："妈妈在这儿呢！"这样重复进行几次。通过藏猫猫游戏，不仅能让宝宝得到快乐，还能让他提高感官认知能力。

寻找目标。母亲抱宝宝站在台灯前，用手拧开灯说"灯"，初时宝宝盯住妈妈的脸，不去注意台灯。多次开关之后，宝宝发现一亮一灭，目光向台灯转移，同时又听到"灯"的声音，渐渐形成了条件反射。以后再听到大人说"灯"时，宝宝眼睛看着灯，就找到了目标。认识了第一种物品以后，宝宝可以逐渐认识家中的花、门、窗、猫、汽车等物，以后渐渐学会用手去指，认识自己的玩具，听到声音会用手去拿。

认知能力训练注意事项
一个游戏要重复几天，不宜更换过快，引起宝宝不适应
不宜在饭后立即和宝宝做游戏
每天做认知能力训练的时间不能超过七分钟
一天此种游戏两次为宜，以免引起宝宝反感

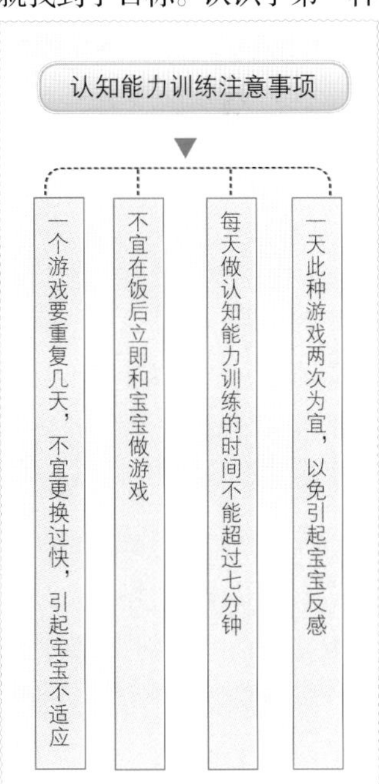

触觉能力训练游戏

在教宝宝认识事物的时候，最直接的方法就是想让宝宝先触摸这个东西，通过触感来提高认知，所以在这个时期，对宝宝进行触觉能力训练是十分必要的。不仅可以帮助宝宝认识事物，还有助于宝宝的智力发展。

照镜子。母亲把婴儿抱到镜子前，一边对着镜中的婴儿微笑，一边用手指着说："这是 ××，这是妈妈。"然后拉着婴儿的小手去摸摸镜子。

一方面可以萌发婴儿认识物体、寻找物体的意识；另一方面可以让婴儿感受镜子这种玻璃制品的质地，丰富其触觉刺激。

够物抓握。这个月宝宝双手能在胸前互握玩耍，要给孩子更多够物抓握的机会，可以在他看得见的地方悬吊带响的玩具，扶着他的手去够取、抓握、拍打。悬吊玩具可以是小气球、吹气娃娃、小动物、小灯笼、彩色手套、袜子等，质地应多样化。每日数次，每次 3 ～ 5 分钟。这个游戏有利于宝宝的手部触觉训练。

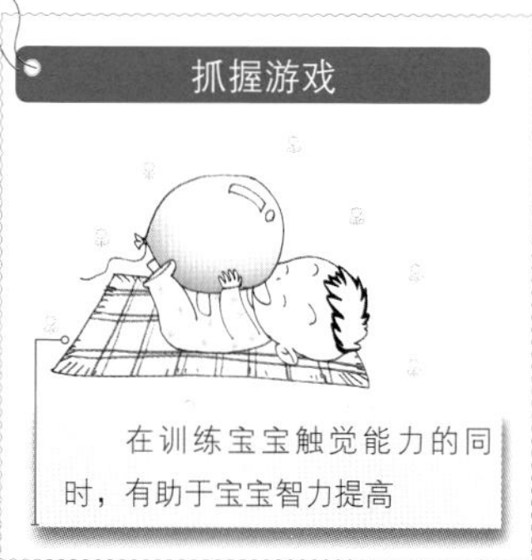

抓握游戏

在训练宝宝触觉能力的同时，有助于宝宝智力提高

动作能力训练游戏

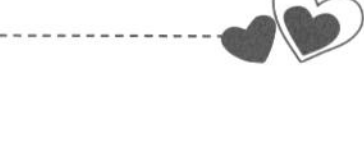

3 个月以内的宝宝，经常被大人包在包裹里，四肢伸展不畅，宝宝很不舒服，也影响肢体的发育。这个时候，父母就可以引导宝宝做些小游戏，以达到提高宝宝动作能力的效果。

抓和蹬。在婴儿床的上方，悬挂一个彩色玩具，如塑料小动物等，距离以婴儿伸出手可以触到为宜。妈妈轻轻晃动悬挂的玩具，逗引孩子伸出手去抓，手抓的动作熟练以后，可以试着把玩具移到孩子脚部，让他用脚蹬一蹬。

开始时，妈妈应给孩子一些帮助和引导，如抬起孩子的小手去拿玩具，或有意识地把玩具塞到孩子手里，引起他抓拿玩具的兴趣。经过一段时间后，孩子自己就能挥舞着小手去抓玩具了，妈妈应及时表扬他："好极了，抓着了，真棒！"激励孩子抓够玩具的积极性。这个游戏可以训练婴儿的手眼协调能力，同时发展孩子的触觉，并锻炼身体。

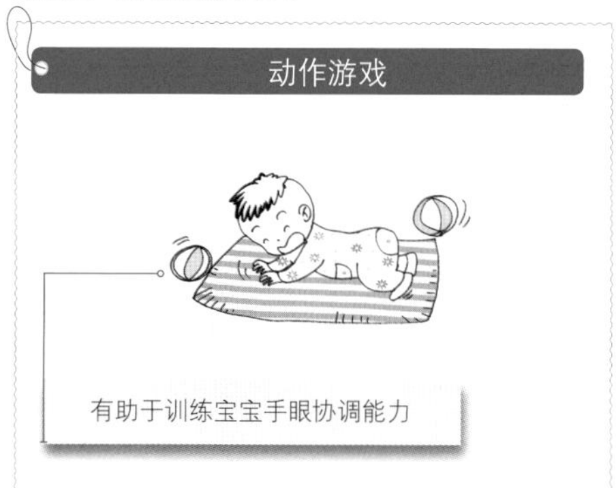

动作游戏

有助于训练宝宝手眼协调能力

第18章

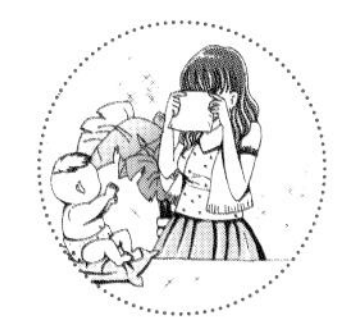

四个月宝宝

DI SHIBA ZHANG

本章看点

宝宝4个月了，这对于妈妈来说，是个既漫长又幸福的阶段，4个月的宝宝，每天都会带给你惊喜。这个阶段的宝宝各种能力都有所加强，看到自己喜欢的东西也会主动地去抓了，所以在这个时期，父母尤其要注意宝宝的安全问题，不管是饮食上，还是日常起居上，都要给宝宝创造一个安全的生活环境。

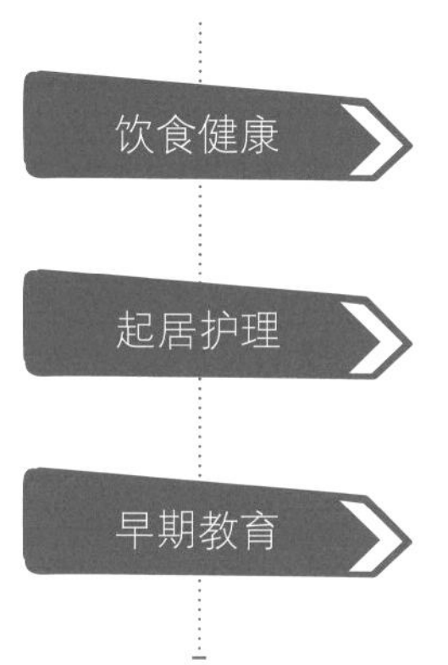

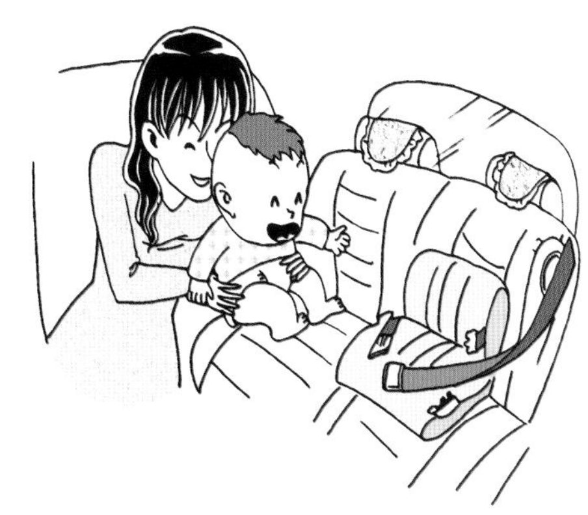

饮食健康

宝宝生长到 4 个月时，最大的变化就是食量的增加，有时会把母亲的乳房吸干，这时就需要父母为宝宝增加一些辅食，但具体要怎么加呢？该加哪些食物呢？在本小节中，就为妈妈们提供一个参考，为宝宝的饮食健康做准备。

4月宝宝的喂养

这个月的宝宝奶量差异很大，应根据自己宝宝的食量和消化能力来决定哺乳量的大小。若宝宝吃不到规定的奶量，也不必着急担心，因为有的宝宝天生食量就小。

除了吃奶以外，还可试着增加些半流质的食物，为以后吃固体食物作准备。这时宝宝的消化能力增强了，淀粉酶的分泌也比从前增多。因此，可喂些含淀粉的食物，如粥、米糊等，开始先从一勺、两勺喂起，视宝宝的消化情况慢慢增加。可在每次喂奶之前先喂粥或米糊，能吃多少就吃多少，不必勉强。

在增加以上辅食的过程中，要注意观察宝宝大便的情况。每一种辅食都要逐渐增加，使宝宝有个适应过程，不能急于求成。这个时期，宝宝仍应以奶为主要食物。

母乳
补充身体基本营养素
半流质食物
为食用固体食物作准备
含淀粉的食物
粥、米糊
加强营养
含铁食品
蛋黄
防止缺铁性贫血
维生素C和矿物质的食品
水果汁、新鲜蔬菜、菜泥
锻炼消化功能

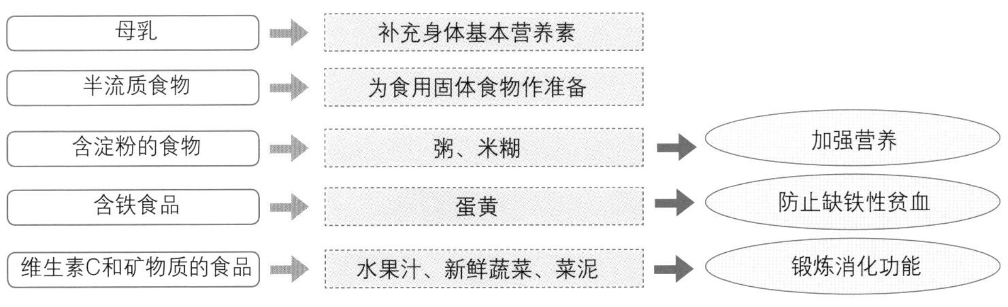

婴儿咀嚼练习

咀嚼、吞咽是将食物磨碎送入胃内以便于肌体对其消化吸收。吸吮动作是先天本能，所以宝宝一出生就会吃奶，但人类最基本的能力——咀嚼食物，却是靠宝宝后天的培养。从第 4 个月宝宝吃辅食开始，家长就要有意识地教导宝宝学会咀嚼。

当食谱由单纯吃奶逐渐向食物转变时，撕咬、研磨、吞咽的动作是非常重要的，而 4 ~ 6 个月的婴儿，正是学习咀嚼最佳时期。

婴儿辅食的添加原则

4个月以后的婴儿不再安于只吃乳类，喜欢品尝各种味道，这是对除了奶以外的其他食品的敏感期，此时的婴儿已经具备了接受其他食物的能力，及时地添加辅食能养成婴儿良好的饮食习惯，有益于身体健康。

添加辅食的原则是先要综合考虑宝宝的身体状况、消化能力和对营养的需求，再决定何时加、怎样加和加什么。

添加辅食要从少到多，循序渐进，这样可以使婴儿有一个适应的过程，如添加蛋黄，宜从1/4开始，5 ~ 7天后如无不良反应可增加到1/3 ~ 1/2个，以后逐渐增加到1个。由稀到稠，如从乳类开始到稀粥，再增加到软饭。由细到粗，如从菜汤到菜泥，乳牙萌出后可试喂碎菜。初期一次只喂一种新食物，待婴儿习惯后，再加另一种，不能同时添加几种。另外，不宜在两次哺乳之间喂食辅食，否则增加了饮食次数。由于婴儿在饥饿时较容易接受新食物，在刚开始加辅食时，可以先喂辅食后喂奶，待婴儿习惯了辅食之后，再先喂奶后加辅食，以保证其营养的需要。

6个月时，两次辅食可以代替两次哺乳。加喂辅食的同时要留意婴儿的大便及皮肤有无异常，例如，腹泻、呕吐、皮肤是否出疹子或潮红等，如有不良反应可酌情减少或暂停辅食的添加。

初次给婴儿添加辅食时，婴儿可能会拒绝吃，或因食之不当出现问题。妈妈对这样的婴儿要有耐心，不可操之过急。

在给婴儿添加辅食的时候，要注意一些问题：首先，添加辅食不宜过早，婴儿的消化功能还没有发育完全，会导致婴儿腹胀和消化不良。其次，过晚添加辅食也不好，4个月后，母乳的营养已经不能满足宝宝了，如不及时添加辅食，易引起营养不良，导致宝宝抗病能力下降。第三，添加的食物不宜过于精细，不利于宝宝练习咀嚼。

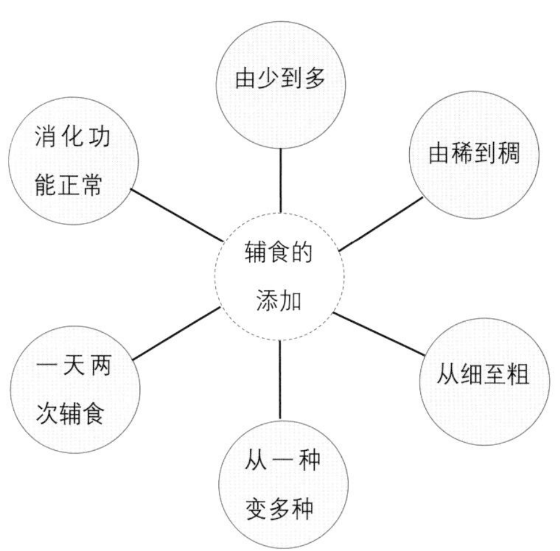

添加辅食的时机及方法

在加辅食时一定要选婴儿身体没有疾病，食欲较好时开始。喂奶前先吃辅食，反复重复，直至接受。家长吃饭时，把婴儿抱到饭桌旁，让其闻一下味道，用筷子蘸点菜汁，尝到甜头后，婴儿就能接受辅食了。

给宝宝添加蛋黄

4 ~ 5 个月以后，各种奶中的营养已经不能满足宝宝的需求，尤其是铁质。宝宝出生时虽然从母体内带来一些铁质，但是到了这段时期已基本用完，需要另外添加含铁丰富的食品。

从4个月开始婴儿即可添加鸡蛋黄，鸡蛋黄中含铁丰富又容易被宝宝吸收和消化。所以，不论母乳是否充足，都要及时喂食鸡蛋黄。蛋白不要过早加，防止过敏。

每日开始喂 1/4 煮熟的鸡蛋黄，压碎后分两次混合在牛奶、米粉或菜汤中喂。以后逐渐增加至1/2~1个，6个月时便可以吃蒸鸡蛋羹了，可先用鸡蛋黄蒸成蛋羹，以后逐渐增加蛋白量。

鸡蛋黄泥的做法如下：将鸡蛋煮熟，要煮得老一些，剥去蛋壳蛋清。取出蛋黄，在碗中加开水少许（视宝宝吃蛋黄的量而定），取 1/4 或 1/2 蛋黄放入加水的碗中用汤勺捣烂调成糊状即可，用小匙喂，以锻炼宝宝用匙进食的能力

蛋黄的成分及功效

成分 脂肪
蛋白质
维生素
磷、铁等矿物质

功效 预防佝偻病
预防烂嘴角、舌炎、嘴唇裂口
预防缺铁性贫血

淀粉类食物的添加方法

4 个月时的婴儿，消化道中淀粉酶的分泌明显增多，应及时给婴儿添加淀粉类食物。谷类食物中含有 B 族维生素（如维生素 B_1，维生素 B_2）、铁、钙、蛋白质，对婴儿的生长发育有利，如奶糕、烂粥、面条、饼干等食物。

4 ~ 5 个月的婴儿，每天可先加喂奶糕或儿汤勺烂粥，再加饼干 1 ~ 2 片。

饼干可以磨婴儿的牙床，有助于出牙，还可加些菜泥、肉汤等。

奶糕的添加：婴儿 3 ~ 4 个月时可适量加喂奶糕。调配方法是取适量奶糕粉，用温开水或牛奶调成糊状喂食。5 ~ 6 个月的婴儿也可用小勺喂食，然后再喂部分牛奶。

粥的制作：将米洗净，煮成烂粥，开花，收汤，呈米糊状。可用菜汤调味，以后可逐渐在粥中加入少许菜泥、鱼泥。

面条的制作：选用薄、细面条，用水煮烂，然后加少许菜泥或蛋黄。

添加淀粉类食物的好处

- 补充乳品能量的不足，补充营养
- 提供膳食中蛋白质的利用率
- 有助于婴儿咀嚼能力的培养
- 培养小儿用勺的习惯

宝宝多吃胡萝卜有益健康

中医认为胡萝卜性平，味甘，归肺脾。具有健脾化滞、清凉降热、润肠通便、增进食欲等功效，具有重要的营养价值。近代研究发现，胡萝卜含丰富的胡萝卜素，在体内可转变成维生素 A，对促进婴幼儿的生长发育及维持正常视觉功能具有十分重要的作用。

胡萝卜还含有一些膳食纤维，除具有增加肠胃蠕动的作用外，还被广泛用于防治高血压及癌症的辅助食物。此外，胡萝卜还含有较多的维生素 C、维生素 B_2 等营养素。正是由于上述这些独特之处，胡萝卜又被誉为“大众人参”。

在宝宝喂养上，胡萝卜是一种十分常用的辅食。从 4 个月开始，便可以给宝宝添加胡萝卜泥，一方面是补充宝宝成长所需的营养素；另一方面又可以让宝宝尝试并适应新的食物，为今后顺利过渡到成人膳食打好基础。

现在市场上可以找到含胡萝卜素的营养米粉及为婴儿特制的胡萝卜泥和其他蔬菜泥，可以根据需要选择给宝宝食用。

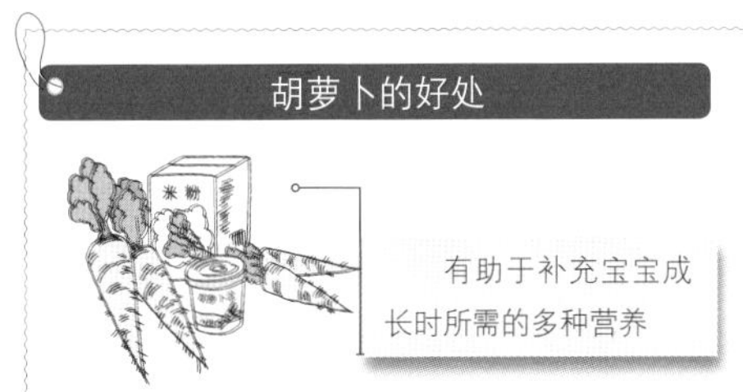

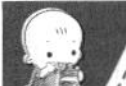

牛奶不能与钙粉同服

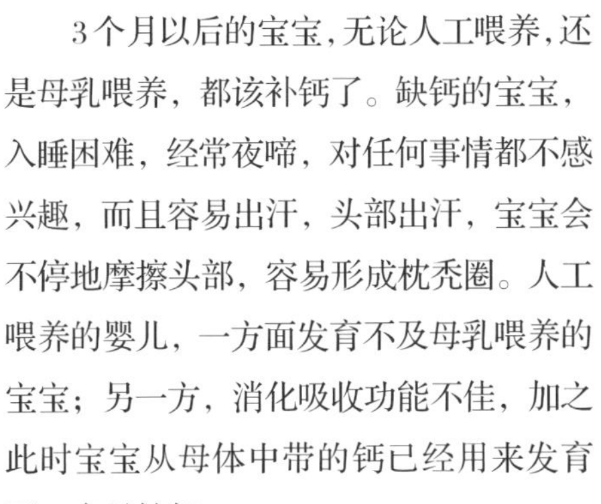

3 个月以后的宝宝，无论人工喂养，还是母乳喂养，都该补钙了。缺钙的宝宝，入睡困难，经常夜啼，对任何事情都不感兴趣，而且容易出汗，头部出汗，宝宝会不停地摩擦头部，容易形成枕秃圈。人工喂养的婴儿，一方面发育不及母乳喂养的宝宝；另一方，消化吸收功能不佳，加之此时宝宝从母体中带的钙已经用来发育了，容易缺钙。

所以，人工喂养的小儿到了 3 个月后便开始加喂一些钙片或钙粉，以防止小儿缺钙。应当注意的是钙粉不能和牛奶一起喂。因为钙粉可以使牛奶结块，影响两者的吸收。有些父母为了喂孩子方便、省事，常喜欢把钙粉混合到牛奶中一起给孩子吃，这样的补钙方法是不科学的。另外，钙还会和牛奶中的其他蛋白质结合产生沉淀，特别是加热时，这种现象更为明显。

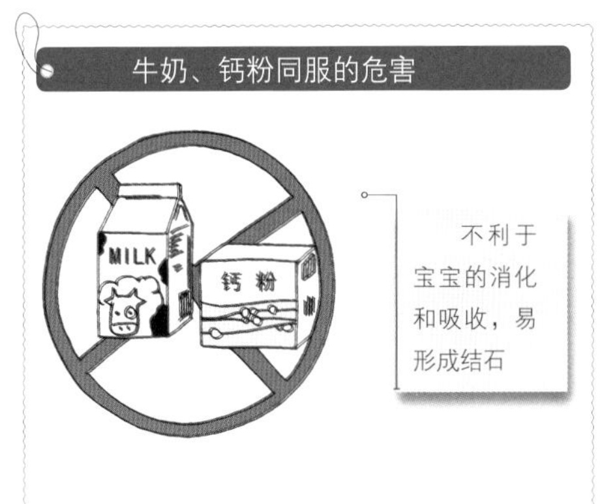

适宜宝宝的健脑食品

大人在给宝宝选择健脑食品时，要结合宝宝身体的具体情况。只有针对性地对症进食，才能收到良好的效果。

假如宝宝面色苍白、萎靡不振、目光呆滞、畏寒手冷、反应迟缓、体形瘦矮、嗜睡无神，就应该给宝宝常食健脾益胃、安神益智的食物。

假如宝宝肥胖、无神懈怠、小便赤短、大便溏泻、腹胀积食、营养不良、下肢微肿、稍动则累等，则应该给宝宝常吃一些化湿燥脾、消积化瘀的食物。

假如宝宝胖嫩水肿、面黑肤糙、小便赤短、遗尿惊厥、发稀焦黄、反应迟钝、语言含糊等，就应该常给宝宝吃一些益肾助阳、活血补脑的食品。

假如宝宝神怠衰懒、出汗不止，易风寒感冒或生病，则应经常选择那些壮体质、助阳补气的健脑食物。

宝宝宜食的健脑食品

症状表现	宜吃食物
面色苍白、嗜睡无神	苹果、核桃、胡萝卜、红枣、花生、松子、鱼虾、山药等
肥胖、营养不良、积食	红豆、山楂、鲤鱼、泥鳅、蚕豆、冬瓜、笋、洋葱等
胖嫩水肿、面黑粗糙	核桃、动物肝脏、动物血、瓜子、黑芝麻、紫菜等
出汗不止、易生病	黄花菜、荔枝、大枣、萝卜、桃仁、牛奶、鸡、鱼、蛋等

适宜宝宝的益智食品

现代营养科学研究证实，以下食品具有良好的益智作用。

鱼类。鱼肉中富含丰富的蛋白质，如球蛋白、白蛋白、含磷的核蛋白，还含有不饱和脂肪酸、钙、铁、维生素 B_{12} 等成分，是脑细胞发育必需的营养物质。

蛋类。鸡蛋中的蛋白质非常优良，而且吸收率高。蛋黄中的卵磷脂经肠道消化酶的作用，释放出来的胆碱直接进入脑部，与醋酸结合生成乙酰胆碱。乙酰胆碱是神经传递介质，有利于宝宝智力发育，改善记忆力。同时，蛋黄中的铁、磷含量较多，均有助于脑的发育。

蔬菜、水果及干果。它们富含维生素A、B族维生素、维生素C、维生素E等，常给宝宝食用，对大脑的发育、大脑功能的灵敏、大脑活力及防止脑神经功能障碍等，均起到一定的作用。会

怎样为宝宝补充DHA

★ 母乳：母乳中含有大量的DHA，多食鱼的母亲，乳汁中的DHA含量会相对越多

★ 配方奶粉

★ 鱼类：鱼油含有丰富的DHA

★ 干果类：将干果做成粥，宝宝即可食用

★ DHA制品：深海鱼油和藻类

起居护理

4个月的宝宝比较爱动，只要清醒，宝宝的身体就会一刻不停地活动，对于身体发育来讲，这是相当好的，但是也存在着安全隐患，所以这个时期，需要父母在日常生活中，多关注宝宝的生活起居。

4月宝宝安全备忘录

4个月的宝宝是个抓握能手，凡是能够着的东西，都要拿来“研究”一番。父母要保证宝宝身边的任何物品都不会伤害到宝宝。

将易碎的物品、电线等东西远离宝宝的小床边、洗澡的地方或换尿布台附近。若是宝宝特别好动，在换尿布时，一只手要始终扶好宝宝的身体。否则，转身间，宝宝可能就滚到地上了。小床的木栏杆也是宝宝玩弄的东西，父母要经常检查是否有松动或小零件掉落。

倘若带宝宝驾车外出，必须使用婴儿专用座椅，且放置在后座的中间，让宝宝面朝后面。因为宝宝的颈部肌肉十分娇弱，相对其幼小的躯体而言，头部所占比例比成年人要大得多。因此，对一名系着安全带的成年人来说相对无害的碰撞，对一个同样受到约束但是向前而坐的宝宝来说就是十分危险的。

洗澡时，将肥皂、浴液、润肤霜等物品远离宝宝够得着的地方。妈妈的长头发以及项链等饰品都是宝宝喜欢抓握的目标，要引起注意。出门时，给宝宝戴上小帽子，穿上长袖衣，脸部和手臂抹好防晒霜，是对宝宝皮肤最好的保护。

即使阴天和寒冷的季节，阳光也会伤害宝宝娇嫩的皮肤。美国儿科学会最近再次强调：6个月以内的宝宝有必要使用防晒霜，少量的防晒霜不会有害。抹防晒霜并不能代替穿保护性外衣，在阳光强烈的上午10点至下午3点期间不要带宝宝外出。

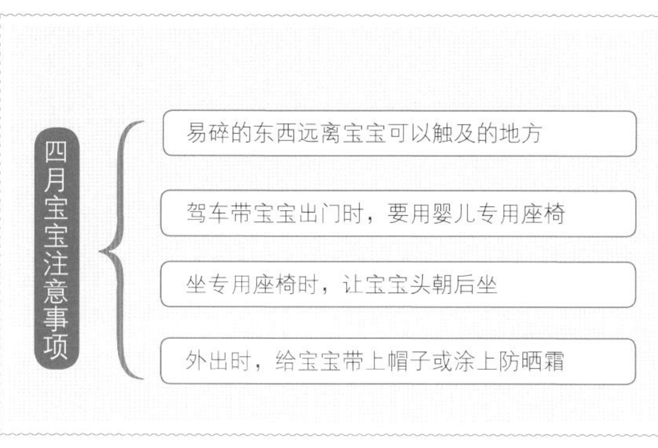

婴儿专用座椅

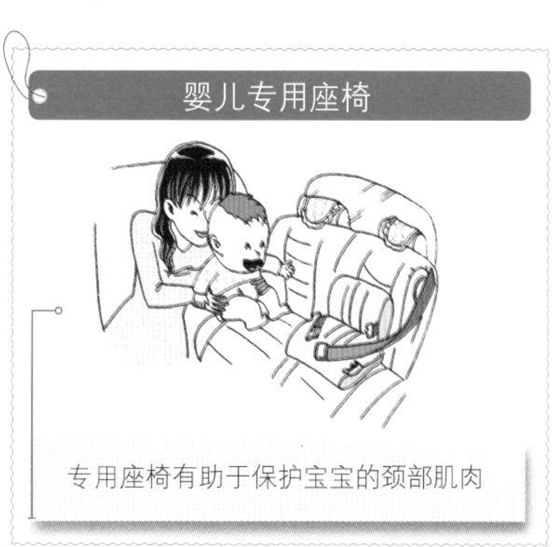

专用座椅有助于保护宝宝的颈部肌肉

使用婴儿车应注意什么

婴儿到了4～5个月，可以经常使用婴儿车了，婴儿也喜欢坐在小车里出去散步。在使用婴儿车时应注意：不要推到高低不平的路上，因为这样车子会上下颠簸，左右摇摆，令婴儿感到不适。要到车少、空气清新、空间开阔的公园，这样的环境才有利于宝宝的健康。

婴儿车式样比较多，有的婴儿车可以坐，放斜了可以半卧，放平了可以躺着，使用很方便。但注意不能长时间让婴儿坐在儿童车里，任何一种姿势，时间长了都会造成婴儿发育中的肌肉负荷过重。

另外，让婴儿整天单独坐在车子里，就会缺少与父母的交流，时间长了，影响婴儿的心理发育。正确的方法应该让婴儿坐一会儿，然后父母抱一会儿，交替进行。

婴儿缺铁性贫血的防治

铁是人类生命活动中不可缺少的元素之一。婴儿在出生后的半年内，可以依靠肝脏内贮存的铁。肝脏贮存的铁耗尽了，就需要每天从食物中来补充。婴儿的血容量是随着体重的增加而扩大的，血容量越大，需铁量越多。

据研究，一般情况下，体重每增加1千克，就要增加铁35毫克，婴儿发育过快就容易出现相对缺铁，而铁是人体造血的主要原料之一，所以也就出现相对缺铁性贫血。

预防婴儿出现缺铁性贫血的有效办法，是适当增加含铁质丰富的食品，如瘦肉、鸡蛋黄、动物肝脏和肾脏，以及西红柿、油菜、芹菜等蔬菜，还有杏、桃、李子、橘子、大枣等果品。由于许多食物中的铁质不易溶解和吸收，所以应同时服用维生素C，对于尚无咀嚼能力的婴幼儿，可以喂些菜末、肝末和蛋羹等食物。

补铁的食物

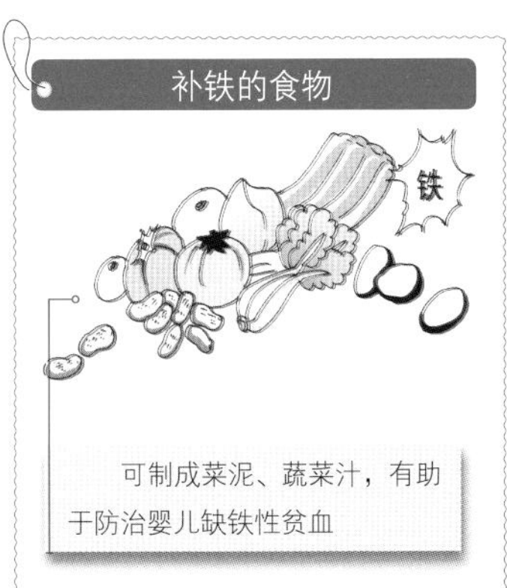

可制成菜泥、蔬菜汁，有助于防治婴儿缺铁性贫血

缺铁性贫血的食疗方案

黑枣桂圆糖水	材料：黑枣18克，桂圆肉8克，红糖20克	麻花糊	材料：黑芝麻少许，花生仁8颗，白糖10克
	做法：黑枣、桂圆肉洗净后，放入水中加红糖炖40分钟左右即可		做法：黑芝麻、花生仁炒熟后，捣成粉末。食用时，加开水调成糊状即可
	食用方法：糖水趁热服下，枣和桂圆也可食用，每日一次即可		食用方法：温服，每日一次

早期教育

随着认知能力的提高，宝宝从第 4 个月开始，各种情绪也越来越明显。除此之外，还会对自己感兴趣的东西表现出主动的视觉集中，并通过一定的行为表达心理。其他方面，比如社交、语言、动作等，都需要父母的指导。

4月宝宝特征

这段时期的婴儿，其听觉能力有了很大发展，4 个月以后的婴儿已经能集中注意倾听音乐，并且对柔和动听的音乐声表示出愉快的情绪，而对强烈的声音表示出不快。听到声音能较快转头，能区分爸爸、妈妈的声音，听见妈妈说话的声音就高兴起来，并且开始发出一些声音，似乎是对成人的回答。叫他的名字已有应答的表示，能欣赏玩具中发出的声音。

这个时期的孩子喜欢父母逗他玩，高兴了会开怀大笑，会自言自语，似在背书，咿呀不停。会听儿歌且知道自己叫什么名字。能够主动用小手拍打眼前的玩具。见到妈妈和喜欢的人，知道主动伸手找抱。对周围的玩具、物品都会表示出浓厚的兴趣。

4个月宝宝的体格特征

	平均身高（kg）	平均身高（cm）	平均头围（cm）	平均胸围（cm）
男婴	6.6（4.7～8.5）	63.7（58.3～69.1）	42.0（39.6～44.4）	42.3（38.3～46.3）
女婴	6.1（4.5～7.7）	62.0（56.9～67.1）	40.9（38.5～43.3）	41.1（37.3～44.9）

宝宝不会抬头怎么办

宝宝刚出生时颈部肌肉与四肢不同，没有收缩能力，如果将他的身体提起，他的头部抬不起来。宝宝满月以后，父母在每次喂奶前可以让宝宝俯卧练习抬头，每次半分钟，每天 1 ～ 2 次，以后时间逐渐延长，睡前或起床前给宝宝做活动操，锻炼他的颈部、胸部、背部的肌肉，增加肺活量，这不仅有利于呼吸道疾病的预防，而且对早期的视觉训练也会带来益处。

宝宝长到 2 个月左右已能将头抬起来，脖子变得有力了，当他仰卧时，如果有人把他抱起，他的头部不会后仰。

宝宝健身操

这套操可以锻炼宝宝的握力、牵拉力、自控力和前庭器官的平衡能力。

第一节：妈妈坐在椅子上，双手托住宝宝的腋下，让宝宝在妈妈的双腿上跳。适宜于 3 ~ 6 个月的婴儿。

第二节：1. 妈妈站在床边，让宝宝握住妈妈的食指；妈妈的拇指反抓住宝宝的手背，让宝宝在床上跳。2. 当宝宝起跳时，妈妈双手用力使宝宝跳离床面。

妈妈用力时要和宝宝的跳跃保持一致，可以逐渐过渡到宝宝自己抓妈妈的手跳。适合于 5 ~ 10 个月的婴儿。

第三节：1. 重复第二节动作 1。2. 宝宝每跳一次横向移动一下（也可一前一后跳）。适合于 7 个月 ~ 1 岁半的婴儿。

第四节：1. 重复第二节的动作 1。2. 宝宝每跳一次妈妈带着宝宝转一圈，然后把他放在床上。适合于 10 个月 ~ 1 岁半的婴儿。

宝宝4个月可以做的婴儿操	
名称	做法
后屈运动	婴儿俯卧，妈妈两手握住婴儿的小腿，提起45° 角，然后放下，做两次
仰卧起坐健身操	婴儿仰卧，妈妈两手握住婴儿手腕，拉孩子坐起，然后还原，连做两次

语言能力训练游戏

抓握玩具。把婴儿抱在桌前，桌面上放几种不同玩法的玩具，每次放一种，让婴儿练习抓握玩具，并教他玩法。学会后，再教另一种玩具的玩法。这有助于发展触觉，训练婴儿的语言理解能力，训练手的抓握能力和手眼协调能力。

看画片。妈妈抽出一张画有一朵红花的画片，然后握住婴儿的小手指，指点着画片模仿婴儿的语气一问一答："这是什么呀？""红花。""红花下面是什么？""绿叶。""红花有几个花瓣呀？"（握住婴儿的手指一瓣一瓣地点）"哦！知道啦，红花有 3 个小花瓣。"这时，小婴儿会高兴地用小手指在画片上点来点去，嘴里咿咿呀呀着模仿刚才妈妈教的动作。当婴儿模仿妈妈的动作指点画片时，妈妈一定要对婴儿的"说话"作出反应，表扬他、称赞他，和他一起说。

4个月宝宝语言发育水平及促进方法

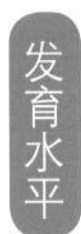

- 在父母逗弄宝宝时，宝宝会发出笑声回应父母
- 有时可发出喊叫声或者好听的声音
- 咿呀学语的声调变长

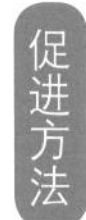

- 在和宝宝互动时，多说话，刺激宝宝发声
- 逗宝宝模仿自己发声
- 在宝宝睡觉时，唱儿歌，激发宝宝语言能力

社交能力训练游戏

看小朋友玩。爸爸妈妈应经常把婴儿抱到室外，让婴儿观看其他小朋友玩耍，天气寒冷不宜外出时，可抱着婴儿到有小婴儿的邻居家串门儿，或请邻居的小孩儿来家里玩儿。婴儿看其他小朋友玩耍时，父母应不断地和他说话："看，这是小哥哥（小姐姐），他们在踢球玩呢。"尽早地让婴儿接触与他年龄相近的小朋友，可促进发展其良好的同伴关系。

"藏猫"游戏。用毛巾把你的脸蒙上，俯在孩子面前，然后让他把你脸上的毛巾拉下来，并笑着对他说："喵儿。"玩过几次之后，宝宝会把脸藏在衣被内同大人做"藏猫"游戏。让他喜欢注视你的脸，玩时有意识地做出不同的面部表情，如笑、哭、怒等。这个游戏有助于提高宝宝认识表情。

藏猫猫

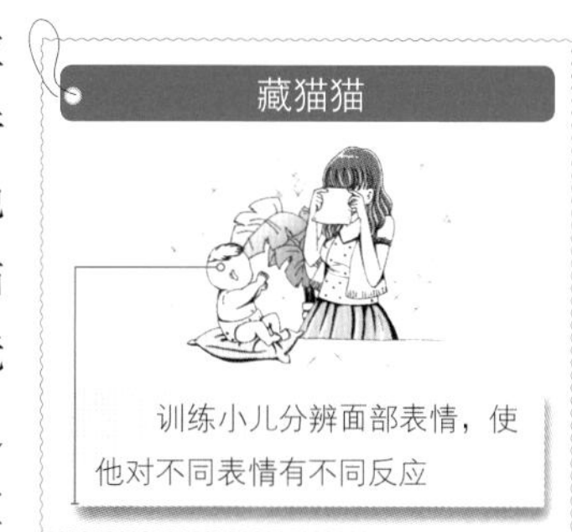

训练小儿分辨面部表情，使他对不同表情有不同反应

视觉能力训练游戏

4个月宝宝的视力已经开始发育，他的眼睛会随着自己感兴趣的事物来回转移。如果东西掉落，他也会追随着掉落的声音用眼睛去寻找。此时，宝宝也开始有色彩意识。所以，要在这个时期有意识的锻炼宝宝的视觉能力。

逗逗飞。让宝宝背靠在妈妈怀里，妈妈双手分别抓住孩子的两只小手，教他把两个食指尖对拢又水平分开，嘴里一边说"逗逗——飞"，如此反复数次。还可以分别对其余四指对拢又分开玩此游戏。这在锻炼宝宝的小肌肉的同时，可以训练孩子的手眼协调能力和语言动作协调能力。

好高好高。为了不让孩子老是处于他的低视野，有时候不妨把宝宝的视线提高，让他换个不同的角度来看这个世界。用你的双手托起宝宝，将他轻轻地举上举下，转圈圈，让他从这些新的角度来观察周围的世界。当你把宝宝举向空中的时候，可以唱下面这首儿歌：

"我是一只小小鸟，我是一只小小鸟，高高地飞，快乐地叫，自在又逍遥。从没有忧愁，从没有烦恼，有了妈妈的陪伴，世界多美好。"

视觉训练游戏的作用

- ★ 提高孩子的好奇心
- ★ 有助于婴儿心智的成长
- ★ 提升宝宝手眼协调能力
- ★ 有助于提高宝宝对语言和动作的协调性
- ★ 帮助宝宝学会用视觉搜寻事物、认识事物

听觉能力训练游戏

宝宝4个月的时候，有简单的辨别能力，在和孩子沟通时，父母应该经常变换语调、语音来和宝宝说话，以刺激宝宝听力的发展，有助于提高宝宝的听说能力。

铃铛声从何处来。把铃铛等能发出声音的玩具或物品缝到五彩绳或橡皮套上，让宝宝仰躺在铺着柔软毯子的婴儿床上，把缝好玩具的五彩绳或橡皮套套在宝宝的手腕及脚踝上，当宝宝“手舞足蹈”的时候，你们就来一起听音乐，把这些发出声响的东西缝到宝宝的小袜子或小衣服袖子上。这个游戏可以培养宝宝的语言及倾听能力。

听音找物。家长敲响玩具（如铃、鼓），小儿注意倾听，然后走到房子的一角敲，跟小儿说：“这是什么声音？”“听听声音，在那里！”这时注意小儿的视线，是否朝着有声音的地方注视，若未注视，重复敲，直到他注视为止。听音找物或找人，通过发展视听提高适应能力。

4个月宝宝的听力发育情况

- 可以辨别不同的音色
- 能够区分男声女声
- 可以提出简单的语言所表达的感情
- 可以对听到的声音做出不同的反应

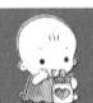

动作能力训练游戏

用手撑起。让宝宝趴在床上或铺有草席、地毯的地上，在宝宝头侧用不倒翁或有声音的玩具逗引。宝宝先用肘撑起，大人把玩具从地上拿起来，逗引宝宝抬起上身。宝宝会把胳臂伸直，胸脯完全离开床铺，上身与床铺成90° 角。有时宝宝的一个胳臂用手撑，另一个胳臂用肘撑，身体不平衡歪向肘撑的一侧，从肘撑的一侧翻滚成仰卧。

宝宝俯卧用手撑起上身时，头抬起可以看得更高更远，使宝宝的视野开阔。这种姿势不但可以练习颈肌，还可以练习上肢和腰背的肌群使之强健，为以后爬行做好准备。

拉坐。小儿在仰卧位时，家长握住小儿的手，将其拉坐起来，注意让小儿自己用力，家长仅用很小的力，以后逐渐减力，或让宝宝仅握住家长的手指拉坐起来，宝宝的头能伸直，不向前倾。每日训练数次。

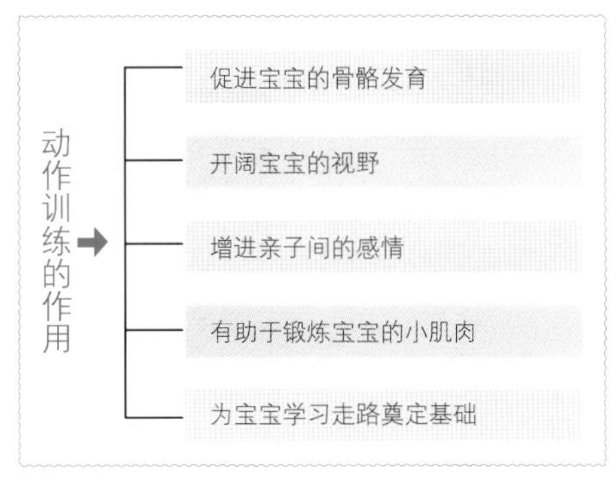

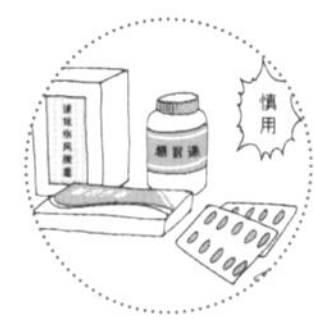

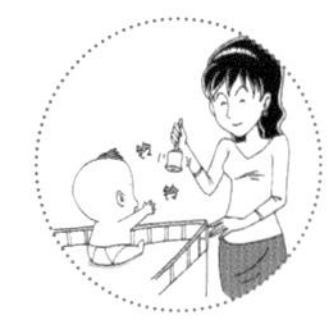

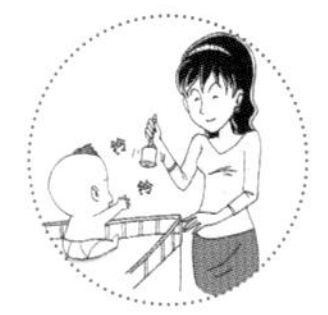

第19章 五个月宝宝

DI-SHIJIU ZHANG

本章看点

宝宝的生长速度是很快的，5个月的宝宝所需的热量随着活动的增加也大大增加了，父母们若想保证宝宝的身体健康，需要制订一个合理的饮食计划。此时宝宝免疫力也有所降低，这需要父母对宝宝的生活起居悉心照料。而宝宝的智能发育需要父母的正确引导，为宝宝的身心健康打下基础。

饮食健康

起居护理

早期教育

铃

铃

饮食健康

5 个月的孩子，由于活动量增加，热量的需求量也随之增加，以前认为只吃母乳能满足孩子生长发育的需要，现认为纯母乳喂养不能满足孩子生长发育的需要，所以父母在喂养孩子时，要适当地为宝宝增加一些辅食，以补充宝宝身体发育所需的养分。

5月宝宝的喂养

宝宝 5 个月大时，如果必须人工喂养，主食仍以乳类为主，牛奶每次可吃到 200 毫升，除了加些糕干粉、亨氏米粉、健儿粉类外，还可将鸡蛋黄加到 1 个，在大便正常的情况下，粥和菜泥都可以增加一点，可以用水果泥来代替果汁，已经长牙的婴儿，可以试吃一点饼干，锻炼咀嚼能力，促进牙齿和颌骨的发育。

本月在辅食上还可以增加一些鱼类，如鲆鱼、黄鱼、巴鱼等，此类鱼肉多刺少，便于加工成肉糜。鱼肉含磷脂、蛋白质很高，并且细嫩易消化，适合婴儿发育的营养需要，但是一定要选购新鲜的鱼。

在喂养时间上，仍可按上月的安排进行。只是在辅食添加种类与量上略多一些。鱼肝油每次喂 2 滴，每天 3 次，钙片每次 2 片，每天 2 ~ 3 次。

5月宝宝的辅食	
蛋白质	肉类、鱼类、鸡、优酪乳、豆腐
钙质	全脂牛奶、乳酪
维生素C	水果汁、蔬菜汁
谷类	麦片、米片、粥、面条
其他	蛋黄、水分

周岁以内婴儿不宜吃蜂蜜

蜂蜜是一种很好的滋补品，含有多种营养元素。许多家长喜欢在给宝宝喂牛奶时加一些蜂蜜，认为蜂蜜可以起到润肠的功效，这种想法是不科学的。

研究表明，一岁以下的宝宝不宜食用蜂蜜。因灰尘和土壤中常常含有一种肉毒杆菌的细菌，蜜蜂在采粉酿蜜的过程中，有可能把被污染的花粉带回蜂箱。宝宝抗病能力差易引起肉毒性食物中毒。

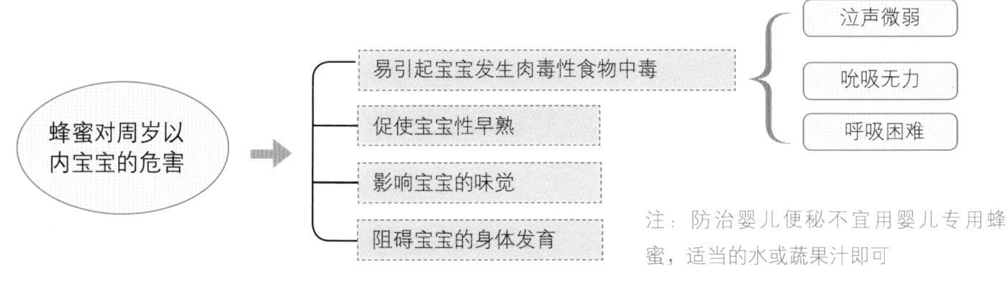

注：防治婴儿便秘不宜用婴儿专用蜂蜜，适当的水或蔬果汁即可

喂菜汤、菜泥、水果泥的方法

在添加辅食时，5个月以后的婴儿除了喂菜汤外还应喂食菜泥、水果泥。

菜汤的喂法。取新鲜绿色蔬菜或胡萝卜50～100克洗净，切碎。锅内加少许水煮沸后将蔬菜或胡萝卜加入，继续煮7～8分钟至熟烂。倒入清洁的漏瓢中，去汤后用匙背压榨成细末过瓢孔，去除粗纤维。剩下的盛入碗中即可食用。

4～6个月的婴儿初次吃菜汤可从少量开始，第1次吃20～30克菜汤，适应了再增加至40～50克。

菜泥的喂法。先将新鲜的蔬菜如菠菜、小青菜、胡萝卜、空心菜等，选任何一种取50～100克，洗净，切碎。往锅内放一碗水煮沸后将切碎的菜放入锅内，继以大火煮沸6～7分钟停止，开锅将菜及汤倒入消过毒的漏瓢内，漏下的菜汤盛入碗中，加少许盐即成菜汤，供食用。

初次吃菜泥的婴儿，第1次可喂1/2汤匙（10～15克），第2天如无反应增加到1汤匙（20克），3～4天后无反应可增至2汤匙（30～40克）。

水果泥的喂法。新鲜苹果50克，糖10克，将苹果去皮，切碎，以大火煮软后，加入糖，放入清洁的铁筛内，用匙压挤过小孔，即成苹果泥。简单的苹果泥的做法：也可以将苹果洗净，削去皮，以小匙慢慢地刮，刮下的即成苹果泥，开始每次喂1/2汤匙，以后渐增，小儿腹泻时吃点苹果泥有止泻作用。

宝宝正处在身体发育的阶段，辅食的添加极为重要，下面为大家推荐一些为宝宝补充营养的食谱：

★奶酪菜花泥

食材：胡萝卜1小段、菜花1朵、奶酪少许、牛奶1匙、清汤适量。

做法：胡萝卜、菜花清水煮烂呈泥状，清汤牛奶煮开，加入奶酪，煮沸即可。

★双色泥

食材：香蕉1小段，番茄1块，酸奶1匙

做法：香蕉捣成泥，番茄烫水去皮捣碎，香蕉、番茄、酸奶拌匀即可。

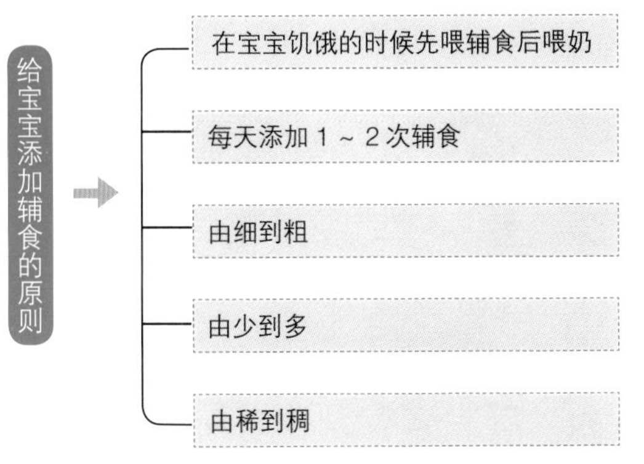

制作辅食注意事项

婴儿体内各系统尚未成熟，对于细菌的抵抗能力差，制作辅助食物时必须特别注意卫生。要将手洗净，原料要选新鲜的，做出来后尽早喂食，如孩子不吃，不要放到第2天喂食。

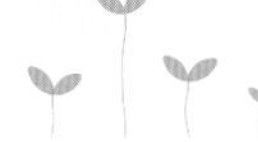

起居护理

在这个月中，宝宝因为个人体质的不同，身体发育的状况相对有差别。这个阶段也是宝宝乳牙的生长期，父母要注意宝宝乳牙的生长状况，保持宝宝口腔的卫生，以免引起龋齿。

怎样护理乳牙

人一生有两副牙齿，即乳牙和恒牙。乳牙最早的可以4个月萌出，最晚的也有12个月才出。2岁半出齐，共计20颗，6～7岁开始换牙，即乳牙脱落换成恒牙，直到20岁左右出齐。无论乳牙或恒牙，牙齿的质量与营养、卫生习惯、遗传等都有直接关系。

如营养不良可影响牙齿钙化；不讲口腔卫生会患龋齿；吮手指、咬口唇会使牙齿排列不整齐。上下齿闭合不拢，有损容颜、进食和发音。

婴儿可因吃奶姿势不正确或奶瓶位置不当形成下颌前突或后缩。婴儿经常吸吮空奶嘴会使口腔上颌变得拱起，使以后萌出的牙齿向前突出。

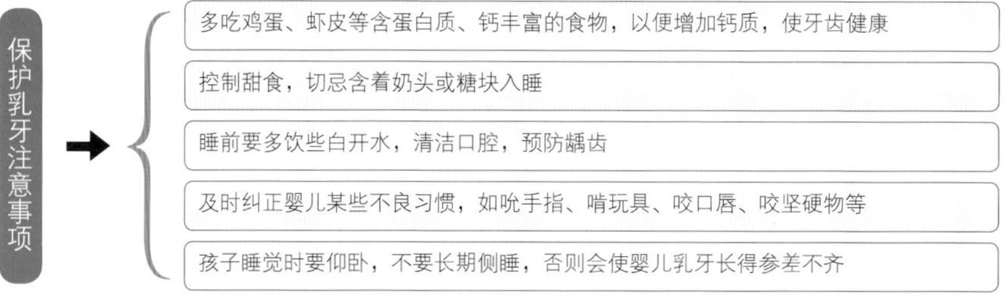

婴儿长牙时的异常现象及护理

一般来说，婴儿都会在4～10个月长牙。为了让婴儿长出一口健康整齐的乳牙，在乳牙萌发时就应给予适当的护理。

婴儿长牙一般没有异常现象，有些孩子会有低热、睡眠不安、流口水及轻微腹泻。这时应多给孩子喂些开水，以达到清洁口腔的目的，并及时给婴儿擦干口水，以防下颌部淹红。可给孩子一些烤馒头片、饼干、苹果片等食品以供磨牙，预防牙痒，又可促进乳牙生长。

婴儿出牙一般在6～10个月萌发均属正常，不要认为越早出牙越好。

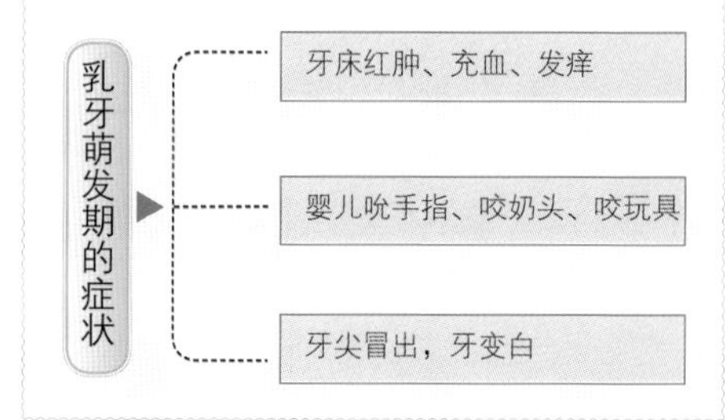

防治婴儿感冒

感冒是婴儿常见的病症之一，它是由病毒感染所引起的，目前已知道的能引起感冒的病毒就有150种以上。感冒的症状也因病毒不同而有所不同。下面，介绍几种婴儿易患的感冒：

普通感冒。所谓普通感冒是指临床上最常见的那种感冒，主要症状是流鼻涕、打喷嚏、咽喉红肿疼痛、发烧、全身酸痛无力、气喘等，有时还伴有不思饮食、睡眠困难、轻度腹泻等全身的症状。一般3～4天就能好转，恢复如常。

流行性感冒。流行性感冒简称流感，是由流感病毒引起的急性传染病。潜伏期为1～2日，最短者数小时，长者达3日。一年四季均可发生，但以冬、春季发病较多。病儿情绪极坏，食欲下降，有些病儿因此而筋疲力尽。倘若大人或大孩子患此感冒，则在发烧的同时一般都会有头疼、腰痛、肌肉疼或全身疼痛等症状。但婴儿却看不出有明显的全身疼痛，只是表现出情绪极坏，严重时会导致肺炎，必须十分小心。

患儿应卧床休息，室内空气要新鲜，防止继发细菌感染。要多饮水，对症治疗，高烧时要物理降温。患流感不用抗生素治疗，可服板蓝根冲剂、小儿清热解毒冲剂等。

有的小孩得了感冒以后，不久出现心慌、气短、胸痛、心律不齐、不愿活动等症状。这时家长不要掉以轻心，需要及时到医院检查是否有心肌炎。

不是所有感冒的病儿都会并发心肌炎，但也不能忽视会有这种情况发生。

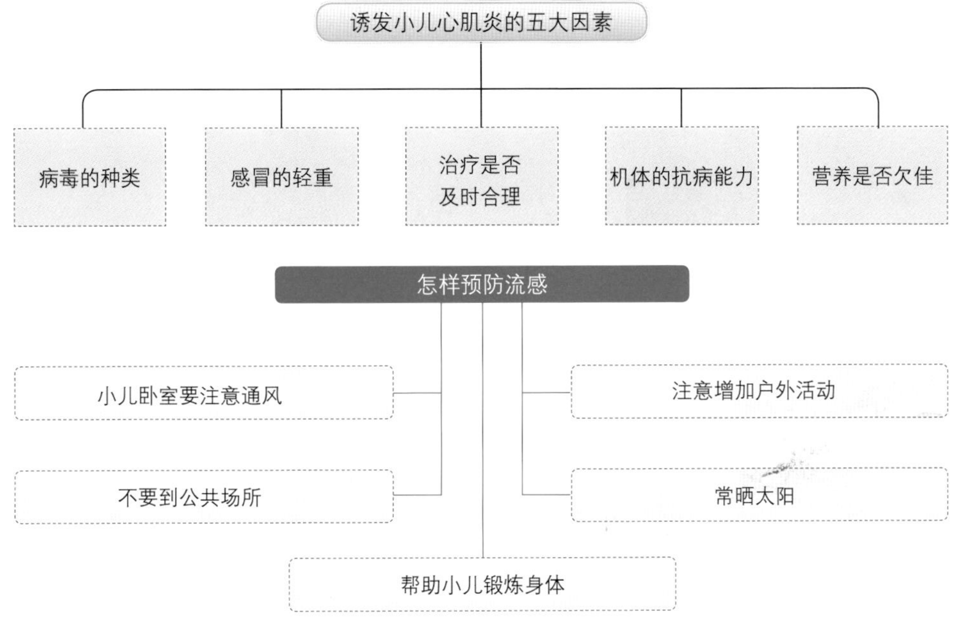

婴儿感冒用药的误区

一般来说，小儿并不是绝对不能用成人感冒药，但使用时应注意：

感冒通。感冒通是中西药复合制剂，主要含双氯芬酸钠、人工牛黄及氯苯那敏，小儿用后可引起血尿、肾小管功能受损，因此小儿最好不用或慎用，忌超量服用。

速效伤风胶囊。主要含氯苯那敏、对乙酰氨基酚、咖啡因、人工牛黄，因对乙酰氨基酚有很强的肝毒性，3 岁以下儿童及新生儿应避免使用。

泰诺感冒片。主要含对乙酰氨基酚、盐酸伪麻黄碱、氢溴酸、右美沙芬、氯苯那敏，6 岁以下儿童不宜使用。

含阿司匹林的感冒药。阿司匹林易导致患儿虚脱，对患儿消化道也会产生刺激，导致恶心、消化不良等，可引起或加重幼儿哮喘、可诱发幼儿发生“瑞氏综合征”等。所以，务请家长谨防阿司匹林危害幼儿的健康，不宜用含阿司匹林的感冒药。

婴儿慎用的感冒药

易导致婴儿胃黏膜损伤引起出血

预防婴儿痢疾的方法

细菌性痢疾简称菌痢，是一种急性肠道传染病。菌痢的主要表现是发烧、腹泻、大便脓血，伴有腹疼，重者可出现脱水、休克、抽风等症状，甚至危及生命。

菌痢的发病是由于痢疾杆菌随污染的饮食经口进入胃肠后，在肠道大量繁殖，释放毒素，引起肠道的炎症病变。同时，毒素的吸收引起发烧、全身不适等症状。如果毒素首先侵犯中枢神经系统，就会引起脑中毒、病人抽风、昏迷、血压下降等症状，这就是中毒性痢疾。

如果孩子得了痢疾，要及时到医院检查治疗，按医嘱服药，千万不要吃两次药觉得腹泻好一些了就自行停药。最好在服药 3 天后复查大便，常规检查正常后再服 2 ~ 3 天药。一般疗程为 7 天。除用药之外，还要注意适当休息，吃易消化的食品，如果孩子高烧，可服用退烧药或采用物理降温。若发生中毒性痢疾，则应住院治疗。

预防痢疾发生的方法

1. 饭前便后勤洗手
2. 生食的瓜果、蔬菜要洗干净、消毒
3. 不给婴儿喂食腐烂变质、不新鲜的食品
4. 要经常给宝宝的餐具消毒
5. 将宝宝和家中的痢疾患者隔离开

注：因为婴儿感染痢疾多是由病菌引起的，所以在防治痢疾时，最重要的就是要保持婴儿饮食和起居环境的干净、卫生

早期教育

宝宝5个月的时候，各种能力都有所提高。在语言方面，除了咿呀发音外，还会用尖叫和大笑来表达。在行为上，懂得跟镜子中的人打招呼。可以明确的分辨酸、甜、苦、辣等味道。扶着宝宝的时候，他还可以坐一会儿，等等，所以这些处在萌芽状态的能力还需要父母的指导。

5月宝宝特征

5个月时，从婴儿的眼光里，已流露出见到妈妈爸爸时的亲密神情。如给孩子做鬼脸，他就会哭；逗他、跟他讲话，他会高兴得笑出声来，这个时期，孩子揣度对方的想法、动作的智慧发达起来了。发育早的孩子已开始认人。

孩子的听觉已很发达，对悦耳的声音和嘈杂的刺激已能作出不同反应。妈妈轻声跟他讲话，他就会显出高兴的神态。

5个月的孩子会用表情表达自己内心的想法，能区别亲人的声音，能识别熟人和陌生人，对陌生人做出躲避的姿态。这时的孩子喜欢和人玩藏猫儿、摇铃铛，还喜欢看电视、照镜子，对着镜子里的人笑，还会用东西对敲。宝宝的生活丰富了许多。

5个月宝宝的体格特征				
	平均体重（kg）	平均身高（cm）	平均头围（cm）	平均胸围（cm）
男婴	7.3（5.3~9.2）	65.9（60.5~71.3）	42.8（40.4~45.2）	43.0（39.2~46.8）
女婴	6.7（5.0~8.4）	64.1（58.9~69.3）	41.8（39.4~44.2）	41.9（38.1~45.7）

宝宝社交能力训练

举高。孩子最喜欢让爸爸“举高”，然后再“放低”。家长一面举一面说，以后每当大人说“举高”时，宝宝会将身体向上作相应的准备。这有助于提高婴儿语言与动作协调能力，还可以增进亲子感情。

表情反应。继续玩照镜子的游戏，和妈妈同时照镜子，看镜子里母子的五官和表情，逗引宝宝发出笑声，并让宝宝和你一起做惊讶、害怕、生气和高兴等游戏。注意时间不宜长，不宜让婴儿过于兴奋。

促进宝宝社交的方法

★ 父母要带宝宝到户外和同龄人玩

★ 在和宝宝做游戏的时候，多赞美宝宝，激发他的积极性

★ 多做和社交有关的情景游戏

★ 帮助宝宝观察他人的面部表情

宝宝视觉能力训练

自己玩。用被子把婴儿“围”起来，或者把婴儿放在带围栏的小床上。在婴儿面前放上会发声的橡皮玩具、可以抱的布娃娃或其他小动物玩具，让婴儿自己玩玩具；或母亲走过去，帮他把玩具弄出声响来，再把玩具放到不同的地方，逗引婴儿变换体位，抓握玩具。这个游戏有助于提高婴儿认识物体和寻找物体的能力，同时训练其手眼协调能力。

看远处的物体。母亲要更多地指着周围环境中的各种物品介绍给婴儿听，不管婴儿是否能听懂，都要多次重复，让婴儿反复感知。这时，除了指认室内的家具、玩具、食物、日用品和室外的花草树木、交通工具、建筑物等以外，可以开始指认远处的行人、车辆、天上的白云、风筝、初升的月亮和落日等。

看远方事物的好处

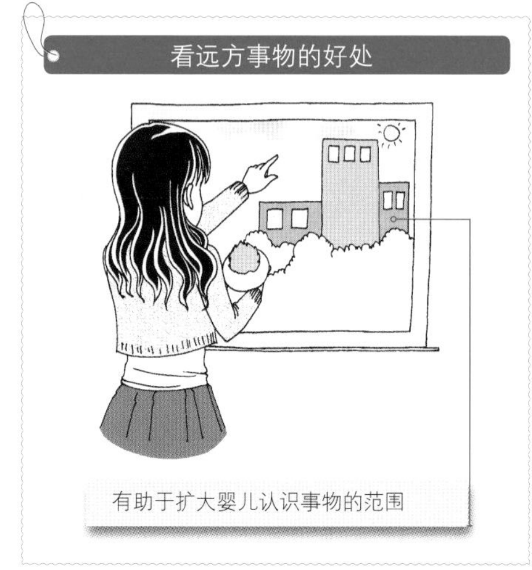

有助于扩大婴儿认识事物的范围

宝宝听觉能力训练

听觉能力的训练是宝宝学习语言的一个重要途径，父母一方面要保护好宝宝的听觉器官，注意听觉器官的卫生；另一方面，父母也要经常和宝宝做游戏，以刺激宝宝的听觉。

听音找物。用铜铃等带响的玩具，在住房的一角敲打，同时问孩子：“这是什么声音？”“听听声音，在那里！”宝宝会朝着铃声方向看；若未引起注意，可重复敲到他注视为止。还可以给孩子听悦耳的八音盒或电子玩具，甚至听动物的叫声、鸟类的啼鸣声，以及各种交通工具的声音等，扩大声音的范围，观察孩子的反应。

寻物游戏。家长用色彩鲜艳和带响的玩具逗引小儿，一会儿给他看，一会儿藏起来或捏响玩具，使小儿听后寻找，如此反复练习。发展听觉、视觉，使小儿情绪活泼愉快。

听声找物

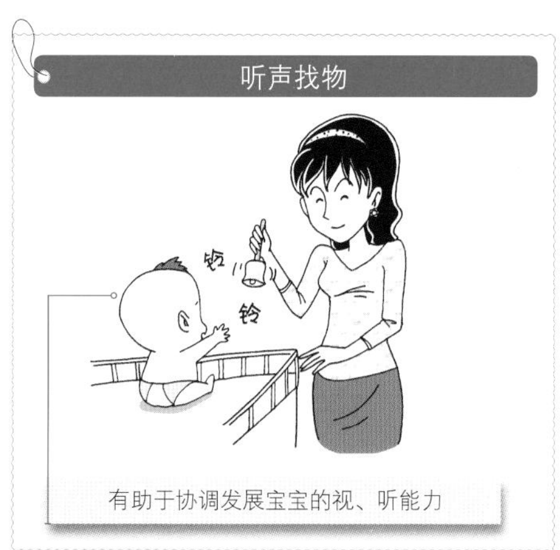

有助于协调发展宝宝的视、听能力

宝宝语言能力训练

宝宝在这个阶段，虽然还不太会讲话，但有一定的识别能力，当大人叫他的名字时，他会停下正在做的事，扭头注视一下，这就是他理解语言的表现，所以此时的父母要多与宝宝交流，潜移默化，锻炼宝宝的语言能力。

模仿发音。与宝宝面对面，用愉快的口气与表情发出“wu—wu”“ma—ma”、“ba—ba”等重复音节，逗引宝宝注视你的口型，每发一个重复音节应停顿一下，给孩子模仿的机会。接着你手拿一个球，问他“球在哪儿”时，把球递到孩子手里，让他亲自摸一摸，玩一玩，告诉他：“这是球——球。”边说，边触摸、注视、指认，每日数次。经过多次训练，可以激发宝宝主动发音，提高宝宝的语言能力。

叫名回头。宝宝早就能听到声音回头去看，但是能否理解自己的名字，此时可以进一步观察。带宝宝去街心公园或有其他孩子的地方，父母可先说其他小朋友的名字，看看宝宝有无反应，然后再说宝宝的名字，看他是否回头。当孩子听名回头向你笑笑时，要将他抱起来亲吻，并说“你真棒”、“真聪明”，以示表扬。

此时的宝宝虽然不能说话，但有了一定的识别能力。如当大人叫宝宝的名字时，他会停下来正在做的事，扭头注视一下，这是宝宝对语言的初步理解和反应。

父母应在胎教时，即在妊娠第6个月时就为宝宝取名，每次呼唤都用同一个名字。经过孕期一个月呼名训练的婴儿会在出生3个月时知道自己的名字而回头。未经训练的婴儿可在5～7个月时知道自己的名字。切记要用固定的名字称呼宝宝，如果大人一会儿说“宝宝”，一会儿说“文文”，一会儿又说“闹闹”，经常更改名字，会使孩子无所适从，就会延迟叫名回头的时间。

需要注意的是，宝宝的表达能力虽然很有限，但由于智力的不断提升，他已经能通过大人的声音大小、语调的升降来了解大人的基本意思了，知道什么是严厉，什么是慈爱，因此会做出不快或高兴的反应。

5个月宝宝的语言能力

★ 有时宝宝会发出不同音调的声音

★ 看到自己喜欢的事物时，宝宝会发出咿呀说话的声音

★ 当声音从不同方向传来时，宝宝会对声音做出反应

★ 宝宝会在大人说话时，发出哼哼声来迎合

促进宝宝发音的方法

▶ 大人经常和宝宝说话，引逗宝宝，鼓励宝宝发音

▶ 用音乐和儿歌刺激宝宝发音

▶ 在宝宝入睡前，给宝宝讲简单的故事，潜移默化，模仿发音

巧手宝宝的早期培养

对宝宝手的动作的培养，应积极进行，使其发展良好。

抓住不放。首先准备几个色彩艳丽，能发出响声的带柄或圆形玩具。

宝宝平躺在床上。先拿起一个玩具，在宝宝面前引逗，然后把玩具的柄或圆形玩具的环送到宝宝手边，触及宝宝的手，他会把玩具抓住。这一动作可反复做。也可在婴儿床的上方挂一些玩具，让宝宝能随意抓着玩。

从3个月时开始训练。

能用拇指食指捏拿。宝宝坐在床上，旁边放着小球和小积木。

成人先把床上的小积木或小球指给宝宝看，吸引宝宝注意力，让宝宝看着成人用拇指和食指把小球或积木捏起来，然后教宝宝自己动手用食指和拇指把物体捏起来。开始宝宝可能是用手抓拿，经过反复训练，会逐渐进步。注意训练时防止宝宝将小球或小积木放入口中发生危险。

5个月时开始培养，10个月时仍不会应多注意培养。

能传递（倒手）。宝宝坐在床上，身旁摆上一些玩具。

成人拿起一只玩具，让婴儿看着把手中玩具放到另一只手中。然后，拿起一个玩具递到宝宝的一只手中，成人协助宝宝把拿玩具的手送到另一只手边。成人又拿起一个宝宝喜欢的玩具，送到宝宝拿玩具的手边，若宝宝想要拿到，就要先把手中的玩具送到另一只手中，腾出这只手来拿。

5个月时开始培养，8个月时仍不会应加强培养。

能从瓶中倒出小球。床上摆着几个大口的塑料小瓶和几个小球。

成人先拿起小瓶，拾起几个小球装入瓶中，然后让宝宝看着把瓶中的小球倒出瓶外。再把小球放入瓶中，递给宝宝，让宝宝自己把瓶中的小球倒出来。开始时，成人可协助。

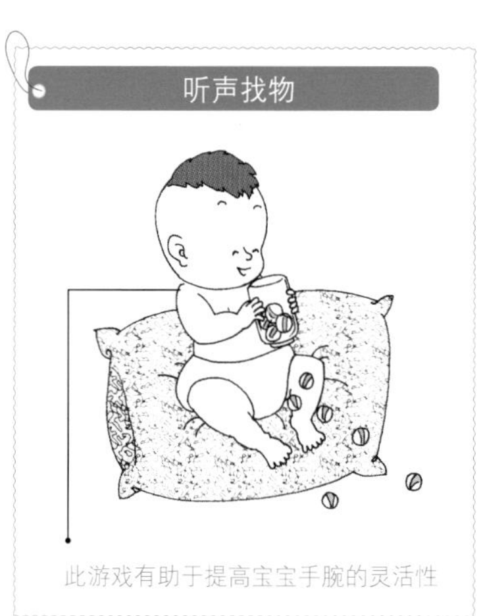

此游戏有助于提高宝宝手腕的灵活性

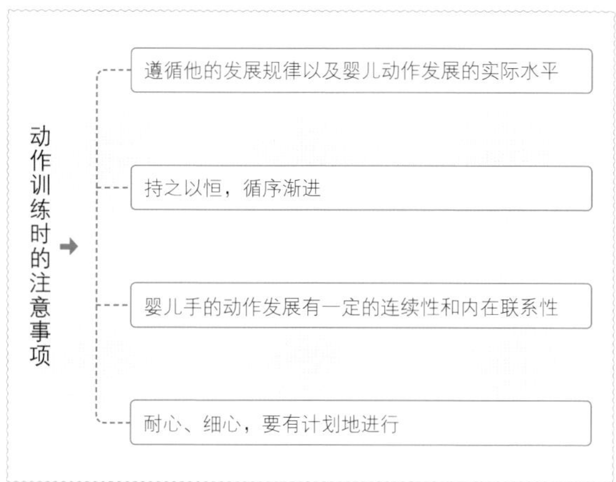

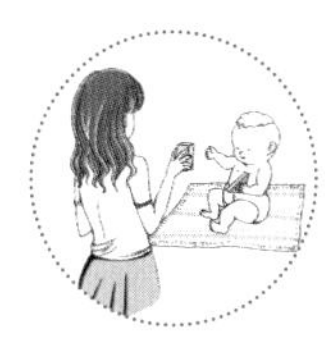

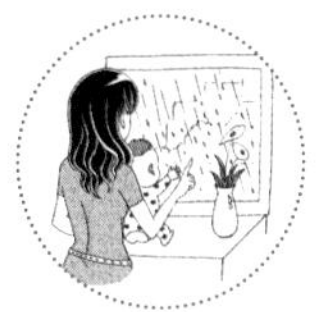

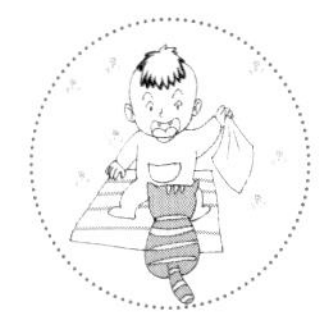

第20章 六个月宝宝 DI-ERSHI ZHANG

本章看点

6个月的宝宝，无论是在体格发育方面，还是在智能发育方面，都比之前进步很多。这个阶段的宝宝每天都在给父母带来惊喜。但另一方面，因为宝宝的饮食发生了一些变化，所以健康状况也开始有所下降，这就需要父母更多的呵护和关爱。

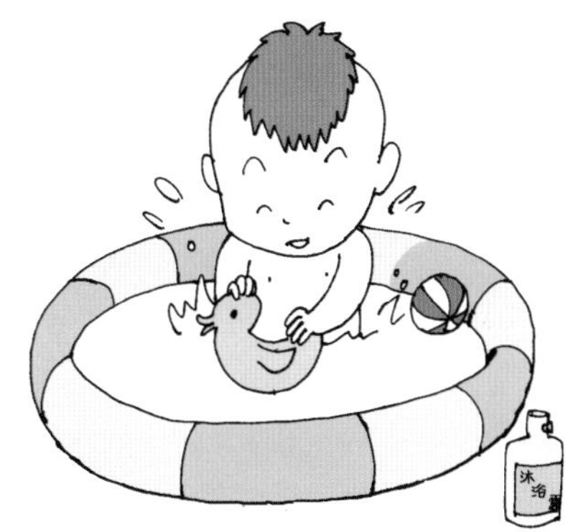

饮食健康

6月是为宝宝增添辅食的最佳时机，这一时期，宝宝的饮食能力大增，所需的营养素也更多元化。家长在母乳或奶粉喂养的基础上，可加一些其他有助于补给婴儿营养的辅食。

6月宝宝的喂养

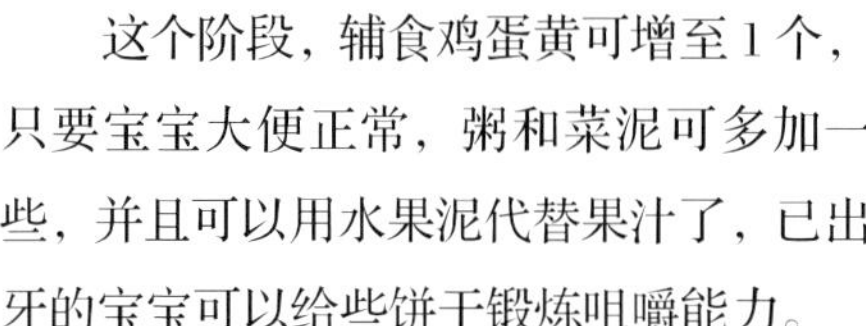

这个阶段，辅食鸡蛋黄可增至1个，只要宝宝大便正常，粥和菜泥可多加一些，并且可以用水果泥代替果汁了，已出牙的宝宝可以给些饼干锻炼咀嚼能力。

人工喂养的宝宝应喂些鱼泥、肝泥，鱼应选择刺少的，如黄鱼、平鱼、带鱼、巴鱼等。猪肝、鸡肝均可用来制作肝泥。制作鱼泥时，可将鲜鱼去内脏洗净，放入锅内蒸熟或加水煮熟，去净骨刺，加入调味品，挤压成泥，可调入米糊（奶糕）中食用。

宝宝食量较小，单独为宝宝煮粥或做烂面条比较麻烦，不妨选用市面上出售的各种适合此月龄宝宝食用的奶糊、米粉等，既有营养，又节约了制作时间。节省下来的时间可带宝宝去做户外活动，以锻炼身体。营养和锻炼对于宝宝来讲是同等重要的。

可以作为婴儿辅食的五类食物	
乳类	牛乳、配方奶
粮食类	面包、粥、面条、小混沌
肉、蛋、豆制品类	碎末状食物，要加工熟烂
蔬菜、水果类	蔬菜汁、水果汁
油类	植物油

婴儿一日饮食安排举例

这个月龄的孩子，饮食上仍以奶为主，同时适当喂些谷类食物，每天保证有水果、蔬菜、动物性食物。每天的食物尽量不要重复，让婴儿吃得不枯燥，保持旺盛的食欲。每个婴儿对食物的爱好是不同的，可以说是有天生的喜恶，父母没有必要严格按食谱上所说的那样去做，应该根据孩子的爱好去安排饮食。如果把婴儿不爱吃的食物硬塞到他的嘴里，这样喂养是不会成功的。给婴儿喜欢吃的食物，这是顺利地添加辅食的一个诀窍。

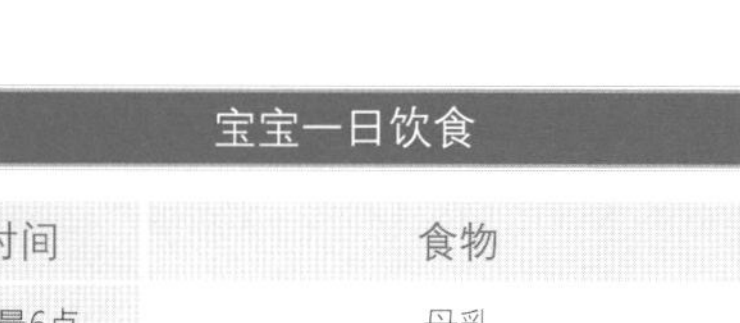

宝宝一日饮食

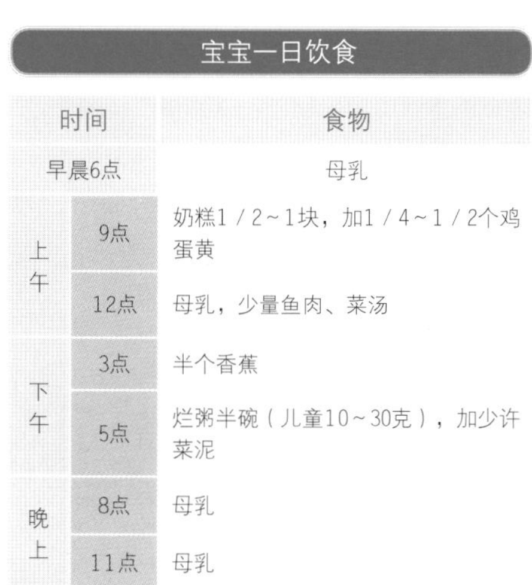

时间		食物
早晨6点		母乳
上午	9点	奶糕1／2～1块，加1／4～1／2个鸡蛋黄
	12点	母乳，少量鱼肉、菜汤
下午	3点	半个香蕉
	5点	烂粥半碗（儿童10～30克），加少许菜泥
晚上	8点	母乳
	11点	母乳

婴儿不宜喝豆奶

豆奶是健康饮品，对此人们已达成了共识。然而，美国专门从事转基因农产品与人体健康研究的人士近期指出：喝豆奶长大的宝宝，成年后引发甲状腺或生殖系统疾病的风险系数较大。

对于成年人，经常食用大豆是极为有益的。大豆能使体内的胆固醇降低，保证体内激素的平衡。然而，婴儿食用大豆则会产生相反的效果。婴儿对大豆中高含量抗病植物雌激素的反应与成人相比完全不同。

成年人所摄入的一般植物雌激素可在血液中与雌激素受体结合，从而有助于防止乳腺癌的发生。而婴儿摄入体内的植物雌激素只有5%能与雌激素受体结合，使其他未能吸收的植物雌激素在体内积聚，这样就有可能对每天大量饮用豆奶的婴儿将来的性发育造成危害。

营养素齐全、促进健康发育的牛奶无疑是更好的选择。

婴儿喝豆奶的害处

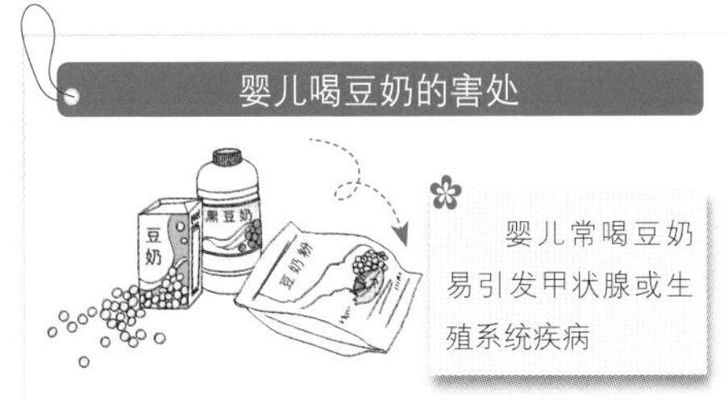

婴儿常喝豆奶易引发甲状腺或生殖系统疾病

做好宝宝断奶的心理准备

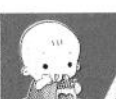

断奶是宝宝成长过程中需要克服的第一个难关。由于长期接触妈妈的乳头，宝宝因而早已习惯，并可能产生了依恋妈妈乳头的情绪。因此，要顺利地为宝宝断奶，就要将这种依恋情绪逐渐削弱。还有研究表明，杯子可以帮助宝宝作好断奶前的心理准备。

开始时最好使用喷水口的杯子，水可以从里面流出来，孩子是半喝半吮。随着孩子动手能力的提高，可以给孩子使用双柄杯子，让孩子自己拿着杯子的双柄喝奶（或水）。如果是在冬季，孩子学习起来有些困难，弄不好会将棉衣弄湿，家长可以给孩子穿一件不透水的围裙，让婴儿坚持学习。注意给宝宝喝的开水不应该太烫，以免烫伤宝宝。

如何能让宝宝更快地用杯子喝奶呢？可以稍微提早让杯子充当玩具给宝宝玩，也许还会意外地发现宝宝用杯子会喝得更好。而且，大人一定要有耐心，只要坚持，宝宝就可以喝得很好了。

宝宝断奶准备

- ★ 先用喷水口的杯子，宝宝半吮半喝
- ★ 熟悉后，用双柄杯子喝奶（水）
- ★ 宝宝食用固体食物时，试着用勺子喂
- ★ 冬天练习时，给宝宝准备不透水的围裙
- ★ 父母喂食时，要保持充分的耐心

起居护理

宝宝6个月的时候，身体生长的速度很快，也逐渐开始长牙齿了，父母们该如何料理宝宝的日常生活呢？宝宝的口腔吞咽功能也不健全，经常会出现流口水的情况，妈妈们该怎么做呢？父母可以在本小节了解到这些知识，做好宝宝的起居护理。

口水增多的处理

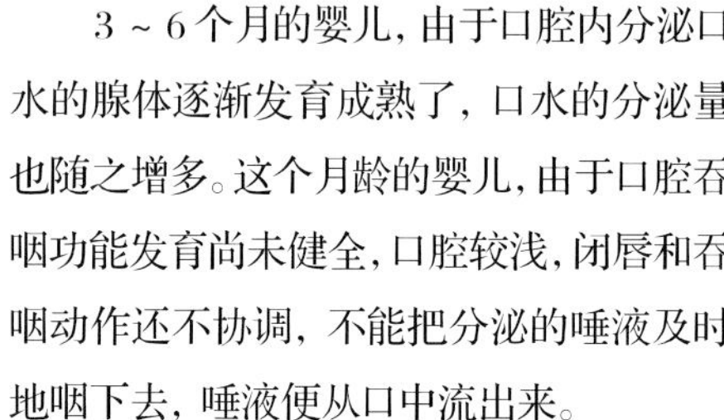

3～6个月的婴儿，由于口腔内分泌口水的腺体逐渐发育成熟了，口水的分泌量也随之增多。这个月龄的婴儿，由于口腔吞咽功能发育尚未健全，口腔较浅，闭唇和吞咽动作还不协调，不能把分泌的唾液及时地咽下去，唾液便从口中流出来。

所以，此阶段的婴儿口水较多，常沾湿了胸前的衣服。随着月龄的增长，婴儿逐渐学会随时咽下唾液，牙齿长齐以后，一般流口水的现象会自然消失。

婴儿流口水是正常现象，不必担心。可以给婴儿准备3～4个围嘴。在选购时，父母可选一些柔软、吸水力强的棉布围嘴。在日常生活保洁中要注意经常更换，同时要及时用细软的棉布擦干孩子的嘴角和下巴，以免引起嘴角和下巴发红。

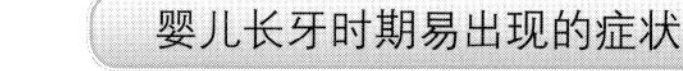

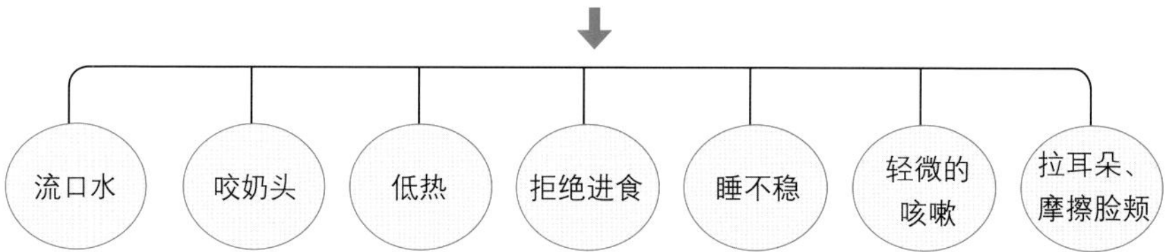

给婴儿擦浴

6～12个月婴儿擦浴时室温需保持在18～20℃，水温从34～35℃开始，以后逐渐降低水温至26℃左右。先用毛巾浸入温水，拧半干，然后在婴儿的四肢做向心性擦浴，擦完再用干毛巾擦至皮肤微红。这样可使皮肤和黏膜得到锻炼，增强体质，预防感冒。

宝宝新陈代谢快，应勤洗澡，但有些妈妈无奈地发现，自己的宝宝非常讨厌洗澡。

家长要让宝宝发现洗澡的好处，为宝宝洗澡的动作要轻柔，不要让宝宝感觉有任何的不适，否则宝宝会忘记玩耍，抗拒洗澡。

不要过分逗玩婴儿

很多爸爸妈妈都喜欢逗玩婴儿，适当地逗玩可以调节宝宝的情绪，有助于宝宝的生长发育。但是，过分的逗弄，对宝宝是有害的，尤其不能在宝宝临睡前和宝宝要进食的时候逗弄他。有几种逗玩宝宝的方式也不能有，比如说过度的逗宝宝笑、乱捏宝宝的鼻子、扯宝宝的面颊等。

- **在宝宝进食时不要逗乐**

婴儿的消化功能不强，如果在进食时把他逗乐，不仅会使婴儿将食物吸进气管，而且严重时可能会引起窒息。如果把奶水吸入气管，则可能会引发吸入性肺炎。

- **在宝宝临睡前不要逗玩**

由于婴儿的神经系统尚未发育成熟，兴奋后往往不容易抑制。如果婴儿临睡前被逗乐会引起神经系统的兴奋，因而会迟迟不肯睡觉，即使睡着了，也会表现出睡不稳的情况。

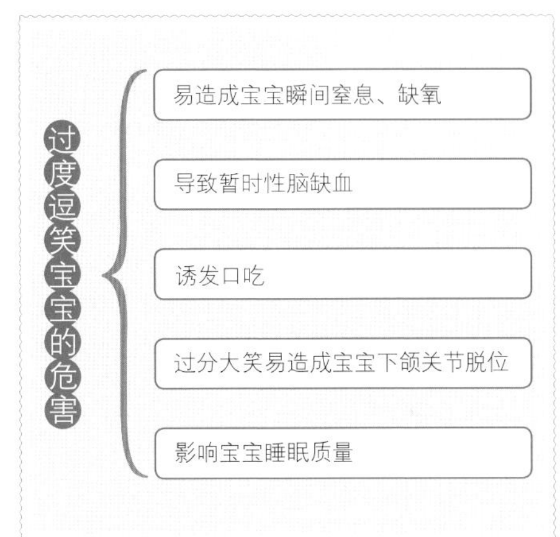

宝宝长玫瑰疹怎么办

玫瑰疹是由病毒感染引起的急性呼吸道传染病，其传染性没有风疹、麻疹那样强，传染方式是飞沫传播。一年四季皆可发病，但主要发生在干燥寒冷的冬春季节。患儿大多是 6 ~ 18 个月的小宝宝，特别是 1 岁以内居多。

宝宝受感染后，侵入的病毒会有 8 ~ 14 天的潜伏期。潜伏期过后，最大的特点为没有什么明显的症状宝宝却突然高热，几小时就上升到 39 ~ 40℃。但也可能仅表现出轻微的不适。食欲、玩耍及睡眠无大变化，热度持续不退。在发烧到 3 ~ 4 天时，热度突然下降，并在热退时或热退不久皮肤上出现粉红色的斑或疹子，以躯干处为多，仅 1 天就出齐，并于 1 ~ 2 天内退尽。不脱屑，不留色素沉着。

玫瑰疹是一种良性疾病，痊愈后，患儿通常获得终身免疫，再发的可能性非常小。

玫瑰疹的治疗方法

- ★ 高热时按医嘱及时服退热药，并卧床休息
- ★ 多喝温开水
- ★ 多吃新鲜水果
- ★ 饮食宜清淡易消化
- ★ 断奶的宝宝给予流质或半流质食物
- ★ 可服用些维生素D与B族维生素片剂，但须遵医生所给的剂量
- ★ 勿用碱性大的皂剂擦洗皮疹

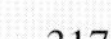

早期教育

民间有“三翻六坐九爬爬”的说法，这就是说宝宝在6个月大的时候就会坐，不过这也因人而异。但这个时期是宝宝语言的萌发期，认知能力也在不断提高，心理变得复杂，情绪也多样化了，这就需要家人对宝宝做正确的引导，培养宝宝各种能力。

6月宝宝特征

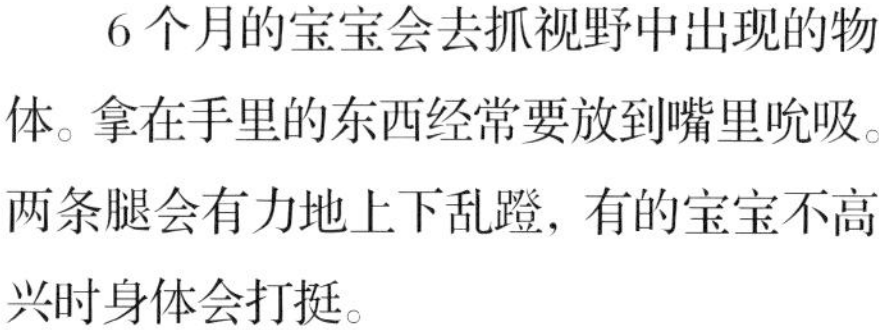

6个月的宝宝会去抓视野中出现的物体。拿在手里的东西经常要放到嘴里吮吸。两条腿会有力地上下乱蹬，有的宝宝不高兴时身体会打挺。

如果扶着，宝宝基本上都能坐。也有的宝宝能独立坐10～15分钟。把宝宝抱到腿上，能稍微站一会儿，并一蹿一蹿地跳。当然，还有不少宝宝仍不会做这些动作。

当手中的玩具掉到地上时，宝宝会用眼睛跟踪寻找。当和宝宝玩“藏猫猫”的游戏时，他会很高兴。

爱动的宝宝睡眠时间较短，安静的宝宝白天爱睡觉，晚上也睡得很早。

宝宝到了这个月龄，许多妈妈的奶水渐渐减少，往往只够宝宝每天吃1～2次，因此可以考虑用辅食喂宝宝。

6个月以前宝宝的体态语

一般男婴以噘嘴来表示小便，女婴多以咧嘴或上唇紧含下唇来表示小便。如果父母能及时观察宝宝的嘴形变化，了解要小便时的表情，就能摸清宝宝小便的规律，从而加以引导，有利于逐步培养孩子的自控能力和良好习惯。

大多数宝宝在吃饱、换了干净尿布，而且还没有睡意时，自得其乐地玩弄自己的嘴唇、舌头、吐气泡、吮手指等。这时，宝宝喜欢独自长时间地玩，成人不要去干扰他。

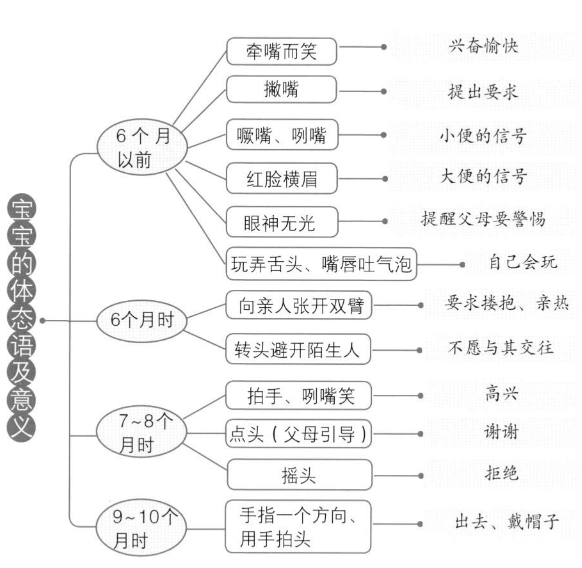

婴儿爬行练习

婴儿6个月时，要训练他爬。开始时，妈妈可以用手顶住他的脚让他用力蹬，训练爬的意识。在练习时还可用双手轻托宝宝的胸脯和肚子，帮助他的手和膝盖着床并向前稍微送一下，让他有爬的感觉。教会宝宝用双肩和双臂双腿支撑交替移动，反复练习。但在训练时要注意场地安全，防止发生意外。

对不肯爬的宝宝，家长可在爬行的前方放一些宝宝特别喜欢的玩具引起宝宝爬的欲望。对已学会爬的宝宝，家长可再做一些亲子游戏，以增加情趣。

● **追球**

家长拿一个彩色塑料球，往某一方向滚动，引导宝宝通过自己爬行去追球、拿球，然后家长与宝宝一起玩球、滚球或抱球。游戏可反复进行。

● **赶小马**

家长拿小纸棒在爬行的宝宝后面赶“小马”，并不停地发出“驾”的声音。当宝宝不愿爬时，前面放一个可爱的玩具，可继续赶“小马”。

爬行的好处
锻炼婴儿小肌肉
有助于提高全身的协调能力
帮助刺激中枢神经
扩大婴儿的接触面和认知范围
提高婴儿的智力发育

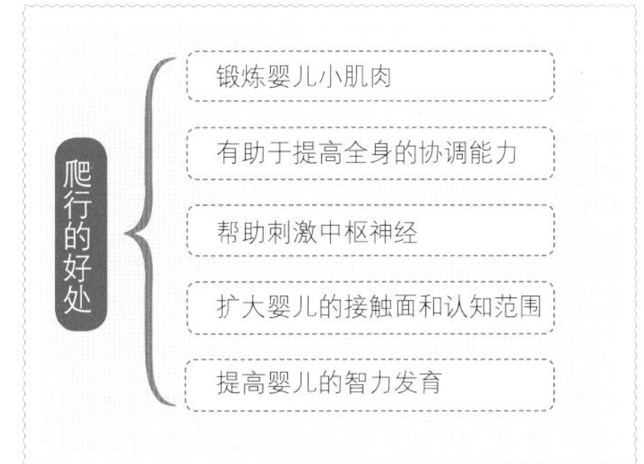

宝宝语言能力训练

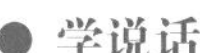

● **学说话**

当婴儿表现出“说话”的欲望时，大人要抓住时机，教婴儿说一些简单的词语，最好用普通话和外语交替着说，给婴儿一个良好的语言环境。

如：妈妈指着自己说“妈妈，mother”，又指着爸爸说“爸爸，father”。给婴儿看图片时，指着图片上的花说“花，flower”，指着小鸟说“鸟，bird”。

即使婴儿这时还不会说这些词，但家长一定要持之以恒，并作为一种长期性的、经常性的教育任务来做，有助于提高婴儿的语言能力。

● **听儿歌做动作**

让宝宝面对着妈妈坐在妈妈的膝上，拉住小手边念边摇：“拉大锯，扯大锯，外婆家，唱大戏。妈妈去，爸爸去，小宝宝，也要去。”到最后一个字时将手一松，让宝宝身体向后倾斜。每次都一样，以后凡是念到“也要去”时宝宝会自己将身体按节拍向后倾倒。

宝宝语言的发展

月龄	语言特点
2~3个月	能够区分语言和非语言
3~4个月	分辨语言的能力提高，可以区分男女声
4~5个月	会寻找声源，发音增多
5~6个月	模仿发音，可以记住声音

宝宝社交能力训练

● **捉迷藏**

妈妈在床上盘腿而坐，让婴儿面对面坐在她的腿上，一手扶着婴儿的髋部，一手托着他的腋下保持平衡。爸爸在妈妈背后，让婴儿一只手抓着爸爸的手指，另一只手抓住妈妈的胳膊，爸爸先拉一下被婴儿抓住的手，当婴儿朝这边看时，爸爸却从妈妈背后另一边突然伸出头来亲热地叫“××”（婴儿的名字），当宝宝转过头找到爸爸时会“咯咯”地笑起来。在婴儿开心同时，增进与父母的感情，发展感知能力。

● **照镜子**

抱婴儿在穿衣镜面前，让他追随、拍打镜中人影，用手指着他的脸反复叫他的名字，再指着他的五官以及头发、小手、小脚，让他认识；熟悉后再用他的手指点他身体的各个部位，还可问“妈妈在哪里”，用他的手指着妈妈说“妈妈在这里”。逐渐地，他就会朝着妈妈看或抓镜中的妈妈。

神奇的“镜子”

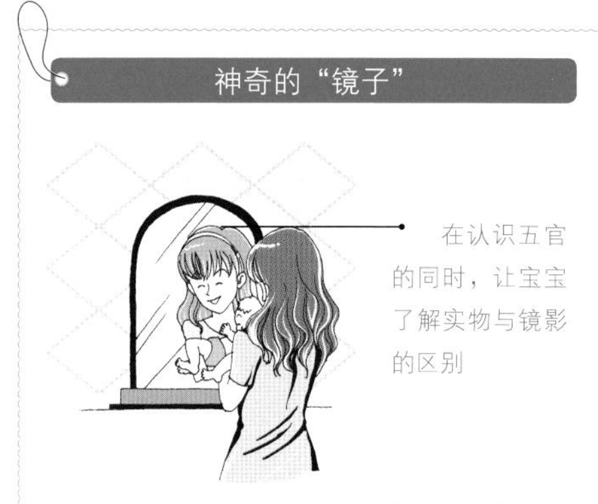

在认识五官的同时，让宝宝了解实物与镜影的区别

宝宝情感能力训练

● **传递积木**

婴儿坐在床上，妈妈给他一块积木，等他拿住后，再向另一只手递另一块积木，看他是否将原来的一块积木传递到另一只手后，再来拿这一块积木。如果他将手中的积木扔掉再拿新积木，就要教他先换手再拿新的。

● **坐“飞船”**

在婴儿情绪愉快时，爸爸与婴儿面对面，扶婴儿腋下站立，然后把婴儿往上举过自己的头顶，反复几次。也可把婴儿从爸爸身体的左侧向右上方举，再从右侧往左上方举，反复几次，边举边说：“婴儿坐飞船，飞船开喽！”

注意不能将婴儿抛过头顶再接住，这样会增加婴儿患脑震荡的几率。

传递积木

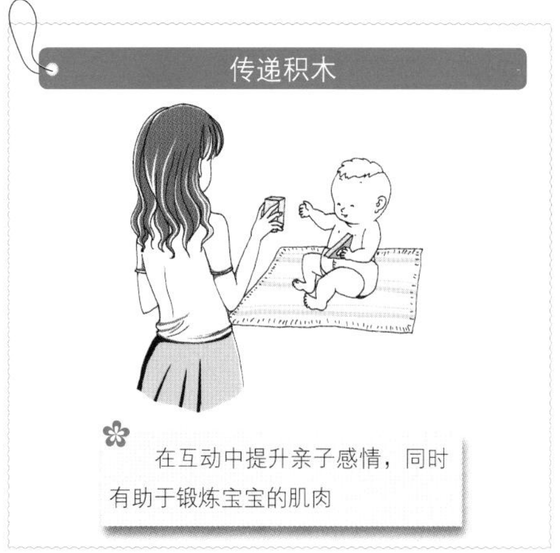

在互动中提升亲子感情，同时有助于锻炼宝宝的肌肉

宝宝记忆能力训练

从第5个月开始，宝宝表现出明显的记忆力。记得最清楚的是父母的脸和奶瓶，他看到爸爸妈妈走过来，或者看见经常用的奶瓶，就会眉开眼笑，同时手脚快活地舞动。反之，当看到陌生人或不熟悉的事物，有的宝宝会因为害怕而啼哭。不过此时宝宝的记忆时间比较有限，如果几天未见到爸爸，爸爸在他的眼里也会变成陌生人。在这个时期，要经常和宝宝做互动游戏，来强化宝宝的记忆。

● **寻找玩具**

让孩子看着，把玩具小狗放在桌上，用手绢盖上，大人问："小狗狗呢？"孩子可能懂得被手绢盖着，用手扯开。如不懂，大人可帮他把手靠近手绢，让他拉开见到小狗。要多次训练，逐渐学会，一问便扯开手绢。以后当着孩子面用碗把小玩具扣上，再问，看他是否知道玩具在碗下面而揭开，再反复训练。

玩具在哪里

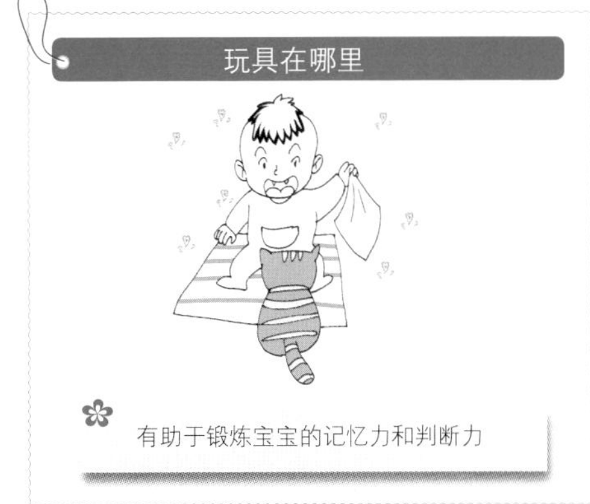

有助于锻炼宝宝的记忆力和判断力

宝宝听觉能力训练

● **拉一拉，叮咚响**

在宝宝的床栏杆上，在其手可碰到的地方，吊一些漂亮、会发声的玩具。妈妈可拉着他的手去触拉玩具，让他体会拉拉线，玩具会动，还会叮咚叮咚响的情趣。如此反复多次，孩子就会自己去触拉玩具。成功后，孩子会咧嘴咯咯大笑，且乐此不疲。

● **测听力**

让宝宝坐在你的腿上，和墙壁的距离不应少于120厘米，并请另一个大人站在宝宝一侧与其耳朵齐高，离宝宝45厘米、但他看不见的位置。

利用你的声音发出低频率及高频率的声音；摇动会发出声响的玩具；以汤匙敲打杯子；搓揉卫生纸；摇动摇铃。

如果宝宝对声音没有反应，等两秒钟后再试，试过3次之后，如果还没有反应则继续作下一项测试。

训练婴儿对各种物品发出的声音的辨别能力。

滴答的闹钟

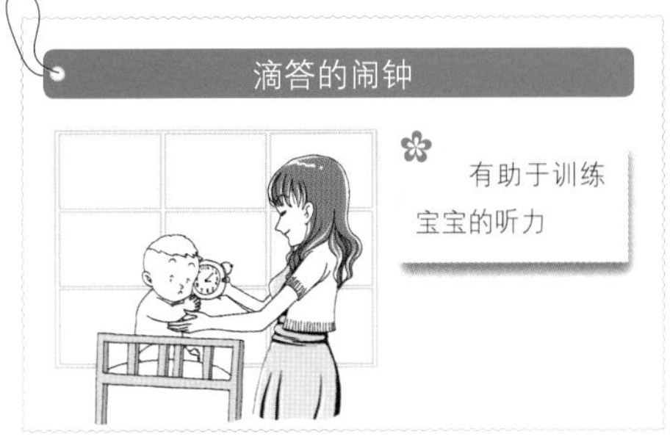

有助于训练宝宝的听力

宝宝感觉能力训练

视觉刺激感觉，宝宝从小都在训练视觉能力。6个月的宝宝，应该尽量地让他看外面的自然现象，提高他对自然界的感知能力。

● **雪日的世界**

冬天白雪飘飘的时候，父母可带宝宝外出欣赏美丽的雪景，让宝宝看一看漫天飞舞的雪花，摸一摸堆积在一起的雪堆，让宝宝领略一下这银白色苍茫大地的气派。

当欣赏雪景的时候，父母可用语言与宝宝交流："下雪了，雪花飘下来了，房顶上变白了，地上也变成白色的了，真漂亮！"在观赏雪景的同时，使婴儿知道雪的感觉，认识雪。

● **观雨**

下雨时，可抱（扶）宝宝在窗前或阳台上，引导宝宝观看下雨的情景，听下雨的声音时反复说："滴答滴答，下小雨了，沙沙沙沙，小雨沙沙。"若下大雨，则说："吧嗒吧嗒，下大雨啦，哗哗哗哗，大雨哗哗。"

下雨了

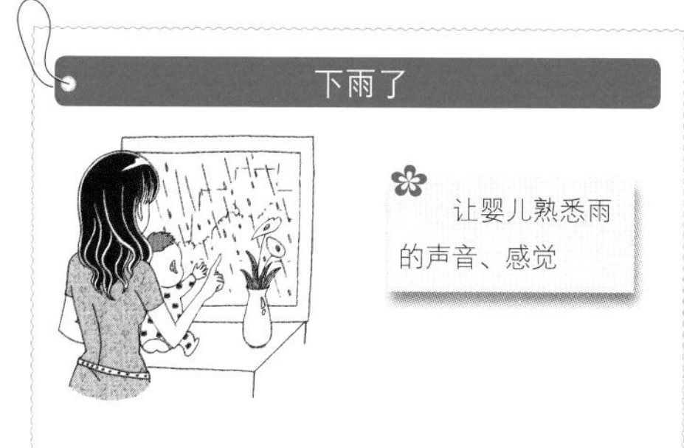

让婴儿熟悉雨的声音、感觉

宝宝动作能力训练

● **选择物体**

可同时给小儿2～3件种类相同但形状或颜色不同的玩具，让小儿进行选择，家长可在一旁适时引导。以此建立"比较""分类"的数概念。

● **翻身**

先让宝宝仰卧，在他的一侧摇晃有声玩具，吸引他将身子翻转到侧卧的姿势，然后再将玩具放到另一侧，锻炼孩子两边轮流翻转。从仰卧翻到侧卧，每天练习多次，练习一段时间之后，再将玩具放到一侧稍远的地方，使他侧翻之后仍然够不着，必须继续翻转成俯卧姿势，然后再用手去够的地步。从侧翻到俯卧，可能需要较长一段时间，家长可以用手轻轻推它的后背，使得他能够着玩具，感受到成功翻身的乐趣。

学会了从仰卧到俯卧，家长不用教导从俯卧到仰卧，孩子累的时候，会自动翻转到比较舒服的仰卧姿势。

动作训练——爬行

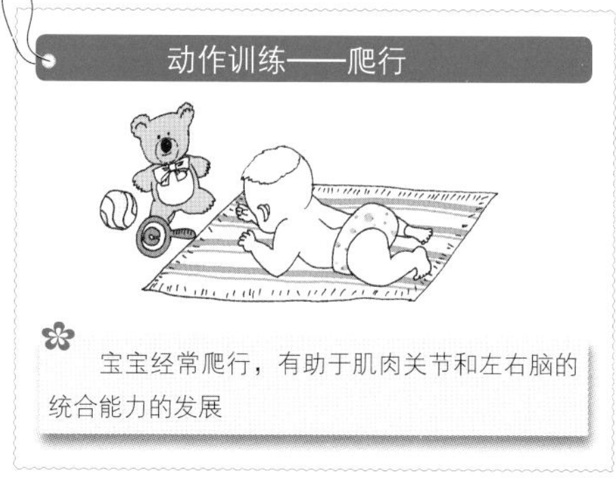

宝宝经常爬行，有助于肌肉关节和左右脑的统合能力的发展

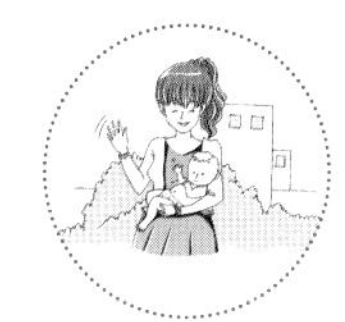

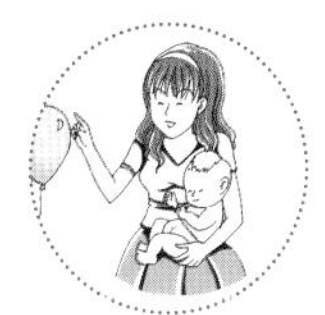

第21章 七个月宝宝 DI-ERSHIYI ZHANG

本章看点

7个月的婴儿已经知道控制自己的行为。凡是他的合理要求，家长都应该满足他。而对于他的不合理要求，不论他如何哭闹，也不能答应他。此时，照顾宝宝不仅仅只在他的饮食和起居方面，更重要的是引导他有正确的行为方式，为宝宝以后良好性格的形成打基础。

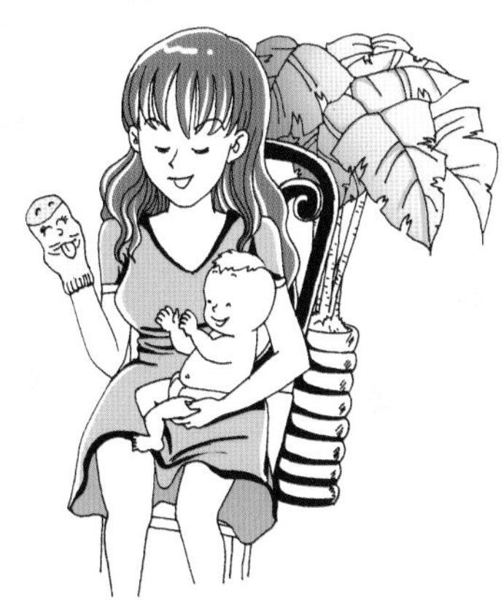

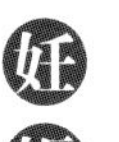

饮食健康

母乳在宝宝生长到 7 个月的时候，已经不足以供给宝宝所需的营养物质了，所以在这个时期，对宝宝的喂养，除了母乳外，还要给宝宝添加一点辅食，比如用一些半固体的食物，以满足宝宝生长时所需的营养成分。

7月宝宝的喂养

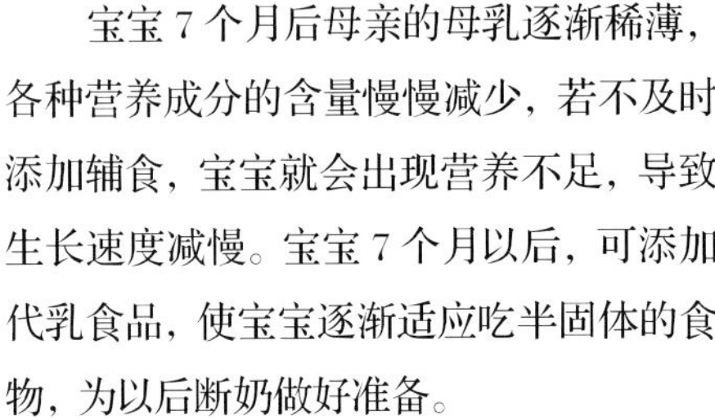

宝宝 7 个月后母亲的母乳逐渐稀薄，各种营养成分的含量慢慢减少，若不及时添加辅食，宝宝就会出现营养不足，导致生长速度减慢。宝宝 7 个月以后，可添加代乳食品，使宝宝逐渐适应吃半固体的食物，为以后断奶做好准备。

母乳喂养的宝宝，可在吃奶前先吃点辅食，如米糊（市售）、稠粥或烂面条，开始量不要太大，不足部分由母乳补充。待宝宝习惯后，可逐渐用一顿代乳食品完全代替一次母乳。

食欲好的宝宝每天可喂两顿辅食，包括一个鸡蛋、适量的蔬菜及鱼泥或肝泥。注意蔬菜要切得比较碎，以利消化，水果可刮成泥再吃。

许多宝宝此时已开始出牙，可让宝宝咬嚼些稍硬的食物，如较酥脆的饼干，以促进牙齿的萌出及颌骨的发育。

怎样给宝宝喂米饭

宝宝出生后 4 ~ 6 个月内，母乳还能满足宝宝的全部需要，但过了这个时期，宝宝身体发育的速度比较快，需要补给更多的养分，但乳汁就已不能满足宝宝的需要了，应该增加辅食。

给宝宝吃的食物应是软的，增添的辅食中，粥是其中一种。给宝宝喂粥时，开始时喂少量，看他是否对粥有兴趣，并且能大口大口地吞下，如能，可换成大米饭。怎样给宝宝喂米饭呢？

先做示范，将米饭放入自己的口中，表现出对米饭的兴趣，然后再喂宝宝。喂时用语言表达，如：宝宝今天真乖，能吃大米饭了，吃了大米饭，宝宝能长得又白又胖。在以后喂米饭时，可加些肉汤、鱼汤、菜汤等，以供给宝宝足够的能量以及蛋白质、脂肪、维生素等，促进宝宝的生长发育。

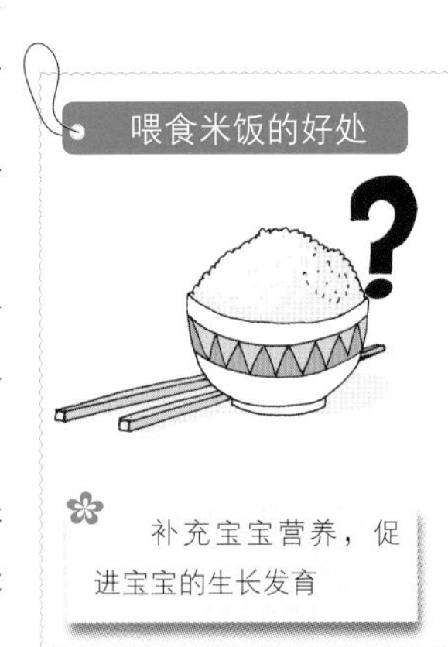

喂食米饭的好处

补充宝宝营养，促进宝宝的生长发育

培养良好的进食习惯

良好的饮食习惯对孩子的生长发育具有重要作用，从孩子辅食添加正常化开始，家长就要注意培养宝宝养成良好的饮食习惯，否则易导致宝宝出现厌食、挑食的坏习惯，对宝宝的身体发育是极其不利的。

要使孩子养成良好的饮食卫生习惯，应每天在固定的位置喂孩子吃饭，给他一个良好的进食环境。在吃饭时，不要和他逗笑，不要分散他的注意力。可以让他自己拿饼干吃，也可以让他拿小勺，开始学着用勺子吃东西。

即使孩子吃得到处都是，家长也不要坚持喂孩子，每个人都要有这个过程。但如果他只是拿着勺子玩，而不好好吃饭，则应该收走小勺。

总之，1 岁之前，不要强求孩子按照什么方式吃饭，关键在于循序渐进的诱导，在此过程中做好饮食卫生的工作。

婴儿早期营养不良的表现

营养不良主要是营养供应不足、不合理喂养、不良饮食习惯及精神、心理因素而导致厌食、食物吸收利用障碍等引起的慢性疾病。

宝宝每天的膳食中应该包括以下四大类食物：粮食和薯类；肉、鱼、禽、蛋、大豆类；蔬菜与水果类；奶及奶制品类。

这四大类食物为人体提供了 6 种必需的营养素，即蛋白质、脂肪、碳水化合物、维生素、矿物质和水。

因此，每天的膳食中应该包括上述四大类食物。同一类食物的不同品种要轮流选用，注意多样化。

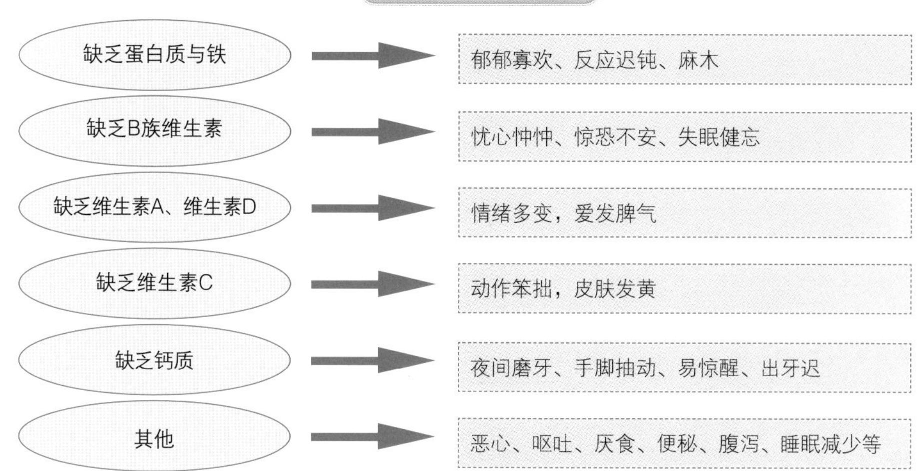

起居护理

7个月的宝宝身体较之前灵活一些，除了睡觉时间，都喜欢动来动去，虽然对生长发育有一定的好处，但却有着安全隐患，妈妈们该怎么做呢？当宝宝生病时，又该如何照料？如何喂药？在本小节中，就针对这些问题来给妈妈们提供一个照顾宝宝的参考。

婴儿的形体变化

婴儿的体格在6个月以前发育最快，6个月以后体格发育较前稍有减缓。6个月以后，体重平均每月增长500克，身长平均每月增长1厘米。这个阶段胸围比头围略小。

在这个时期，宝宝已经可以很灵活的翻身了，在坐起时，即使没有大人扶着，也能坐直。如果大人轻扶着他的腋下，他的大腿已经能够支撑起大部分体重，在大人的帮扶下上下跳动，如果将他放在床上，他会自己在床上试着往前爬。同时，宝宝的手部也变得比较灵活了，会慢慢地模仿大人做手势，还可以用手抓玩具了。

7~9个月宝宝体格发育标准

	平均身高（cm）		平均体重（kg）		平均头围（cm）	
	男婴	女婴	男婴	女婴	男婴	女婴
7个月	69.2	67.8	8.3	7.6	44.6	43.7
8个月	72.0	70.1	8.9	8.2	45.0	44.0
9个月	72.3	70.4	9.18	8.6	45.8	44.3

为宝宝准备合适的衣被

婴儿长大了，会翻身、会坐、会爬，以后还会走和跑，活动比小时候大大增加，在选择衣物和生活用品的时候，都要挑选适合宝宝的，给宝宝创造一个舒适健康的生活环境，才有利于宝宝的生长发育。

在给宝宝添置衣服、鞋袜和被褥时，应注意舒适。衣服料子最好是纯棉的，棉布透气性比其他材料好，羊毛、化纤织物最好不要给宝宝穿，以免引起过敏瘙痒。内衣以浅色小花棉织品为佳，因为小儿活动后易出汗。鞋子要选择稍微宽松但一定要穿着舒服的，鞋尖较宽且呈圆形的鞋便于孩子脚趾的活动，同时鞋底要有一定的曲度，以便托住足弓。孩子的床褥不宜太软，也不要用弹簧床，易引起宝宝脊椎畸形。枕头不可以太高，3厘米左右最适宜。

正确照料宝宝的对策

给宝宝穿衣服，领着上下楼梯、散步或从床上和椅子上把宝宝拉起时，特别是在宝宝蹒跚学步经常摔倒的情况下，拉拽动作一定要轻柔。即使宝宝不听话也要有耐心，千万不能将宝宝猛然拉起。一旦不慎发生脱位，应马上送往骨科医生处进行诊治。如果宝宝摔倒，应抱着宝宝的腰部扶起，以防桡关节再次脱位。

宝宝患咽喉炎、扁桃体炎、鹅口疮及口臭时，润喉片具有良好的作用。但随便给宝宝服用会带来副作用。宝宝做事时喜欢用哪只手都可以，不要强行矫正，以免使生理功能发生不协调。

外出有风或天气寒冷时，给宝宝戴上一个清洁卫生的棉纱布小口罩，不但可挡风保暖，还可预防呼吸道传染病。但每次用后必须及时清洗干净，并在阳光下晒干，不可不清洗而经常重复使用。

小口罩的好处

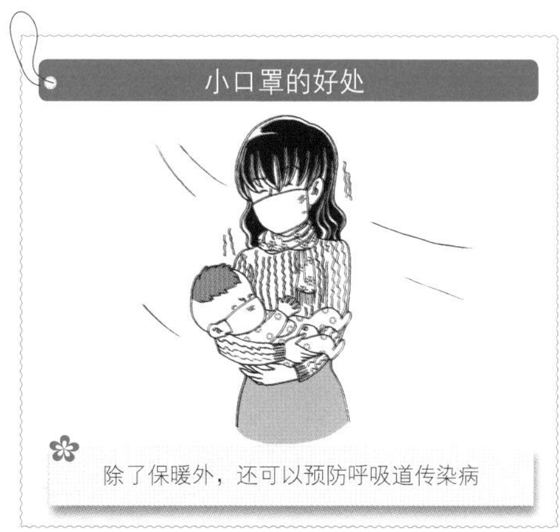

除了保暖外，还可以预防呼吸道传染病

7月宝宝安全备忘录

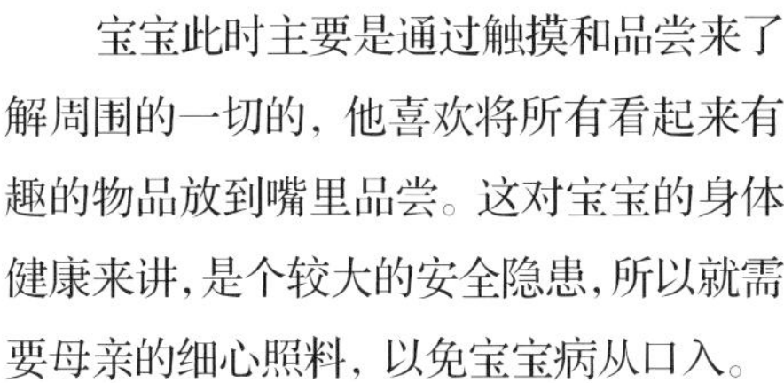

宝宝此时主要是通过触摸和品尝来了解周围的一切的，他喜欢将所有看起来有趣的物品放到嘴里品尝。这对宝宝的身体健康来讲，是个较大的安全隐患，所以就需要母亲的细心照料，以免宝宝病从口入。

倘若宝宝能够吃固体食物了，就要为宝宝准备专用的高脚餐椅，这样宝宝就可以和家人围坐一起吃饭了。注意椅子的牢固和稳定，宝宝坐上时系好安全带，以免扭动身体，翻倒下来。

把玻璃和其他锋利的物品放到宝宝够不着的地方。

这个时期的宝宝容易动来动去，只要处在清醒状态，就很难闲下来，这并不是宝宝出现了多动症，而是正常发育的状态。父母在带宝宝外出时，要小心看护，不要让宝宝吃树叶、石头以及其他脏东西。

宝宝的健康需要父母的呵护

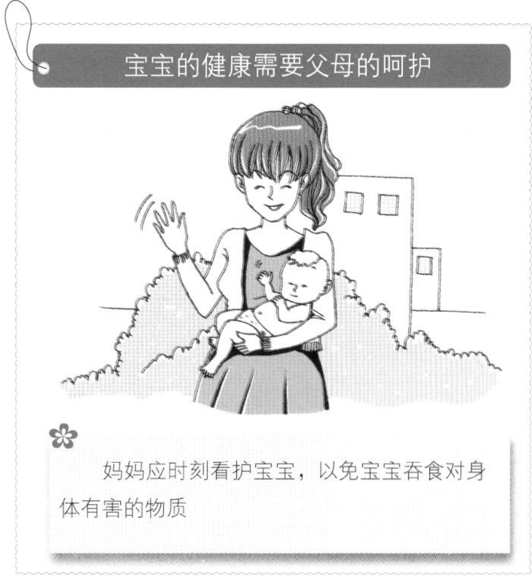

妈妈应时刻看护宝宝，以免宝宝吞食对身体有害的物质

不能给婴儿硬灌药

在宝宝生病的时候，给婴儿吃药，是为了治病。可是，苦涩的药味很难使孩子愉快地接受，有的父母会想出很多方法，顺利地让孩子把药吃了。有些则采取简单粗暴的做法，按住宝宝硬性灌药，这是非常错误的做法。

硬灌时，孩子肯定要哭闹，咽喉部、气管的通道是打开的，药液刺激容易造成呛咳，进入到气管导致窒息，这都是很危险的。用这种生硬的做法，很容易使婴儿产生恐惧心理，对精神心理的危害同样不可轻视。

你可以将药放在小汤匙内，用手拿住匙头，将匙把慢慢顺着婴儿嘴角将药顺进口腔，必要时，可在药内加少许糖。除此之外，用滴管和塑料软管吸满药液放入宝宝口中，或者将药液倒进宝宝奶瓶中让宝宝自己吸吮也可。

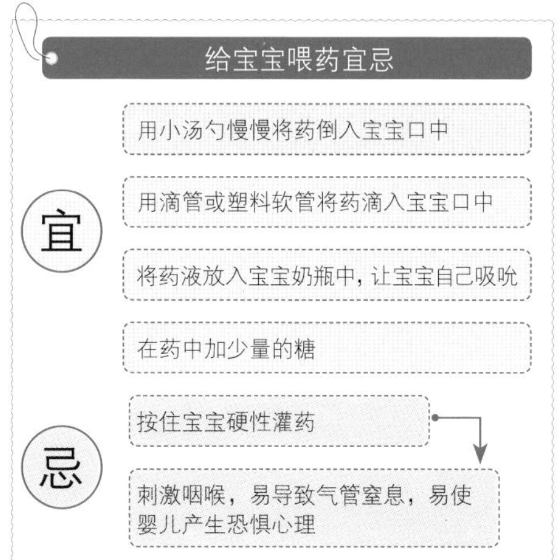

不要给婴儿乱用镇咳药

应当明确诊断确定引起咳嗽的病因并积极采取相应的治疗措施。首先控制感染，口服抗感染药物，消除炎症；或对抗过敏原，配合对症治疗，才能使止咳祛痰药收到良好的效果。

对一般咳嗽的治疗应以祛痰为主，不宜单纯使用镇咳药。只有因胸膜、心包膜等受刺激而引起的频繁剧咳，或者只有当痰液不多而频繁发作的刺激性干咳，影响病人休息和睡眠时，以及为防止剧咳导致并发症（如肺血管破裂、肺气肿、支气管扩张、咯血）时，才能短时间地使用镇咳药。

对持续1周以上的咳嗽，并伴有反复或伴有发热、皮疹、哮喘肺脓肿症的持续性咳嗽，应及时去医院明确诊断或咨询医生。除用药外，还应注意休息，注意保暖，忌食刺激性食物。

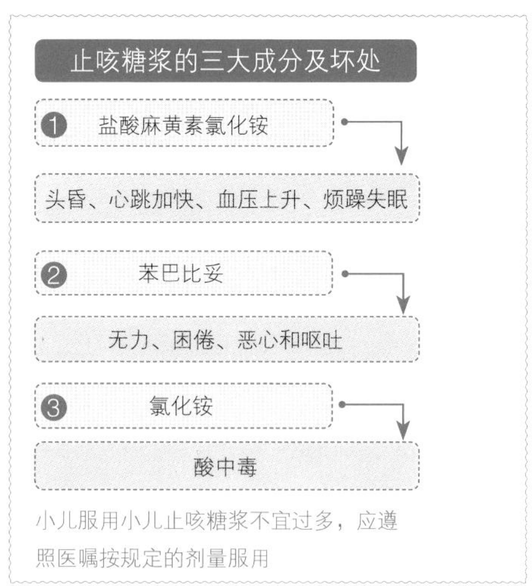

早期教育

7 个月的宝宝已经有了一定的思维能力，他们对于规则有了初步的认识，他们懂得父母生气、高兴、愤怒等情绪，并且会根据父母的脸色来行动，这都是宝宝对规则的感知。此时，对宝宝进行教育引导是十分必要的。

游戏和玩具

玩具是游戏必不可少的东西，玩具可以发展婴儿的动作、语言，并使他们心情愉快，也能培养婴儿对美的感受力。但一次给婴儿的玩具不必太多，两三样即可，要经常更换，以提高婴儿的兴趣。

经常和婴儿一起做游戏，可以使婴儿情绪愉快，和大人建立良好的感情，有利于接受教育。大人与婴儿做游戏的内容多种多样，如运动性游戏，把球扔在盆里，捡回来交给婴儿再扔。

此阶段的婴儿自我意识加强，可以有意识地支配手的动作，并对手和手臂的活动感兴趣，他要试验自己的力量，喜欢通过扔东西来表现自己。可提供彩球、乒乓球、羽毛球让婴儿练习扔东西或者大人扶着婴儿练习踢软球。大人可以一边唱歌一边做动作，开动机械玩具和接插玩具。

宝宝语言能力训练

听口令把玩具倒手。在玩具倒手的基础上，先给孩子一个玩具，让他用左手拿，再给他一块饼干，告诉他“倒手，倒手”，做对了，亲亲他，并奖励他。奖励不一定是食品，只要是孩子喜欢的任一物品都可以。

懂得“不”。妈妈指着热水杯对孩子严肃地说：“烫，不要动！”同时拉着孩子的手轻轻触摸杯子，然后把他的手拉离物品，或轻轻拍打他的手，示意他停止动作。对小孩不该拿的东西要明确地说“不”，使其懂得“不”的意义，语言和动作的配合，从而增强他对语言的理解能力。

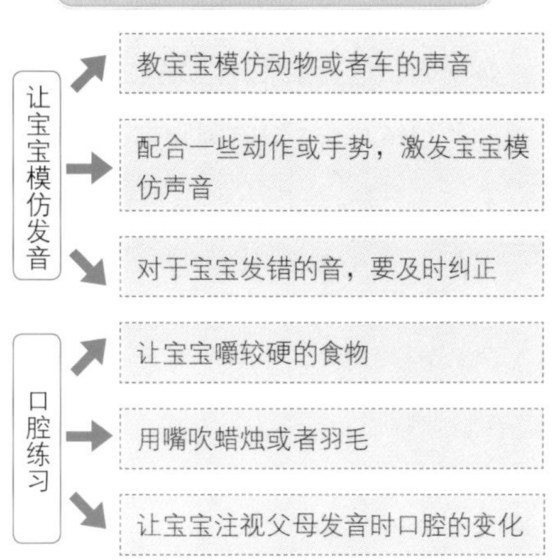

宝宝社交能力训练

本阶段的宝宝已经表现出了一定的社交欲望，想要和他人交流。但是，在陌生人面前表现的腼腆、认生也是一个普遍情况，这是因为宝宝没有过多的交往经验，他们不知道该如何和他人打交道。此时，家长们就要开始培养宝宝的社交能力了。

挥手、拱手。可经常将孩子的右手举起，并不断挥动，让孩子学习“再见”动作。大人离家时要对孩子挥手，并说“再见”，反复练习。在孩子情绪好时，帮助孩子将两手握拳对起，然后不断摇动，学做谢谢动作。每次给孩子食品或玩具时，先让他拱手表示谢谢，然后再给他。这有助于提高宝宝对语言的理解能力。

如果宝宝缺乏社交能力，他们往往不敢和小朋友一起玩耍，只要外出就会变得很安静、很拘谨。如此下去，宝宝就会变得胆子特别小，不愿意和陌生人打交道。因此，家长一定要注意培养孩子的社交能力。

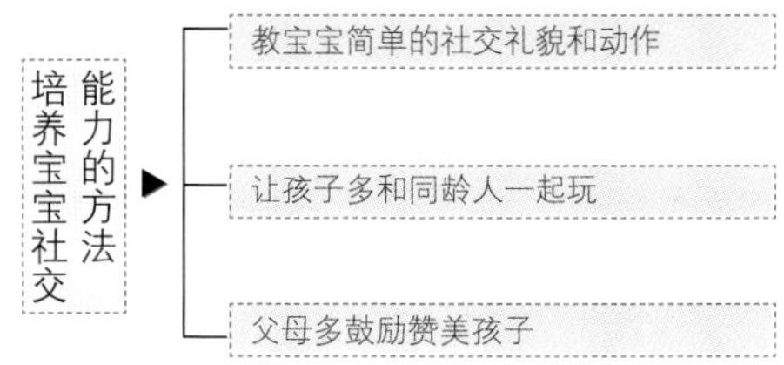

宝宝情感培育训练

● **叫名儿**

在宝宝心情愉快时，用相同的语调叫婴儿的名字和其他人的名字。看是否在叫到婴儿的名字时，他能转过头来，露出微笑，表示明白了。孩子如能准确听出自己的名字来，妈妈要说“噢！对啦！你就是××，宝宝真聪明”之类的话，同时把婴儿抱起来，贴贴他的小脸。如果婴儿对叫声没有反应，就要耐心地反复告诉他：“××，你就是××呀。”通过这个游戏，训练婴儿对特定语言的反应，让婴儿知道自己是谁，增进亲子之间的亲切感。

● **洗澡玩水**

把婴儿放进有温水的盆里坐着，给他一只吹气小鸭子边洗边玩，洗完澡后坐在盆中央，大人拿着婴儿的两只胳膊或一人扶着婴儿腋下，一人握着婴儿的双脚，边拍打水边念儿歌：“小小鸭子嘎嘎叫，走起路来摇呀摇，一摇摇到小河里，高高兴兴洗个澡。”

注意大人不要在洗澡时间离开，以免婴儿溺水，发生危险。

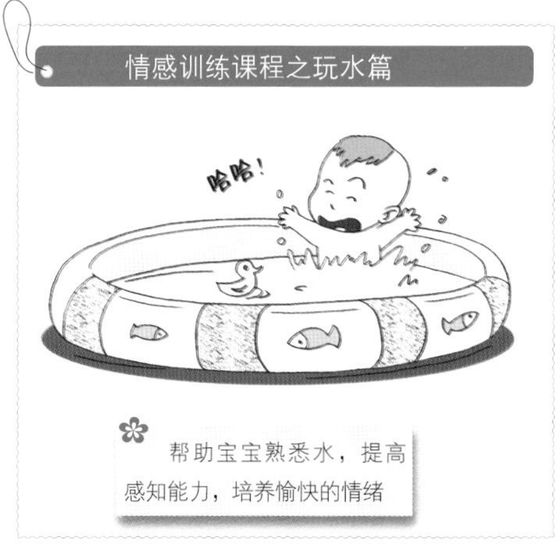

帮助宝宝熟悉水，提高感知能力，培养愉快的情绪

宝宝视觉能力训练

● **玩玩偶**

准备一双大号的白色袜子，你可以轻松地将手伸进去。用粗头的马克笔在袜子的趾尖部位画上眼睛、眉毛、鼻子、耳朵。沿着脚跟部位的弧线画出嘴巴，并在褶皱处画出红色的舌头。将玩偶套在你的手上，抱着宝宝唱歌、念儿歌或以玩偶的口气和宝宝说说话。在另一只手上再套一个玩偶，让两只玩偶对话或是做游戏，宝宝将会更感兴趣。

● **寻找贴纸**

脱去宝宝的衣服，只留尿布，让宝宝靠坐在婴儿椅上。妈妈坐在宝宝对面，并在附近放一些彩色小贴纸。先给宝宝看其中一张贴纸，然后将它粘在宝宝身体任一部位，不要让宝宝知道贴纸跑到哪儿去了。贴好后，问宝宝："贴纸在哪里？"故意逐部位检查，直到发现贴纸，然后说："噢，在这里！"让宝宝看看贴纸在他身上，然后换张纸让宝宝自己找。这有助于培养宝宝的注意力、观察力及视觉搜寻能力。

"玩偶"唱歌

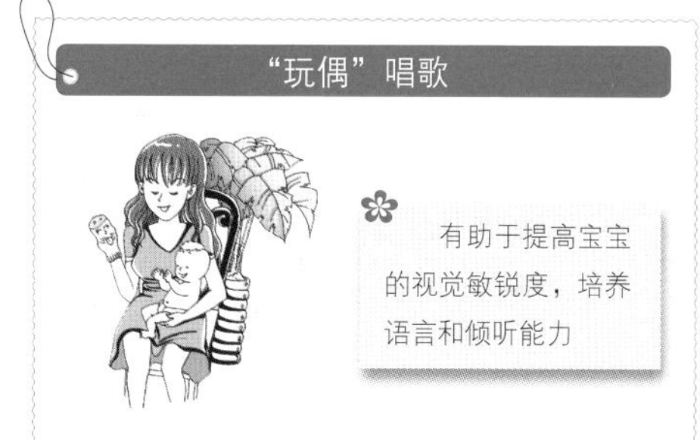

有助于提高宝宝的视觉敏锐度，培养语言和倾听能力

宝宝听觉能力训练

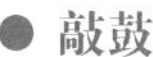

● **敲鼓**

做敲鼓游戏的时候，要让孩子坐着，将小鼓放在孩子面前，将鼓槌放在孩子的手中，家长拿着孩子的手教孩子敲鼓，当孩子学会自己敲鼓的时候，放手让他自己去敲打，孩子熟练以后，就会喜欢上这个游戏，对此爱不释手。如果是拨浪鼓也可以，将拨浪鼓放在孩子的手中，家长拿着他的手左右摇摆发出声音，告诉孩子这是敲鼓，逐渐引导孩子自己摇拨浪鼓。

孩子玩敲鼓的游戏可以训练手的灵活性和眼手的协调能力，而小鼓发出的声音也会吸引孩子的注意力，刺激孩子的听力发育。

● **听音找物**

给小儿看形象逼真的玩具和图片，告诉他名称并逗引他用眼睛去找，用手去指。如看到室内红红绿绿的气球后，家长说："××，球球在哪里？"他听后会抬头去找，用手去指。诸如此类反复练习，可促进小儿听、视觉和动作协调发展。

听力训练之听音找物

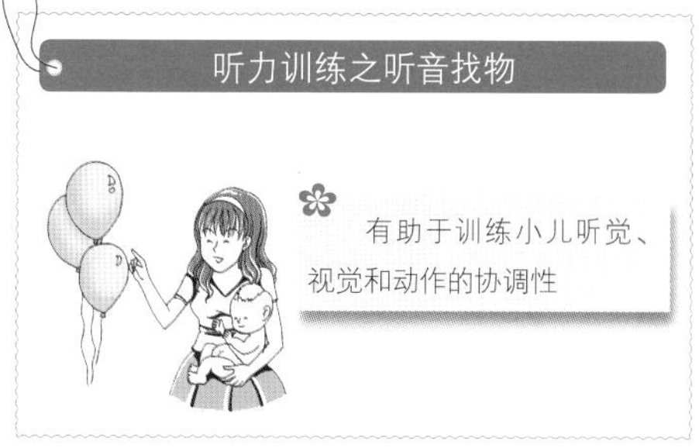

有助于训练小儿听觉、视觉和动作的协调性

宝宝感觉能力训练

● **指东西**

让孩子坐着，大人用手指抓住孩子的食指，教他拨弄玩具，如小转盘、小按键、算珠等，使玩具转动或发出响声，引起他拨弄的兴趣。或自制一个练习抠洞的硬纸盒，纸盒上面贴上有趣的图画或画上小动物的脸，在上面开一个个的小洞，让孩子用食指抠洞玩。

● **找玩具**

把孩子熟悉的几件玩具或物品放在他面前，先说出玩具的名称，再把它拿起来给孩子看或摸，然后放进一只小篮子或小盘里；放完后，再边说边把玩具一件件从篮子里拿出来；从中挑出几件，隔一定距离放在他面前，说出其中一件的名称，看他是否看或抓这件玩具。或者把玩具藏在枕头下，一小部分露在外面，让他用眼睛或者用手拿出，找到后玩具作为奖励给他玩，有助于锻炼宝宝理解语言、认识物品、训练记忆力和解决简单问题的能力。

指东西，练感觉

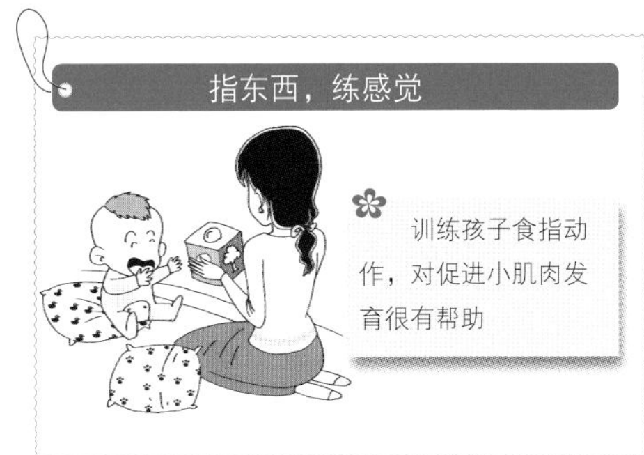

训练孩子食指动作，对促进小肌肉发育很有帮助

宝宝动作能力训练

7 个月的宝宝虽然还不能独自站立，但他已经试图翻身、独坐、爬行了，所以对这个时期的宝宝进行动作能力的训练是非常必要的。但这些都需要父母在身边照顾着，并且找一个相对宽敞的地方练习，以免发生意外。

● **练习独坐**

将孩子置于坐位，平坐硬床上，不用成人去支撑，使坐姿日趋平稳，达到独坐自如。在继续做完八节被动体操的基础上，如孩子能够适应，可以试着练习少量的自动体操，促进全身肌肉和关节活动的发展。通过训练，孩子已能独坐，则继续锻炼颈、背、腰的肌肉力量。

● **翻身取物**

让小儿平卧，将鲜艳带响的玩具放在孩子的一侧摇响，引逗孩子去取时，家长将小儿的胳膊轻轻推向有玩具的一方，帮助小儿翻身，抓住玩具。

翻身取物

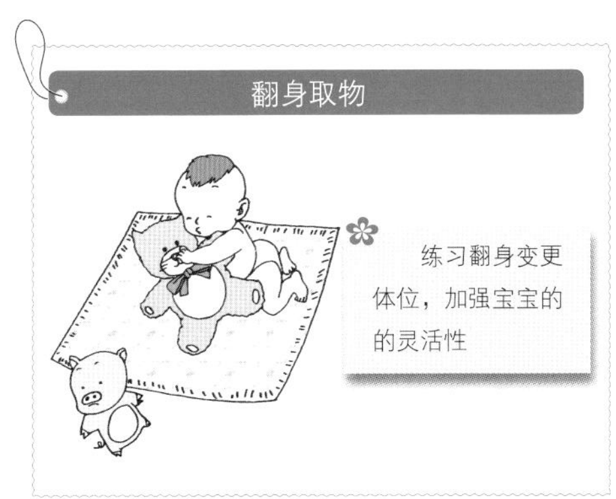

练习翻身变更体位，加强宝宝的的灵活性

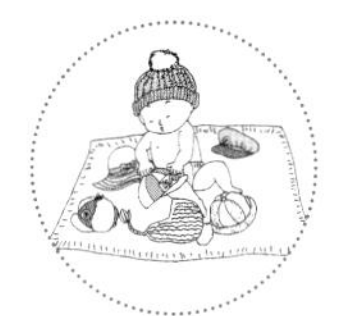

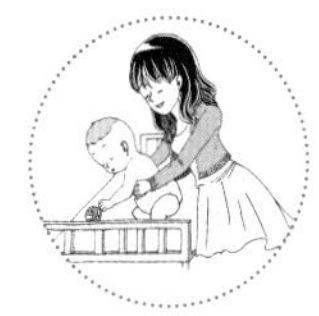

第22章 八个月宝宝

DI-ERSHIER ZHANG

本章看点

宝宝长大的过程，是妈妈们幸福又忙碌的过程，8个月的宝宝，认知能力提高了很多，对周边事物的好奇心也越加强烈，但持久性不好。所以，这个时期的父母应该在培养宝宝各项技能的同时，训练宝宝的耐性。

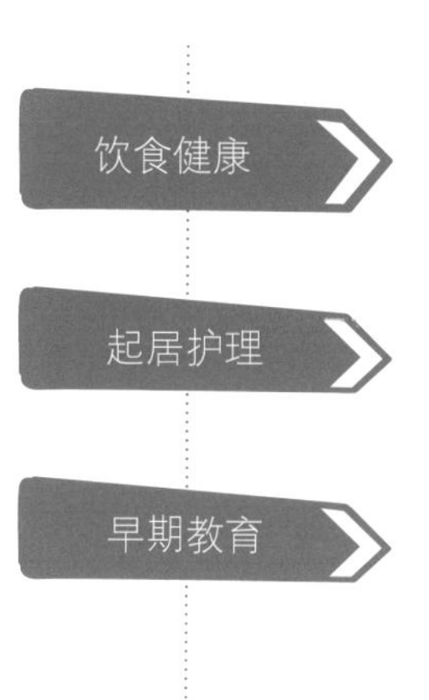

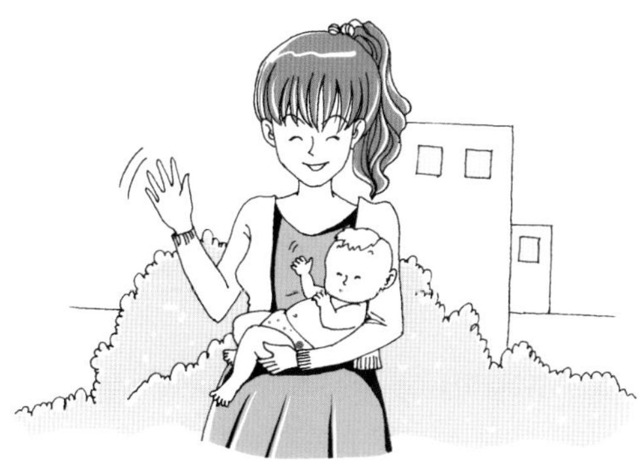

饮食健康

8个月的宝宝在饮食上应该注意哪些问题呢？这恐怕是每个妈妈关心的问题了，在本节中，主要就介绍这个问题，比如在喂养宝宝时，添加辅食的要求，宝宝贪食的问题等，为宝宝的身体健康打基础。

8月宝宝的喂养

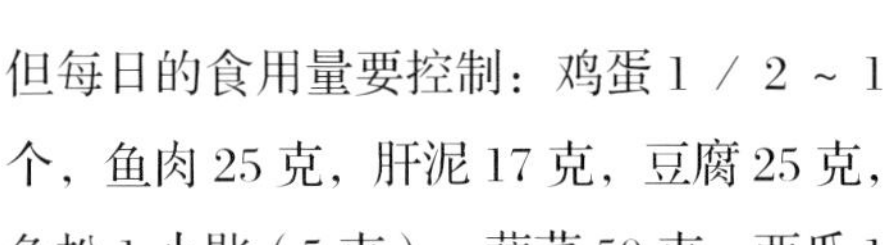

这个月的宝宝可试着每天吃三顿奶、两顿饭。一向吃母乳的宝宝，应逐渐让宝宝习惯吃各种辅食，以减少吃母乳的次数。

主食以粥和烂面条为宜，也可吃些撕碎的馒头块。也可以选择一些泥糊状的食物，从营养方面来说，泥糊状食物，由于其选材的更广泛性，可以加入肉泥，营养更丰盛。在宝宝还不能吃固体食物之前，泥糊状食物成为首选。

副食除鸡蛋外，可选择鱼肉、肝泥、各种蔬菜和豆腐。喝牛奶的孩子，每日奶量不应少于500毫升。但每日的食用量要控制：鸡蛋1／2～1个，鱼肉25克，肝泥17克，豆腐25克，鱼松1小匙（5克），蔬菜50克，西瓜1块，饼干若干。

对于宝宝的食物，一定是现吃现做，不要让宝宝吃隔顿的剩饭菜。

宝宝一日食谱		
上午	6点	母乳或牛奶200毫升，饼干少许
	10点	稠粥半小碗，鸡蛋1/2个，碎青菜15克
下午	2点	母乳或牛奶200毫升，小点心适量
	3点	肝泥15克，碎青菜15克
	6点	煮烂面条加碎猪肉20克或豆腐40克，碎青菜20克
晚上	10点	母乳或牛乳200毫升

注意婴儿的贪食

婴儿头12个月发育比较迅速，开始学步时，发育速度放慢。此时，他们对周围的环境、事物产生浓厚的兴趣，但难于意识到环境对他们的限制，因而易于发生事故或中毒。

孩子总是往嘴里放东西，很多父母误认为孩子饿了，他们赶忙主动给孩子食物，而这些食物多半被孩子拒绝。这是因为学步婴儿在不断长牙，他们的牙床间歇地发痒和疼痛，孩子往嘴里塞好多东西可能就是试图减轻牙痒和牙疼带来的不舒服感。

婴儿的这种吃法表现是多种多样的，他们会自己选择食物吃，学着哥哥、姐姐的样子吃等。这是孩子发育过程中一个特定阶段。在这阶段，孩子多吃点也不会超重，更不会饿着他自己。

起居护理

父母在养育宝宝的时候，会注意很多的问题，如宝宝的饮食、睡眠、穿衣等，但最关心的恐怕就是关于宝宝易患的疾病及防治方法了。在这个小节当中，我们就来了解一下宝宝易感染的呼吸道疾病和宝宝发热时应注意的问题。

注意宝宝呼吸道感染

呼吸道包括鼻、咽、喉、气管、支气管、毛细支气管和肺。呼吸道的任何部位发生了感染，皆称为呼吸道感染。以咽喉部为界，发生在咽喉部以上的感染可称为上呼吸道感染（感冒）；咽喉部以下的感染可称为下呼吸道感染，如支气管炎、肺炎。

宝宝患了呼吸道感染，父母不可等闲视之，即便是上呼吸道感染（俗称感冒），大部分患儿都能自愈，但也存在着发展成肺炎的可能。肺炎通常是由上呼吸道感染发展而来的，如果得不到及时有效的治疗，对宝宝会有生命威胁。

宝宝呼吸道感染常见的症状

流涕	鼻塞、张嘴呼吸、吃奶困难、哭闹不安
发热	伴有不同程度的发热
咽痛	哭闹、拒食
咳嗽	不能安睡、咳后呕吐、咽部或胸部有痰喘声
呼吸困难	肺炎
耳部并发症	急性中耳炎
其他	抽风（高热惊厥）、轻度腹泻

宝宝发热时不宜吃鸡蛋

发热原本对身体有一定的防御作用，可歼灭入侵的细菌，所以当孩子低热时，不要急于退热。但如果发高热到38.5℃以上，家长就要立刻送去就诊了。

宝宝生病发热时，家长为了给宝宝补充营养，让宝宝尽快康复，常常会在宝宝的饮食中增加鸡蛋。殊不知，这样做是不妥当的。

人们进食以后，除了食物本身放出热能以外，食物还能刺激人体增加基础代谢量，从而产生一些额外的热量。据测定，蛋白质这种营养物质可增加基础代谢15%～30%。鸡蛋中富含蛋白质，发热时过多食用鸡蛋，会使体内热量增加，体温上升，不利于婴儿降低体温，早日康复。因此，宝宝发热时应多饮开水，多吃水果、蔬菜，少吃高蛋白的食品。

早期教育

宝宝从诞生时起，就具有鲜明的、互不相同的个性。做父母的要了解宝宝的个性，要把自己的孩子与别人的孩子加以比较，掌握同龄孩子之间有什么不同，掌握自己孩子的生理、心理特点，把握他的发展趋势，采用适合宝宝个性的科学方法精心培育。

了解宝宝的个性

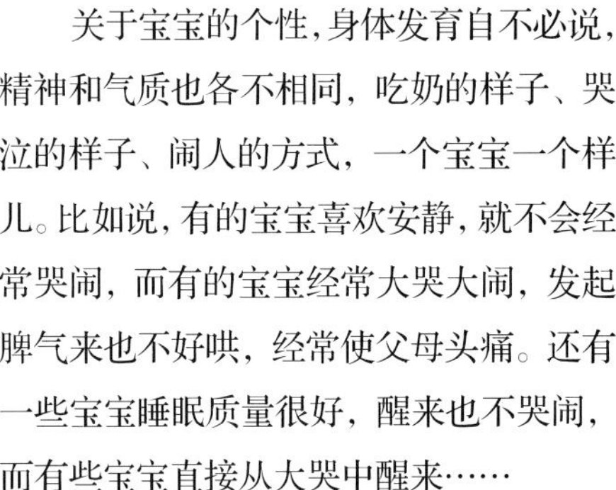

关于宝宝的个性，身体发育自不必说，精神和气质也各不相同，吃奶的样子、哭泣的样子、闹人的方式，一个宝宝一个样儿。比如说，有的宝宝喜欢安静，就不会经常哭闹，而有的宝宝经常大哭大闹，发起脾气来也不好哄，经常使父母头痛。还有一些宝宝睡眠质量很好，醒来也不哭闹，而有些宝宝直接从大哭中醒来……

不同的特点突出了每个宝宝不同的个性，形成了宝宝各自生活的格调，而这种格调又决定着身心发展的情况。之所以强调婴儿的个性，因为父母如果不了解这种个性，从零岁开始的教育就可能以失败告终。

教育方法对某一个宝宝来说可能是好的，但用在另一个宝宝身上则会产生完全相反的效果。生搬硬套育儿书籍上的公式去进行教育，会妨碍宝宝正常发展。

宝宝语言能力训练

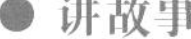

● 讲故事

妈妈可给孩子买一些婴儿画册，在孩子有兴趣时，一边翻看、指点画册上的图画，一边用清晰而缓慢的语调给他讲故事。同一故事应当反复地讲。给孩子讲故事，是促进其语言发展与智力开发的好办法，无论孩子是否能够听懂，妈妈一有时间都应绘声绘色地讲给孩子听，培养孩子爱听故事、对图书感兴趣的习惯。

● 语言动作联系

在拿孩子熟悉的物品时，边说边问："宝宝要不要饼干？""宝宝要不要小熊？"让他用手推开或皱眉表示不喜欢，用伸手、点头、谢谢、表示喜欢，表示要。如果婴儿一时说不出来，家长可适当作些提示。

引导宝宝说话的方式

★ 告诉宝宝所看到的一切事物的名称

★ 用心和宝宝聊天

★ 可以给宝宝多次重复一个字眼或者名称

★ 认同宝宝的语言能力，和宝宝对视

宝宝社交能力训练

● **交朋友**

户外活动时，可抱着婴儿和别的母亲抱着的婴儿相互接触，看一看或摸一摸别的婴儿，或在别人面前表演一下婴儿的本领，或观看别的婴儿的本领。也可让婴儿和其他同龄婴儿在铺有席子的地上互相追随爬着玩，或抓推滚着的小皮球玩，或和大一些的婴儿在一起玩。看他是否更喜欢和较大的婴儿在一起玩。如果婴儿出现抓别人脸或抢别人的玩具等行为时，要制止他。这有助于锻炼宝宝的社会交往能力。

● **“谢谢”“再见”**

爸爸给婴儿玩具或东西吃时，妈妈在一旁要讲“谢谢”，并要引导婴儿模仿点头或鞠躬的动作以表示“谢谢”。当家里有人要出门时，你一面说“再见”，一面挥动婴儿的小手，向要走的人表示“再见”。反复训练，使他一听到“谢谢”就鞠躬或点头，一听到“再见”就挥手。

宝宝的“礼貌用语”

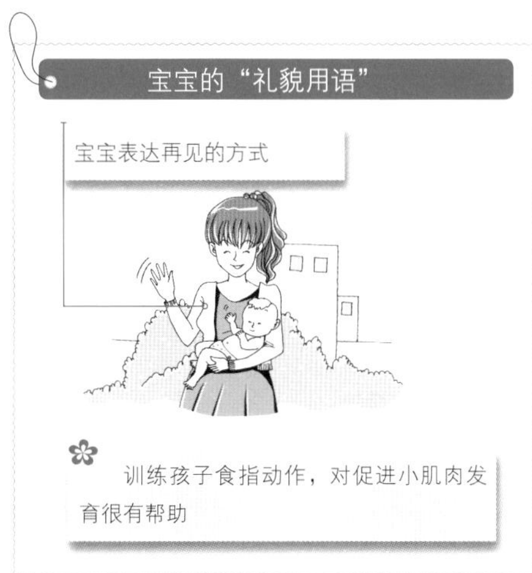

宝宝表达再见的方式

训练孩子食指动作，对促进小肌肉发育很有帮助

宝宝情感培育训练

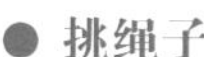

● **挑绳子**

妈妈抱婴儿坐在桌前，桌上放着两根绳子，一根绳系着玩具，一根没有，让婴儿自己选择拉哪根绳。经过多次练习，孩子可以分辨出哪条绳上有玩具，哪条绳上没有玩具，并很快地把玩具拉过来玩。这个游戏不仅可以提高宝宝对事物的辨别能力，也可以促进宝宝情绪的愉悦性。

● **碰碰头**

面对着你的婴儿扶着他的腋下，用自己的额部轻轻地触及婴儿的额部，并亲切愉快地呼唤他的名字，说：“碰碰头。”训练多次后，当你头稍向前倾时，他就会主动把头凑过来，并露出高兴的笑容。

在此基础上还可教些其他动作，如亲一下妈妈、亲一下爸爸等。这有助于促进语言与动作的联系，引起宝宝的愉快情绪。

找玩具

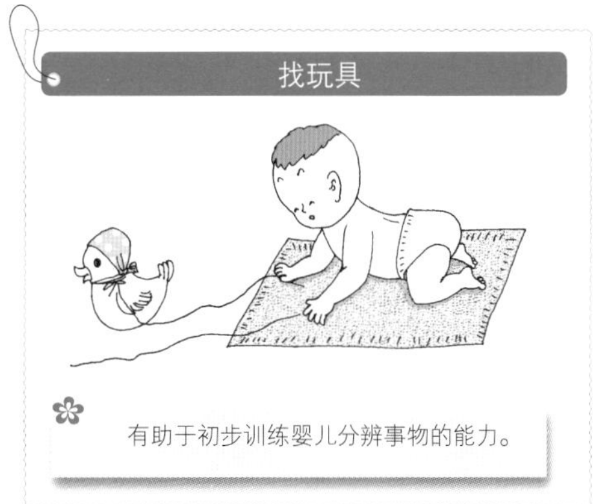

有助于初步训练婴儿分辨事物的能力。

宝宝技能水平训练

● **从生活中学**

生活中的情景是丰富多彩和千变万化的，要引导和鼓励孩子观察和体验日常生活中所发生的一切，提高适应能力。比如，他观察到大人是用杯子饮水，经过一段时间他便会在大人给他端住杯子的条件下，咕嘟咕嘟地喝水；他观察到大人用拍手表示“欢迎”，用挥手表示“再见”，过一段时间，他也会模仿出这些动作。诸如此类，有很多内容，家长应留意在生活中寻找引导和培养孩子的机会，帮助宝宝从生活中观察和学习各方面的有关知识。

● **戴帽子**

准备形状不同的帽子，如小布帽、毛线帽、军帽、皮帽、太阳帽、纸帽等，把婴儿抱在大镜子前给他戴上一顶帽子说“帽子”。玩一会儿把帽子摘下再戴上另一顶，还说“帽子”，依此类推。

一定要把教语言和认识事物结合起来，反复教孩子认识他熟悉并喜爱的日常用品和玩具的名称。

戴帽子，学语言
有助于宝宝掌握语言，促使思维萌芽，形成概念

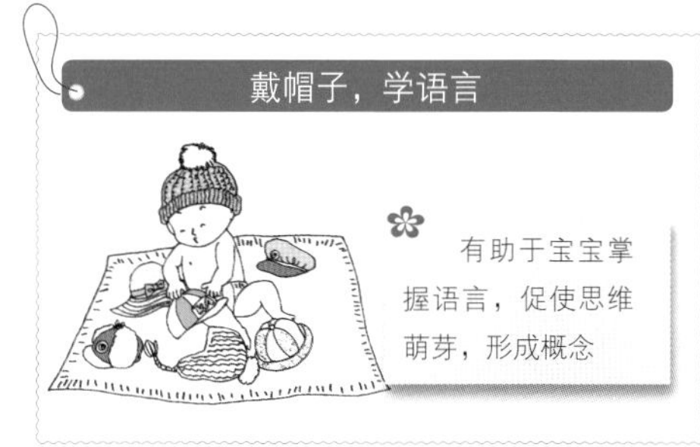

宝宝视觉能力训练

● **美丽的星空**

繁星满天的晚上，父母可与孩子来到室外，一起观察星空。这时，父母可告诉孩子“这是月亮”“这是星星”，并拿着孩子的手数星星。然后，父母可给孩子唱一首关于星星的歌，有助于训练婴儿的视觉能力。注意不宜在冬夜进行此项训练。

● **认识五官**

画出五官图片，并在图片上写上相应的字，如在画好的鼻子上写一个大大的“鼻”字。先教孩子指图说“鼻子”，再指自己的“鼻子”，再指字说“鼻子”。多次重复之后，孩子懂得图和字都是鼻子，当大人指图或字时，看看孩子是否指自己的鼻子。用同样方法孩子可以学认眼、耳、嘴、舌等字。孩子在学认五官的字之后，父母应经常调换字的先后次序和位置，反复训练，使孩子逐渐地学认身体其他部位的名称，如手、头、脚等。

8个月的宝宝视觉发育特点

- 对于看到的事物记忆深刻，比如妈妈经常穿的衣服
- 选择自己喜欢的事物看，不再毫无目的乱看
- 对于颜色开始有辨别力
- 能够辨别性别
- 能够通过对宝宝视力习惯的观察，看宝宝是否患有眼疾

宝宝听觉能力训练

● 锅碗瓢盆交响曲

生活中，可引导婴儿在能发声的物体上有节奏地拍拍、敲敲、碰碰。可敲各种器皿，譬如用筷子敲敲盆子、碗、酒瓶、瓷盆等，可拍桌子、盆子、皮球等，也可让积木相碰、瓶子相碰、锅勺相碰等，同样可发出有节奏的声音。两物相碰或敲击时，声音不能过大，以防变成噪音；月龄小的孩子以父母辅助为主，月龄大的孩子以自己玩为主。这个游戏对训练宝宝的听觉能力很有益。

● 学发音

举起婴儿的小手，放在母亲嘴唇上，发一个长音："啊——啊——""呜——呜——"等重复音节，把婴儿的手从母亲嘴唇上挪开，和孩子面对面，用丰富的表情重复上面的音节，逗引婴儿注意母亲的口型，分别以低音高音继续上面的音节；重复几次再加一些新的重复音节"ba—ba ~，ma—ma ~"。每发一个重复音节应停顿一下，给孩子模仿的机会；可以把孩子抱到镜子前，练习模仿。

8个月宝宝听觉特征

- ▶ 能够听懂简单的语言，并在大人的指导下做出回应
- ▶ 对外界的各种声音表示关心
- ▶ 会模仿动物的叫声
- ▶ 听到大人禁止的声音时，会停下来或者哭泣
- ▶ 听到声音突然变化时，会立刻给予关注

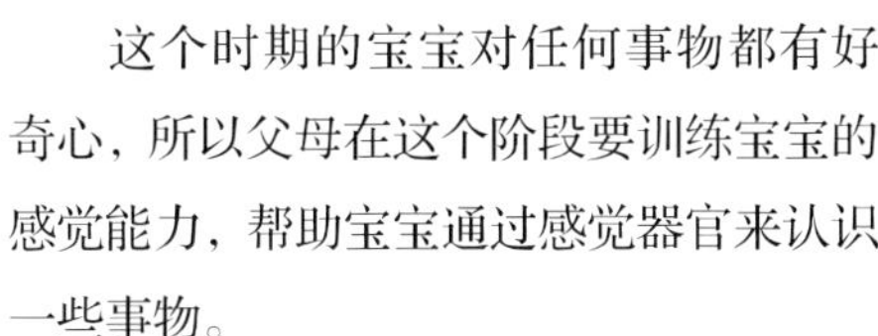

宝宝感觉能力训练

这个时期的宝宝对任何事物都有好奇心，所以父母在这个阶段要训练宝宝的感觉能力，帮助宝宝通过感觉器官来认识一些事物。

夏天有许多水果，当孩子吃水果时，父母要边喂孩子，边用语言描绘。如吃葡萄："这是葡萄，熟透了，你看紫莹莹的，宝宝尝一尝，葡萄很甜，啊呜一口吃掉了！"还有苹果、梨等，要经常用语言伴随动作来描述。

当孩子见过尝过许多水果之后，再拿图片告诉他这是什么、什么颜色的、味道如何。继续给小儿抚摸、亲吻，如配合儿歌或音乐的拍子，握着小儿的手，教他拍手，按音乐节奏模仿小鸟飞，跳动身体。这有助于培养婴儿的感知觉。

8个月宝宝感知特点

- ★ 对一切充满好奇，但注意力不持久
- ★ 对自己喜欢的事物，会主动移动身体去拿
- ★ 对大人的言语和面部表情开始了解
- ★ 会对镜子中的自己亲吻、微笑
- ★ 听到大人的夸赞，会表现得相当愉快

宝宝手眼协调能力训练

宝宝8个月的时候，身体各部位的协调能力还很差，需要父母的引导和训练。在对宝宝进行手眼协调能力训练的时候，父母可和宝宝一起做捏糖丸或拾物的游戏，通过游戏不但有助于提高宝宝的手眼协调能力，还可以锻炼宝宝手指的灵活性。

把婴儿放在床上，大人在后面用双手分别抱着婴儿的胸、腹部及膝部，把婴儿感兴趣的玩具放在婴儿前面床上，用语言逗引婴儿弯腰去捡玩具，捡到玩具后再直起身，反复多次训练。等婴儿学会扶站后，可将婴儿扶站在有栏杆的小床边，让婴儿一只手扶栏杆，如没有小床，大人可抓住婴儿一只手，使婴儿站稳，在婴儿脚边放一个玩具，帮助婴儿弯下腰用另一只手捡身边的玩具。捡到玩具后，大人可用语言或行动给婴儿一点表扬，如说“真能干”或亲吻一下婴儿，婴儿就会很愉快地再次去捡玩具。

宝宝拾球

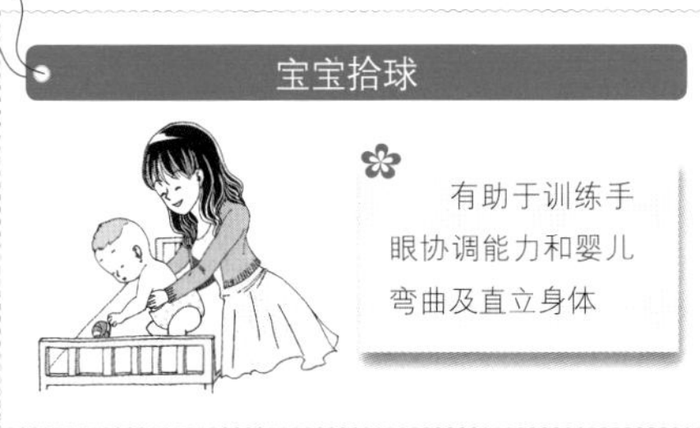

有助于训练手眼协调能力和婴儿弯曲及直立身体

宝宝动作能力训练

宝宝7个月的时候，就已经开始学习爬行了，随着月龄的增长，宝宝已经可以自己坐着玩了，还能左右自如的转动身子，但也会不自觉的倾倒，同时还会用自己的前臂支撑自己。这个时候，就需要妈妈们在一旁引导宝宝，帮宝宝做动作训练，有助于宝宝骨骼的生长发育。

锻炼宝宝的运动能力，方式多种多样。这个时期的宝宝对所有东西都感到好奇，看到什么都想要去拿，家长们可以利用这个特点，和宝宝做游戏，为宝宝学习走路作前期准备。

妈妈把皮球从床的这一边滚到床的另一边，或者把小鸭子从床的这边拉到那边，引导婴儿爬过去把皮球或鸭子抱起来，用手拍打大皮球或小鸭子。注意不要太靠近床边，防止婴儿摔下床。

父母们要注意，当宝宝出现烦躁、紧张的表情后，父母要暂停游戏，抱着宝宝安抚一会儿，要让宝宝有安全感，然后慢慢引导宝宝继续做游戏，但一次游戏时间不能过久，以免引起宝宝的反感。

宝宝追皮球

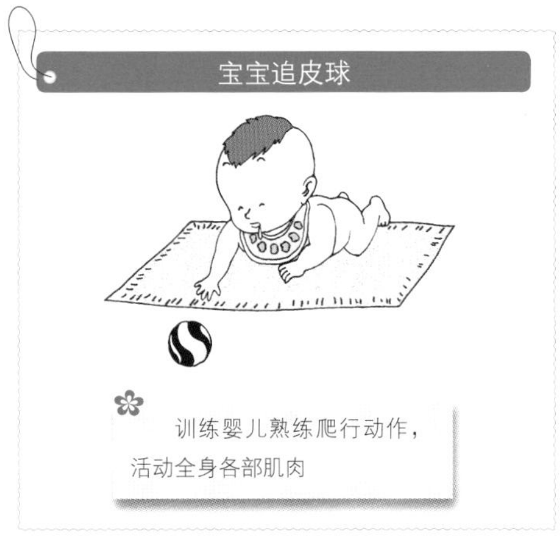

训练婴儿熟练爬行动作，活动全身各部肌肉

第23章 九个月宝宝 DI-ERSHISAN ZHANG

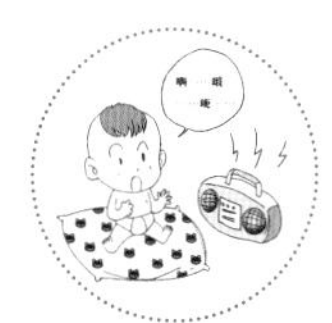

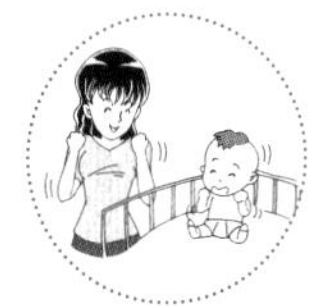

本章看点

宝宝在9个月的时候，智能的发育速度比身体的发育速度要快。此时，父母对孩子的照顾不仅仅是表现在日常的饮食起居上，更重要的是关注宝宝的精神方面，要多陪宝宝做游戏，来激发宝宝的智力发育。

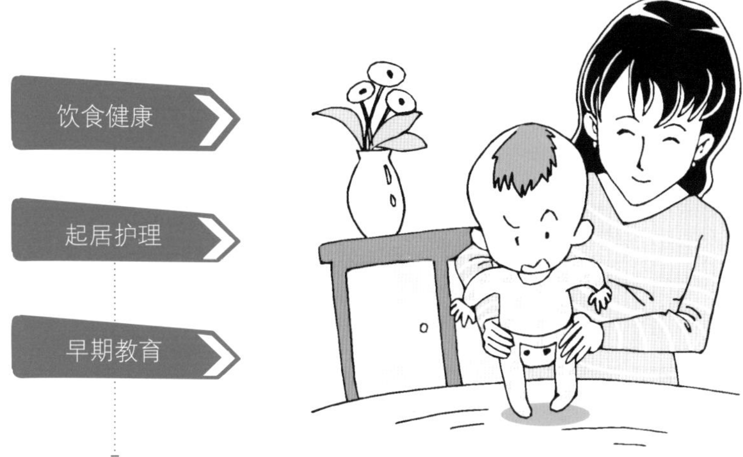

饮食健康

当宝宝9个月的时候，在饮食上，除了喂养母乳外，必须要学习吃饭了。即使母乳充足，也要母乳和饭一起食用，因为母乳中的养分已经满足不了宝宝生长发育期所需的养分了。为了宝宝的营养健康，父母一定要保持宝宝饮食的均衡。

9月宝宝的喂养

9个月的宝宝要开始吃饭了。母乳所含的营养成分已满足不了宝宝生长发育的需要，如果仍以母乳为主食，就会造成营养供给不足，影响宝宝的身体发育。

这个月可以增添各种肉类食品。除以前吃过的鱼肉外，还可吃些瘦猪肉、牛肉、鸡肉，以及动物内脏等。肉类食品是宝宝今后摄取动物蛋白的主要来源，为适应宝宝的消化能力，必须把肉剁成很细的肉末再给婴儿吃，由小量开始，慢慢增加，每日不可超过25克。

宝宝可以吃的主食包括粥、烂面条、软面包。还可以添加一些副食，比如说：鸡蛋半个，鱼肉25克，猪肝泥20克，鸡肉泥20克，猪肉泥20克；豆腐40克，蔬菜50～60克，水果50克。

新鲜水果可刮成泥、榨成汁或用勺弄碎后再喂给宝宝。注意一定要把籽除掉。

适量吃赖氨酸食品

宝宝的生长发育迅速，尤其需要优质蛋白质，可宝宝的消化道尚未成熟。缺乏消化动物性蛋白的能力。主要食物还是以谷类为主，因此单吃谷类容易引起赖氨酸缺乏。

把食物进行合理搭配。如小麦、玉米中缺少赖氨酸，就可添加适量的赖氨酸，做成各种赖氨酸强化食品。这样，可以显著地提高营养价值。宝宝吃了添加过赖氨酸的食品，如乳糕，身高和体重会明显增加，确实对生长发育有帮助。

给宝宝添加赖氨酸必须适量，否则，长期食用会适得其反，出现肝脏肿大、食欲下降，甚至造成宝宝生长停滞并发生智能障碍。因为氨基酸吃得太多，会增加肝脏和肾脏的负担，造成血氨增高和脑损害。

蛋白质含量多的食物

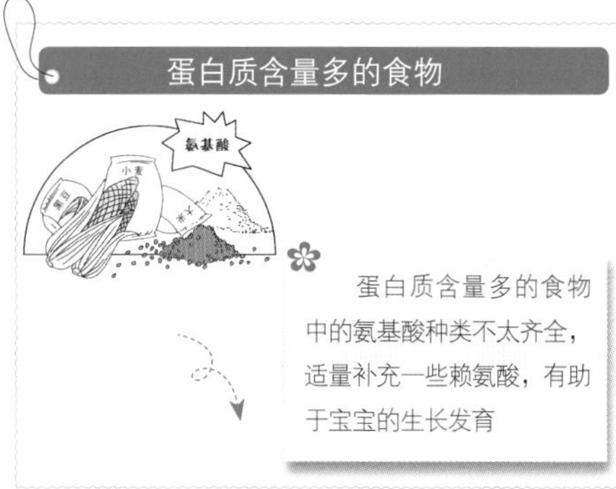

蛋白质含量多的食物中的氨基酸种类不太齐全，适量补充一些赖氨酸，有助于宝宝的生长发育

婴儿要吃适量脂肪

有的宝宝已经8～9个月了，可妈妈从不在添加的辅食中加一点脂肪，她们认为如果宝宝从这么小就开始吃脂肪，身体容易肥胖，以后会患动脉硬化、心血管疾病，现在最好不要吃，以后再说。

这种想法并不对，脂肪同样是婴儿生长发育离不开的三大产能营养之一。首先，它是宝宝脑神经构成的主要成分，若是缺了它，就不能保证大脑的发育；其次，身体的组织细胞也需要它，不然影响生长速度；第三，宝宝缺了它还容易反复发生感染，患皮肤湿疹、皮肤干燥脱屑等脂溶性维生素缺乏疾病。

另外，脂肪必须填充在各个脏器周围以及皮肤下面，形成一个脂肪垫，以固定脏器，保证它们不受损伤，并避免体热散失。所以，在给宝宝添加辅食后，妈妈应该逐渐在饮食中加一些脂肪。但饮食中也不能提供得太多，最关键的是要适量摄取，否则会引起消化不良、食欲不好，日久会对心血管系统造成影响。

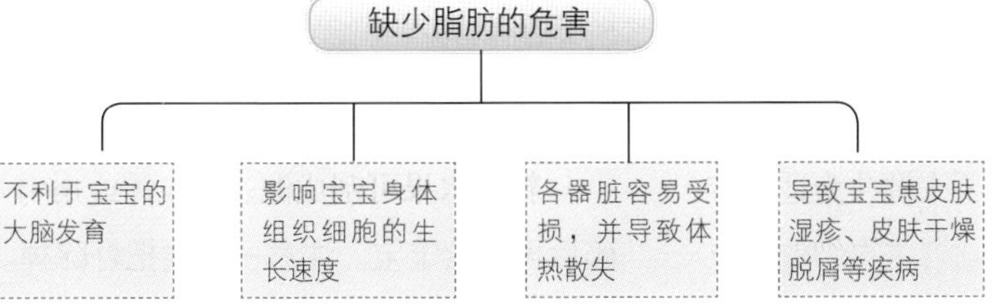

植物性脂肪熔点低、消化吸收率高，是婴儿补充脂肪的首选

注意婴儿补钙误区

由于钙对人体有重要的作用，有些商家利用人们对补钙的渴望，在推出自己的产品时往往夸大其作用，给消费者以误导。研究表明，人体对各种钙补品的吸收率只能达到40%，而有的厂家将高达99%以上的动物实验结果直接用于人体吸收率加以宣传，欺骗消费者。因此，购买时必须弄清产品的钙含量、吸收率、有无副作用等，不能轻信“高效、高能、活性”等词。

另外，补钙虽然重要，但并非多多益善。科学家曾追踪调查发现：宝宝摄取热量为4200焦的食物中，每含有100毫克的钙，他们的收缩压就会降低约267帕。由于宝宝年龄小，舒张压的变化不易测出。

宝宝处在发育期，如前期血压偏低，不仅精力不集中、思维迟钝、智力低下，而且还容易患心脏病，因此宝宝切不可高补钙。

断奶过渡后期

给婴儿断奶的具体月龄无硬性规定，通常在1岁左右，但必须要有一个过渡阶段。在此期间应逐渐减少哺乳次数，增加辅食，否则容易引起婴儿不适应，并导致摄入量锐减、消化不良，甚至营养不良。7 ~ 8个月婴儿母亲的乳汁明显减少，所以8 ~ 9个月后可以考虑断奶。

具体断奶时间，要根据母亲乳汁的质量、季节的情况来决定。在夏天，天气热婴儿易得肠道疾病，不宜断奶；婴儿生病期间不宜断奶。

断奶时，母亲可暂时与婴儿分开。如果喂养得合理，能适应多种多样的食物，1岁左右的婴儿就可以不吃母乳了。1岁婴儿在断奶后，每天除了给婴儿500毫升左右牛奶外，还应增加其他辅食。

有些家长为了方便，只给孩子吃菜汤泡饭，这是很不合理的。因为汤只能增加些滋味，里面所含的营养素极少，经常食用会导致营养不良。有的家长以为鸡蛋营养好，烹调方法又简便，每天用蒸鸡蛋羹做下饭菜，这也不太妥当。鸡蛋固然营养价值较高，孩子也很需要吃，然而每天都用同样方法制作，时间久了，会使孩子感到厌烦，影响食欲并产生拒食的现象。

断奶后必须注意为孩子选择质地软、易消化并富有营养的食品，最好为他们单独制作。在烹调方法上要以切碎烧烂为原则，通常采用煮、煨、炖、烧、蒸的方法，不宜用油炸。下面的食谱就比较适合断奶后的宝宝食用：

● **肉末软饭**

原料：软米饭1小碗，鸡肉或猪肉1大匙。

制法：锅内放植物油，油热后将肉末放入锅内翻炒，并加入少许白糖、酱油、酒，边炒边用筷子搅拌使其混合均匀。然后，把炒好后的肉末倒在软饭上面一起焖一会儿即可。

预防宝宝拒食的方法

★ 为孩子创造宽松自由的进食环境

★ 当孩子偶尔有一两次吃很少或者不想吃时，不要强迫他

★ 当孩子某段时间进食比较少时，两餐中间不要让孩子吃零食

★ 每顿饭要定时，正餐饮食要丰富多样

★ 孩子的零食，应以新鲜水果为主

★ 当孩子不肯进食的时候，不要用其他条件诱惑他

断奶季节的选择

断奶最好选择在春末或秋天，这两个季节天气凉爽，温度适宜，最容易帮宝宝度过不适期。夏天断奶容易造成孩子呕吐或腹泻，冬天断奶容易造成宝宝睡眠不安，容易引起上呼吸道感染。

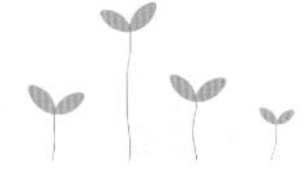

起居护理

婴儿健康成长是每个做父母最开心的事，在这一小节中，主要介绍两种婴儿易发生的疾病——流行性腮腺炎和外耳道疖肿。针对这两种疾病，防治方法有哪些呢？此节中都要讲到，为父母们提供一个参考。

预防流行性腮腺炎的方法

流行性腮腺炎是腮腺炎病毒引起的一种以少儿感染为主要对象的急性呼吸道传染病，多见于冬春季。临床特征为腮腺单侧或双侧肿大、疼痛、发热，也可波及附近的颌下腺、舌下腺及颈部淋巴结。并发症可见睾丸炎、卵巢炎、胰腺炎、心肌炎、脑炎。

腮腺炎病毒是后天获得性耳聋的重要病因之一，且此种耳聋往往是不可逆的。对腮腺炎的预防更为重要的意义是在于预防其并发症。

腮腺炎减毒活疫苗是控制腮腺炎流行的有效方法。接种对象：8 个月龄以上腮腺炎易感者。接种反应：一般无局部反应。在注射 6 ~ 10 天时少数人可能发热，一般不超过 2 天。

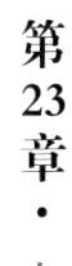

婴儿患外耳道疖肿怎么办

在炎热的夏天因出汗较多、洗澡不当或因泪水进入外耳道等原因可致婴儿外耳道疖肿。一旦外耳道皮肤发炎，化脓形成疖肿，随疖肿的加重，外耳道皮下的脓液逐渐增多，其产生的压力直接压迫在耳道骨壁上，此处神经对痛觉尤为敏感，所以婴儿感到特别疼痛，且在张口、咀嚼时疼痛加重。

哺乳期患儿往往有拒乳、抓耳、摇头、夜间哭闹不能入眠等表现。若外耳道疖肿明显肿胀，睡眠时压迫患侧耳朵，会因疼痛加剧而哭闹。

外耳道疖肿的症状及防治方法

疾病名称	症状表现	防治方法
外耳道疖肿	拒乳、抓耳、摇头、夜间哭闹	使用抗生素，氯霉素、甘油滴耳液或1%~3%酚甘油滴耳，一日3次
	外耳道有分泌物	用3%双氧水洗净后，再用氯霉素或酚甘油滴入
	疖肿有波动	手术切开，排脓

早期教育

本节中主要针对幼儿的教育问题，给父母们提供一些方案。9个月的宝宝已经有一定的认知能力，当宝宝出现错误的行为时，父母应及时给予改正，以免以后养成坏习惯。

婴儿站立练习

婴儿6个月左右时，妈妈可用两手扶住宝宝腋下，把坐着的宝宝稍加用力扶起站立。每次练习1分钟左右，每天可练习1～2次，这是学习站立的准备，使婴儿通过这种练习获得站立的体验。

到了9个月，先让宝宝仰面躺在床上，然后妈妈拉住小手稍加用力将宝宝拉成坐姿，再拉成蹲位，最后拉成站立姿势。扶着站立几分钟，让宝宝再躺下，接着如此练习。

10个月，妈妈让宝宝靠墙站着，背部和屁股贴着墙，脚跟稍稍离开一点墙壁，两条小腿分开站，妈妈用玩具逗引宝宝，使宝宝兴奋地晃动身体，由此增强站立时的平衡感。

11个月后，妈妈可先扶住宝宝的腋下帮助站稳，再轻轻松开手，试着让宝宝尝试独站一下的感觉。如果宝宝站不稳，要赶快扶住，以免吓着宝宝。经过这样的多次训练，到了12个月，宝宝就已经能站得很稳了。

让婴儿学习迈步

8～9个月的婴儿能在大人的扶持下站立，并能迈步向前走几步，在大人的帮助下可以学习行走。把婴儿放在学步车中坐下，然后他自己会用手扶着站起来，大人帮助推他一下，让他学着迈步，学会后大人即不必帮助。

在学步车里的时间不宜过长，每次以10～15分钟为宜，若时间过长，婴儿累了容易形成驼背，且双下肢负重过大也易影响婴儿的下肢发育。

宝宝上肢桡骨头的上端还未发育完全，加之关节臼又很浅，稍加用力拉拽，便很容易造成桡骨头半脱位。所以，妈妈拉拽宝宝时必须注意。

有的宝宝由于平衡能力还不够，走起路来可能东倒西歪的，还经常摔倒，或是用脚尖走路，两条小腿分得很开，这都没有关系，宝宝走得熟练了就会好的。

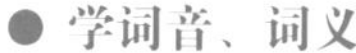

宝宝语言能力训练

● **学词音、词义**

9个月的孩子不但要教他听懂词音，而且该教他听懂词义，家长要训练孩子把一些词和常用物体联系起来，因为这时小儿虽然还不会说话，但是已经会用动作来回答大人说的话了。比如，家长可以指着电灯告诉孩子说：“这是电灯。”然后再问他：“电灯在哪？”他就会转向电灯方向，或用手指着电灯，同时可能会发出声音。这虽然还不是语言，但对小儿发音器官是一个很好的锻炼。家长还可以联系吃、喝、拿、给、尿、娃娃、皮球、小兔、狗等跟孩子说简单的词语。为孩子模仿说话打下基础。

● **念儿歌，讲故事，看图书**

每晚睡前给宝宝读一个简短、朗朗上口的故事，最好一字不差。一个记住了，再换别的，以便加深宝宝的印象和记忆。

学词音

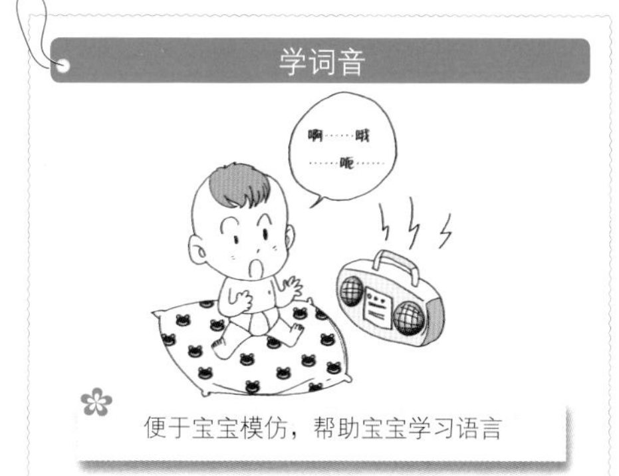

便于宝宝模仿，帮助宝宝学习语言

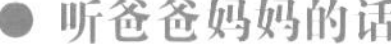

宝宝社交能力训练

● **听爸爸妈妈的话**

爸爸、妈妈可事先准备一些宝宝熟悉的物品，比如几样玩具——汽车、布娃娃、皮球、摇铃等，准备几样日用品——小板凳、勺子、小塑料碗等，几样食物——香蕉、苹果、煮熟的鸡蛋等一些东西。先把每样东西给宝宝介绍一下，加深印象。随便拿走几件东西放在屋子的各个地方，让宝宝自己去寻找。还可以把所有物品放一起，说出一件物品的名字，让宝宝挑选出来，反复几次。以此来提高宝宝的观察力。

● **模仿大人动作**

小儿在注视大人动作的基础上开始用成套动作来表演儿歌。父母要先设计好全套动作并配上相应的儿歌或短语，每次动作都要一样，包括拍手、摇头、身体扭动、踏脚或特殊手势示范动作，孩子很快就能学会而且能单独表演。孩子每做对一种动作时，父母都要给予表扬鼓励。这个游戏可以训练宝宝的表演与模仿能力。

宝宝模仿动作训练

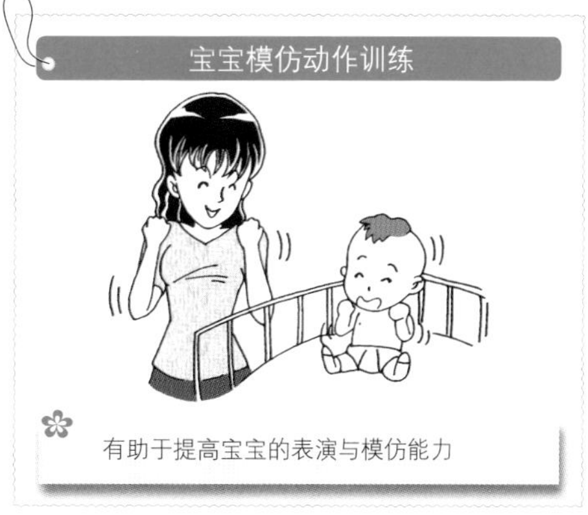

有助于提高宝宝的表演与模仿能力

宝宝视觉能力训练

宝宝9个月时，随着他认知能力的提高，宝宝会关注自己喜欢的事物，此时父母应该开始引导宝宝认识事物的大小、形状、颜色等外形特征，来锻炼宝宝的视力，促使宝宝的视力发育更加成熟。日常的生活中，父母们可以和宝宝做下面两个游戏来训练宝宝的视力。

● 挂起来看一看

事先准备3个大小不同的杯子，分别为大、中、小3个号，而且是有把、较轻的塑料杯子。妈妈和宝宝一起坐在地上，在宝宝的背后垫一个枕头，防止宝宝坐不稳而摔倒。妈妈先把3个杯子按大、中、小的顺序依次摆开。对宝宝说："宝宝看，这是杯子，是我们喝水用的杯子。这个最大，这个最小，这个不大也不小。今天我们用这3个杯子来做游戏，宝宝要仔细看妈妈怎么做。"

妈妈将最大的杯子杯口朝下放在地板上，再将次大的杯子倒着放在最大杯子的上面，最后把小杯子倒放在顶端。让宝宝看清楚后，妈妈把杯子推倒，重新再堆一次。让宝宝用手推倒，激励起宝宝参与的积极性，鼓励宝宝模仿妈妈的动作进行游戏。妈妈也可以将杯子按次序套在一起，让宝宝寻找套在大杯子中的中号杯和小号杯。

● 回归位

游戏前，妈妈先准备好一堆塑料球，一部分是红色，一部分是黄色。再准备两个纸盒子，一个是红色，一个是黄色。爸爸、妈妈、宝宝都坐在地板上，爸爸独自一人坐在一边，妈妈搂着宝宝坐在相对的另一边，爸爸、妈妈的距离控制在2米左右。在爸爸的前面放上黄色的盒子，在妈妈和宝宝的前面放上红色的盒子，在中间放上红色和黄色的小球。

由爸爸先做示范，爸爸走到中间，一手拿起一个彩球，然后把手中红色的小球放在红色的盒子里，把黄色的小球放进黄色的盒子里，如此重复几次。然后，在妈妈的指导下让宝宝来做这个动作。最初宝宝可能不熟练，但多做几次就可以让宝宝独自去进行。

进行视觉训练游戏的目的

★ 训练宝宝的观察能力

★ 训练宝宝通过观察来模仿的能力

★ 训练宝宝手与上肢的运动能力

★ 增强宝宝视觉与运动的协调能力

★ 使宝宝明白同样的物体可以有不同的表现方法

"回归位"游戏注意事项

在"回归位"游戏中，红色的盒子、黄色的盒子都要大而且口一定要大，便于宝宝把塑料球投进去；爸爸的示范动作要慢，让宝宝看得清楚，游戏时间不能太长，否则会造成宝宝疲劳。

宝宝情感培育训练

● 取娃娃

妈妈当着婴儿的面，用纸把一个布娃娃包起来，然后交给婴儿说："娃娃哪儿去了？宝宝把娃娃找出来！"婴儿会翻弄纸包，把纸撕破，最终看见娃娃出现了，婴儿会非常开心。妈妈要多次重复这个动作，最后让婴儿学会不撕破纸，就能取出娃娃。

● 小小"指挥家"

选择一首节奏鲜明、有强弱变化的音乐播放。婴儿坐在你的腿上，你从他背后握住他的前臂，说："指挥！"然后合着音乐的节奏拍手，并随着音乐的强弱变化手臂动作幅度的大小，逐渐使婴儿能配合你的动作节奏。在做这个游戏时，要时刻观察婴儿，当表现出不愿再玩时要及时停止。

情感培养方法

- 请宝宝比较陌生的人来家里做客，和宝宝做游戏
- 邀请宝宝的同龄人一起做游戏
- 父母经常安抚、关心宝宝

9个月宝宝情感发育特征

- 分离焦虑症愈发明显
- 对爸爸妈妈更加依恋，希望时刻和家人一起
- 越发认识到爸爸妈妈的独特

宝宝听觉能力训练

妈妈先准备摇铃一个、干净的手绢一条。妈妈让宝宝坐在床上，爸爸在幼儿身后扶着。妈妈手拿摇铃在宝宝眼前有节奏地摇着，用来吸引宝宝的注意力。当孩子注视摇铃的时候，妈妈突然用手绢将摇铃的一大部分盖住，并且微笑着对宝宝说："咦，奇怪呀！宝宝的摇铃哪儿去了？宝宝找一找摇铃在哪里？"

宝宝的眼睛就会去搜寻刚才还存在的摇铃。很快，宝宝的眼睛就会注视着盖着手绢的摇铃，这时，家长不要急于去拿掉摇铃的手绢，而是让宝宝稍微多注视一段时间，延长宝宝注意的时间。

随后，妈妈把手绢拿开，说："啊！原来宝宝的摇铃在这里。宝宝找到了，宝宝真聪明。"游戏继续进行。妈妈再次摇铃，再次遮盖……

游戏细则

- 妈妈摇铃要有节奏感，同时和着节拍摇头
- 掌握宝宝注视妈妈藏摇铃的时间，不宜过长或过短
- 要在宝宝高兴时，进行游戏

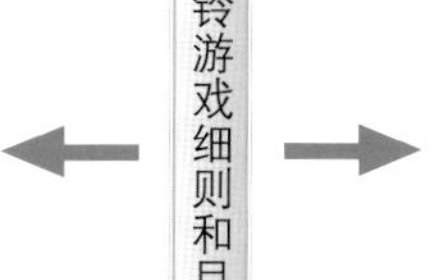

目的

★ 发展宝宝的观察力
★ 发展宝宝的听觉
★ 培养宝宝的辨音能力及节奏感
★ 激发宝宝动手去拿东西的能力
★ 训练宝宝的记忆力

宝宝感觉能力训练

妈妈把宝宝抱到电视机前，对宝宝说：“宝宝，今天妈妈让你看一个很好玩的东西。这是我们家的电视机。”揭开电视机罩子，让宝宝看到整个的电视机。然后说：“我们来打开电视机，看看电视机里都有些什么？”妈妈打开电视机开关，出现丰富多彩的电视画面和悦耳的声音，会引起宝宝极大的兴趣。妈妈把宝宝抱到距离电视约 2 米远的地方，让宝宝看上 4 ~ 5 分钟电视，看的同时，妈妈可用简单的语言对宝宝解释电视画面内容。

有选择性地让宝宝看一些电视节目，比如《七巧板》《动画城》《动物世界》等节目。宝宝也许对这些内容不理解，但是丰富的色彩、活泼的形象却极易吸引宝宝的注意，这有助于发展宝宝的感知能力，刺激宝宝的视听觉。

宝宝看电视注意事项

★ 要选择宝宝喜欢看的节目，忌看战斗、恐惧场面

★ 每天在固定时间看电视，一次不超过10分钟

★ 电视机和宝宝的距离在2米以上

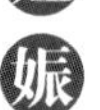

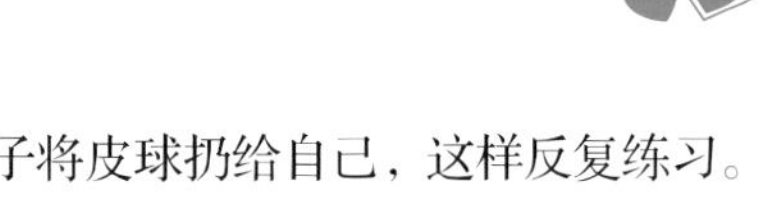

宝宝动作能力训练

对宝宝进行动作能力的训练，不仅有助于宝宝肌肉和骨骼的生长发育，还有利于提高宝宝身体的平衡能力，对宝宝的智力开发也有一定的益处。

● **滚筒**

将圆柱体的滚筒（用饮料瓶代替也可）放在地上，让宝宝用两只手推动它向前滚动，待他熟练后，再让他用一只手推动滚筒，并把它滚到指定地点。孩子做对了，要给予鼓励。

● **玩皮球**

家长可以准备几个色彩不同的皮球，然后让孩子坐在地上或者是床上，将皮球放在孩子面前。家长坐在距离孩子大约半米的位置，然后将皮球扔给孩子，然后再让孩子将皮球扔给自己，这样反复练习。这样玩皮球，可以增加宝宝手部的灵活度，培养宝宝的注意力。

此外，家长也可以利用皮球来训练宝宝的爬行能力，将宝宝安置在一个安全的地方，把皮球放在距离宝宝 2 ~ 3 米的位置，引诱宝宝爬过去拿球。

玩皮球

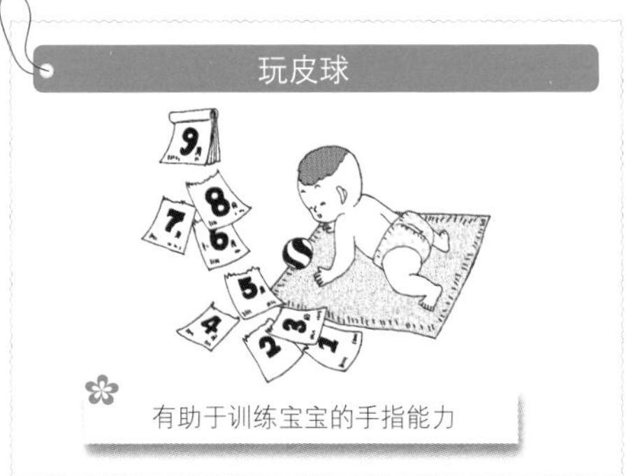

有助于训练宝宝的手指能力

第24章

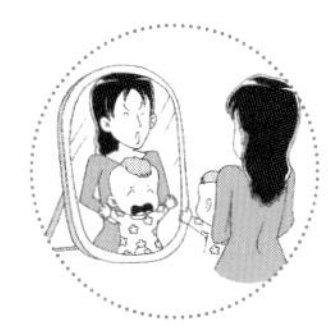

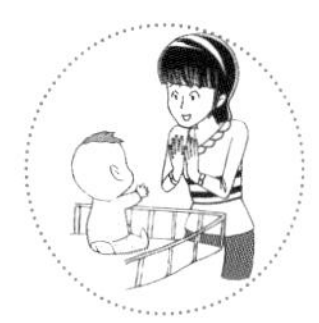

十个月宝宝 DI-ERSHISI ZHANG

本章看点

宝宝成长的第10个月，是他的语言、动作和行为能力发育的重要阶段，这个时期的宝宝可能开始咿呀学语，并对外面的世界有浓烈的兴趣。所以，除了饮食起居外，父母的教育在这个时期尤为重要，在和宝宝的互动中，对宝宝的各种能力进行训练是保持宝宝健康成长的重要途径。

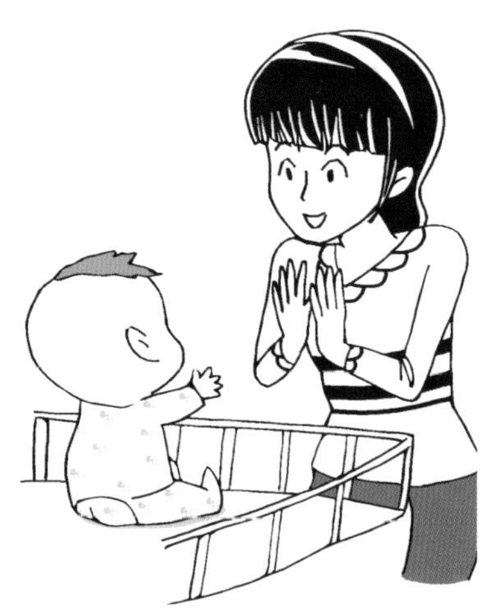

饮食健康

10个月的宝宝已经逐渐适应了母乳以外的食品，宝宝的牙齿也已长出几颗，肠胃的消化功能也逐渐成熟。所以，此时是宝宝断奶的最佳时期。父母在喂养时，除了母乳外，也要注意摄入其他食物，以免造成宝宝营养不良和挑食。

开始断奶

宝宝接近1周岁时，其消化功能和咀嚼功能已有很大提高，如果此时宝宝饮食品种和数量已明显增多，营养供应充足，能满足生长发育需要，那么就可以考虑准备断奶。

断奶以后，乳母应该少喝汤水，若乳汁仍然很多，可用束胸布紧束乳房，或先用按摩的方法挤出乳汁后，再用布将乳房束紧。以后如果不感到乳房过胀，可不再挤奶。

如果婴儿所需营养80%来自固体食物，就可以说是断奶完了。最好是完全停止母乳喂养，但并不是指要停掉牛奶提供，应提倡继续给婴儿喝牛奶。

婴儿断奶宜忌

宜：	忌：
宝宝10个月到12个月之间	1周岁后断奶，导致婴儿营养不良
春秋季节	冬夏季节断奶，易诱发婴儿肠胃病
逐步减少母乳的喂养量，增加副食	宝宝生病期间断奶，致使宝宝消化功能下降
可用奶瓶、奶杯或小勺代替乳头	直接强制性断奶，易造成宝宝心理上产生恐惧感

使用断奶练习器

使用练习器具包括各种练习餐具、练习杯等，主要是为了让宝宝习惯用杯、碗、匙等餐具进食喝水，而不要只认妈妈的奶头或奶瓶的奶嘴。

★练习餐具。餐具多由硬塑料制成且要经得起摔打，叉类的齿粗而圆滑，以防断裂或宝宝误食。由于宝宝的胳膊较短，不易弯曲，有的叉匙类的手柄处还特意制作出向内的弧度，以便宝宝可以轻松地将食物送至嘴边。

★练习杯类。这类学习喝水的杯子一般配有若干个杯盖，每个杯盖形状都不同。一般是按照从奶嘴到吸管的渐变来设计的。还有一些新型练习杯的吸嘴由于经过了特殊处理，即使倒置也不会漏水。

离乳后期推荐食谱

宝宝断乳之后，肠胃要逐渐适应新的食物，其饮食和消化必然呈现出新的特点，家长要根据孩子的生理和心理特点，适时调整其饮食结构。宝宝的营养摄取大部分来自离乳食品。

离乳时期食品种类繁多，在保证色香味的基础上要以清淡和易消化为主。妈妈可以根据自己的实际情况更换材料，改变做法，做出更多美味的亲子美食，让宝宝尽情地享受用餐的乐趣。需要注意的是，宝宝在吃饭之后可以喝一点白开水，来清洁口腔，预防龋齿的发生。断奶后妈妈不要随便让宝宝吃甜的零食，也不要在睡觉之前让宝宝吃东西。

离乳后期营养食谱

西红柿汤面

原料　鸡汤1碗，西红柿1个，面条1小把

做法　把西红柿洗净切碎，把切碎的西红柿和面条放入鸡汤内煮好即可

继续提高钙摄入的方法

钙是人体骨骼发育不可缺少的重要元素。宝宝在这个年龄身高增长较快，不久又要长恒齿，对钙的需求量仍要达到每月1克的标准，但由于我国的饮食配备不当的习惯，这一标准很难达到，所以宝宝在这个年龄时，仍应补充钙剂。

幼儿肠道对钙的有效吸收需要一定的钙磷比例，否则肠道中的钙与磷会相互结合而排出。粮食中含磷很高，所以食物中的钙含量也有必要提高，否则钙便不能被有效吸收，易出现佝偻病。

如果每日保证摄入400毫升牛奶，可增加0.4克钙的摄入量，此外合理的烹饪也可以增加钙的摄入，必要时也可补充钙剂。比如说醋泡蛋，使蛋壳中的钙溶解在醋中，将醋和蛋全部服用。在做肉馅时可调入虾米皮，有助于补充钙质。用压力锅炖鸡或肋软骨，可使鸡骨炖酥，在吃时可将骨头嚼碎咽下，补钙的效果也是很好的。

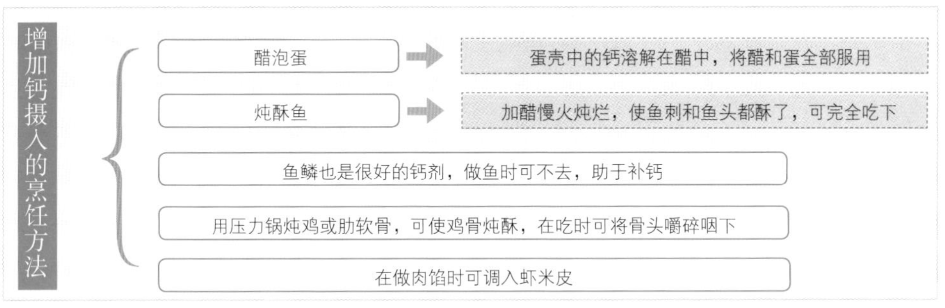

掌握婴儿的肥胖度

因为生活水平的提高和生活方式的改变，很多父母越来越重视宝宝的营养，一味地给宝宝补充营养，很容易导致宝宝长得太胖。

一般婴儿体重高于20（如下表），尚不可以定为肥胖儿，低年龄婴儿的体重发育比较快，待学会走路，身体发育趋于稳定后，才可以判定是否肥胖。10个月以后，如婴儿特别胖，应引起家长注意，需10天称一次体重，如每天体重增长大于20克，则属于过胖。

预防婴儿肥胖主要是要养成婴儿良好的生活习惯。如果婴儿体重每天增长大于20克，必须控制饮食，从减少牛奶量入手；如体重仍然增长过多，应限制糖、肉、鱼的摄入量，使婴儿的体重增长控制在每天10～15克为度。此外，还要让孩子在就餐时细嚼慢咽，少吃零食，按时睡觉。

宝宝体重测量对照表	
宝宝月龄	体重测量方法
1~6个月	足月数×0.6+3000克
7~12个月	足月数×0.5+3000克
婴儿肥胖度=婴儿体重/标准体重×1000-100	

★ 测算结果在20以上可能为肥胖，低于20为正常体重

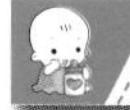

零食的准备

因为宝宝的胃很小，但是需要的营养很多，可以少吃多餐，为了避免频繁的做饭，父母可以给宝宝准备适量的零食。一般适合宝宝的零食种类主要有谷物类、奶制品、豆制品类、蔬菜水果类和坚果类等。

需要注意的是，巧克力虽然有多保健功能，能够保护心脏、预防癌症，有很多保健专家也越来越重视巧克力。但是宝宝不适合吃巧克力，尤其在宝宝快要睡觉的时候，巧克力在宝宝的身体内会发生过敏反应，让膀胱肿胀起来，熔炼减小，平滑肌变得粗糙，膀胱容易发生痉挛。同时，这种过敏反应也会导致宝宝睡得太死，在有尿意的时候不能及时的清醒，经常发生尿床的现象。长期下去就会形成遗尿症。

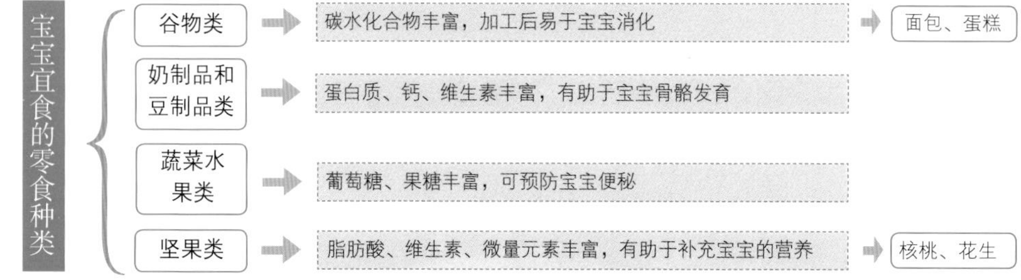

婴儿注意补锌

锌是对宝宝生长发育非常重要的微量元素，尤其是缺锌会使宝宝个子矮，于是有些妈妈对这一问题更加重视，唯恐宝宝缺锌，想方设法地给他们使用各种锌制品。锌对于宝宝的生长发育固然不可缺少，但也并不是多多益善，过多或过少都会影响宝宝的身体健康。

低锌会引起儿童抵抗疾病能力下降，但高锌也会削弱身体的免疫能力。过多的锌会抑制体内消灭病菌的吞噬细胞，使它们的灭菌作用减弱，尤其在体内缺钙时更明显，所以佝偻病患儿高锌时这种情况更为严重。

其实只要在生活中让宝宝养成良好的饮食习惯，只要食物多样化，是完全可以避免缺锌的。

怀疑宝宝缺锌可去医院做血锌测查。如果血锌浓度高，加之有缺锌症状，则应首先在饮食上给宝宝增加含锌多的食物，这是最安全的补锌方法。因为体内可自行调节摄入过多的锌而不致造成中毒。

缺锌严重的宝宝，除食补外还须药补，但必须有医生的指导和监测，并要保证一定的疗程，症状消失后则不需要继续用药。如果用药后一个月仍不见症状改善，应停用药，详细做其他检查以确定病因。

补锌需要“适度”

宝宝月龄	锌的需求量
不足6个月	3毫克/天
7~12个月	5毫克/天
1~10岁	10毫克/天

注：虽然锌对宝宝的身体发育有益，但过量会导致宝宝身体不适，免疫力下降。

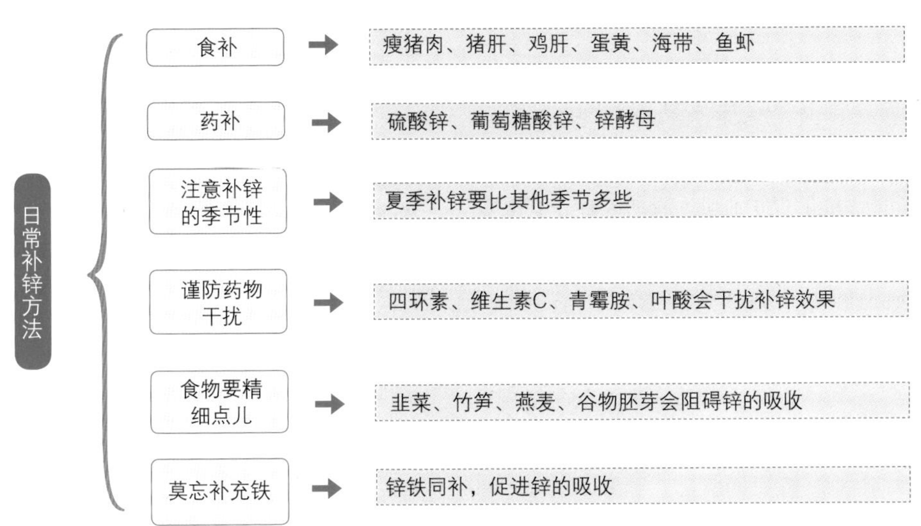

起居护理

良好的饮食习惯是宝宝身体健康的能量来源，日常生活中的其他细节问题，父母们也应该注意，比如说怎么为宝宝创造一个舒适的睡眠环境，以保证宝宝的睡眠质量；在孩子生病的时候，有什么宜忌等，这都是为宝宝健康成长作准备的。

宝宝开窗睡觉益处多

当你走进关门、关窗的房间时，你会闻到一种怪味，这是由于室内长时间不通风、二氧化碳增多、氧气减少所致。若在这种污浊的空气中生活和睡眠，对孩子的生长发育大有害处。

开窗睡眠不仅可以交换室内外的空气，提高室内氧气的含量，调节空气温度，还可增强机体对外界环境的适应能力和抗病能力。因婴儿户外活动少，呼吸新鲜空气的机会少，故以开窗睡眠来弥补氧气的不足，增加氧气的吸入量，在氧气充足的环境中睡眠有利于脑神经充分休息。开窗睡眠也要注意，不要让风直吹孩子身上，若床正对窗户，应用窗帘挡一下，以改变风向。

开窗睡眠对婴儿的好处

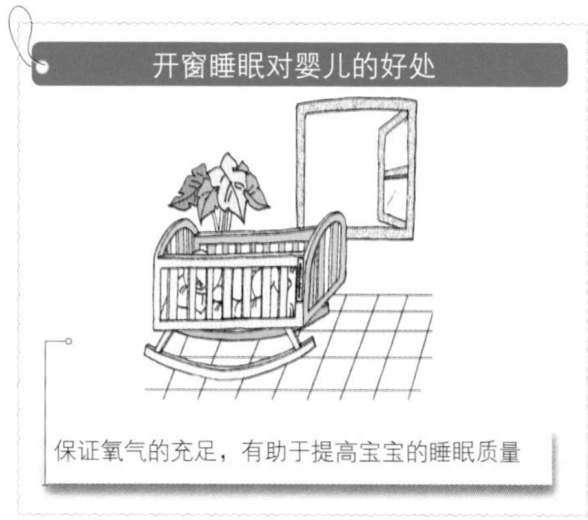

保证氧气的充足，有助于提高宝宝的睡眠质量

婴幼儿不宜滥用抗生素

当孩子生病时，很多家长迷信抗生素，坚持要给孩子吃“消炎药”，或要求注射抗生素。

抗生素能够杀灭或抑制危害人体的病菌，使很多的疾病得到有效的治疗，但是不能包治百病。比如，绝大多数孩子感冒发热都是由病毒感染引起的，抗生素对病毒性疾病没有疗效。滥用抗生素还增加了发生过敏和毒性反应的机会，有的小儿就因为感冒发烧注射庆大霉素，结果造成耳聋。

滥用抗生素，还可使在原有疾病的基础上产生新的疾病。也就是说，大量的抗生素抑制了敏感的细菌，却使耐药的细菌乘机大量繁殖，造成机体菌群失调，发生二重感染。所以家长切记，抗生素只能在医生的指导下使用。

早期教育

10个月的宝宝正处在对外界感到好奇的时期，这个时候父母的引导教育很重要。培养宝宝的语言能力、社交能力、听觉、视觉能力及技能水平等，为宝宝后期的成长打下基础。

宝宝语言能力训练

对于宝宝语言能力的训练，是个循序渐进的过程，既要有语言词汇，还要配上点肢体动作，才能加强宝宝对语言的记忆能力。每天教宝宝一个不同的英语单词或者每天讲一小则睡前故事等，对宝宝语言能力的提高都是有好处的。

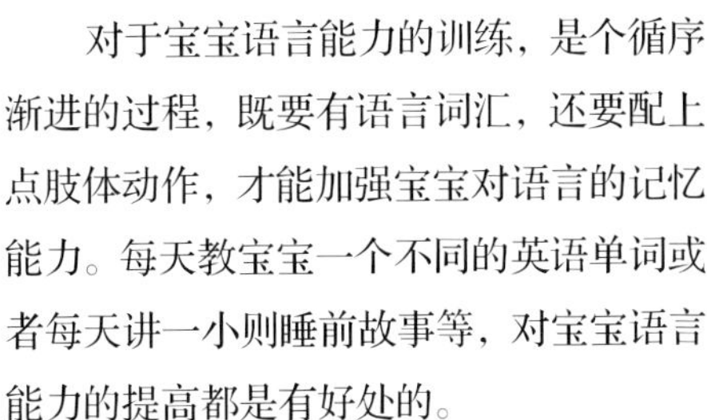

教读字词。周一至周六每天教婴儿说1个字（词），如果有条件用普通话和英语交替着教（也可用其他外国语），一天之中多次教读。星期天把6个字（词）复习几遍。例如：1. 妈妈——mother；2. 爸爸——father；3. 脸——face；4. 眼睛——eye。

教读时尽量结合实物或动作，现在只需每天教婴儿读，让婴儿熟悉这些字（词），这样对婴儿进行语言启蒙教育，有助于培养宝宝的语感。

宝宝社交能力训练

寻找小球。用一个边长1尺（约33厘米）左右（正方形、长方形均可）的包装纸箱，上面开一个大约10厘米×10厘米的洞（洞的边缘要整齐，防止刮伤婴儿）。在右下角另剪一个边长为5厘米的等边三角形出口，让宝宝从大洞投入一个小球，叫他摇动纸箱使小球从边角出口处滚出。告诉宝宝从大洞里看看，哪一头亮就向哪边摇。宝宝起初会乱摇，后来他学会不必摇，让箱子斜着放，小球自然会滚出来。

滑稽变脸术。找一面稍大的镜子，抱着宝宝坐在镜子前。取下约30厘米长的透明胶。对着镜子扮鬼脸，然后用胶带把你的这个表情粘住。胶带可以使你的嘴巴扭曲、眉毛上扬、鼻子变平、眼皮下垂。说些有趣的事来配合你的表情，教宝宝撕下你脸上的胶带。撕下胶带后，和宝宝一起欢笑，也可和宝宝互换角色。

滑稽变脸术

通过和宝宝的互动，培养宝宝的交流和沟通能力

宝宝情感培育训练

读“布书”。精心地挑选一些上面印有各种各样图案的手帕，或买一些可绣在童装上的各种小动物布贴，把尼龙粘扣粘在手帕上，再把这些手帕粘在一起，一本“布书”就制成了。这本书里应当内容丰富，又富有情趣，可以有娃娃、水果、小动物、动画故事人物等，可以先教婴儿学习1～3页，最好结合实物进行学习。这有助于培养婴儿对图书的兴趣，提高认识能力。

递东西给别人。让宝宝从盘子内拿一个橘子给爸爸，拿一个给妈妈，自己再拿一个。有时宝宝舍不得把第一个分给别人，可以把次序倒过来，先自己拿一个，然后再分给别人。有过多次练习后，可以递一个给爷爷，再递一个给奶奶，最后让宝宝递东西给客人。经常让宝宝给客人递食物就会养成与人分享东西的好习惯。

情感培养训练的好处
- 有助于提高宝宝的交流和沟通能力
- 学会与人分享，养成不自私的习惯
- 提高宝宝与人合作的能力
- 有助于良好亲子关系的培养

宝宝数学能力训练

玩套环。把一支铅笔插进一块橡皮泥或一个硬纸盒里，用透明胶带固定，做成一个套环用的“柱子”。用铁丝拧3个直径为10厘米的环，每个环用不同颜色的布缠好，再用针线固定一圈。给宝宝示范将环套在“柱子”上，边套边数“1，2，3”，套完后再一个个数着取出来，让婴儿学着自己动手。这个游戏是为了训练手眼协调能力。

区别1，2，3。在婴儿的注视下，用一张16开的纸包上1块糖果，打开，再包上，引导他打开纸把糖果找出来，当他打开后，你就说“1块”，并把糖果给他作为奖励。当着婴儿的面另取4块一样的糖果，边说“这是1块，这是3块”，边用2张纸分别包上1块和3块，在他的注视下，5秒后包上，让他选择一包，几次循环，如果每次他都选择3个的，就表明他认识1和3了。注意不要每打开一个包都把糖果给婴儿吃，那样会对婴儿的牙齿不利。

进行数学能力训练的目的
- 培养宝宝手眼协调能力
- 增强宝宝的注意力
- 提高宝宝的记忆力
- 树立简单的数学概念
- 有助于提高宝宝手部的灵活性

宝宝技能水平训练

宝宝生长到10个月的时候，双手更加灵活，可以拿起东西，一手拿玩具，另一手玩玩具，开始分工合作。下肢开始爬行，在支撑物的帮助下，可以稳稳地站立起来，还能够跟着学步车走几步。这个时候宝宝的手眼协调能力也提高了很多，当有东西滑落的时候，宝宝会有意识的伸手去拿。所以，在这个时期，父母应该有意识锻炼宝宝的各项技能，刺激宝宝智力的发育。

拍拍手

妈妈和宝宝面对面坐着，妈妈说："请宝宝仔细看，请宝宝仔细听，看妈妈做什么，听妈妈做什么。"妈妈拍手并且有节奏、有规律地拍手。节奏应为：啪、啪、啪啪啪，啪、啪、啪啪啪。让宝宝仔细看、认真听，反复进行几次，宝宝就会掌握其中的规律，和妈妈一起拍手。游戏进行一段时间后，妈妈可把拍手的节奏变得更为复杂一些。这个游戏是为了训练宝宝的注意力、观察力。使宝宝能够较长时间地集中注意力，训练宝宝的模仿能力，培养宝宝的动手能力。

方的和圆的

爸爸给宝宝两块积木（两块方形的积木），一个塑料球（积木要比塑料球小一些），教幼儿把一块积木搭在另一块上，再试着把塑料球搭在第二块积木上，宝宝尝试几次，但塑料球总是掉下来，滚到一边去了。这时，爸爸再给宝宝一块方积木，让宝宝搭上去，这次没有掉下，宝宝成功了。爸爸给宝宝一根小棒和一只小皮球，看看宝宝是否知道用小棒推着皮球滚动。然后拿走皮球，给宝宝换来另一样东西（比如一个罐头盒、一个易拉罐），看宝宝是否会用小棒推着易拉罐滚动。

做这个游戏时，家长不要急于教宝宝玩，而是要观察宝宝、启发宝宝自己去做。游戏结束，可由家长对游戏进行总结，以加深宝宝理解。

跟妈妈一起拍拍手
训练宝宝的模仿能力和动手能力

技能水平训练的作用
有助于锻炼宝宝小肌肉的运动能力
培养宝宝的观察力
调节你的宝宝手指的灵活性
提高宝宝对事物的认知力

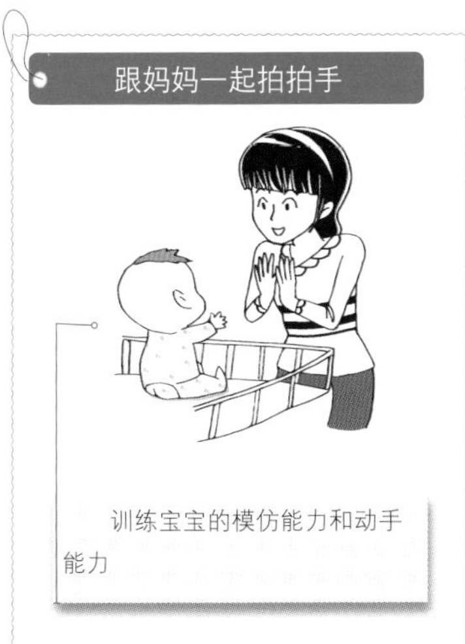

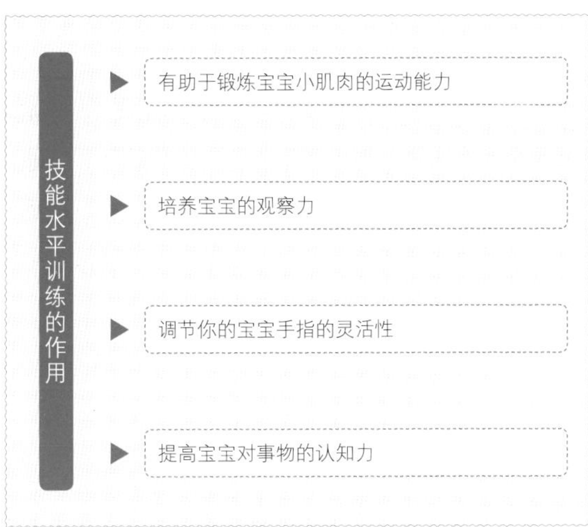

宝宝听觉能力训练

听音乐，取、放物品。播放一段活泼、欢快的音乐，将积木和盒子放于孩子面前，让孩子随音乐将积木从盒子中一一取出，再一一放入盒中。开始孩子的动作可能比较稚拙、缓慢，听到比较欢快、活泼的音乐，会慢慢灵活一点。这有助于训练婴儿对音乐的感知能力。

区分噪声与乐音。父母拿积木敲桌子，示意孩子“这是不好听的声音”，并对着孩子皱皱眉头；父母轻敲木琴，让孩子倾听，告诉孩子“这是好听的声音”，并对着孩子笑笑。播放（或用实物玩具）一种轰隆隆的声音，再告诉孩子“这是不好听的声音”，并皱眉；播放一小段音乐，告诉孩子“这是好听的音乐”，并对孩子笑笑。然后，弄响发出噪声与音乐的物体或放录音，让孩子倾听，父母用皱眉或微笑给孩子以暗示。

> **父母要经常夸奖宝宝**
>
> 在进行听觉能力训练时，如果宝宝做对了，父母要夸宝宝太棒了，让宝宝体会成功的喜悦，刺激宝宝更快的学习。即使宝宝做错了，也要鼓励宝宝，不能有烦躁的情绪，更不能呵斥宝宝，打击宝宝的自信心。

宝宝感觉能力训练

宝宝天生就对新鲜的事物充满了好奇心，到了 10 ~ 12 月的时候，尽管宝宝仍然有着强烈的好奇心，但是在遇到自己感兴趣的事物时能够集中自己的注意力了。比如，看到电视中的动画片，他会盯着看很长一段时间，甚至走到电视前去摸索，想知道那些画面是从哪里出来的。这就表明宝宝的注意力已经开始集中了，父母可以利用这种反应来发展宝宝的特长，这不仅有益于宝宝身心的发展，还可起到训练宝宝感觉能力的作用。

打开套杯盖。拿一只带盖的塑料茶杯放在孩子面前，向他示范打开盖再合上盖的动作，然后让他练习只用大拇指与食指将杯盖掀起，再盖上，反复练习。用塑料套杯或套碗，让宝宝模仿大人一个一个地套上。通过这个游戏，可以促进宝宝空间知觉的发展。

玩水。准备一盆温水，把一些塑料小碗、小瓶、大盒盖或一块海绵、鹅卵石、吹塑小动物等放在盆里，教宝宝将水倒来倒去，把漂在水上的玩具推来推去地玩。春、秋天可在洗澡前卷起宝宝的袖子玩，夏天可在户外阴凉处让他尽情地在水盆中玩。

> **感觉训练对宝宝成长的好处**
>
> ★ 有助于发展宝宝的智力
>
> ★ 可使宝宝有良好的情绪
>
> ★ 提高宝宝的主动性，促进宝宝自己动手能力的提升
>
> ★ 提高宝宝的自信心

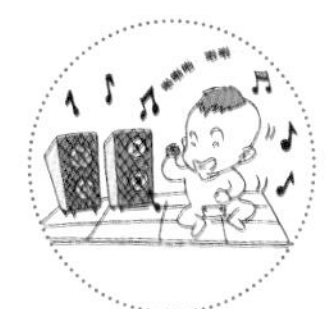

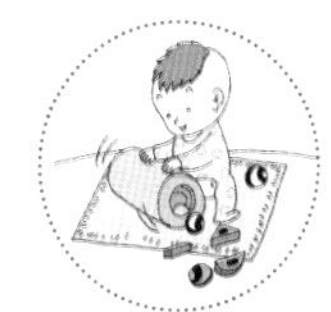

第25章 十一个月宝宝

DI-ERSHIWU ZHANG

本章看点

11个月的宝宝处在婴儿向幼儿过渡的时期，不仅饮食起居产生了变化，还对周围的事物也表现有强烈的兴趣。针对这样的情况，父母在诱导宝宝养成健康饮食习惯的同时，还要经常和宝宝互动做游戏，来培养宝宝广泛的兴趣。

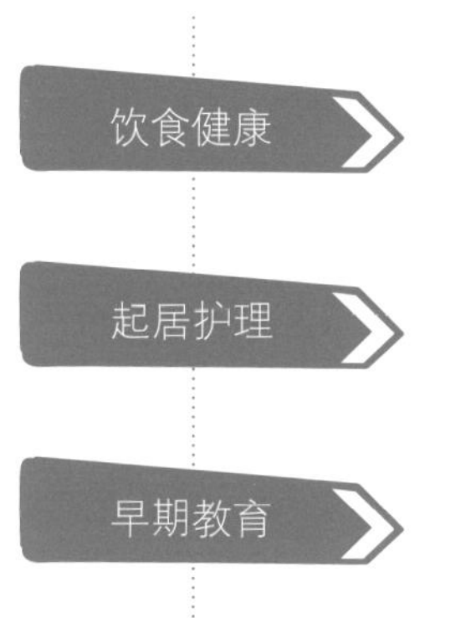

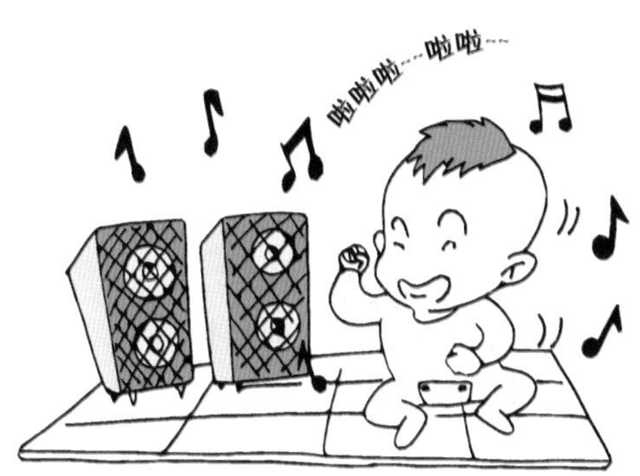

饮食健康

11月的宝宝已经有主动要食物的意识了，这个时期比较容易养成挑食的习惯。所以，在饮食方面，父母要严格地按照营养搭配的原则来安排宝宝的食物，并引导宝宝养成良好的饮食习惯。

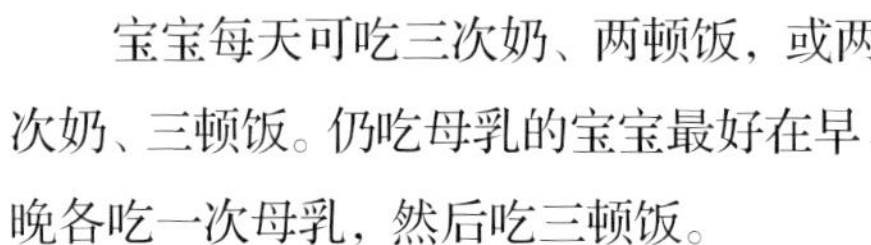

11月宝宝的喂养

宝宝每天可吃三次奶、两顿饭，或两次奶、三顿饭。仍吃母乳的宝宝最好在早、晚各吃一次母乳，然后吃三顿饭。

饭菜的制作应注意满足宝宝对蛋白质的需要，以保证宝宝健康地生长发育。每日蛋白质的需要量为每千克体重3.5克。几种蛋白质食品互相搭配食用比单纯只吃一种营养价值要高。主食除各种粥以外，还可吃软米饭、面条（片）、小馒头、面包、薯类等；各种带馅的包子、饺子、馄饨也是宝宝很喜欢吃的，但馅应剁得更细一些。可以吃的水果，应切成小片，让宝宝自己拿着吃，这样既能锻炼咀嚼，又能增加乐趣。

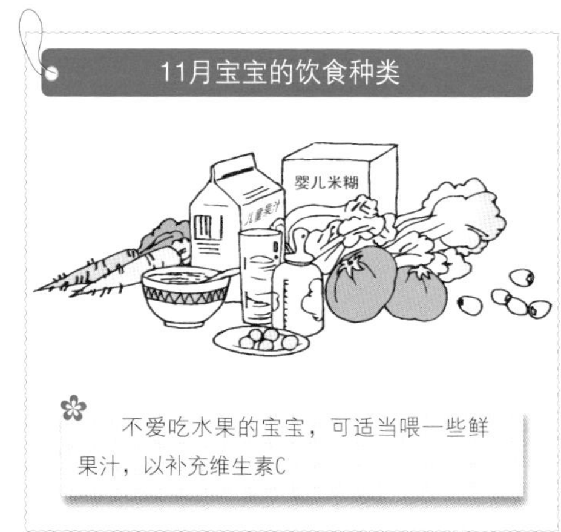

11月宝宝的饮食种类

不爱吃水果的宝宝，可适当喂一些鲜果汁，以补充维生素C

孩子不爱吃蔬菜怎么办

蔬菜含有丰富的维生素，是人类不可缺少的食物种类。但是常常看到有的孩子不爱吃蔬菜，或者不爱吃某些种类的蔬菜。孩子不爱吃蔬菜，是有各方面原因的，父母在照顾孩子的时候要注意观察，采用适当的方法，帮助孩子改掉这些不好的习惯。

有的孩子不喜欢吃炒菜、炖菜等熟的蔬菜，而喜欢吃一些生的蔬菜，如西红柿、萝卜、黄瓜等，它们有的可以生吃，有的可以做成凉拌菜吃。一些有辣味、苦味的蔬菜，不必强求孩子去吃。一些味道有点怪的蔬菜，如茴香、胡萝卜、韭菜等，有的孩子不爱吃，可以尽量变些花样，比如做带馅食品时加入一些，使孩子慢慢适应。

婴儿误饮、误食后的处理

婴儿误饮、误食，主要是大人的责任。大人没有考虑到孩子具有好奇心和冒险心或未加防范，导致意外的发生。因此，家中的东西切莫乱摆乱放，一旦宝宝误饮、误食，父母不要惊慌失措，应根据所食食物采取适当的急救方法。

如果宝宝误服像少量的药品、少量的洗涤剂、少量的墨水、少量的肥皂、少量的去污粉这些东西时，应想办法让宝宝把它们吐出来即可，但是有些东西误食后，必须立即上医院，如杀虫剂、樟脑、纽扣型电池等，这些东西都会危及婴儿的生命，应及时上医院治疗。此外，如果孩子误食了少量蜡笔、口红、火柴等，而又无异常反应，可不必担心。家长必须把这些物品保管好，绝不能随手乱放，防患于未然。

误食处理方法

物品	处理方法
药品	喝牛奶或冷开水，吐出药品；情况严重者，带药瓶去医院
洗涤剂	少量洗涤剂，喝水稀释；若大量误饮，应尽快送往医院
杀虫剂	立即送医院进行洗胃抢救
樟脑	该物的致死量为2克，应赶快送医院进行洗胃抢救
纽扣	立即送医院抢救
墨水	如果误饮了半瓶以上的墨水，要赶紧送医院急救
汽油	不要让宝宝呕吐，立即送往医院
肥皂	少量时，想办法吐出即可

婴儿不宜食用的食品

婴幼儿处于生长发育较快的时期，为婴儿提供的食物要从易于婴儿消化吸收，有利于生长发育及安全等方面考虑。有些食品对婴幼儿的健康是不利的，应尽量避免。

10个月后婴儿的饮食可以多种多样，但必须利于消化吸收。牛奶可以逐渐减少到每日500毫升左右，要让婴儿练习用杯子喝奶。水果可制成果泥（如刮苹果）喂婴儿，应在饭后吃水果，不要在饭前吃水果，以免影响食欲和进餐。

婴儿不宜食用的食品	
蜂蜜	蜂蜜易感染肉毒梭菌，产生的毒素毒性很强，易引起婴儿中毒
糖	多食易降低食欲，产生龋齿，免疫力下降，不利于婴儿发育
不易消化的食物	糯米制品、油炸食品、花生米、炒豆、水泡饭等
鸡蛋清	易导致婴儿过敏，引发湿疹、荨麻疹

起居护理

宝宝的成长发育跟生活环境也有很大的关系，健康的宝宝需要一种良好的生活起居习惯。所以父母在宝宝的成长阶段要做好这些工作，料理好宝宝的日常生活，才会使宝宝舒适快乐成长。

宝宝不要过度活动

宝宝的活动应该适度才好。好动的宝宝，只要不是睡觉，几乎无一刻安静，持久而不知疲倦。有些父母喜欢扶着尚不会走路的宝宝长时间地练习行走，并认为这种“锻炼”对宝宝身体和动作发展有好处。

其实，宝宝过度活动不但不能达到锻炼的目的，反而对身体有害。宝宝关节发育不全，过度活动很容易造成关节面及关节韧带的损伤，从而形成创伤性关节炎。

据调查显示，过度活动的宝宝身高较矮，活动过少的宝宝身高也较矮，这可能与生长激素分泌较少有关，因为生长激素在安静状态下，尤其是夜间分泌较多。但另一方面，活动过少的宝宝身高也较矮，因此活动要适度才好。

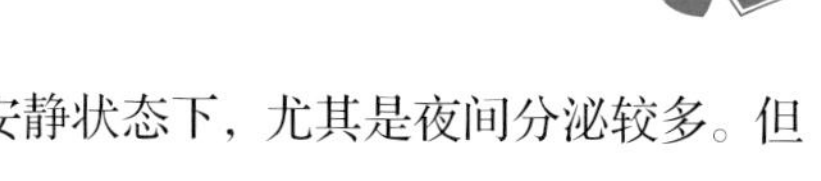

宝宝不宜过量运动

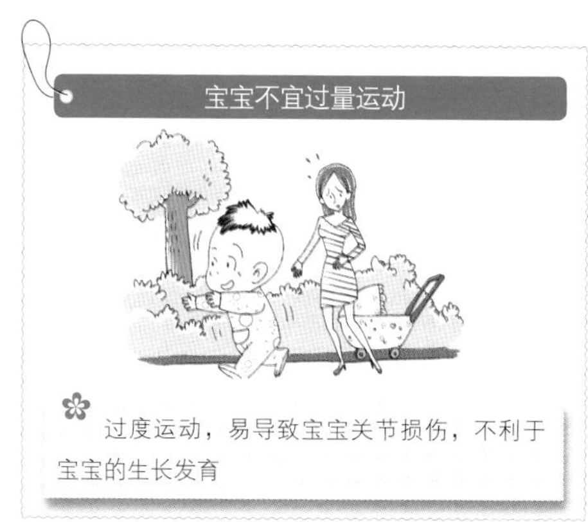

过度运动，易导致宝宝关节损伤，不利于宝宝的生长发育

婴儿不宜穿的衣服

忌穿化纤织品。婴儿的神经功能尚未发育完善，自主神经容易兴奋，较成人出汗多、散热快、对气候变化的适应力差，而化纤织品的吸水和透气性差，尤其是夏、秋两季炎热时，若常穿化纤织品很容易长痱子，且化纤品还很容易引起皮肤过敏，所以婴幼儿忌穿化纤织品。

忌穿高领毛衣或绒衣。不要给婴儿穿高领毛衣或绒衣，虽然它可以抵抗风寒，保暖效果十分好，但它却容易引起颈部瘙痒。

忌穿紧身衣。因为婴幼儿生理上的特点，如胸廓小、肺活量不大，穿了紧身衣后，会束缚胸廓运动和呼吸，影响肺功能及胸、背、关节的正常发育。应该给婴幼儿穿宽松和易穿脱的衣服。

婴儿不宜穿开裆裤

传统习惯中，父母总是让宝宝穿着开裆裤，即使是寒冷的冬季，宝宝身上虽裹得严严实实，但小屁股依然露在外面冻得通红，这样很容易使宝宝受凉感冒，所以在冬季要给宝宝穿死裆的罩裤和死裆的棉裤，或带松紧带的毛裤。

另外，穿开裆裤还很不卫生。宝宝穿开裆裤坐在地上，地表上的灰尘垃圾都可以粘在屁股上。此外，地上的小蚂蚁等昆虫或小的蠕虫也可以钻到外生殖器或肛门里，引起瘙痒，可能因此而造成感染。穿开裆裤还会使宝宝在活动时不便，如坐滑梯便不容易滑下来，并且宝宝穿开裆裤摔、跌倒后容易受外伤。

穿开裆裤的一大弊处是交叉感染蛲虫。蛲虫是生活在结肠内的一种寄生虫，遇暖时便会爬到肛门附近产卵，引起肛门瘙痒。

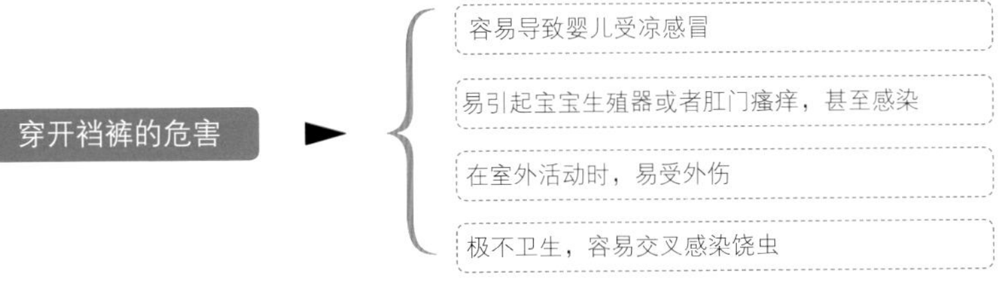

预防宝宝腹泻

宝宝排便次数较平日增多，粪便量增加，有时含有异常物质，如不消化的食物或病理的物质，称为婴儿腹泻。

宝宝消化系统发育不成熟，若喂养不当，如过早、过多地加喂淀粉类、脂肪类食物或食物成分改变，一次进食过多等，都可引起消化功能的紊乱，导致宝宝腹泻。

宝宝的免疫功能差，当有病原菌随受污染的食物进入体内后，易造成腹泻。气候变化引起感冒，或腹部受凉以及各种感染也可导致腹泻。

宝宝腹泻严重时可有以下表现：水泻频繁，一小时内多次；出现脱水现象，即眼窝凹陷、口唇干燥、前囟下陷、皮肤松弛无弹性、无泪、尿少等。这说明宝宝病情十分严重，需急救补液。

小儿腹泻的防治方法

- 母乳喂养时，妈妈应先将乳房擦洗干净
- 人工喂养时，除了奶具消毒外，不吃变质奶
- 添加辅食要量少，一次只增加一种
- 添加辅食时，从半流食慢慢过渡到固体食物
- 做辅食时，要注意食材新鲜，现吃现做
- 接触食物前，要洗净双手，注意卫生

注：如果宝宝长期腹泻，可导致营养不良，主要表现为消瘦、表情异常、皮肤无弹性，必须抓紧治疗

早期教育

10 ~ 12 个月的婴儿已经出现个性的雏形，大人对婴儿的行为要区别对待。好的行为要加以强化，诱导宝宝学会自制、忍耐，不要无条件妥协。除此之外，父母还应该带宝宝多接触外界，有助于婴儿的成长发育。

个性的培养

11 月的宝宝开始有自己的个性了，但需要父母的引导，扬长补短。如果父母在孩子面前无原则妥协，久而久之，孩子慢慢地就会因为有求必应而变得骄横任性。好的行为要加以强化，如点头微笑、拍手叫好；不好的行为要严肃制止，在适当的时候用坚定的语调对宝宝说“不要动”，让宝宝了解这些话的否定意义。

10 ~ 12 个月的婴儿喜欢模仿，为了使婴儿形成良好的个性，大人的榜样非常重要。大人要多让婴儿与外界接触，克服“怕生”的情绪。从小要培养礼貌行为，如有食物让婴儿分给别人吃，学会表示感谢等。

要从小培养婴儿的独立性。如培养婴儿自己拿饼干吃，学会自己抱奶瓶吃奶、拿杯喝水，并开始培养婴儿独立坐盆大小便，培养婴儿独立爬行、去捡扔掉的玩具。培养婴儿的独立性，克服依赖性，这对发展婴儿智力、形成良好的个性有很大作用。

宝宝社交能力训练

对宝宝进行社交能力的训练，主要是为了提高宝宝的协作能力，便于婴儿多接触外界，对于婴儿快乐成长有一定的作用。在制订训练计划时，可以选择和一些同龄的小婴儿玩游戏，如平行游戏等，还可以听些婴儿音乐，对宝宝的成长也是有一定好处的。

平行游戏。让小儿与小伙伴、家长一起玩，找出相同玩具同小朋友一块玩，培养小儿愉快的情绪。学步的小儿如在一起各拉各的玩具学走，能互相模仿，互不侵犯，可加快独走进程。

随声舞动。经常给宝宝听节奏明快的婴儿音乐或给他念押韵的儿歌，让他随声点头、拍手；也可用手扶着他的两只胳膊，左右摇摆，多次重复后，他能随音乐的节奏做简单的动作。

婴儿随声舞动的作用

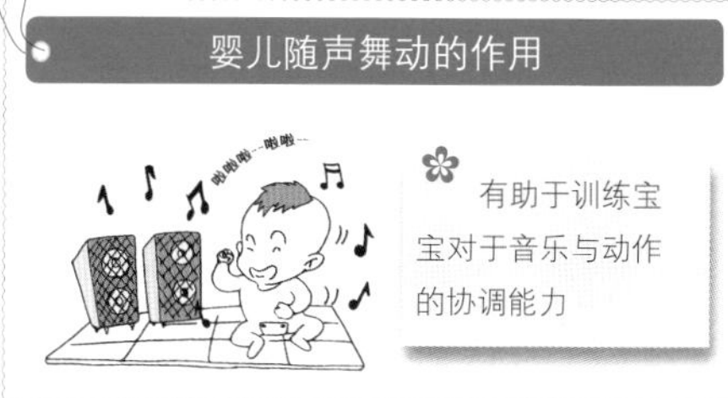

宝宝语言能力训练

这个阶段的婴儿可以理解、听懂语言，此时一定要给他创造一个良好的语言环境。父母必须要对孩子多说话，多和他交谈。

用一个音表示要求。宝宝经常用一个音表示他的各种意思。如“妈妈走”的“走”可以代表妈妈走啦、去上街、自己走等意思，要鼓励孩子说出来，并做好翻译员。

学“押韵”。选一首你经常教婴儿念的儿歌，而且每句最后一个押韵的词要容易发音，如“小娃娃，甜嘴巴，喊妈妈，喊爸爸，喊得奶奶笑掉牙……”念时，故意加重每句最后一个字的语气，并将前面的字拉长，念成“小娃——娃”，以强调最后那个押韵的字。你紧接着说：“宝宝，说‘娃’！”然后你再念一遍“小娃——”故意不说出“娃”字，等着他说出。这样反复进行，使他逐渐能跟着你把最后一个押韵的词都说出来。这对提高婴儿的语言表达能力有很好的帮助。

语言训练注意事项

- 语言和动作形象的结合
- 在宝宝模仿时，不要打断他
- 要时刻和宝宝互动，并回应他
- 大人讲话时，口齿清楚，语速慢

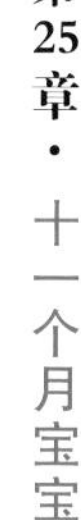

宝宝智力培育游戏

尺子过夹缝。让婴儿站在藤椅后面（一般的“瓦片椅”——椅背和椅座之间有大约7厘米的空隙），使他的手指能够自由地在空当中间出入。母亲在椅子上竖直地（妈妈自己在前边用手不时地固定“竖直”的位置）放好一把长尺（或是一块长形木头），然后叫孩子从椅子后面通过空当把尺子拿过来。

婴儿抓住尺子，但不知道应该把尺子横过来才能通过空当。当婴儿怎么也拿不出尺子时，妈妈再把尺子放倒，让婴儿通过空当，很容易地取出尺子。

第2次、第3次就可以换上别的长形玩具（宽度要能通过空当），让婴儿自己动一下小脑筋取出来。

该游戏可以在婴儿脑子里形成一系列的连锁思维，使他初步掌握关于空间位置要互相适应的道理。

除此之外，家长还可以通过自制画册的方法来刺激婴儿说话，也有助于提高孩子的语言表达能力。

自制画册训练的好处

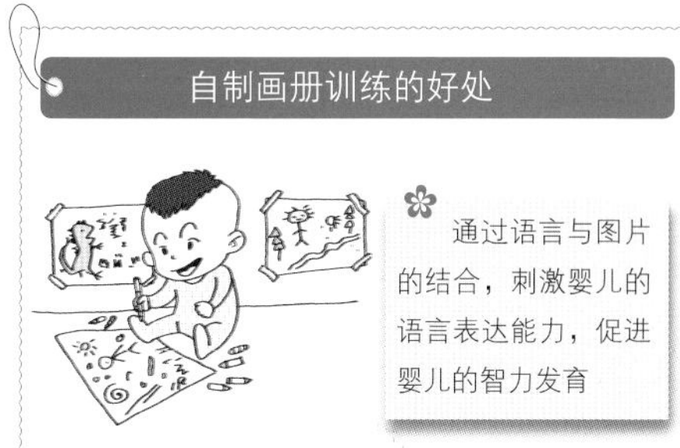

通过语言与图片的结合，刺激婴儿的语言表达能力，促进婴儿的智力发育

宝宝情感培养训练

盖盖子。准备一只塑料杯子和大、中、小 3 只盖子，其中只有一个盖子是正好盖在杯子上的。先教婴儿盖杯子的动作，然后再把 3 只盖子都给他，叫他“看用哪个盖子能把杯子盖好”。婴儿在反复盖上取下后，终于选中了合适的那个时，妈妈要给予鼓励。

通过此游戏，可以让婴儿掌握物体之间以及物体特性之间的最简单的联系，启发他最初的思维活动。

都是“灯”。教婴儿认识各种各样的灯。它们的大小、形状、颜色、所在位置都是不同的，如台灯、吊灯、壁灯、红灯、绿灯、日光灯等。不论你指哪盏灯，都应该说“这是灯”，并将灯打开再关上，使他认识灯的共同特点。

可在训练一段时间后，问婴儿：“灯呢？”启发他指出所有的灯。

教婴儿识灯的益处

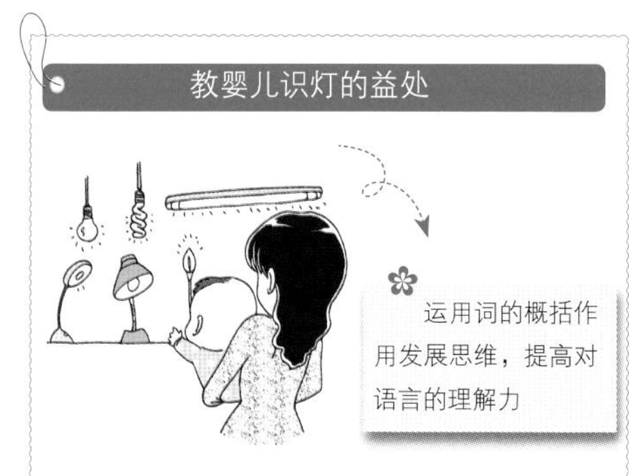

运用词的概括作用发展思维，提高对语言的理解力

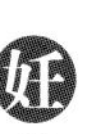

宝宝数学能力训练

知道大小。将孩子抱在桌前，盘子里放着大、小两种饼干，家长拿起大的饼干，给孩子看，同时告诉他“这是大的”；接着再拿一块小的饼干给孩子，同时说“这是小的”。经过几次训练后，家长可以向孩子发出“拿一块大的饼干”的要求，看他能否拿对，如拿对了，可给他以示鼓励；接着再向孩子发出“拿一块小的饼干”给我的指令，观察他是否能拿对，如拿得正确也要给以鼓励。孩子很快就学会分辨大和小，再用玩具或日常用品分别进行类似训练，以进一步巩固大和小的概念。同理，还可以进行“上和下”“前和后”的训练。不光是饼干，也可以用大、中、小号的杯子来进行训练。

听数数。在你抱着婴儿上下楼梯或扶着他学走路时，你要有节奏地从 1 数到 10 给他听；也可在他玩积木时，你帮他给积木排队数数。每天至少 3 次，让他慢慢掌握数目的顺序。熟悉数字大小的顺序，为发展数学概念奠定基础。

“大小游戏”训练宝宝的数学能力

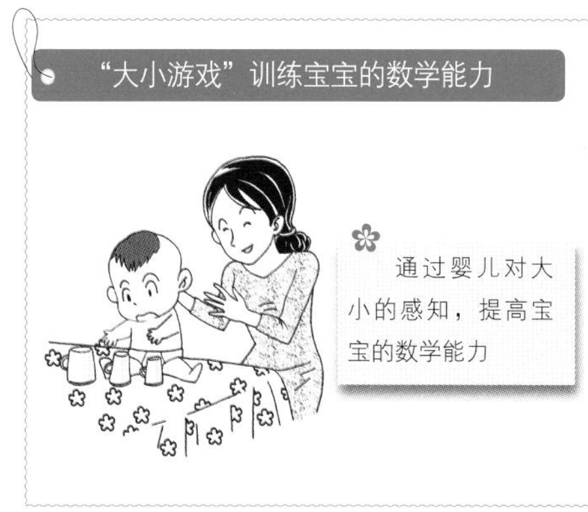

通过婴儿对大小的感知，提高宝宝的数学能力

宝宝视觉能力训练

在这个时期对宝宝进行视觉方面的训练，也是很有必要的，有助于提高宝宝的辨别能力。父母可以通过和宝宝玩认手指和滚筒认物两种游戏来加强宝宝视觉能力训练。

认手指。妈妈边玩孩子的手指，边让他五指分开，再握拳，再分开，让他的5个手指逐个伸屈，并告诉他每个手指的名称。当妈妈说：“伸拇指，屈拇指”时，自己先举出拇指，让孩子模仿。玩的过程中也可教孩子读儿歌：小手小手乖乖，两只小手拍拍。这有助于训练眼与手的协调能力。

滚筒认物。在滚筒里放进一些塑料小球、小瓶盖、小积木等，盖好放倒，使其滚来滚去发出声响，也可让孩子用手推动它向前滚动，问孩子：“是什么声音？里面有什么？”打开筒，让孩子把东西一件件拿出来辨认。东西不可太多，开始最好用孩子非常熟悉的玩具。

宝宝视觉能力训练方法

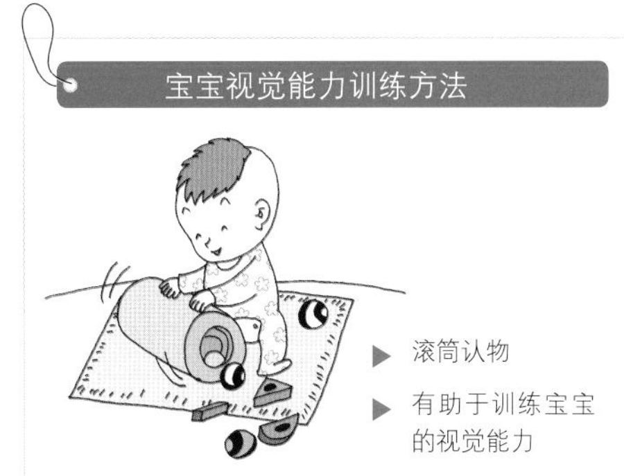

▶ 滚筒认物

▶ 有助于训练宝宝的视觉能力

宝宝听觉能力训练

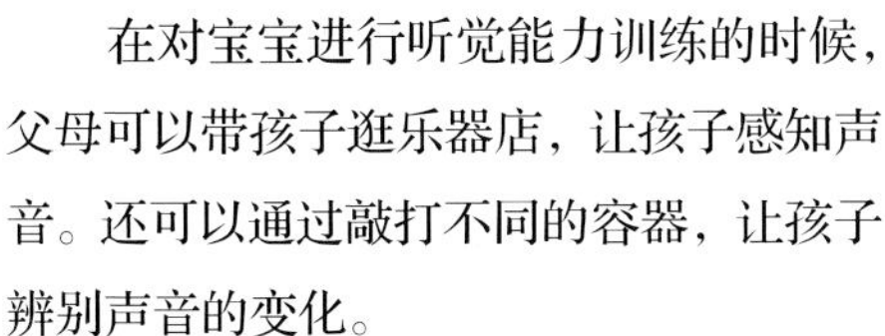

在对宝宝进行听觉能力训练的时候，父母可以带孩子逛乐器店，让孩子感知声音。还可以通过敲打不同的容器，让孩子辨别声音的变化。

逛乐器店。父母带孩子逛乐器商店，感受乐器店的音乐气氛，让孩子看一看，摸一摸，听一听，并感受几种乐器音色，如钢琴、笛子、提琴等。在孩子观察过程中，父母还应及时将乐器名称告诉孩子。

辨别声音。让孩子用筷子敲玻璃杯、瓶子、饭碗和饭盒，听一听各发出什么声音，然后记住声音。让孩子背过身去，由组织者敲容器，让孩子猜是哪个容器发出的声音。如果猜对了，换一种容器继续猜。将4个玻璃杯分别装入不等量水，让孩子敲，并记住声音。然后背过身去，由组织者敲，让孩子猜是哪个杯子发出的声音。这有助于训练听觉能力。

11个月宝宝听觉能力训练方法
- 给宝宝讲故事，教宝宝翻书
- 教宝宝唱儿歌，听音乐
- 让宝宝看着图片，妈妈给宝宝讲图片内容

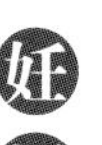

宝宝感觉能力训练

小狗有什么。先让孩子看图片，告诉他这是小狗，父母边模仿小狗叫声边说：“小狗有尾巴，有腿，有尖耳朵，也有眼睛和嘴巴，它的鼻子最灵，用鼻子去找肉骨头吃。”还可带孩子到街上观察小狗，帮助孩子指出狗的基本特征。教孩子念儿歌：小花狗，戴铃铛，爱吃骨头汪汪汪。这有助于训练语言与实际相结合的能力。

变色的世界。父母准备一个万花筒或几块不同颜色的透明塑料、玻璃，晴天的时候带孩子到院子里做游戏，把万花筒或彩色玻璃放在孩子的眼睛前，使其仰起头朝光线好的方向看去，孩子会看到不同色彩的世界。此游戏应注意选择光滑无棱角的塑料、玻璃，注意安全，且玩的时间不宜过长。

通过这个游戏，可以加强宝宝对色彩的感知，对训练宝宝的感觉能力也很有帮助。

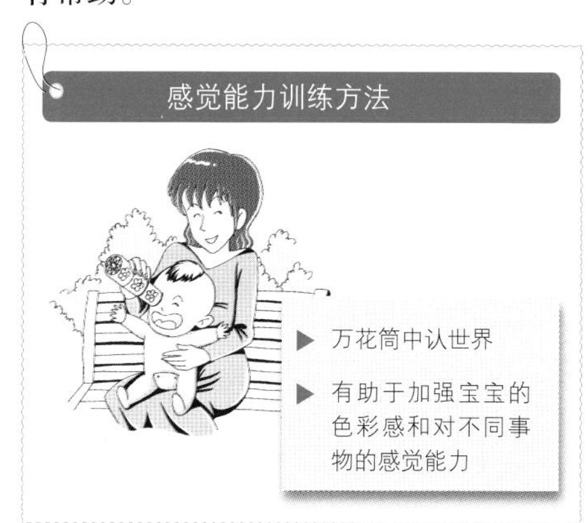

宝宝动作能力训练

11 个月的宝宝除了爬行外，因为对外界事物的好奇心，他会尝试着站立和行走，所以这个时期，对宝宝动作能力的训练很重要。要加强宝宝的平衡力，父母可以和他一起做些游戏。

会不会倒退走。画一条线，让孩子在上面走或横着走，不过孩子最喜欢玩的还是倒着走。一开始他会小心翼翼地一面走一面回头看。妈妈可以陪他玩，看谁先走到终点。这对训练宝宝的动作能力很有帮助。

踢罐子。对宝宝来说，一只脚支撑着体重且维持平衡，另一只脚抬高踢东西的确相当困难。妈妈可先扶住他的脚，从踢的动作开始，再一步步进展到站着踢，边走边踢。

做这个游戏时，要有耐心，不可急于求成，更不要说“你真笨”“你不行”等刺伤婴儿自尊心的话。

踢罐子游戏的好处
有助于训练宝宝眼、脚协调能力

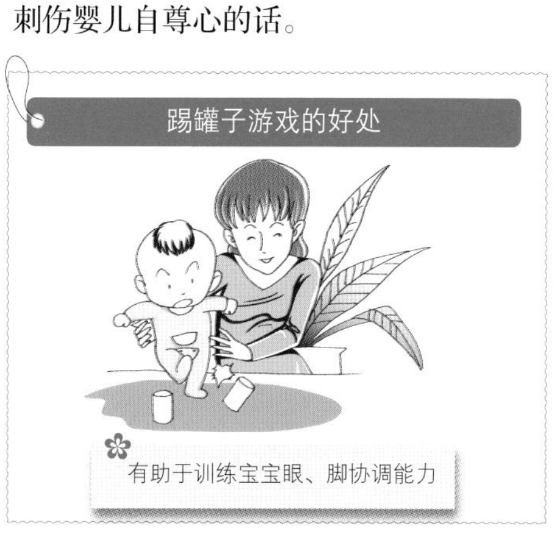

第26章

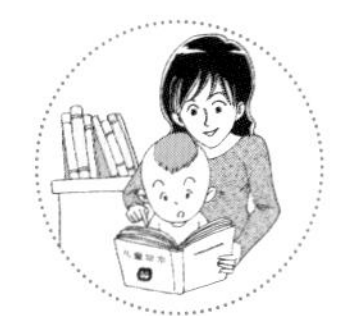

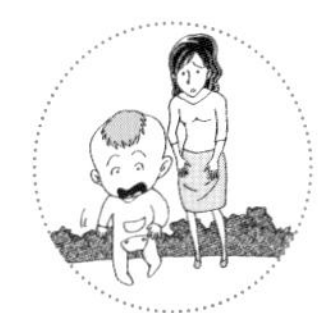

周岁宝宝

DI-ERSHILIU ZHANG

本章看点

周岁标志着婴儿阶段的结束，在这个时期，宝宝身体的各个方面已经开始快速发育，也开始学习各种能力，不管在饮食上，还是在教育上，都需要父母有充分的耐心来照顾。

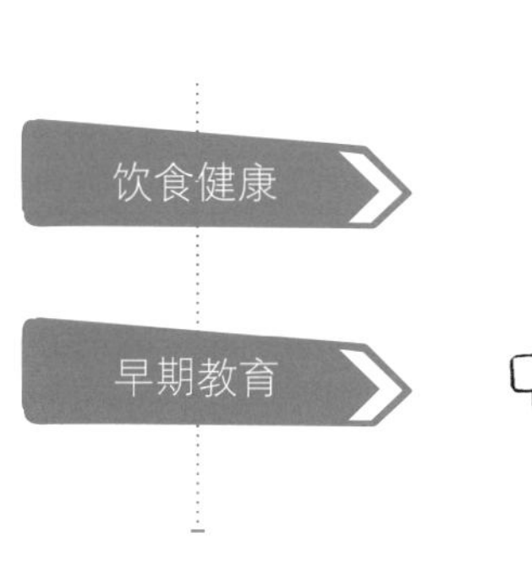

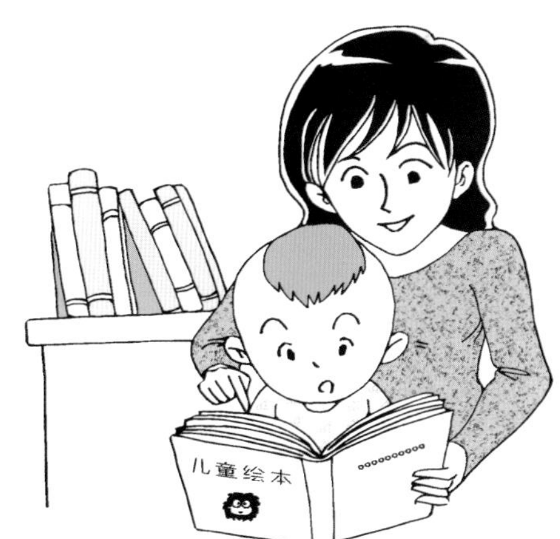

饮食健康

周岁的宝宝身体已经开始快速发育，饮食基本也以一日三餐为主，宝宝的三餐的喂养，直接关系到宝宝的身体健康和生长发育，这个时期的妈妈们应该注意哪些问题呢?

周岁宝宝的喂养

1 岁的宝宝饮食已初具一日三餐的规律了。除三餐外，早晚还要各吃一次牛奶。母乳可由早晚各一次，逐渐减为晚上一次，最后完全停掉而以牛奶代之。

宝宝能吃的饭菜种类很多，但由于臼齿还未长出。不能把食物咀嚼得很细。因此，宝宝的饭菜还要做得细软一些，肉类要剁成末。蔬菜要切得较碎，以便消化。

在宝宝每日膳食中，应包含碳水化合物、脂肪、蛋白质、维生素、无机盐和水这六大营养素。一日三餐可包括：粮食 100 克左右，牛奶 500 毫升，肉类 30 克（或豆腐 70 克），鸡蛋 1 个，蔬菜 150 克，水果 100 克，植物油 5 克，白糖 25 克。注意要各种食物合理搭配，不要给宝宝过多的零食。

周岁宝宝的喂食

★宝宝的主食：粥、面、包子、软米饭、面条、馒头等

★宝宝的副食：奶、鱼、蛋、水果、肉、鸡、应时蔬菜等

周岁宝宝生活安排

1 周岁的宝宝应建立起一种比较规律化的生活制度，这对宝宝的健康成长是十分有益的。

在宝宝成长的过程中，除了吃饭和睡觉以外，还需要做适量的活动，以锻炼宝宝身体的协调能力，有助于身体发育。所以，每天除了安排宝宝的日常饮食和睡眠之外，在三餐过后，要注意在室内或者室外活动 1 ~ 2 个小时，这有助于宝宝的生长发育。

周岁宝宝的作息时间表

吃饭	饭前或者睡前清洗	室内、户外活动及玩耍	睡觉
早：7：30~8：00 中：11：30~12：00 吃点心：16：00~16：30 晚：18：00~18：30	早：7：00~7：30 中：11：00~11：30 晚：17：30~18：00 睡前：20：00~20：30	8：00~11：00 15：00~16：00 16：30~17：30 18：30~20：00	午休：12：00~15：00 20：30~次日7：00

早期教育

周岁是幼儿期的开始，宝宝也开始有模糊的思想意识，包括语言、情感、视觉、听觉、动作等，该怎样来教育宝宝，引导他们呢？早期教育对宝宝尤为重要，这就需要父母有充分的耐心。

婴儿期结束的标志

1 岁是幼儿期的开始，也是走向自立的第一阶段。刚满 1 岁和快满 2 岁时的差距是非常大的。满 1 岁的婴儿断了奶，能行走，开始学讲话了。

刚满 1 岁时教婴儿学讲话，调教排便等尚不很顺利，可到了 1 岁半以后有的婴儿能讲两个词组成的短句了。这一年龄段的宝宝，虽然会说几个常用的词汇，但是语言能力还处在萌芽发展期，很多内心世界的需要和愿望不会用关键的词来表达，还会经常用哭、闹、发脾气来表达内心的挫折。这时，家长千万不要也用发脾气的方法对付孩子，应尝试用不同方法来满足孩子，或者转移他的注意力，让他高兴起来，忘掉自己原来的要求。

周岁还不开口说话不必惊慌

宝宝对语言的理解早于说话。婴儿在 5 ~ 6 个月时，如唤其名字就会回头注视；7 ~ 9 个月的婴儿会寻找谁在叫他，大人叫婴儿做各种动作，他都能听懂，并能做出相应的动作，这都是宝宝对语言理解的反应。

外部环境也是影响宝宝语言发展的因素之一。大人要积极为婴儿的听说创造条件，在照看孩子时多和孩子讲话、唱歌、讲故事，都会促进婴儿对语言的理解和开口说话。

还有的宝宝营养不良，发育迟缓，甚至患有慢性疾病，也会影响与成人语言交流的积极性，使语言发展落后。

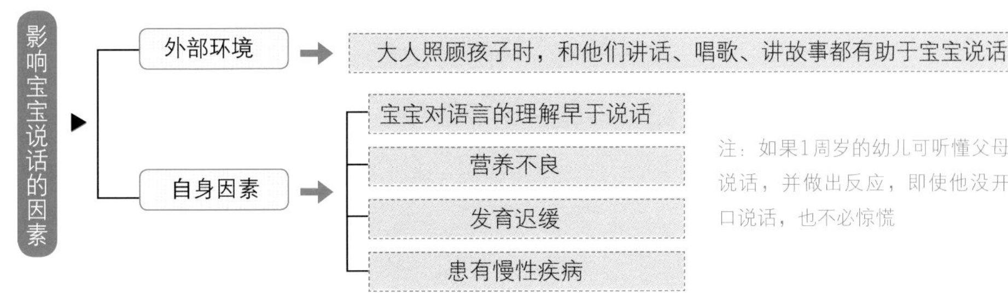

宝宝喜欢谁

做父母的都爱自己的宝宝，但宝宝对家长的喜爱程度却不一定与家长对宝宝的喜爱程度成正比。让宝宝感到快乐应该坚持原则，不能只顾让宝宝快乐而不坚持原则。该怎么做呢？夫妇俩必须密切配合，一个唱红脸、一个唱白脸有时是必要的。但应该经常换换角色，否则就会出现宝宝只偏爱父亲或只偏爱母亲的现象。

宝宝的年龄小，对爱的理解，对父母的爱的感受是肤浅的、表面性的和情景性的。要想让宝宝喜欢自己，首先要经常让宝宝感到快乐。

为了让宝宝认识到父母的要求是对宝宝好，而不是家长不喜欢他，当父亲的就要经常在宝宝面前夸母亲，母亲也要经常在与宝宝一起玩时夸父亲。最不应该的做法是，当父母中的一方向宝宝提出要求时，另一方讨好宝宝，埋怨对方，这样对亲子关系及宝宝发展都不利。

宝宝喜欢谁

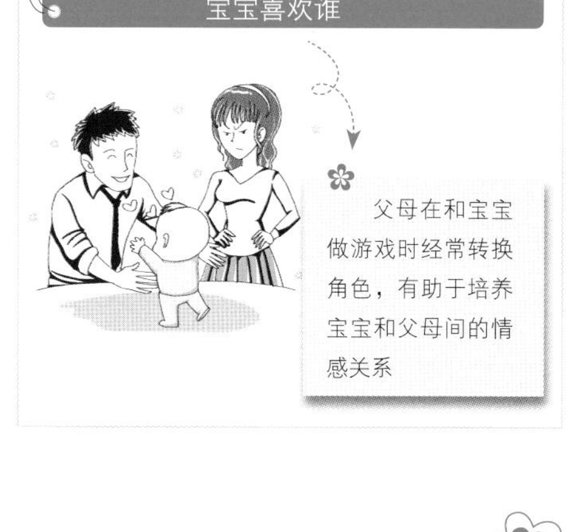

父母在和宝宝做游戏时经常转换角色，有助于培养宝宝和父母间的情感关系

教宝宝看书从第12个月起

许多家长误以为1岁的孩子刚学会说话，不会看书。只给孩子买玩具，而忽略了书对孩子的重要性。而实际上，1岁的小孩就已经具备了看书的能力，他们可以认识图画、颜色，指出图中所要找的动物、人物。当然，这需要妈妈的指导和协助。如妈妈问孩子：“小花猫在哪儿？”他就可以从画中指出。

18个月的孩子会随妈妈一起翻阅图书，找他喜爱的画，21个月的孩子能念念有词地说出图中几种动物的名称，可以说1岁的孩子不仅能看书，而且太需要学习了，因为这个年龄段正是幼儿语言发展最快的时期，孩子能从图画中知道许多的动物、植物、工具及日用品的名称，从而积累大量词汇，为以后顺利说话打下基础。

看图书的好处

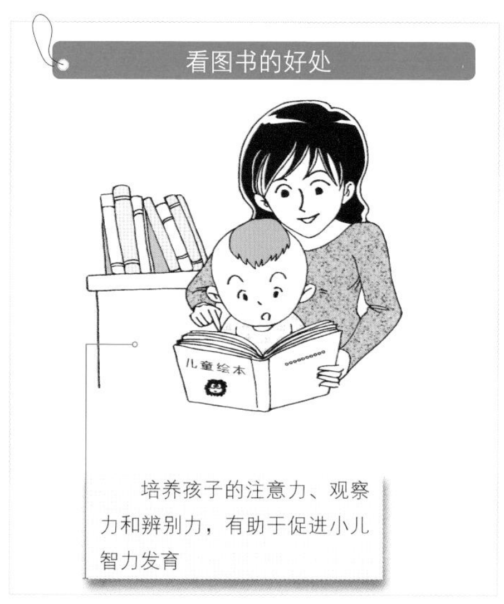

培养孩子的注意力、观察力和辨别力，有助于促进小儿智力发育

该怎样教1岁的小儿看书呢

父母要学会买书。12个月左右的孩子，可买一点儿画有动物、水果、日用品等方面的图画书，每页最好不要超过4幅画，带孩子认图；孩子快1岁半时，可给他买一本硬纸壳做的书，或找一本刊物，教孩子学习自己翻书页或找喜欢的画。

以后，可以买几本色彩鲜艳、内容简单，带有一定故事性的图画书，每天带孩子看书讲故事。

孩子们看书的过程，也是认识事物、学习语言的过程，通过循序渐进的诱导，孩子一定会喜欢上看书的，并将受益终身。

不同阶段的宝宝应看书籍的种类

年龄	适合看的书	作用
12个月左右	带有动物、水果、日常用品等图片的图画书	培养孩子的辨别能力
1岁半	硬皮书或刊物	培养孩子的主动认知能力
2岁以上	色彩鲜艳，有简单故事性的图书	有助于孩子的智力发育

不要让宝宝形成“八字脚”

“八字脚”是一种足部骨骼畸形，分为“内八字脚”和“外八字脚”两种，造成“八字脚”的主要原因是婴儿过早地独自站立和学走。因婴儿足部骨骼尚无力支撑身体的全部重量，从而导致婴儿站立时双足呈外撇或内对的不正确姿势。为了防止宝宝出现“八字脚”，家长不要让宝宝过早地站立或学走路，可以用学步车或大人牵手来帮助宝宝学习站立、走路等。在学习的时候，家长应把握好时间，不要太久。对于已形成“八字脚”的宝宝，可通过做双脚内侧或双脚外侧的动作练习进行矫正。

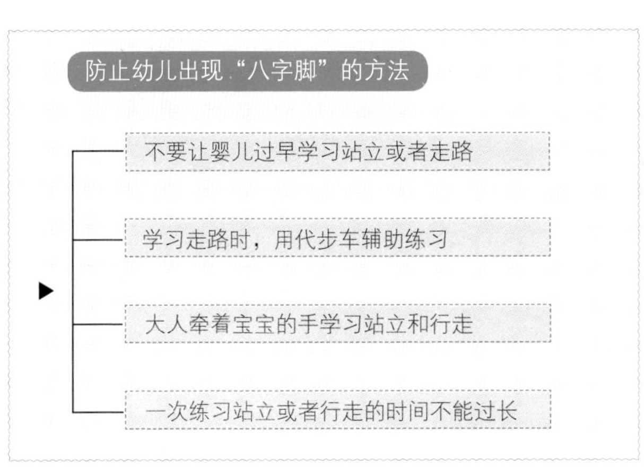

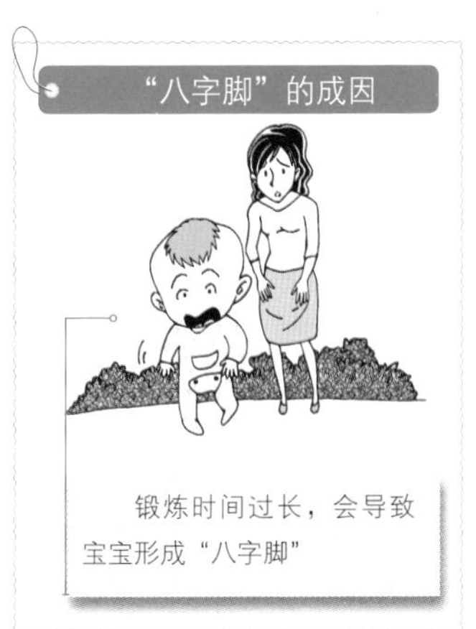

锻炼时间过长，会导致宝宝形成“八字脚”

第26章·周岁宝宝